ANTONIN ARTAUD

La mise en échec de la médecine

Médecine à travers les siècles

Collection dirigée par le Docteur Xavier Riaud

L'objectif de cette collection est de constituer « une histoire grand public » de la médecine ainsi que de ses acteurs plus ou moins connus, de l'Antiquité à nos jours.
Si elle se veut un hommage à ceux qui ont contribué au progrès de l'humanité, elle ne néglige pas pour autant les zones d'ombre ou les dérives de la science médicale.
C'est en ce sens que – conformément à ce que devrait être l'enseignement de l'histoire –, elle ambitionne une « vision globale » et non partielle ou partiale comme cela est trop souvent le cas.

Dernières parutions

Pierre AUBRY et Bernard-Alex GAÜZÈRE, *Alexandre-Olivier Exquemelin. Chirurgien, flibustier et naturaliste. 1640-1717*, 2023.
Michel A. GERMAIN, *La lymphe. De l'Antiquité au XXIe siècle*, 2023.
Philippe MARRE, *Pr Jean-Michel Dubernard (1941-2021). Un chirurgien au service de l'Homme*, 2023.
Patrice PINET, *Louis Pasteur face aux médecins et aux chirurgiens*, 2023.
Sous la direction de Xavier RIAUD, *Au service de l'histoire de la médecine. 2006-2023. Anniversaire d'une collection éditoriale*, 2023.
Élisabeth CLEMENTZ-METZ, *Les lépreux en Alsace. Volume I : Marginaux, exclus, intercesseurs ?*, 2023.
Élisabeth CLEMENTZ-METZ, *Les lépreux en Alsace. Volume II : Documents*, 2023.
Pierre AUBRY et Bernard-Alex GAÜZÈRE, *Formation et vie des médecins, chirurgiens et apothicaires de la Marine et des Colonies du XVIe à la fin du XIXe siècle en France*, 2022.
Jean DUPOUY-CAMET, *La mission d'étude française de 1866 sur la trichinose en Allemagne*, 2022.
Xavier RIAUD, *Grands dentistes résistants. Pour la France !*, 2022.
Sous la direction de Dominique LE NEN et Pascal BRIOIST, *Léonard de Vinci. Le corps… à la croisée des sciences et de l'art*, 2022.
Michel A. GERMAIN et Corinne BECKER, *Guérir du Lymphœdème. Histoire et avancées médicales*, 2022.
Maxime GATELIER, Quentin LECARDINAL, *Prothèses dentaires de soldats de la Première Guerre mondiale. Etude médico-légale*, 2022.
Philippe HECKETSWEILER, *Les maladies et la mort de Gustave Flaubert. Rouen 1821 – 1880*, 2022.
Pierre AUBRY et Bernard-Alex GAÜZÈRE, *La France et ses médecins en Extrême-Orient du XVIe au milieu du XXe siècle*, 2022.

Patrick Albert Pognant

ANTONIN ARTAUD

La mise en échec de la médecine

L'Harmattan

Du même auteur,
en lien avec la littérature et la médecine

Joë Bousquet – Histoire d'un calvaire médical,
Paris : L'Harmattan, coll. « Médecine à travers les siècles », 2024.

*La folle clinique sexuelle du Pr P*** – De la Belle Époque aux Années folles*,
Paris : L'Harmattan, coll. « Médecine à travers les siècles », 2016.

La répression sexuelle par les psychiatres – 1850-1930 – Corps coupables,
Paris : L'Harmattan, coll. « Médecine à travers les siècles », 2011.

Psychopathia sexualis *de Krafft-Ebing – 1886-1924 –*
une œuvre majeure dans l'histoire de la sexualité,
Paris : L'Harmattan, coll. « Médecine à travers les siècles », 2011.

Procès de Philippe Naigeon – La paranoïa menottée,
Paris : L'Harmattan, hors collection, 2002

« Notice biographique du Dr Jacques Latrémolière »,
initialement en ligne sur le site de la Bibliothèque Inter-Universitaire de Santé (BIU Santé), en septembre 2011 : <http://ppognant.online.fr/latremoliere.html>

« La poésie de résistance, France, 1939-1945 », *Résistances*,
dir. Gérard Danou, Limoges : éd. Lambert-Lucas, 2011, pp. 99-135.

« Le comte qui était comtesse : un cas de gynandrie au Tribunal de Vienne, 1890 »,
communication colloque *Expertise psychiatrique et sexualité 1850-1930*,
Paris 8, 15 octobre 2009, et publication : *Droit et cultures* n° 60 2010/2,
textes réunis et préfacés par Geneviève Koubi et Patrick Pognant,
Paris : L'Harmattan, 2010, pp. 113-127.

« *Mon corps et moi* de René Crevel, le roman d'une impossible conciliation » :
Archéologie du moi, dir. G. Berkman et C. Jacot Grapa,
Saint-Denis : Presses Universitaires de Vincennes, 2009, pp. 165-180.

« Les interdits hors la loi » in *Droit et cultures*, « Interdit(s), Interdiction(s) »,
n° 57 2009/1, Paris : L'Harmattan, 2009, pp. 129-142.

5-7, rue de l'Ecole-Polytechnique, 75005 Paris
http://www.editions-harmattan.fr
ISBN : 978-2-336-43893-1
EAN : 9782336438931

Sommaire

Principaux sigles, abréviations et mots latins utilisés dans l'ouvrage

circa : environ (pour une date approximative)

coll. : collection

HP : hôpital psychiatrique

ib. (*ibidem*) : références identiques à celles de la citation précédente

i.e. (*id est*) : c'est-à-dire

infra : en aval

N. B. (*nota bene*) : remarque, observation

op. cit. (*opere citato*) : ouvrage déjà cité et référencé en amont

s. d. : sans date

sic : ainsi dans la citation

s. n. : sans nom

s. n. a. : sans nom d'auteur

s. p. n. : souligné par nous

supra : en amont.

À la mémoire de Sylvie Havrileck, alias Davrileck

Présentation

[...] Il n'y a jamais qu'Antonin Artaud au monde
pour avoir toujours senti son corps sur soi
comme le cadavre d'un étranger [...].
Antonin ARTAUD, « Lettre à Florence Loeb », 1947.

Comment et pourquoi écrire sur Antonin Artaud[1] après tous ces auteurs, des plus connus aux plus obscurs, qui ont écrit sur lui, pour le meilleur ou pour le pire, en tentant notamment de donner aux lecteurs d'improbables clés de lecture ? Comment écrire sur cet homme qui vivait selon Jacques Prevel « dans un monde impénétrable[2] » ?

On peut regretter que le vif intérêt qu'il a suscité parmi les intellectuels se soit généralement plus porté sur sa biographie tragique que sur son œuvre. Or, il y a une fusion spectaculaire entre l'œuvre et l'homme, tant et si bien que les codes de lecture sont souvent brouillés : lisons-nous des textes médicaux, des écrits de malade mental, des textes littéraires, des extraits de journaux intimes ? Le lecteur doit accepter que le texte change soudain de statut, même si pour leur auteur il forme un tout rendant sa désagrégation inutile, voire sacrilège. Par ailleurs, on peut conseiller de toujours privilégier une lecture littéraire à une lecture pathologiste qui serait obsédée par la recherche d'un diagnostic : il faut sortir l'œuvre d'Antonin Artaud du champ constrictif de l'écriture psychiatrique, et plus s'intéresser au pont qu'il a jeté entre la médecine dont il était dépendant et la littérature qui le faisait (sur)vivre. C'est le reproche que l'on peut adresser à la recherche sur Antonin Artaud : son univocité échafaudée sur le postulat d'un diagnostic de schizophrénie ou de paranoïa, c'est selon. On trouve, là, la raison pour laquelle, afin d'éviter le terrain d'une stérile polémique, ont été écartés de notre bibliographie certains auteurs prestigieux qui, faisant leur le postulat du diagnostic schizophrénique ou paranoïaque, proposent une analyse forcément orientée, voire biaisée.

Antonin Artaud occupe donc une place de premier choix parmi les nombreux écrivains qui ont produit une œuvre empiétant sur le champ médical. La majeure partie de cette œuvre s'étant édifiée sur les substrats de la douleur, c'est par ce

---

[1] Nous éviterons de l'appeler « Artaud » car c'est ainsi qu'on l'appelait dans les hôpitaux psychiatriques (HP) en le tutoyant ; aussi exigeait-il qu'on l'appelât ou Monsieur Artaud ou Antonin Artaud et qu'on le vouvoyât. Nous tâcherons donc de respecter posthumément son désir.

[2] Jacques PREVEL, « 29 mai 1946 », *En compagnie d'Antonin Artaud*, Paris : Flammarion, 1974, nouv. éd. 1994 (492 p.), p. 50.

prisme qu'elle va être abordée dans cet ouvrage ; la douleur est en effet la clé principale qui ouvre à l'œuvre, celle qui a notamment engendré les écrits dits « délirants » du poète. L'approche herméneutique est de situer pleinement l'œuvre dans le domaine littéraire (et non pas dans celui des paralittératures, contre-littératures écrirait Bernard Mouralis[1], cette littérature à la marge où l'on range entre autres les écrits des malades mentaux) et d'aborder ces écrits souvent stridents non pas comme étant le produit d'un délire mais plutôt comme étant celui de sa représentation. Une des principales originalités de cette œuvre multiforme, outre sa diversité (poèmes, pièces de théâtre, œuvres romanesques, scénarii, articles, essais, œuvres graphiques, lettres), réside souvent dans le mélange des genres au sein d'un même titre, un écueil pour les taxinomistes trop vétilleux : l'auteur procédera presque toujours ainsi, et plus particulièrement dans ses lettres, ses cahiers...

Il va s'agir d'établir comment cette œuvre – bien inscrite dans le champ littéraire – parvient à livrer une clinique précise des maux particuliers dont son auteur (à la vie régie par les ordonnances médicales) souffrait ou croyait souffrir ou, parfois, faisait mine de souffrir. Ayant eu affaire fort jeune aux médecins et aux psychiatres, il était familier des choses de l'art médical[2], ce qui rend ses écrits si précis et si précieux mais, revers de la médaille, cela jette parfois la suspicion sur certains textes dans lesquels il exagèrerait ses symptômes, dictés par ses connaissances médicales (le recours au lexique médical dramatise presque toujours un propos), en les théâtralisant bien souvent, à l'aide d'hyperboles. Mais quand bien même cela serait (et cela fut parfois), le fait même d'un tel agissement l'inscrit dans la marge de la normalité.

Il s'agira également de voir si, par-delà cette clinique ardente, foisonnante, pléthorique, des pistes thérapeutiques ne seraient pas proposées à la manière si particulière d'Antonin Artaud. En exhibant ainsi sa singularité, ce qui servait ses propres desseins, il se fit aussi le héraut de tous ceux qui sont différents afin de faire changer le regard que la société hostile ou indifférente porte sur eux. Malgré la stratégie avec laquelle il a su mettre à profit son infortune pour se forger une postérité, la sincérité de l'homme qui a eu le cran de mettre sa vie en péril, ne saurait être mise en doute : Antonin Artaud menait un combat et nombre de ses

---

[1] Bernard MOURALIS, *Les Contre-littératures*, Paris : Hermann, coll. « Fictions pensantes », nouv. éd. revue et corrigée, 2011, 210 p.

[2] Antonin Artaud préfaça *Au fil des préjugés* (1923), une anthologie des œuvres du docteur Édouard Toulouse que, de surcroît, il se chargea d'organiser. Le docteur lui demanda « aussi de peaufiner et de vérifier certaines des traductions de textes de médecins allemands, effectués par Mme Toulouse. Ce dernier point est des plus intéressants, car on s'aperçoit qu'Artaud a pu acquérir, très tôt, une forme de culture médicale et psychiatrique qui ne l'a, assurément, pas laissé indifférent. » : Florence de MÈREDIEU, *C'était Antonin Artaud*, Paris : Fayard, 2006 (1089 p.), p. 145. On peut ajouter qu'elle l'a fortement intéressé et qu'il saura la réinvestir dans la posture du délirant qu'il adoptera plus tard, laquelle, comme un heureux hasard pour les psychiatres qui virent leur travail simplifié, collera parfaitement à la nosographie en cours.

mots sont gonflés d'une saine révolte. En effet, au-delà d'une remise en cause étayée de la psychiatrie, c'est la société tout entière que le poète vilipendait. Il s'agit d'une œuvre agonistique : le lecteur pourra en juger avec les nombreux et larges extraits proposés.

Le parti pris, en essayant de ne pas tomber dans le travers anthologique, sera de citer *abondamment* l'auteur (ses textes littéraires et épistolaires[1], mais aussi ses Cahiers, sur la base d'un corpus pas toujours accessible à un large public), afin notamment que le lecteur puisse se forger lui-même son propre ressenti, même s'il n'échappera pas à une glose cependant retenue. Les citations produites seront parfois assez longues afin d'éviter l'écueil, inhérent à ce type de travail, qui consiste à extraire une phrase (voire un fragment de phrase) et, ainsi désolidarisée du texte, la soumettre à ce que l'on veut lui faire dire, parfois en contradiction ou sans rapport avec le propos de l'auteur. Mais ce biais ne sera peut-être pas absent de ces pages... Notre approche repose donc sur l'accumulation diachronique des citations replacées dans leur contexte (biographique, littéraire) afin d'en dégager un sens pertinent et crédible, le plus près possible des intentions auctoriales.

Seront également invités quelques témoins directs dont il faudra toutefois toujours se méfier, tant ils peuvent être contestés ; mais comment résister aux pages bouleversantes du poète Jacques Prevel – 1915-1951 – qui accompagna Antonin Artaud dans sa marche vers la mort et dont le journal, qu'il a tenu durant ses deux années passées avec le poète, sera visité plus loin ? Cette mise à distance des témoins s'avère indispensable pour établir les erreurs, déformations, voire mensonges. À tire d'exemple, il sera ainsi constaté que la mémoire du docteur Gaston Ferdière (1907-1990), son thérapeute à l'hôpital psychiatrique de Rodez – un témoin on ne peut plus direct – le trahit à plusieurs reprises et qu'il rapporte dans ses écrits et autres entretiens de *fausses* informations (ce qui ne prouve pas systématiquement son insincérité, bien qu'il sût se montrer manipulateur et cyniquement menteur à ses heures, déformation professionnelle aurait dit Antonin Artaud dans sa détestation des psychiatres).

Enfin, ce texte a été établi à l'aide d'une méthodologie ancienne, voire antique..., qui a reposé sur la constitution de centaines de fiches de lecture (dûment référencées), dont une partie a ensuite été transcrite sur ordinateur. Son élaboration aurait été grandement facilitée et surtout plus rapide si les œuvres de l'auteur, numérisées, avaient existé. Toutefois, le système des fiches présente notamment l'avantage de la fortuité qui permet de relire un extrait oublié et que l'on va insérer à un tout autre endroit que celui sur lequel on était en train de travailler, avant de reprendre la recherche initiale.

Les éditions courantes, si possible en format de poche, seront privilégiées pour le référencement, et un effort particulier sera porté sur le fait d'éviter les références paresseuses, par exemple, sous la forme X-103, ce qu'il faut traduire par *Œuvres*

---

[1] La quantité importante de documents de toutes sortes qu'il a laissée (des milliers de pages), permet pratiquement de reconstituer sa vie au jour le jour mais aussi de documenter l'analyse.

complètes (éditions Gallimard), tome X, p. 103. De quelle œuvre s'agit-il ? En quelle année a-t-elle été écrite ou publiée ? C'est comme si Antonin Artaud avait écrit un seul ouvrage qui s'appellerait *Œuvres complètes*, et dans lequel on picore, en fonction du propos tenu ou de l'analyse présentée, des citations par-ci, des références par-là, à travers les vingt-six volumes des *Œuvres complètes* de l'édition Gallimard. Par ailleurs, il arrivera souvent de référer à ce qu'on appelle les « Cahiers de Rodez » et les « Cahiers du Retour à Paris » puis les derniers cahiers publiés par Gallimard sous le nom de *Cahiers d'Ivry*[1] : le traitement se fera non pas comme s'il s'agissait d'extraits tirés d'une œuvre[2] mais bel et bien en replaçant les citations dans ce contexte des Cahiers, avec leur date, précise ou approximative (parfois par déduction).

Seront également proposés de nombreux extraits de lettres, parmi lesquelles celles à sa grande histoire d'amour, Génica Athanasiou[3], ce qu'il appelait « les lettres de ménage » (trois d'entre elles, non datées, seront publiées avec son assentiment en 1925 dans son recueil de textes *Le Pèse-Nerfs*). Antonin Artaud avait expressément réclamé à sa destinataire le renvoi de deux de ses lettres (lettres du 22/08/1926 et du 27/03/1927) ; en conséquence, on peut supposer qu'il n'aurait pas apprécié que toute sa correspondance avec Génica fût publiée ; elle n'aurait peut-être jamais dû l'être. Et aurait-il apprécié que l'on publiât ses cahiers *in extenso* ? Si les ayants droit ont été mis devant le fait accompli avec les Cahiers, ils ont été en 2015 les éditeurs des lettres de l'internement (*Lettres 1937-1943*) et de dossiers médicaux, et ont donc estimé qu'il devait en être ainsi.

Ce matériau, la plupart du temps volé, sera intégré au corpus car ces écrits intimes (cahiers, lettres), rendus publics, sont parfois, alors que l'œuvre continue de s'accomplir, les seuls écrits éclairants à un temps donné sur la nature et le vécu de la douleur d'une part, et sur l'état psychologique de leur auteur d'autre part, le cœur de notre questionnement.

Il faut encore préciser que le recours aux dossiers médicaux suscite les mêmes interrogations. Devraient-ils être rendus publics, fût-ce après la mort de l'auteur ? Et que faire si c'est la volonté expresse des auteurs de les rendre publics ? On peut

---

[1] *Cahiers d'Ivry*, éd. Évelyne GROSSMAN, 2 tomes, Paris : Gallimard, 2011, 2 334 p.

[2] On trouve en effet dans les exégèses de nombreuses citations qui sont tirées de ces cahiers comme s'il s'agissait d'œuvres à part entière ; elles sont mixées à d'autres citations tirées elles aussi des *Œuvres complètes* mais provenant d'œuvres anthumes, des œuvres à part entière : c'est un fatras, certes savant, mais illisible au plus grand nombre. Il faut cependant convenir que les Cahiers d'Antonin Artaud, outre les informations biographiques qu'ils délivrent, font partie de l'œuvre complète du poète en ce sens, notamment, qu'ils contiennent quelques textes définitifs, des avant-textes, des brouillons de lettres, etc.

[3] *Lettres à Génica Athanasiou*, présentation Génica Athanasiou, appareil de notes non signé mais de Paule Thévenin (voir *infra*), Paris : Gallimard, coll. « Le Point du jour », 1969, 380 p.

renvoyer le lecteur qui s'intéresse à cette problématique aux propos d'Alain Chevrier – éditeur des lettres de Hans Bellmer et d'Unica Zürn[1] au docteur Ferdière –, concernant le vol et l'exploitation scandaleuse – et qui plus est fallacieuse – des dossiers psychiatriques d'Unica Zürn[2]. Dans ce petit livre édifiant pour quiconque s'intéresse, entres autres, aux rapports de la littérature et de la médecine, Hans Bellmer, dans sa lettre du 1er novembre 1964[3] au docteur Ferdière, prend une position claire : il souhaite sans aucune ambigüité que sa vie privée (notamment ses problèmes de dépression et d'alcoolisme) soit rendue publique et plus largement n'ait pas de secret (médical fût-il) pour le public. Mais quelle attitude adopter pour celles et ceux qui n'ont pas été explicites ou n'ont jamais évoqué cette éventualité ? Nous optons sans équivoque pour la préservation scrupuleuse de la chose privée et pour s'en tenir à ce que les artistes veulent bien en concéder au public. Antonin Artaud aurait-il été d'accord pour que l'on publiât ses dossiers médicaux ? Une réponse plaisante serait de dire que oui, mais seulement sous la forme d'extraits lui servant à démontrer la vanité de la psychiatrie et plus globalement de la médecine.

Même si l'on peut personnellement préférer découvrir les œuvres sans rien savoir de la vie de leurs auteurs, hors ce qu'ils en livrent eux-mêmes, directement ou indirectement (la lecture brute, pure), ce livre va obliger à s'intéresser à la biographie d'Antonin Artaud car celui-ci y invite continûment le lecteur. Il va donc falloir entrer dans son intimité et se glisser parfois jusque dans ses draps, et, partant, surmonter notre répugnance à cette indécente promiscuité charnelle, littéraire fût-elle : faut-il nécessairement toujours prêter attention à l'exhibition, parfois crue et sécrétoire, selon la volonté de l'auteur ? regarder forcément ce qu'elle dévoile de son intimité parfois la plus triviale et la plus trempée ? tenter de la comprendre et de l'expliquer ?

Une des ambitions de cet ouvrage est de permettre à un lecteur ne connaissant pas Antonin Artaud d'avoir à portée de main les données principales lui permettant d'aborder sa lecture. Le parti-pris a été d'opérer un découpage en sept parties autonomisées. Ainsi, après une biographie abrégée (mais donnant toutefois assez

---

[1] Hans Bellmer (1902-1975), artiste peintre, dessinateur, graveur, sculpteur et écrivain, français d'origine allemande, rejoindra le mouvement surréaliste, dont les membres furent subjugués par la présentation en 1934 de son œuvre majeure, *La Poupée.* Hans Bellmer se liera au poète Joë Bousquet (1897-1950) qui l'hébergera à la fin de la Seconde Guerre mondiale. L'artiste fit de Bousquet en 1946 un portrait resté célèbre car il le figura en femme.

Unica Zürn (1916-1970), auteure de plusieurs ouvrages (dont le plus connu est *L'Homme-Jasmin*, Gallimard, 1971) et de dessins qu'elle exposera à plusieurs reprises (artiste multiforme, elle composa des anagrammes, fit des dessins automatiques…), fut la compagne de Hans Bellmer chez qui, après plusieurs internements psychiatriques, elle se suicidera en se défenestrant.

[2] Hans BELLMER, Unica ZÜRN, *Lettres au docteur Ferdière*, réunies, annotées et présentées par Alain CHEVRIER, Paris : Séguier, 1994 (148 p.), note[2] p. 33.

[3] *Ib.*, pp. 57-70.

d'éléments au lecteur profane pour se forger une idée de ce qu'a été cette vie singulièrement construite sur le mal de vivre), une présentation de l'œuvre s'est imposée avant que d'aborder le cœur du propos, les souffrances de l'auteur et ses délires. Seront ensuite traitées la sexualité si torturée du poète, et la toxicomanie sous l'emprise de laquelle il a vécu pendant plus de vingt ans (y compris les neuf années de son internement car, privé de ses substances, il continua à être psychologiquement un toxicomane dépendant). Le dernier volet sera consacré à ses médecins, aux traitements auxquels il a été soumis, et à l'autothérapie mise au point par lui.

Enfin, bien que le propos principal soit les écrits de douleur, en prenant le contre-pied de la doxa (la folie d'Antonin Artaud, avec des diagnostics tels que celui de la schizophrénie[1] qui l'ont bien fait rire à l'époque), va être donné quelque crédit à une hypothèse qui n'a pas ou peu été creusée, à savoir celle d'une folie factice d'Antonin Artaud, imaginée et mise en scène par lui, en convoquant toutes les ressources qu'il avait en lui, notamment la faconde (ne jamais oublier qu'il fût comédien), l'écriture, le dessin. Sera explicité pourquoi cette pathologie mentale simulée aurait reposé sur une stratégie, longuement mûrie. Mais cette folie plastronnée, exacerbée, revendiquée, n'atténua en rien les douleurs qu'il endura jusqu'à sa mort.

Nous espérons écrire pour un vaste public à qui l'on a pratiquement confisqué Antonin Artaud, à force de querelles épuisantes à propos de son héritage, à force d'éditions inaccessibles aux bourses modestes (les éditions Gallimard ont toutefois fait paraître la plupart de ses œuvres en format de poche) et dont certains textes sont défigurés à force de transcriptions tripatouillées (« conjecturales » dit-on).

Par ailleurs, il est des textes, tels certains écrits d'Antonin Artaud, qui tirent leur force non pas dans ce qu'ils donnent à comprendre mais dans ce qu'ils nous offrent *à ressentir*. Chercher à tout prix à comprendre, à expliquer, peut former un filtre qui éloigne le lecteur du texte et de son auteur. Ceci se vérifie particulièrement pour la poésie dont moult professeurs ont réussi à dégoûter à tout jamais nombre de jeunes à force d'explications savantes, certes éclairantes, mais pas forcément nécessaires. À propos des *hain-tenys* qui « sont des poèmes populaires en usage chez les Malgaches [...] : poèmes énigmatiques, difficiles à plus d'un égard et voisins de ceux que l'histoire des lettres nomme poésies obscures – fatrasie ou poèmes des troubadours », Jean Paulhan (1884-1968) écrivait que « le sentiment où nous jette un poème se trouve du premier abord si naturel ou si parfait, qu'à

---

[1] Au lecteur qui voudrait absolument voir un malade mental en Antonin Artaud, nous conseillons de lire (sans le recommander !) le livre du Dr J.-L. Armand-Laroche, par ailleurs comportant d'assez nombreuses erreurs : ledit docteur s'est évertué à débusquer la schizophrénie dans les écrits d'Artaud. Il va même jusqu'à avancer, en sus de la psychose, le syndrome Gilles de la Tourette (p. 87) : Dr J.-L. ARMAND-LAROCHE, *Antonin Artaud et son double*, Périgueux : Pierre Fanlac, 1964, 162 p.

vouloir l'observer de près et le détailler, l'on n'évite pas de commencer par le perdre[1] ».

Enfin, Antonin Artaud avertit que « lire l'œuvre d'un poète c'est avant tout lire au travers. Car toute œuvre écrite est une glace où l'écrit fond devant le non-écrit[2] ».

Ce volume est le premier d'un triptyque[3] consacré à trois auteurs de la même génération qui, à l'âge de vingt ans, se sont mis à hurler de douleur : Antonin **A**rtaud (1896-1948), Joë **B**ousquet (1897-1950), René **C**revel (1900-1935). À eux trois, ils forment un **ABC** de la douleur littéraire, une illustration pertinente des liens entre médecine et littérature ; leurs vies dolentes couvrent un large spectre de la maladie entre les Deux Dernières guerres mondiales, avec les diagnostics de mélancolie, hérédosyphilis (et plus tard, toxicomanie, effets secondaires des traitements, schizophrénie...) pour le premier ; paraplégie et infection urinaire chronique (et plus tard, toxicomanie et diverses pathologies) pour le deuxième ; tuberculose, dépression (et aussi maladies vénériennes, toxicomanie...) pour le dernier.

AVERTISSEMENT

L'attention du lecteur est attirée sur les difficultés de lecture des textes d'Antonin Artaud, en ce sens qu'il est laborieux de démêler le vrai du faux qu'il s'évertuait à savamment mélanger avec un art souvent délicat où l'humour, fréquemment subtil, n'est généralement pas assez pris en compte. Autrement dit, il y a parfois un texte derrière le texte, palimpseste dissimulé à nos regards trop empressés. Nous reconnaissons la difficulté philologique et malgré notre vigilance, nous ne sommes pas sûr de ne pas nous être fait piéger par des textes rédigés par un auteur supérieurement intelligent et incontestablement doué pour l'écriture comme le lecteur pourra le découvrir par les larges extraits donnés à lire.

Antonin Artaud, notamment dans les Cahiers et les lettres, faisait de très nombreux sauts de ligne. Ils n'ont pas toujours été reproduits car, dans le cadre de ce travail qui s'intéresse plus au fond qu'à la forme, ils sont à nos yeux un bruit inutile, qui pollue donc le sens. Toutefois, quand l'absence de ponctuation posait un problème de compréhension ou quand le retour à la ligne faisait sens, le saut de ligne a été matérialisé conventionnellement par un slash ; plus rarement, les textes ont été reproduits selon la mise en page originale.

[1] Jean PAULHAN, *Les Hain-teny merinas*, Paris : Geuthner, 1913 (461 p.) ; diverses rééditions dont *Œuvres complètes II – L'art de la contradiction*, Paris : Gallimard, 2009 (782 p.), p. 133.
[2] « Variations à propos d'un thème, d'après Lewis Carroll », HP de Rodez (été 1943), *Œuvres*, éd. établie, présentée et annotée par Évelyne GROSSMAN, Paris : Gallimard, coll. « Quarto », 2004 (1792 p.), p. 914.
[3] Les trois volumes ont été élaborés pour être lus indépendamment les uns des autres.

Par ailleurs, l'auteur écorchait certains mots (« cu » pour « cul », « Jaques pour Jacques », « Anie » pour « Annie », etc.), en inventait d'autres ou changeait leur statut grammatical ou orthographique, et prenait quelque latitude avec la syntaxe : sa manière a bien sûr été respectée, mais en avertissant le lecteur peu familier de l'œuvre par la mention adverbiale « [*sic*] » afin qu'il ne pense pas à une faute de l'auteur ou à une coquille. C'est une position inverse à celle de Paule Thévenin (éditrice clandestine des *Œuvres Complètes* d'Antonin Artaud chez Gallimard : voir *infra*), qui, dans l'introduction des « Notes » à la réédition du volume 1 des *Œuvres complètes*, tenait ces propos étonnants :

> [...] Nous nous sommes refusé[1] à assortir de l'inélégant et professoral (*sic*) les fautes d'orthographe d'usage, presque toujours les mêmes, qui se peuvent rencontrer chez Antonin Artaud, estimant que c'est une revanche somme toute assez mesquine de signaler de la sorte, comme un maître d'école le fait par l'encre rouge sur une copie d'écolier, des erreurs que, de son vivant, l'auteur avait parfaitement accepté de voir corrigées par les copistes ou les typographes[2].

Pourquoi, alors, ne pas les avoir corrigées ? En ce qui nous concerne, nous n'avons aucune « revanche », fût-elle « mesquine », à prendre contre l'auteur qui a toute notre sympathie et pour lequel nous tentons de changer la perception qu'on en a, un de nos soucis étant précisément le respecter en ne corrigeant pas *posthumément* ses écrits comme certains éditeurs (trices) ne se sont pas gêné(e)s pour le faire, et en premier lieu Paule Thévenin ! : chez Antonin Artaud, les fautes et autres torsions sémantiques et syntaxiques sont parfois volontaires et peuvent surprendre. La mention adverbiale « *sic* » offre un confort de lecture d'un texte d'origine, en ce sens qu'elle lève toute ambiguïté sur l'auteur de la faute ou de l'incongruité.

Enfin, outre les références bibliographiques dans les notes en bas de page, nous essayons de donner systématiquement la date, même approximative, de composition de l'écrit cité ; pour alléger l'appareil de notes, nous ne répétons pas le nom d'Antonin Artaud lors des références bibliographiques.

---

[1] Le nous de majesté fait accroire au lecteur que la transcription a été réalisée par un homme, sinon Paule Thévenin aurait écrit « nous nous sommes refusé*e* » ! Une manière de brouiller les pistes ?

[2] *Œuvres complètes*, t. I*, Paris : Gallimard, 1956, 1970, 1976 et 1984 pour la présente édition revue et augmentée, rééd. 2005 (336 p.), pp. 269-270.

Chapitre I / Éléments biographiques

Il existe plusieurs biographies d'Antonin Artaud écrites par des auteurs comme Thomas Maeder, Florence de Mèredieu, Évelyne Grossman... ; elles s'appuient sur l'œuvre du poète, très autobiographique, des lettres, des documents divers et le témoignage de contemporains (famille, connaissances, relations de travail). Dans cet imposant matériau, Antonin Artaud livre souvent des fragments de sa vie, réels et fictifs. Pour cela, deux biographies vont être présentées : la biographie courante (synthèse de plusieurs travaux biographiques, cette biographie abrégée fera surtout la part belle à l'important matériau élaboré par l'auteur) et la biographie que nous appellerons « délirante » par Antonin Artaud (éléments biographiques, ou véridiques mais qu'il réinvente à sa guise, ou fragments de vie qu'il invente complètement). Sans originalité, l'ordre chronologique d'écriture de ses textes par l'auteur pour les différents extraits proposés dans cette seconde biographie a été retenu, car c'est le seul qui permette de saisir la nature complexe du poète et d'appréhender l'installation puis l'évolution de ses maux, très souvent vrais, parfois imaginés : cette biographie délirante sera donc conçue comme un collage des propres écrits d'Antonin Artaud.

I. La biographie courante

1) Enfance et adolescence

Antonin Artaud, de ses vrais prénoms Antonin Marie Joseph Paul[1], est né à Marseille, le 4 septembre 1896, 15 rue du Jardin des Plantes, au sein d'une famille aisée, cosmopolite, aux origines marseillaises et levantines, ce qui lui vaudra, entre autres, de passer des vacances à Smyrne (aujourd'hui Izmir en Turquie, une des échelles du Levant au moment de la naissance d'Antonin Artaud, et qui appartenait à l'Empire ottoman). De là à faire de lui un des « trois écrivains majeurs du Sud[2] » (avec Giono et Camus) comme le fait Thierry Galibert qui a dirigé l'ouvrage collectif *Antonin Artaud, écrivain du Sud*, c'est sans doute un peu exagéré, tant Antonin Artaud exprimera à moult reprises sa détestation de Marseille et ne

---

[1] Jean-Louis Brau, qui a écrit la première biographie sur l'auteur, cite « le registre de l'état civil n°8 de la ville de Marseille, acte 306g/B », et contrairement certains biographes, il écrit à juste titre que l'enfant a été prénommé Antonin. Jean-Louis BRAU, *Antonin Artaud*, Paris : La Table ronde, coll. « Les vies particulières », 1971 (261 p.), p. 11.

Le fac-similé du passeport, *in* Florence de MÈREDIEU, *Voyages*, Paris : Blusson, 1992 (192 p.), p. 143, porte bien le prénom « Antonin ». Les archives numériques de la ville de Marseille ne permettent pas de consulter en ligne les registres de cette date et nous ne nous sommes pas rendu à Marseille pour vérifier. Aussi, sous bénéfice d'inventaire plus poussé, optons-nous pour Antonin.

[2] Thierry GALIBERT (dir.), *Antonin Artaud écrivain du Sud*, Aix-en-Provence : Édisud, 2002, (190 p.), p. 8.

se revendiquera pas comme tel (au contraire de Jean Giono, voire de Joë Bousquet).

On peut supposer que sa famille le prénomma Antonin afin de le distinguer de son père, Antoine Roi Artaud, capitaine au long cours, également à la tête d'une compagnie maritime. Quant à sa mère, Euphrasie Marie Lucie Nalpas, femme au foyer, elle était la fille de riches négociants de Smyrne. L'enfance du jeune Antonin sera ainsi baignée par les langues française, grecque, italienne. D'ailleurs, « il avait appris l'italien de sa nourrice et, grâce à sa mère et à sa grand-mère, il parlait couramment le grec qui était parfois la langue des conversations quotidiennes[1] ». Une des originalités de la famille réside en le fait que Catherine Artaud, née Chili – ou Chilé –, mère d'Antoine Roi (elle mourra du choléra en 1894), et Marie Nalpas (dite Mariette, dite Neneka, Antonin étant lui-même affublé du petit nom de Nanaqui), mère d'Euphrasie, étaient deux sœurs : le mariage d'Euphrasie et d'Antoine Roi fut donc un mariage consanguin entre deux cousins germains ; il fit l'objet d'une dérogation officielle pour pouvoir se réaliser. De ce mariage naîtront neuf enfants dont trois survécurent : Antonin, l'aîné, sa sœur puînée Marie-Ange (1899-1978), et son frère Fernand, le benjamin (1907-1989).

La famille étant catholique et pratiquante, ce premier enfant fut baptisé deux semaines après sa naissance. Antonin Artaud grandira dans cette famille prospère, stricte et respectueuse de la religion catholique pour laquelle il marquera une grande ferveur pendant son enfance et son adolescence.

Sa prime enfance aurait plutôt été heureuse jusqu'à un diagnostic de méningite à l'âge de quatre ans et demi, à la suite d'un coup sur la tête qu'il se serait donné en tombant. Ce diagnostic de méningite, qui se révèlera erroné, entraîna un traitement électrique, connu sous le nom de « franklinisation », basé sur le placement d'électrodes sur la tête concomitamment à la diffusion d'ozone, grâce à une machine acquise par Antoine Roi Artaud et qui resta chez les Artaud pendant plusieurs années. Euphrasie Artaud, dans la fiche de « Renseignements confidentiels » remplie à l'Hôpital Psychiatrique (HP) de Ville-Évrard, évoquait « des symptômes de méningite » et confia que « l'enfant [était] resté depuis nerveux, irritable, coléreux[2] ». Après cette fausse méningite, perdurèrent des tics faciaux et un léger bégaiement qu'Antonin Artaud gardera toute sa vie. Il n'eut pas d'autres problèmes de santé majeurs connus avant ses dix-huit ans, excepté une rougeole (on ne sait quand) et une scarlatine survenue à l'âge de sept ans (« à la suite de la scarlatine, il a eu de l'albumine. C'était d'abord positif puis négatif[3] »).

---

[1] Thomas MAEDER, *Antonin Artaud*, traduction Janine DELPECH, Paris : Plon, 1978 (fini de composer en 1975), (320 p.), p. 26.

[2] Euphrasie ARTAUD, « Renseignements confidentiels, HP de Ville-Évrard (s.d. : mars 1939 ?) », *in* Antonin ARTAUD, *Lettres 1937-1943*, éd. établie par Simone MALAUSSÉNA, Paris : Gallimard, 2015 (494 p.), p. 126.

[3] *Ib.*

Marie-Ange Malausséna, sa sœur, précise qu'il « eût une enfance et une adolescence heureuses. Tout petit, il s'ébattait joyeusement dans de merveilleux jardins ; jardins de Provence chez ses parents, jardins d'Orient lorsqu'il séjournait à Smyrne chez sa grand-mère maternelle[1] ». Il faut cependant mentionner que cette famille fut malgré tout marquée, même si cela était plus fréquent à l'époque que maintenant, par les décès des enfants. Antonin Artaud fut d'ailleurs très frappé par le décès de sa sœur Germaine à l'âge de sept mois, en 1905, alors qu'il avait neuf ans : il s'était beaucoup attaché à sa petite sœur et, fantôme tenace, elle reviendra souvent hanter ses textes.

Pendant toutes ces années marseillaises, le jeune Antonin accomplit sa scolarité au Pensionnat du Sacré-Cœur qui dépendait de l'Évêché et où il resta jusqu'à l'année du baccalauréat. Marie-Ange Malausséna rapporte qu'« il fut... un écolier studieux, docile, un peu espiègle. Il passait de longs moments penché sur ses livres et sur ses cahiers, il détestait toutefois les mathématiques, par contre il aimait beaucoup le latin et le grec[2]... [...] ». Le contexte religieux de l'établissement prolongeait le climat de dévotion dans lequel il vivait. Quand il eut sa propre chambre, il y fit trôner un Christ en croix. Sa première communion se passa le 21 juin 1908.

Sa sœur Marie-Ange raconte qu'il montra très tôt un goût pour les tableaux vivants et autres petits spectacles qu'il mettait en scène, avec une prédilection pour le macabre. Il aimait aussi dessiner et écrire. À l'âge de quatorze ans, « il a commencé à écrire, à faire de très jolis poèmes, des petites nouvelles[3] » dit sa mère. Sa sœur précise qu'« il fond[it] avec des camarades une petite revue où il publi[a] ses premiers poèmes inspirés de Baudelaire et d'Edgar Poe sous le pseudonyme de Louis des Attides[4] » qu'il imprimait lui-même. Son inséparable complice semble avoir été son cousin germain, Marcel Nalpas (1894-1971), lequel animera (avec d'autres protagonistes comme Jean Ballard) la revue *Fortunio* (premier numéro 1914) avec son fondateur Marcel Pagnol (1895-1974)[5].

À la même époque, à l'âge de quinze ans, il perdit sa grand-mère maternelle, Mariette Nalpas, dont le décès survint à Izmir, en août 1911. Ce fut pour lui une grande douleur car il était très attaché à sa Neneka chez qui il passa plusieurs fois des vacances. Elle n'aura de cesse de ressurgir dans les écrits du garçon, jusqu'à la presque fin de sa vie.

---

[1] Marie-Ange MALAUSSÉNA, « Antonin Artaud », *La Revue Théâtrale*, n° 23, 1953, p. 40, cité par Florence de MÈREDIEU, *C'était Antonin Artaud*, *op. cit.*, p. 46.

[2] Cité par Thomas MAEDER, *op. cit.*, p. 27.

[3] Euphrasie ARTAUD, « Renseignements confidentiels, HP de Ville-Évrard (s.d. : mars 1939 ?) », *in Lettres 1937-1943*, *op. cit.*, p. 126.

[4] Évelyne GROSSMAN, « Biographie », *Le Magazine littéraire*, n° 434, septembre 2004, p. 25.

[5] Florence de MÈREDIEU, *C'était Antonin Artaud*, *op. cit.*, p. 73. À propos de Louis des Attides, l'auteure émet l'hypothèse séduisante que les souvenirs familiaux auraient pu déformer le pseudonyme et qu'il pourrait s'agir de Louis des Atrides : « La lignée des Atrides est marquée par de nombreux incestes, parricides et adultères », précise-t-elle.

On ne sait rien des effets de la puberté sur Antonin Artaud. Et pour cause. Celui-ci et ses biographes la situent en 1914 (donc à l'âge de dix-huit ans). On peut se demander si ce retard pubertaire, s'il était avéré (aucun document médical ne le corrobore), ne constituerait pas un marqueur pathologique qui pourrait expliquer, entre autres, les problèmes psychologiques du garçon (notamment par rapport à la sexualité, bien sûr) et le repliement sur soi qui le caractérisaient.

Enfin, Antonin Artaud eut des relations assez difficiles avec son père alors qu'il avait une affection débordante pour sa mère qui, de son côté, l'adulait. Ressort du peu d'informations disponibles sur cette période, l'image d'un adolescent intellectuellement précoce mais immature sur le plan affectif, plutôt introverti, taciturne, un peu raide, à la nature nerveuse (s'il s'agissait là d'un tableau clinique, il aurait été conclu que le sujet présentait quelques marqueurs caractéristiques des autistes Asperger, mais l'autisme[1] en tant que tel ne fit son entrée dans la nosographie que dans les années quarante, et les médecins alors consultés pour le jeune homme évoquèrent banalement la neurasthénie, la dépression, la mélancolie). On ne sait rien des premiers émois sexuels de l'adolescent, que l'on peut imaginer réfrénés par sa pratique religieuse assidue. D'après sa sœur, n'avait-il pas souvent un chapelet dans les mains ?

2) Le jeune homme malade

Si 1914 marqua l'entrée en guerre de la France, elle marqua aussi pour Antonin Artaud son entrée dans le monde de la pathologie. À partir de cette date, il restera malade, ou, à tout le moins, se vivra comme tel jusqu'à la fin de sa vie. Si l'on peut dater avec précision ce basculement dans le monde dolent, cette pathologisation du jeune homme fut cependant la résultante de tout un passé douloureux dont on ne sait pour ainsi dire rien car sa famille (notamment sa sœur) dit qu'il eut une enfance heureuse. Toujours est-il que pendant sa dernière année au Pensionnat du Sacré Cœur de Marseille, il fut atteint d'une crise dépressive qui l'empêcha de passer la deuxième partie de son baccalauréat (« Il a fait de la neurasthénie. Il souffrait beaucoup de la tête, il était triste, il avait des insomnies. Son caractère avait changé. Il ne pouvait pas supporter son frère, sa sœur et avait même perdu l'affection de ses parents[2]. ») ; cette séquence dépressive provoqua également – et opportunément – son ajournement lors du conseil de révision. « Il détruisit ses écrits, partagea entre ses amis sa bibliothèque soigneusement composée[3] », se replia sur lui-même en se réfugiant avec ferveur dans la prière : il songea à se faire prêtre. Du point de vue militaire, il est ajourné le 9 décembre 1914.

---

[1] Le terme « autiste », forgé par le psychiatre suisse Eugen Brughen en 1911, fut emprunté à l'allemand *autismus*.

[2] Euphrasie ARTAUD, « Renseignements confidentiels, HP de Ville-Évrard (s. d. : mars 1939 ?) », *Lettres 1937-1943*, *op. cit.*, p. 126.

[3] Thomas MAEDER, *op. cit.*, p. 30.

En 1915 – il a alors dix-neuf ans –, ses parents l'emmenèrent consulter un spécialiste des maladies nerveuses, le renommé professeur Joseph Grasset (1849-1918), à Montpellier, d'après Antonin Artaud au mois de juin (lettre à Anie Besnard de juin 1946). Le médecin diagnostiqua une neurasthénie aigüe. Il préconisa de l'envoyer au sanatorium de la Rouguière, une clinique sise dans un château du XVIIIe, à Marseille, faubourg Saint-Marcel. Antonin Artaud y passa plusieurs mois en 1915-1916 (son traitement semble avoir surtout reposé sur une cure de repos, des bains, des promenades), à la suite desquels il rentra chez lui passer l'été avec les siens, *a priori* en meilleure forme. C'est vraisemblablement à son retour qu'il situe un événement mystérieux (jamais expliqué clairement) qu'il évoquera dans ses écrits tardifs (il le situe d'ailleurs parfois en 1916), à savoir qu'il aurait reçu un coup de couteau dans le dos donné par deux souteneurs devant l'église des Réformés à Marseille. De plus, il plaçait en août-septembre 1915 un évènement qu'il vécut comme un traumatisme, lié à la sexualité (voir chapitre V), et qu'il n'explicitera jamais. Jusqu'à son départ à Paris, en 1920, il passera de longs mois dans différents établissements de santé en France et en Suisse, les uns et les autres réservés à une clientèle aisée.

Nous sommes au mitan de la Première Guerre mondiale. Le 20 mai 1916, un nouveau passage devant le conseil de révision le déclara apte pour le service armé. Après le mois de juillet passé en famille à la suite de son séjour au sanatorium de la Rouguière, Antonin Artaud fut incorporé dans le troisième régiment d'infanterie à Digne début août 1916. Compte tenu de son état de santé, il fut rapatrié à Digne dans un service auxiliaire vers le 25 novembre 1916 puis réformé provisoirement le 20 janvier 1917 ; vraisemblablement grâce à son père et aux bonnes relations que celui-ci entretenait avec le Pr Grasset, il sera à nouveau réformé provisoire pour problème de santé en décembre de la même année, réforme reconduite à l'identique en décembre 1918[1]. Comme l'explique Florence de Mèredieu, il ne fut donc jamais réformé définitivement, ce qui lui vaudra d'« être rappelé sous les drapeaux le 29 février 1940[2] », alors qu'il était interné.

De ces presque six mois où il fut soldat, on ne sait rien : a-t-il connu l'épreuve du feu ? a-t-il été confronté à l'horreur générale qui laissa tant de morts mais aussi de traumatisés, de blessés et de mutilés (dont fera partie, entre autres, le poète Joë Bousquet, devenu paraplégique) ? plus simplement a-t-il subi la vie de chambrée et la promiscuité forcée que, d'après lui, il exécrait ? À peine rentré à Marseille, une nouvelle épreuve l'attendait : elle fut extrêmement traumatisante et il en portera les séquelles toute sa vie.

---

[1] Voir les pages édifiantes consacrées aux différents statuts d'Antonin Artaud pendant la Grande Guerre *in* Florence de MÈREDIEU, *Antonin Artaud dans la guerre*, Paris : Blusson, 2013 (360 p.), pp. 17-27.
[2] *Ib.*, p. 80.

En effet, le Pr Grasset diagnostiqua en janvier 1917 une hérédosyphilis à la suite du test de Bordet-Wassermann[1] (le BW) qui se serait révélé positif. Débutèrent aussitôt des injections à base de mercure, d'arsenic. Il a, entre autres, reçu de nombreuses piqûres de Quinby (iodoquiniate de bismuth en suspension huileuse) : voir « Les traitements » au Chapitre VII.

La contrainte du traitement ne l'empêchera pas de poursuivre des séjours dans les établissements de santé. Il partit à Meyzieu, dans l'Isère, dans un asile psychiatrique privé, puis, au printemps 1917, en compagnie de sa mère, à Divonne-les-Bains, dans un établissement thermal spécialisé dans le traitement des troubles neuropsychiatriques. Il rencontra là une jeune fille, Yvonne Gilles (état civil non trouvé), qui deviendra peintre, et qui dessina avec lui. À la fin de l'année, il se rendit à Saint-Didier, dans l'Ain.

Début 1918, il est accueilli dans une autre maison de santé, à Lafoux-les-Bains dans le Gard. Durant l'été (juillet-août), il se trouvait en famille dans la station haute-pyrénéenne de Bagnères-de-Bigorre. À l'automne 1918, il partit en Suisse dans une clinique privée spécialisée dans le soin des maladies nerveuses et autres psychopathies, près de Neuchâtel, Le Chanet, dirigée par le docteur Alfred Maurice Dardel (1871-1934), et où il resta jusqu'au début de 1920 (les dates trouvées sont imprécises sur ce sujet). Ce fut lors de ce très long séjour que, entre autres, il perfectionna son talent pour le dessin. Mais surtout, il découvrit le laudanum[2], ce sirop opiacé dont il usera et abusera tout au long de sa vie.

L'état de santé d'Antonin Artaud demeurait cependant stationnaire. Il avait presque vingt-quatre ans et restait pour ainsi dire oisif, partageant son temps entre les thérapies, la lecture, le dessin et un peu d'écriture. Il émit alors le vœu de « monter à Paris », encouragé en cela par le docteur Dardel.

3) L'installation à Paris sous surveillance médicale

La France de ce premier quart du XXe siècle n'a pas changé de celle du XIXe « partagée en deux grandes zones : Paris et la province. [Aussi] les gens de talent, les artistes, les hommes supérieurs, tout coq à plumes éclatantes s'envole à Paris[3] ». Pour rester dans la métaphore balzacienne, ce fut sans doute plus pour fuir

---

[1] Élaboré en 1905 et répandu à partir de 1910, on s'apercevra après la Seconde Guerre mondiale que le BW avait un faible taux de fiabilité, bien qu'il continuât à être utilisé. « 30 à 70% des patients déclarés syphilitiques au vu d'un BW ne l'étaient pas en vérité ! » : Thierry LEFEBVRE, « Genèse pharmacologique d'une œuvre : Antonin Artaud », *Revue d'Histoire de la pharmacie*, 2002, volume 90, n°334, (pp. 271-284), p. 273. *Persée* (page consultée le 15/01/2014), <http://www.persee.fr/web/revues/home/prescript/article/pharm_0035-349_2002_num_90_334_5362>.

[2] Laudanum : « Préparation médicamenteuse à base d'opium, utilisée comme analgésique et antispasmodique ; Laudanum de Sydenham : préparation composée de poudre d'opium, de safran, d'essence de cannelle de Ceylan et d'essence de girofle, dosée de telle sorte qu'un gramme renferme un centigramme de morphine (d'apr. *Méd. Biol.* t. 2, 1971). » *Trésor de la Langue Française* (*TLF*).

[3] Honoré de BALZAC, *La Muse du département*, Genève : éditions Rencontre, Édito-Service SA Genève, 1965, préface et notes de Roland CHOLLET, hors commerce, éd. complète de *La Comédie humaine*, 24 t., t. 19, p. 51.

le nid familial que pour conquérir la capitale que le beau jeune homme triste et fragile, plutôt chétif oisillon que coq à plumes, arriva début avril 1920 à Paris au moment où paraissait un de ses poèmes dans le numéro 3 de la revue de Marcel Pagnol, *Fortunio*. Il s'installa chez le docteur Édouard Toulouse (1865-1947), un psychiatre fort réputé (par ailleurs prônant dans ses ouvrages et ses articles un hygiénisme et un eugénisme tranchés[1]), qui vivait alors à Villejuif (Val-de-Marne), logé dans l'asile de la ville dont il était le médecin-chef. Le jeune provincial fut accueilli dans cette famille de substitution avec chaleur.

La recommandation du confrère de Toulouse, le docteur Dardel, ne suffit pas à expliquer l'engouement que suscita Antonin Artaud chez le couple Toulouse[2]. Le docteur – qui avait fondé en 1912 la revue *Demain* (sous-titrée « Efforts de pensée et de vie meilleures. Organe d'hygiène intégrale pour la conduite de la vie intellectuelle, morale et physique ») – engagea le jeune homme comme assistant du secrétaire de rédaction et l'exhorta à publier des textes (poèmes, recensions d'ouvrages, critiques diverses) dans sa revue. Madame Toulouse lui fit courir Paris (expositions, musées, spectacles…) afin de nourrir ses articles, lesquels « font ressortir l'indépendance de son jugement[3] ». Entre autres, il publia sous la signature de Vidi dans le numéro 23 (janvier-février-mars 1920) de *Demain* « L'expression aux indépendants[4] ».

En juin 1920, Antonin Artaud rencontra au théâtre de l'Œuvre son directeur, Aurélien-Marie Lugné-Poe (1869-1940) qui s'enticha du garçon à la beauté ténébreuse et lui proposa de l'engager dans sa compagnie. Il commença à y travailler à l'automne où, s'il fit l'artiste dans des petits rôles, il fut également souffleur, régisseur, factotum… Il n'y resta qu'une saison et se retrouva libre en juin 1921.

---

[1] Sur ce sujet, lire les pages éclairantes de Florence de MÈREDIEU qui souligne, entre autres, l'influence sur Antonin Artaud des théories hygiénistes et eugéniques : Florence de MÈREDIEU, *C'était Antonin Artaud*, *op. cit.*, pp. 189-193. Voir en amont la notule sur la culture médicale d'Antonin Artaud.

Antonin Artaud avait lu, entre autres, l'ouvrage d'Alexis Carrel (1873-1944) – prix Nobel de médecine en 1912 –, *L'Homme cet inconnu*, publié simultanément en anglais et en français en 1935 (Paris : Librairie Plon, 400 p.) : « Le docteur Alexis Carrell [*sic*] qui reconnaît lui aussi les tares de la civilisation mécanisée de l'Europe ne manque pas, dans son livre intitulé *L'Homme cet inconnu*, de préconiser la nécessité d'une révolution, et il suggère même les moyens pour la mener à bien. » (« Ce que je suis venu faire au Mexique », *Messages révolutionnaires*, Paris : Gallimard, 1971, rééd. coll. « Folio Essais », 1998, 208 p., p. 104).

Il serait intéressant de réaliser une collation entre l'ouvrage d'Alexis Carrel et certaines positions d'Antonin Artaud : en son absence, rien ne permet d'affirmer qu'Antonin Artaud adhérait aux thèses eugénistes d'Alexis Carrel ; en effet, il semble nécessaire de préciser que toute une partie de l'ouvrage du prix Nobel recèle des observations et des analyses pertinentes, même s'il l'on doit condamner sans appel et véhémentement les solutions préconisées, notamment en fin d'ouvrage, lesquelles prônent un eugénisme répugnant, et qui nourriront très directement l'activation des dispositifs eugénistes nazis.

[2] Pour en savoir plus, voir l'interview de Mme Toulouse par Pierre Chaleix, notamment pp. 55-60, dans *La Tour de Feu*, « Antonin Artaud ou la santé des poètes », n°63-64, décembre 1959, 230 p.

[3] Thomas MAEDER, *op. cit.*, p. 42.

[4] Florence de MÈREDIEU, *C'était Antonin Artaud*, *op. cit.*, p. 135.

Il partit alors chez ses parents à Marseille passer l'été. Il s'ennuya tout le mois de juillet mais au mois d'août, Antoine Roi Artaud emmena sa famille à Évian afin qu'Antonin pût profiter des soins thermaux.

4) L'émancipation

Le docteur Toulouse, qui bataillait depuis des années pour éviter l'internement systématique des malades mentaux, finit par obtenir gain de cause et il put ouvrir, le 1er juillet 1922, à l'asile de Sainte-Anne, un centre de prophylaxie mentale, ce qui s'appellerait aujourd'hui un hôpital de jour (en 1926, il prendra le nom d'hôpital Henri-Rousselle). Le docteur s'installa à Paris, rue Cabanis (les médecins-chefs étaient logés à l'hôpital), dès l'été 1921, afin de superviser la création de son service (« Service libre de prophylaxie mentale de la Seine »). Aussi, Antonin Artaud, à son retour à Paris en septembre 1921, dut prendre une chambre (ce qui ne l'empêcha pas de rester en étroit contact avec les Toulouse, l'aliéniste demeurant son thérapeute). Pour la première fois de sa vie, le jeune homme, alors âgé de vingt-cinq ans, se retrouvait complètement émancipé dans sa vie domestique (même s'il restait sous la dépendance financière de ses parents et sous le contrôle médical du Dr Toulouse).

Il fit à cette époque la connaissance de divers artistes, parmi lesquels Max Jacob (1876-1944) qui intervint pour lui, notamment auprès de la revue *Action* qui publia deux de ses poèmes[1]. Il auditionna chez Charles Dullin (1885-1949) qui l'engagea au théâtre de l'Atelier qu'il venait de fonder. Dans la petite troupe se trouvait celle qui allait devenir le grand amour (malheureux) de sa vie, la belle comédienne Génica Athanasiou (née à Bucarest le 3 janvier 1897 sous le nom d'Eugénie Tanase et décédée à Lagny en 1966). Après plusieurs mois d'hésitation, ils devinrent un couple mais ne vécurent pas vraiment ensemble, sauf sur de courts laps de temps (notamment lors de brefs séjours en province), Antonin Artaud continuant à vivre dans diverses chambres d'hôtel en solitaire. Bon an, mal an, ils restèrent liés jusqu'en 1929-1930.

5) La vie d'artiste

Selon les témoignages contradictoires, rapportés notamment par Thomas Maeder, Antonin Artaud était ou bien un comédien exécrable (entre autres exalté, emphatique, ayant à lutter contre un léger bégaiement et des tics faciaux incontrôlables) ou bien un comédien unique. Mais il apparaîtrait qu'il excellait quand il « jouait […] les traitres, les scélérats, les déséquilibrés et les fous[2] ». Outre les rôles qu'il tenait, il lui arrivait de dessiner les costumes et les décors, ce qui en faisait un précieux collaborateur pour Charles Dullin.

Nous sommes en 1922 et, malgré ses succès (relatifs) au théâtre, malgré l'amour de Génica, malgré la surveillance médicale (assez lointaine) du docteur

[1] Thomas MAEDER, *op. cit.*, p. 44.
[2] *Ib.*, p. 48.

Toulouse, Antonin Artaud n'allait pas bien. Il ne s'agit pas là de son comportement extravagant, parfois violent (en paroles) ni de son attitude souvent exaspérante pour ses collègues, mais bel et bien de souffrances qui taraudaient le garçon : asthénie et migraines lui pourrissaient la vie. D'après Thomas Maeder, un médecin lui prescrivit alors un traitement à base d'arsenic et de bromure, qu'Antonin Artaud complétait « par des doses croissantes de laudanum et d'opium pour calmer ses douleurs[1] ».

Quand arriva l'été, le jeune homme retrouva sa famille à Marseille. Il mit à profit son séjour pour tenter, en juillet, de se désintoxiquer de l'opium (Génica ne supportait pas sa dépendance et cela était source de fréquentes disputes). Il visita également la fastueuse Exposition coloniale de la cité phocéenne[2] qui fit forte impression sur lui (il fut entre autres marqué par un spectacle de danses cambodgiennes). Il écrivit beaucoup à Génica dont il se plaignait d'être séparé.

Il retrouva la capitale en septembre et l'Atelier. Malgré l'argent octroyé par son père qui, atteint d'un cancer de la prostate, montait régulièrement à Paris subir des rayons et remettait l'argent à son fils, Antonin Artaud vivait pauvrement et présentait une apparence négligée. On peut supposer qu'une bonne partie de l'argent paternel passait dans l'achat d'opium et autres drogues. Les Dullin lui offrirent l'hospitalité pendant quelques mois, mais épuisés par le comportement insupportable (notamment fort sale), de leur hôte, ils durent le congédier.

Les tracas du quotidien n'entamèrent pas l'ambition d'Antonin Artaud ; sûr de sa prédestination, il continua d'investir trois domaines de l'expression artistique, le théâtre, l'écriture et le dessin. Alors que dans le même temps, André Breton en réunissait d'autres rue Fontaine, le jeune homme participa aux réunions d'un groupe informel d'artistes de la même génération, qui s'assemblait rue Blomet, dans l'atelier d'André Masson (1896-1987) : Marcel Jouhandeau (1888-1979), Michel Leiris (1901-1990), Georges Limbour (1900-1970), Joan Miró (1893-1983), Armand Salacrou (1899-1989), Roland Tual (1904-1956) et, plus épisodiquement, Jean Dubuffet (1901-1985) et Roger Vitrac (1899-1952). Ce fut le marchand de tableaux Daniel-Henry Kahnweiler (1884-1979), propriétaire de la galerie Simon, qui avait présenté Antonin Artaud à André Masson (un artiste sous contrat avec sa galerie) et ce fut lui qui, en novembre 1922, lui fit signer un contrat pour la parution l'année suivante d'un recueil de huit poèmes avec un frontispice d'Élie Lascaux, *Tric Trac du ciel*, tiré à cent douze exemplaires par la galerie Simon. Jusqu'à présent, il n'avait publié des poèmes et des articles que dans des revues (notamment *Demain*, *Action*, *La Criée* à Marseille, *L'Ère nouvelle*, *Le*

---

[1] *Ib.*, p. 49.

[2] Le site *Tourisme Marseille* donne à voir quelques photos éclairantes de l'Exposition. On peut lire sur cette page qu'un des deux acteurs de la manifestation fut Adrien Artaud, président de la Chambre de commerce (sans qu'un lien de parenté avec Antonin ait pu être établi : mais Artaud est un nom assez fréquemment rencontré dans les archives des Bouches-du-Rhône). *Tourisme Marseille* (page consultée le 03/11/2017),
<http://www.tourisme-marseille.com/fiche/exposition-coloniale-1922-marseille/>.

Crapouillot…) et ce fut pour l'auteur l'occasion de changer de statut en publiant un « vrai » livre, fût-ce une bien modeste plaquette. *Demain*, après dix ans d'existence, s'arrêta de paraître au mois de novembre, ce qui retirait au jeune homme une tribune et une source de revenus, modeste fût-elle.

Antonin Artaud menait donc une existence fort remplie mais il se plaignait, surtout auprès de Génica Athanasiou comme en témoigne le recueil de ses lettres déjà évoqué en amont, de ses souffrances, physiques et morales. Il devint en octobre 1922 un des patients du docteur Roger Dupouy (1877-1945), assistant du docteur Toulouse au Service libre de prophylaxie mentale de la Seine, à l'hôpital Sainte-Anne ; il le restera jusqu'en 1935. En mauvaise santé, il ne fut plus le comédien assidu de l'Atelier. Il acheva cependant l'année 1922 (il avait alors vingt-six ans) en jouant Tirésias au théâtre Montmartre dans *Antigone* adaptée par Jean Cocteau (1889-1963) et dont la répétition générale eut lieu le 19 décembre, pièce dans laquelle Génica jouait Antigone et Charles Dullin, par ailleurs metteur en scène, Créon ; les costumes étaient de Gabrielle Chanel (1883-1971), les décors de Pablo Picasso (1881-1973) et la musique d'Arthur Honegger (1892-1955). La pièce, d'une étonnante brièveté (26') ne laissa pas beaucoup le loisir d'apprécier le jeu des comédiens.

6) 1923-1924 : deux années charnières difficiles

Ces deux années firent écrire à Thomas Maeder qu'elles « constituent les pires moments de l'existence d'Artaud[1] » ; il aurait fallu compléter par « de la jeune existence d'Artaud » car il allait connaître de bien pires moments dans les quelque vingt ans qu'il lui restait à vivre. Fin janvier 1923, il emménagea au 5 rue Vintimille, dans le IXe arrondissement, à l'hôtel Vintimille où il domicilia sa revue *Bilboquet*, fort modeste publication de quatre pages dont il fut le seul rédacteur sous le pseudonyme d'Eno Dailor[2] (la revue connaîtra un ultime numéro en décembre de la même année, rendant, entre autres, un hommage à Jean Paulhan). Il envoya en mars deux poèmes à Jacques Rivière (1886-1926), alors rédacteur en chef de la prestigieuse *La Nouvelle Revue Française* (*La NRF*). S'il continua à faire l'acteur, il mit fin à sa collaboration avec Charles Dullin (ils restèrent toutefois liés) après avoir joué Charlemagne dans *Huon de Bordeaux* d'Alexandre Arnoux (1884-1973) et fut engagé par Georges (1884-1939) et Ludmilla (1896-1951) Pitoëff dans leur compagnie (la compagnie Pitoëff), à la Comédie des Champs-Élysées, début mai.

Jean Hort (Jean Georges Frédéric Horst, 1898-1968), auteur et comédien, raconta, dans son livre de souvenirs sur son camarade de loge, leur impossible amitié mais aussi quelques souvenirs professionnels dont celui-ci :

[1] Thomas MAEDER, *op. cit.*, p. 65.

[2] Jean-Louis Brau fit remarquer que « déjà, dans *Demain* d'août 1920, il avait signé Eno son poème "En songe". » Jean-Louis BRAU, *Antonin Artaud, op. cit.*, note[39] p. 46.

> […] Chaque fois qu'Antonin Artaud avait à se mouvoir sur la scène pour répéter ou pour jouer un vrai rôle, ses membres visiblement se désaccordaient ; avec lui, un mouvement simple s'étirait par élancements saccadés, compliqués, de tous les membres. Qu'est-ce que cela voulait dire ? On ne comprenait pas. […]
>
> – Moins tendu, plus simple, répétait vainement Pitoëff.
>
> Dès qu'Artaud avait à se déplacer, ses muscles se tendaient, son corps se voûtait, sa pâle physionomie disparaissait pour faire place à un visage dur aux yeux de feu ; ainsi avançait-il en jouant des bras, des mains, des jambes ; et on le voyait zigzaguer, allongeant ses membres dans l'espace, y dessinant de folles arabesques.
>
> Ses camarades le regardaient faire avec stupeur. Cette gesticulation en marche lente et désordonnée avait quelque chose de voulu, par conséquent d'insolite[1].

Ce fut début mai 1923 que parut à la galerie Pierre *Tric trac au ciel*, son premier ouvrage, mais, comme s'il fallait un contre-poids à son bonheur, il avait reçu de la part de Jacques Rivière une lettre de refus (datée du 1er mai) pour la publication de ses deux poèmes dans *La NRF* ; l'éditeur accepta de rencontrer l'auteur à deux reprises dans le courant du mois, sans toutefois qu'Antonin Artaud réussît à le faire plier, lequel persistait à trouver ses poèmes inaboutis. S'engagea entre les deux hommes une correspondance plutôt unique dans l'histoire littéraire, jusqu'en juin 1924 (voir *infra*, chapitre « L'œuvre »).

Sur la demande du docteur Toulouse, il annota et organisa en six parties une anthologie des œuvres de son protecteur ; il écrivit la préface et trouva le titre, *Au fil des préjugés*. L'ouvrage parut en juillet 1923 aux éditions du Progrès civique. Comme le souligne André Roumieux, ancien infirmier psychiatrique à Ville-Évrard mais après l'enfermement d'Antonin Artaud (son affectation date de 1953), « cette collaboration entre un aliéniste et son protégé est certainement rarissime dans l'histoire de la psychiatrie[2] ».

Antonin Artaud menait alors une existence indigente et solitaire, ponctuée par ses souffrances, le traitement contre son hérédosyphilis présumée (sous la forme notamment de séries de piqûres de Quinby) et l'usage de la drogue (principalement l'opium) souvent démesuré et ruineux (tant pour sa santé que pour ses maigres ressources).

---

[1] Jean HORT, *Antonin Artaud – Le suicidé de la société*, Genève : Éditions Connaître, 1960 (152 p.), p. 77. Étonnamment, dans la suite de son livre, l'auteur ne fait pas partir le poète en Irlande mais en Écosse (on n'ose imaginer Antonin Artaud, sur fond de cornemuse, au pays des kilts, des châteaux hantés et du monstre du Loch Ness : ce décor avait dû sembler mieux correspondre au personnage fantasque d'Artaud dans l'esprit de Jean Hort !).

[2] André ROUMIEUX, *Artaud et l'asile – Au-delà des murs, la mémoire*, t. 1, Paris : Séguier, 1996 (186 p.), p. 26. L'ouvrage d'André Roumieux (t. 1) et celui de Laurent Danchin, *Artaud et l'asile* (t. 2) ont été réunis en un seul volume : Laurent DANCHIN, André ROUMIEUX, *Artaud et l'asile*, Paris : Séguier, 2015, 872 p. Le lecteur y dispose d'un *index nominum* et peut profiter d'une actualisation, notamment de l'appareil de notes. Pour la suite de cet ouvrage, sont cependant maintenues les références des éditions princeps car celles qui sont convoquées ici n'ont pas changé dans la nouvelle édition.

Bien qu'il n'ait joué que des rôles mineurs et qu'il ait parfois manqué des représentations, il se vit offrir par le directeur de la Comédie des Champs-Élysées, Jacques Hébertot (1886-1970), de revenir à la prochaine saison. Complètement désargenté, il regagna Marseille fin juin. Ses lettres plaintives à Génica Athanasiou (mais aussi au couple Toulouse) témoignent de sa désespérance du moment et de ses souffrances physiques.

Le 14 juillet 1923, il quitta Marseille pour Cauterets, dans les Pyrénées, où se trouvait Génica. Il resta quelques jours avec elle puis se rendit à Guéthary, au Pays basque, où il demeura jusqu'à la mi-août, sans doute renfloué par ses parents qui, eux, se trouvaient à l'autre bout de la France, dans les Vosges, à Vittel. Il rentra à Marseille. Il allait mal et continua son traitement antisyphilitique. Il reprit de l'opium qu'il avait, dit-il, réussi à supprimer de sa vie pendant l'été (était-ce bien vrai ? s'il faut souvent croire Antonin Artaud, sur le sujet de la drogue, comme pour nombre de toxicomanes, il était capable des pires mensonges, en commençant par se mentir à lui-même).

Il remonta à Paris le 23 septembre et renoua avec des petits rôles au théâtre. Quant à Génica, elle était repartie provisoirement en Roumanie soigner sa mère malade. Cela n'empêcha pas les deux amants de s'entredéchirer par courrier. Plus seul que jamais, Antonin Artaud tenait par son travail au théâtre et l'espoir d'être reconnu à ce qu'il estimait sa juste valeur.

Pour beaucoup, il était à l'époque un personnage fantasque, distant, versatile, extrêmement discret sur sa vie privée, et pour le moins imprévisible. L'épithète « introverti » revient souvent à son sujet, même s'il était capable de volubilité et de comportements excessifs, voire extravagants. On peut aussi penser que l'état d'indigence dans lequel il se trouvait renforçait sa nature pudique. Début octobre, il consulta de nouveau le docteur Dupouy au Service libre de prophylaxie mentale de la Seine, et entama une nouvelle série d'injections de Quinby.

Les Pitoëff découvrirent que, faute de pouvoir payer l'hôtel, Antonin Artaud dormait au théâtre. On dirait aujourd'hui qu'il était sans domicile fixe. Les Pitoëff lui trouvèrent une chambre dans un hôtel non loin du théâtre. En un mois de novembre glacial, le rôle du clown Jackson dans *Celui qui reçoit les gifles* de Léonide Andreïev (1871-1919) dut lui procurer quelque chaleur (il reprit le rôle avec moins d'enthousiasme en février 1924). Il termina l'année dans la solitude, dans l'attente du retour de Génica, une solitude qu'il comblait par la lecture, l'écriture et l'opium.

Il poursuivit sa modeste carrière d'acteur de second plan jusqu'en juin 1924, après quoi on ne le vit plus sur les planches, hors dans ses propres créations. Entre autres, il partit en tournée avec les Pitoëff en mars. Sa posture très critique du théâtre contemporain, et il faut le dire, le peu de reconnaissance de la part des critiques et du public (il n'était pas reçu comme le grand comédien qu'il avait rêvé d'être) accélérèrent sans doute son éloignement progressif du théâtre qui demeura pour lui un palliatif alimentaire. Il fit un voyage à Marseille où il séjourna du 1er au 10 février 1924 ; il y retournera en avril pour deux jours sur la demande de son père et en juin pour le mariage de sa sœur Marie-Ange (une témoin majeure de l'histoire familiale et de la vie de son frère).

Parallèlement à son activité d'acteur, il poursuivait ses travaux d'écriture. Entre autres, il envoya fin janvier à Jacques Rivière un essai sur Paolo Uccello (1397-1475), *Paul les Oiseaux*, et il publia dans *Comœdia* du 19 avril 1924 son premier article théorique sur le théâtre, « L'évolution du décor ». Il rencontra alors le jeune Claude Autant-Lara (1901-2000) sur le point de tourner un court métrage expérimental de quinze minutes, *Faits Divers*, et qui l'engagea pour jouer Monsieur II ; le tournage débuta en mars et le film fut à l'affiche au studio des Ursulines en décembre. Prit-il goût au cinéma après ce premier film ou trouva-t-il là un moyen facile et nouveau de gagner de l'argent ? En tout cas, Antonin Artaud alla voir son cousin, Louis Nalpas (1884-1948), directeur de la Société des Cinéromans, afin qu'il l'introduisît dans ce petit milieu en pleine effervescence.

Au mois de mai 1924, Jacques Rivière proposa à Antonin Artaud de publier leur correspondance, laquelle paraîtra dans le n° 132 de *La NRF* (1er septembre 1924) avec pour titre « Une correspondance ». Ce fut au mois de mai que l'artiste fit la connaissance de Jean Paulhan, engagé comme secrétaire de rédaction de la revue, lequel jouera un rôle déterminant dans sa vie (comme dans celle de nombre d'auteurs).

Contrairement à ses habitudes (forcées à cause de son impécuniosité), il rentra à Paris après le mariage de sa sœur Marie-Ange. Il n'y resta que jusqu'au 13 juillet, date à laquelle il partit à Saint-Malo pour le tournage de son deuxième film, *Surcouf, le roi des corsaires*, mis en scène par Luitz-Morat (de son vrai nom Maurice Louis Radiguet, 1884-1929) pour la Société des Cinéromans, et dans lequel il jouait le traître Jacques Morel (faut-il dire qu'il fut imposé par son cousin ?). Le tournage se poursuivit en extérieur jusqu'à début septembre, mais Antonin Artaud n'eut pas de répit car il dut gagner Marseille à la suite du décès de son père, le 7 septembre, à l'âge de soixante ans, conséquent à une infection des voies urinaires (si ce ne fut de son cancer de la prostate : Antonin Artaud, lui, était persuadé qu'il était mort de la syphilis).

Il resta à Marseille jusqu'au début octobre et rentra à Paris le 8 du même mois sans un sou en poche (il dut solliciter Génica – qui voulait se séparer de lui – alors en partance pour l'Allemagne où elle participait à un tournage). Ce fut vraisemblablement dans le courant du mois qu'il fit la rencontre d'André Breton (fasciné par « Une correspondance » parue le mois précédent) et de plusieurs surréalistes, et que l'on peut dater son « adhésion » au mouvement surréaliste, alors très actif : le 11 octobre s'ouvrait rue de Grenelle le Bureau de recherches surréalistes, dite « la Centrale » ; le premier *Manifeste du surréalisme*[1] paraissait chez Kra le 15

[1] André BRETON, *Manifeste du surréalisme*, Paris : Kra, 1924 ; rééd. Paris : Jean-Jacques Pauvert éd., 1962 ; rééd. Paris : Société Nouvelle des Éditions Pauvert ; rééd. *Manifestes du surréalisme*, Paris : Gallimard, coll. « Folio essais », 1985, 2007 (176 p.).

Antonin Artaud est cité (p. 27) mais dans une liste de noms d'amis, entre Georges Malkine (1898-1970) et Francis GÉRARD (pseudonyme de Gérard Rosenthal, 1903-1992). Il n'a pas décroché la

octobre et le premier numéro de la revue *La Révolution surréaliste* allait sortir le 1er décembre. Au cours de ce même mois d'octobre, Antonin Artaud rencontra Abel Gance (1889-1981) qui lui promit le rôle Jean-Paul Marat dans le film qu'il préparait, *Napoléon*, et il acheva le tournage de *Surcouf* dont les scènes d'intérieur étaient tournées aux studios de Joinville. Enfin, d'après François Buot, il rencontra dans le courant du mois, en tout cas après la parution du *Manifeste*, René Crevel (1900-1935), surréaliste de quatre ans son cadet, qui, à l'époque, avait une féconde activité de chroniqueur littéraire, notamment aux *Nouvelles Littéraires*[1].

Comment Antonin Artaud termina-t-il cette année 1924 ? Ses biographes restent assez silencieux sur ce point. On sait, par le Cahier de permanence, qu'il fit une visite à la Centrale en compagnie d'André Masson. Par ailleurs, une lettre datée du 6 décembre à Génica témoigne de son état de souffrance qui perdurait et, surtout, de sa relation tumultueuse avec la jeune femme. Outre ses rendez-vous artistiques, il dut beaucoup écrire. Il prépara au moins trois textes (dont deux sur le suicide) qui paraîtront en janvier 1925, notamment dans *Le Disque vert* et le n°2 de *La Révolution surréaliste*.

7) Antonin Artaud surréaliste flamboyant mais éphémère

L'année 1925 fut beaucoup consacrée au mouvement surréaliste[2]. Ses relations avec Génica restaient très conflictuelles, il continuait à se dépêtrer de difficultés matérielles tenaces, son état de santé était tel qu'il renonça à la médecine au profit de l'opium (renoncement très provisoire car au cours d'un séjour de près de deux semaines chez sa mère à Marseille, en février – du 1er au 12 –, il se résigna face à ses souffrances à une nouvelle série de piqûres[3]). Malgré tout, il continua à écrire.

Le 25 janvier, le groupe surréaliste décida de nommer Antonin Artaud à la direction du Bureau de recherches dont il prit le contrôle le lendemain. Dans le même temps, André Breton lui confia la direction complète du n°3 de *La Révolution surréaliste* (intitulé « 1925, fin de l'ère chrétienne ») dont la plupart des contributions – fait exceptionnel car la revue était un organe d'expression collective – furent rédigées par un Antonin Artaud plus révolté et véhément que jamais. Ce numéro particulièrement iconoclaste sortit le 15 avril et il ne fit pas l'unanimité dans le groupe. André Breton reprit à celui qu'il avait adulé son titre de directeur et s'installa dans la fonction en donnant un tour nettement politique à la revue.

---

suprême breloque, n'ayant sans doute pas, aux yeux du grand ordonnateur, « fait acte de SURRÉALISME ABSOLU » au contraire de Malkine et Gérard qui, eux – ayant délaissé Antonin Artaud dans la petite liste –, figurent parmi les dix-neuf récipiendaires alignés pp. 36-37.

[1] François BUOT, *Crevel. Biographie*, Paris : Grasset, 1991 (492 p.), p. 105.

[2] Sur l'engagement surréaliste d'Artaud, lire les pages éclairantes qui se trouvent dans l'ouvrage posthume de Paule THÉVENIN, *Antonin Artaud, fin de l'ère chrétienne*, Paris : Lignes-Léo Scheer, 2006, (300 p.), notamment les deux premiers chapitres, pp. 29-36 et le chapitre IV, pp. 49-62, même si tout l'ouvrage concerne les rapports d'Artaud avec le surréalisme (l'écriture automatique, les rêves, le marxisme…).

[3] Thomas MAEDER, *op. cit.*, p. 80.

Parallèlement à son activité de surréaliste, Antonin Artaud avait poursuivi ses propres travaux d'écriture. Il publia notamment « Le mauvais rêveur » dans le n°2 du *Disque vert* et deux poèmes dans *La Rose des vents*. Courant avril, il repartit à Marseille où sa présence « est avérée les 16 et 20 avril[1] ».

Antonin Artaud commença dès le mois de mai à prendre ses distances avec le groupe surréaliste qu'il considérait « Breton et Aragon exceptés, comme la pire bande de cons que la terre ait portés[2] », ainsi que, avec le sens de la nuance qui le caractérisait, il l'écrivit à Génica Athanasiou, le 14 mai.

Il fit un bref retour au théâtre en tant que metteur en scène dans un court spectacle surréaliste à deux personnages (il s'attribua le rôle masculin et distribua l'autre à Génica), *Au pied du mur*, de Louis Aragon. La première représentation eut lieu au Collège de France le 28 mai 1925 et au Vieux-Colombier le lendemain, sans aucun succès. Il partit aussitôt après en Italie (notamment à Naples, puis, à partir du 3 juin, à Procida) pour le tournage de *Graziella*, mis en scène par Marcel Vandal (1882-1965) et produit par la Société des Cinéromans. Il rentra à Paris pour poursuivre le tournage du film dont les intérieurs se faisaient en studio.

En ce mois de juillet, il eut la satisfaction de voir, le 23, la publication de *L'Ombilic des Limbes* – avec son portrait en frontispice tiré par André Masson – aux éditions de *La NRF* (collection « Une œuvre un portrait »), puis, la semaine suivante, du *Pèse-Nerfs* (collection « Pour vos beaux yeux » dirigée par Louis Aragon), deux petits ouvrages qu'il est difficile de ranger dans un genre et que l'on peut qualifier de miscellanées. Les tirages presque confidentiels ne lui apportèrent ni renommée, ni argent. Quant à Abel Gance, il avait de grosses difficultés financières et son *Napoléon* était mis entre parenthèses. Aussi, Antonin Artaud décida-t-il de partir le 7 août avec Roger Vitrac à Carteret, dans la Manche. Ils partageaient une conception du théâtre assez proche qui se concrétisera l'année suivante. André Breton, qui exclut Roger Vitrac du groupe en septembre, exigea qu'Antonin Artaud rompît avec son ami, ce que, bien sûr, il refusa. Cela eut pour conséquence de contribuer à éloigner Antonin Artaud du groupe.

Il rentra à Paris vers le 20 août pour repartir à Marseille début septembre, mal en point, sans le sou et désespéré. Hors un bref séjour à Menton où il retrouva Génica, il passa plus de deux mois chez sa mère et la convainquit de venir habiter Paris où résidait déjà sa sœur Marie-Ange depuis 1924. Il y remonta le 16 octobre alors que venait de paraître le n°5 de *La Révolution surréaliste* avec un de ses textes, « Nouvelle lettre à moi-même ». Il se trouvait de plus en plus esseulé et vivait replié sur lui-même, recroquevillé dans ses souffrances anesthésiées par l'opium. Il continua cependant à écrire et le numéro de *La NRF* du 1er décembre comprend plusieurs textes de lui, grâce à l'insistance de Jean Paulhan. Le 7 décembre, en pleine déroute sentimentale avec Génica, il gagna Marseille. Il y reprit le traitement d'injections de Quinby. Génica, en partance pour Menton, s'arrêta à

---

1 Florence de MÈREDIEU, *C'était Antonin Artaud*, *op. cit.*, p. 288.

2 « Lettre de Paris (14/05/1925) », *Lettres à Génica Athanasiou*, *op. cit.*, p. 182.

Marseille le 30 décembre 1925 et passa la nuit du réveillon avec son malheureux amour qui lui avait loué une chambre d'hôtel.

L'année 1926 ne changea rien dans l'existence sordide et morbide d'Antonin Artaud dont « l'alternance régulière de périodes de création débordante suivies d'épisodes de dépression et de souffrance forme le quotidien de [sa] vie[1] ». Marseillais jusqu'à la mi-février, il s'acquitta d'une nouvelle série de piqûres, agrémentées de grosses prises de laudanum, et rendit une brève visite à Génica, toujours à Menton. À Paris, encore en proie à d'importantes difficultés matérielles, il publia plusieurs textes dans des revues, notamment « Fragments d'un Journal d'Enfer » dans *Commerce*. Il poursuivit ses contacts artistiques, parmi lesquels Jean Paulhan[2] auprès de qui il intervint en faveur de Robert Desnos (1900-1945). Il se mit aussi à consulter des voyantes, et surtout la voyante attitrée de nombreux surréalistes, André Breton en tête, une certaine madame Sacco dont on peut voir la photo dans *Nadja*[3] (n'a-t-elle pas une tête de garçon ? serait-ce un travesti ?). En mai, il fut engagé pour la deuxième fois (voir *supra*) par Luitz-Morat pour tenir le rôle de Gringalet dans *Le Juif errant*, adaptation du célèbre et volumineux roman d'Eugène Sue (1804-1857). Et fin mai 1926, il tourna enfin les scènes le concernant pour Abel Gance qui avait repris en mars le tournage de *Napoléon*. Alors qu'il était retenu à Paris par les tournages pour l'été (notamment aux studios de Joinville), Génica se trouvait à Cauterets, dans les Pyrénées.

Sa mère s'installa à Paris et l'hébergea épisodiquement car elle avait du mal à le supporter. Il continua donc de vivre principalement dans des chambres d'hôtel. Il fêta ses trente ans le 4 septembre 1926. Fit-il un bilan de sa vie ? Avait-il le recul que nous avons aujourd'hui pour mesurer le chemin parcouru depuis son arrivée à Paris en avril 1920 ? Malgré la guigne qui semblait coller à sa vie (qu'il considérait pleine de difficultés), il avait réussi à se créer un petit nom dans les milieux artistiques, surtout parisiens. Il avait son lot d'admirateurs et de détracteurs, ce qui est plutôt de bon augure pour embrasser un destin artistique.

Il poursuivit son travail avec Roger Vitrac, les deux compères étant rejoints par Robert Aron (1898-1975). Ils rencontrèrent tous trois le couple Allendy fin

---

[1] Évelyne GROSSMAN, *Antonin Artaud, un insurgé du corps*, Paris : Gallimard, coll. « Découvertes Gallimard », 2006 (128 p.), p. 30.

[2] Bernard Baillaud indique que « en trente ans, Jean Paulhan signe un texte, et Jean Guérin [un des pseudonymes de Paulhan] quatre, au sujet d'Antonin Artaud ». Si le courant passait entre les deux hommes, leur commerce dépassait une simple relation amicale. Jean Paulhan se servait d'Antonin Artaud qui n'était pas en reste pour se servir de lui. Bernard Baillaud ajoute : « Une part essentielle de la relation de Jean Paulhan au surréalisme se joue là. En 1927, il s'agit d'être décisif : de donner à lire des textes des surréalistes, dont certains résonneront encore après-guerre [...]. Mais aussi de donner à lire Artaud, non pas dans sa part de raison, mais dans sa raison entière [a]. » Antonin Artaud sera l'homme-charnière dans l'opération de Paulhan qui consistera plus tard à jouer l'équipe du Grand Jeu contre les surréalistes.

[a] Bernard BAILLAUD, « Notice », *Œuvres complètes IV – Critique littéraire I*, Paris : Gallimard, 2018 (784 p.), p. 550.

[3] André BRETON, *Nadja*, Paris : Gallimard, 1re éd. 1928 ; rééd. « entièrement revue par l'auteur » Gallimard, 1963 ; rééd. Gallimard, coll. « Folio », 1972, (192 p.), p. 91.

septembre et ce fut chez lui que naquit le « Théâtre Alfred Jarry » dont Antonin Artaud rédigea le premier manifeste que Jean Paulhan (qui remplaça Jacques Rivière, décédé brutalement, ce qui marqua Antonin Artaud) publia en partie dans *La NRF* du 1er décembre. Il rédigea en novembre un autre manifeste, le « Manifeste pour un théâtre avorté », qui parut aux *Cahiers du Sud* en février 1927. Dans le cadre du Groupe d'Études philosophiques et scientifiques fondé et animé par René Allendy, Robert Aron donna une conférence à la Sorbonne le 25 novembre1926 pour présenter le projet « Genèse d'un théâtre », mais Antonin Artaud resta mutique, assis parmi le public, et Roger Vitrac ne daigna pas paraître (les trois hommes s'étaient quelque peu accrochés). À propos de René Allendy, Florence de Mèredieu écrit qu'

> on ne saurait trop insister sur l'influence de la pensée du Dr Allendy sur Artaud. L'œuvre ultérieure d'Artaud en portera longtemps la trace. Passionné par les sciences occultes et par l'Orient, d'esprit large et très ouvert [...], il était à l'écoute de la modernité, que celle-ci se manifestât dans le domaine de la psychanalyse, dans le domaine des arts ou dans celui des idées[1].

En novembre, l'exclusion du Groupe surréaliste de Philippe Soupault (il rejoignit alors d'autres exclus, parmi lesquels Roger Vitrac) fut prononcée et le procès-verbal de la séance du 23 novembre acta qu'Antonin Artaud s'était « retiré volontairement » du groupe[2], ce qui n'empêcha pas deux de ses textes, « La lettre à la Voyante » et « Uccello le Poil », de sortir dans le n°8 de décembre 1926 de *La Révolution surréaliste*. Ainsi s'acheva la carrière surréaliste d'Antonin Artaud qui n'aura duré que quelques mois. On peut sourire de ces ukases bretonnesques (bouffonnes, voire enfantines, en décalage complet avec l'intelligence du personnage), mais elles ne concernaient plus Antonin Artaud car, depuis plusieurs mois déjà, il avait pris ses distances avec cette « pire bande de cons », après s'être lui-même mis en retrait du groupe et non pas après en avoir été exclu comme on le lit fréquemment et comme l'affirmait André Breton.

Il termina l'année en collaborant avec Jean Painlevé (1902-1989) qui tourna des scènes pour le décor animé de *Mathusalem ou l'éternel bourgeois* d'Yvan Goll (la création aura lieu à Paris au Théâtre Michel le 10 mars 1927) ; Painlevé utilisa les dons d'Antonin Artaud dans différents rôles.

---

[1] Florence de MÈREDIEU, *C'était Antonin Artaud*, *op. cit.*, p. 320.

[2] Dans le numéro hors-série de *Variétés*, « Le surréalisme en 1929 », de juin 1929, Louis Aragon et André Breton écrivirent : « Pour fixer les idées, nous relatons l'ordre du jour d'une assemblée tenue au café Le Prophète fin novembre 1929, assemblée qui décréta l'exclusion d'Artaud et de Soupault. » Il s'agissait d'une opération de communication de la part des auteurs qui préféraient réécrire l'histoire en présentant Artaud exclu plutôt qu'Artaud ayant claqué la porte. Breton confirma, quelque vingt années après, l'exclusion « d'Artaud, de Soupault, de Vitrac [...] par vote à une très forte majorité [a]. »

[a] André BRETON, *Entretiens*, Paris : Gallimard, coll. « Le point du jour », 1952, rééd. 1996 (324 p.), p. 132.

8) Antonin Artaud dramaturge, metteur en scène et théoricien du théâtre : le Théâtre Alfred Jarry

L'année 1927 se révéla féconde en évènements, sur fond de chicayas avec le groupe surréaliste (entre autres, Antonin Artaud autoédita en juin 1927 une brochure intitulée *À la grande nuit ou le Bluff surréaliste* en réponse au pamphlet *Au Grand jour* où il était véhémentement pris à partie). Il travailla à l'élaboration du Théâtre Alfred Jarry et vit la réédition à *La NRF* de sa correspondance avec Jacques Rivière, ainsi que du *Pèse-nerfs* suivi des *Fragments d'un journal d'Enfer* chez Actes Sud. Épistolier fécond, il écrivit de nombreuses lettres mais aussi des manifestes, des mises en scène et des articles au nombre desquels « Correspondance de la momie », destiné au n° 128 de *La NRF* ; « Sorcellerie et cinéma » écrit le 7 août 1927, *a priori* inédit à l'époque ; « Le clair Abélard » qui paraîtra dans *Les Feuilles libres*, n° 47, déc. 1927-janv. 1928. Il participa également à de nouveaux tournages. Quant à sa vie personnelle, elle était toujours aussi chaotique, notamment avec ses problèmes de santé et d'assuétude à l'opium et au laudanum.

Il fit un voyage à Marseille au mois de mars et profita de son court séjour pour suivre une cure de désintoxication, « probablement […] dans une clinique familière loin de la vie de Paris[1] ». Il termina l'écriture de son scénario de *La coquille et le clergyman* qu'il déposa en avril à l'Association des auteurs de films. Il ne put assister au tournage du film en août car il fut interdit de plateau, d'où le ressentiment qu'il conçut à l'encontre de la réalisatrice, Germaine Dulac (1882-1942). Alain Virmaux met en doute que, lors de la sortie du film le 9 (et non pas le 2, selon Thomas Maeder) février 1928, il provoquât « avec quelques surréalistes, le scandale des Ursulines […] selon une version des faits souvent rabâchée. Au contraire, un témoignage précis a révélé qu'il s'était tenu, ce jour-là, à l'écart du scandale[2] ». On ne peut cependant pas écarter l'hypothèse que, réconcilié momentanément avec la bande à Breton depuis l'affaire Claudel (voir ci-dessous), il en fut l'inspirateur, voire l'instigateur.

Charles Dullin prêta le Théâtre de l'Atelier pour les répétitions du premier spectacle du Théâtre Alfred Jarry (ses trois créateurs, sous la férule d'Yvonne Allendy, 1891-1935, s'étaient rabibochés), prévu le premier juin 1927, lesquelles se faisaient la nuit, après que le théâtre était rendu disponible. Mais il fallut aussi qu'Antonin Artaud se libérât du tournage de film de Carl Dreyer, *La Passion de Jeanne d'Arc*, qui débuta le 17 mai (et se poursuivit jusqu'en novembre) dans les

[1] Thomas MAEDER, *op. cit.*, p. 100.

[2] Alain VIRMAUX, recension de l'ouvrage *Œuvres* (Paris : Gallimard, coll. « Quarto », 2004) : *Mélusine* (page consultée le 23/12/2023), <https://melusine-surrealisme.fr/site/artaud.htm>.

Par « Ursulines », Alain Virmaux désigne le Studio des Ursulines (voir *supra*), situé rue des Ursulines à Paris dans le Ve arrondissement. Ouvert en janvier 1926, le Studio fut le lieu privilégié de l'avant-garde artistique (projections de films avec souvent, des expositions concomitantes) et le théâtre de plusieurs chahuts, notamment de la part des surréalistes qui s'en étaient fait une spécialité.

studios de Boulogne-Billancourt et du Petit-Clamart, et dans lequel il jouait le moine Jean Massieu (ce qui lui valut de se faire tonsurer pour de vrai).

Le spectacle du Théâtre Alfred Jarry, qui fit l'objet de deux représentations, eut lieu au Théâtre de Grenelle avec une seule répétition en costumes (dans la nuit précédant la représentation) et le metteur en scène en fut Antonin Artaud. À l'affiche, figuraient trois pièces : *Ventre brûlé ou la Mère Folle* d'Antonin Artaud, *Les mystères de l'amour* de Roger Vitrac, et *Gigogne* de Robert Aron sous le pseudonyme de Max Robur. Si le public fut au rendez-vous et la critique plutôt bonne, l'entreprise se révéla catastrophique sur le plan financier (ce fut Robert Aron qui renfloua le déficit grâce à l'argent de son père).

Antonin Artaud, retenu par le tournage de *La Passion de Jeanne d'Arc*, passa l'été à Paris. Ses liens avec Génica Athanasiou s'avérèrent de plus en plus distendus : on peut dire que cette année-là vit la quasi-fin de leur relation amoureuse, une relation qui ne connut que peu de moments heureux. Il continuait de souffrir et de se droguer.

En octobre 1927, il obtint un rôle dans *Verdun, vision d'histoire* de Léon Poirier et en novembre, il fit des pieds et des mains pour obtenir le rôle de Roderick Usher (il s'identifiait au personnage maladif d'Edgar Poe, 1809-1849, et pensait donc qu'il était le comédien *ad hoc* pour l'incarner), dans l'adaptation de *La Chute de la maison Usher* que s'apprêtait à tourner Jean Epstein (1897-1953) : il n'aura pas le rôle malgré ses efforts. À la même époque, dans une lettre du 30 novembre à René Allendy, il déclara qu'il renonçait aux séances de psychanalyse (entreprises avec lui) dont il ne renia pas les bienfaits mais qui lui posaient le problème de la violation de sa conscience « par une intelligence étrangère ». Au mois de décembre, il travailla sur le futur spectacle du Théâtre Alfred Jarry. Il passa la fin de l'année dans le Midi et l'on sait qu'il resta plusieurs jours à Cannes.

Le 14 janvier 1928 (et non le 24 comme l'écrit Thomas Maeder) eut lieu une représentation unique du Théâtre Alfred Jarry, en matinée[1], à la Comédie des Champs-Élysées ; au programme, la projection de *La Mère* de V. I. Poudovkine, et concernant le théâtre, mis en scène par Antonin Artaud, « un acte inédit d'un écrivain "notoire", joué sans autorisation de l'auteur[2] » et dont le nom fut soigneusement gardé secret pour le public mais aussi pour les trois comédiens, Génica Athanasiou, André Berley (1890-1936) et Henri Crémieux (1896-1980). Il s'agissait en fait de l'acte III du *Partage de midi* de Paul Claudel (1868-1955), une pièce de 1906 désavouée par l'auteur et qu'il avait interdite de représentation. Thomas Maeder raconte qu'à la fin de la représentation, Antonin Artaud fit une déclaration au public : « La pièce que nous avons bien voulu jouer devant vous est de M. Paul Claudel, ambassadeur de France aux États-Unis. Un infâme traître. » La jubilation des surréalistes, André Breton en tête, et l'éclat de rire d'André Gide n'eurent d'équivalent que la fureur de Jean Paulhan et de Darius Milhaud (1892-1974) qui

---

[1] Dans le lexique du spectacle, « matinée » signifie « après-midi ».

[2] Thomas MAEDER, *op. cit.*, p. 111.

assistaient ensemble à la représentation. Une brouille s'ensuivit entre Jean Paulhan et Antonin Artaud, qui durera jusqu'à la fin 1929.

En ce début d'année 1928, Antonin Artaud fréquenta beaucoup Roger Blin (1907-1984), notamment dans les bistrots et autres restaurants de Montparnasse (Le Dôme, La Coupole, Le Sélect...). Il vit aussi beaucoup Robert Desnos qui joua un rôle important dans sa vie, nous le verrons. Florence de Mèredieu souligne l'importance qu'eurent les cafés dans la vie d'Antonin Artaud[1] (mais plus généralement pour de nombreux artistes de l'époque : Montmartre, Montparnasse, Saint-Germain-des-Prés ont été de hauts lieux de la bohème des années folles), lesquels furent souvent un antidote à sa solitude. Il fréquentait depuis plusieurs mois l'actrice Alexandra Pecker (1906-1986) avec qui il entretint une sorte d'amitié amoureuse tout en essayant de maintenir sa relation avec Génica Athanasiou, laquelle était pourtant parvenue à son terme.

Le 11 février 1928, Antonin Artaud rejoignit pour douze jours le tournage de *Verdun, visions de l'histoire*, de Léon Poirier (1884-1968), qui avait débuté en août 1927, et qui se passait en vues réelles à Verdun. Antonin Artaud y jouait le rôle d'un intellectuel. Il enchaîna en mars avec un film de Marcel L'Herbier (1888-1979), *L'Argent*, dans lequel il interpréta le rôle du secrétaire Mazaud. Le 23 mars, il fit une conférence à La Sorbonne, « L'Art et la Mort », dans le cadre du Groupe d'études du docteur Allendy cité en amont. Il prépara, de concert avec Robert Aron et Roger Vitrac, et sous la férule d'Yvonne Allendy, le troisième et avant-dernier spectacle du Théâtre Alfred Jarry. Il fut décidé de monter la pièce *Le Songe* (dont le véritable titre est *Un Jeu de rêve* : *Ett drömspel*), de 1901, du dramaturge suédois August Strinberg (1849-1912), mis en scène par Antonin Artaud et où il jouerait le rôle de La Théologie.

Ce fut le 2 juin 1928 qu'eut lieu la première représentation au Théâtre de l'Avenue. Elle fut de nouveau l'occasion d'un chahut organisé par les surréalistes mais remporta cependant un grand succès. Fier du scandale qu'il avait provoqué, André Breton rendit visite à Antonin Artaud pour l'avertir qu'il empêcherait toute nouvelle représentation du Théâtre Alfred Jarry. La menace n'empêcha pas la seconde et dernière représentation du *Songe* d'avoir lieu en matinée le 9 juin.

Fin octobre, la décision fut prise de monter un nouveau spectacle du Théâtre Alfred Jarry, le quatrième, et, ses créateurs ne le savaient pas encore, le dernier. Une pièce de Roger Vitrac – qui l'avait écrite dans l'esprit du Théâtre Alfred Jarry – fut retenue, *Victor ou les Enfants au pouvoir*, et les répétitions commencèrent, avec Antonin Artaud comme metteur en scène et Yvonne Allendy comme productrice. Trois représentations eurent lieu en matinée au Théâtre des Champs-Élysées, les 24 et 29 décembre 1928, et le 5 janvier 1929. Même si les représentations furent troublées, elles reçurent une critique favorable : il faut dire que, à cause des journaux qui avaient évoqué « un rôle qui fera du bruit », en racontant que le personnage féminin, Ida Mortemart, incarnée par Domenica Blazy (état

---

[1] Florence de MÈREDIEU, *C'était Antonin Artaud*, *op. cit.*, pp. 361-365.

civil non trouvé) – Alexandra Pecker s'étant désistée, ne voulant pas jouer un rôle qui pourrait desservir sa carrière –, souffrait de flatulences pathologiques, des spectateurs vinrent avec des boules puantes...

9) Antonin Artaud, scénariste et acteur par défaut de rôles au théâtre

Le Théâtre Alfred Jarry dut s'arrêter à cause des problèmes financiers. Même s'il n'abandonnait pas l'idée de revenir au théâtre, Antonin Artaud – qui n'avait jamais cessé d'écrire – continua à s'investir dans l'écriture de scénarios. Il y voyait sans doute l'opportunité de gagner de l'argent, ses conditions de vie restant très difficiles. Depuis le décès de son père, et compte tenu du peu de revenus de sa mère, il ne pouvait plus compter que sur lui-même. Il avait alors trente-deux ans. Thomas Maeder écrit qu'« il était obligé de vivre pendant des mois d'affilée avec sa mère, ses gains parfois dérisoires complétés par le peu qu'elle avait qu'elle lui donnait généreusement[1] ». Il déposa en janvier 1929 deux scénarios à l'Association des Auteurs de films : *Les 32* et *L'Avion solaire*.

L'autre manière de gagner de l'argent était de jouer dans les films. Ainsi, de février à avril 1929, il résida à Nice pour le tournage, aux studios de la Victorine (cofondés par son cousin Louis Nalpas, déjà évoqué plus haut), de *Tarakanova*, une comédie musicale tzigane de Raymond Bernard (1891-1977) dans laquelle il jouait un amant bohémien. Même si le tirage ne fut que de huit cents exemplaires, il eut la satisfaction de voir paraître *L'Art et la mort* à la Librairie des Trois Magots (Robert Denoël, 1902-1945, en fut l'éditeur : il n'avait pas encore fondé avec Bernard Steele, 1902-1979, sa maison d'édition), texte qui reprenait *mutatis mutandis* le texte de sa conférence du 23 mars 1928 (voir *supra*).

De retour à Paris, Antonin Artaud s'investit dans l'écriture scénaristique, notamment avec René Allendy. Il logeait alors en famille, ce qui facilitait sa vie matérielle. Il conçut plusieurs adaptations cinématographiques mais tous ses projets avortèrent. En juin, il fit une conférence au Studio 28 sur le film parlant, laquelle se poursuivit par la présentation d'un sketch, *L'Amour muet* (texte perdu), joué par lui-même et Albert Préjean (1894-1979). Il travailla, de concert avec Yvonne Allendy, au projet d'une société de production de films de court métrage. Sans résultats concrets. Aussi se tourna-t-il à nouveau vers le théâtre tout en continuant à prospecter dans le cinéma.

Il tenta d'obtenir un rôle dans *Macbeth* monté par Gaston Baty (1885-1952) mais échoua. Il continua de travailler avec Roger Vitrac. Il mit au point avec lui une brochure de quarante-huit pages, *Le Théâtre Alfred Jarry et l'hostilité publique*, dont Vitrac fut le principal rédacteur et dont les illustrations (neuf photographies) étaient des scènes jouées par eux. Il songea aussi à relancer ce théâtre et y consacra la fin de l'année 1929. Ce fut aussi à la fin de cette année qu'il renoua avec Jean Paulhan.

---

[1] Thomas MAEDER, *op. cit.*, p. 143.

Ses problèmes de santé perduraient et, alors que ses résultats sanguins étaient négatifs du point de vue syphilitique, il fut paniqué à l'idée de l'abandon d'un traitement et fin janvier 1930, en réclama la poursuite à son ami le docteur Toulouse qui se déroba sagement. Il se plaignait toujours de douleurs insupportables et d'épisodes de paralysie. Il alla jusqu'à évoquer le suicide. Cela ne l'empêchait de perpétuer sa vie d'artiste, notamment avec ceux qui vivaient eux aussi une vie de bohème, notamment à Montparnasse. Il était très souvent au Dôme où l'on tolérait ses frasques (et ses ardoises). En ce début d'année 1930, il fréquenta Jean Cocteau et Max Jacob.

Il poursuivit l'écriture de scénarios ; parmi eux, « La Révolte du boucher » fut publié dans le n° 201 de *La NRF*, le 1er juin 1930. Pour la maison d'édition fondée par Robert Denoël et Bernard Steele, il commença la « traduction » du *Moine* (1795) de Matthew Gregory Lewis (1775-1818), lequel sera par la suite affublé du sobriquet « Monk Lewis » : le mot « traduction » a été guillemeté car il s'agissait plus d'une adaptation que d'une traduction ; d'ailleurs, Antonin Artaud (qui ne maîtrisait pas l'anglais ainsi qu'il le dira à Anaïs Nin – 1903-1977 – en 1933[1]) emprunta beaucoup à la traduction de 1840 de Léon de Wailly[2] (1804-1863), prit quelques libertés avec l'histoire, tant et si bien que le livre parut avec la précision « raconté par Antonin Artaud ». L'ouvrage sulfureux, rattaché au genre « gothique », écrit par un jeune homme de vingt ans, était apprécié par les surréalistes et Antonin Artaud commença à l'adapter pour le cinéma, sans que le projet n'ait de suite.

Pour sa deuxième collaboration avec le cinéaste, il retrouva en mars 1930 Marcel L'Herbier qui l'engagea pour jouer dans *La Femme d'une nuit* (« un film payant mais peu exaltant[3] » écrit Thomas Maeder). Cela lui valut de partir début juillet à Berlin pour le tournage de la version allemande (à l'époque, point de doublage ni de postsynchronisation). Il resta à Berlin jusqu'à la fin août où il fit un délicat compromis entre ses souffrances, son travail et des contacts. Entre autres, il rencontra le metteur en scène Georg Wilhelm Pabst (1885-1967), lequel se souviendra de lui lors du tournage de *L'Opéra de Quat' sous*, qui commençait en octobre.

Il rentra à Paris tout début septembre mais repartit dans le Lot passer des vacances d'une dizaine de jours avec Bernard Steele dont il fut l'invité avec d'autres amis de Steele et de Denoël, dont Irène Champigny (1895-1956)[4], galeriste et poétesse dotée de dons graphologiques qui l'impressionnèrent. Il profita de son

---

[1] Anaïs NIN, *Journal*, tome 1 (1931-1934), *The Diary of Anaïs Nin*, Anaïs Nin (& Gunthher Stuhlmann pour l'introduction), 1966 ; trad. Marie-Claire VAN DER ELST revue et corrigée par l'auteure, Paris : Stock, 1969 ; rééd. Paris : Le Livre de poche, 1981 (512 p.), p. 273.

[2] On peut lire la traduction intégrale de Léon de WAILLY, publiée par José Corti : Matthew Gregory LEWIS, *Le Moine*, Paris : éd. Corti, coll. « Les Massicotés », 2005, 384 p.

[3] Thomas MAEDER, *op. cit.*, p. 127.

[4] On lira avec intérêt la notice détaillée que lui consacre Henri THYSSENS sur son site personnel : *Henri THYSSENS* (page consultée le 09/02/2013), <http://www.thyssens.com/03notices-bio/champigny_irene.php>.

séjour pour parachever, épaulé par Steele, sa « traduction » du *Moine*. Il y eut aussi des balades « et Steele fut surpris de voir Artaud montrer tant de curiosité pour les plantes et les fleurs. Pendant de longs trajets en voiture, il demandait toutes les cinq minutes à Steele de s'arrêter pour pouvoir descendre, se promener, examiner les fleurs de près[1] ». Ce détail biographique, bucolique et insolite, forcément exagéré mais charmant, tranche avec l'image d'un Antonin Artaud très citadin, plus porté vers l'ombre que vers la lumière.

Il repartit à Berlin fin septembre et y resta jusqu'au 19 novembre ; il y tourna la version française de *L'Opéra de Quat'sous* (1928), film adapté de l'œuvre de Berthold Brecht (1898-1956), *Die Dreigroschenoper*, version tournée en même temps que la version allemande. Il prit des contacts divers, sans toutefois rien obtenir de sérieux.

Ses rapports avec Roger Vitrac, notamment à cause des problèmes d'alcoolisme de celui-ci et qui, dans l'esprit d'Antonin Artaud, l'empêchaient de tenir ses engagements, se détériorèrent. Entre autres, il était dans l'attente déçue du *Coup de Trafalgar*, une pièce que Vitrac n'achevait toujours pas.

Les biographes restent silencieux sur la fin de l'année 1930. On imagine qu'Antonin Artaud partagea son temps entre l'écriture, la gestion du quotidien, toujours difficile pour lui, et la recherche de nouveaux contrats (rendez-vous, courriers…) afin de briser les échecs qui s'accumulaient.

En janvier 1931, il eut un petit rôle dans le film de Raymond Bernard, *Faubourg Montmartre*, dans lequel il tint le rôle d'un villageois. Il se plaignait toujours de sa santé et consultait, outre les médecins, moult voyants, mediums et autres thaumaturges… Il était toujours à la recherche de ce que, dans le jargon des comédiens, on appelle des « panouilles » (des « pannes » disait-on plutôt à l'époque), c'est-à-dire des petits rôles alimentaires.

Le Moine sortit aux éditions Denoël et Steele en mars 1931, sans que cela n'enrichît son auteur. Il accepta sans enthousiasme une réécriture, d'après la traduction de Bernard Steele, de *Crime passionnel*, un roman de Ludwig Lewisohn, 1882-1955 (sur la couverture, il est écrit « traduit de l'anglais par Antonin Artaud et Bernard Steele »), un ouvrage qui paraîtra en mai 1932 chez Denoël et Steele.

Sans argent, Antonin Artaud était à la recherche d'engagements et il contacta en avril Louis Jouvet (1887-1951) qui régnait sur la Comédie des Champs-Élysées et montait également des pièces au Théâtre Pigalle. Mais rien ne se passa de ce côté-là. En mai, il retrouva pour la troisième fois le réalisateur Raymond Bernard qui tournait à Reims *Les croix de bois* et qui l'engagea pour un petit rôle de soldat, payé une misère et pour lequel il se sentit dévalorisé. Il rentra à Paris vers le 10 juillet. Il se trouvait à cette époque en plein désarroi. Thomas Maeder signale qu'il s'imposa alors une cure de désintoxication sans secours médical[2].

---

[1] Thomas MAEDER, *op. cit.*, p. 129.

[2] *Ib.*, p. 133.

L'été passa sans que rien ne vint combler ses attentes et « il frôla la paranoïa dans sa peur de voir les autres exploiter à fond ses idées pour n'en donner qu'une vulgaire caricature, alors qu'il se retrouverait sur le sable[1] ». Malgré son désarroi, il trouvait la force d'écrire et il travaillait notamment sur des écrits théoriques concernant le théâtre.

Tout début août, il se rendit à l'Exposition coloniale, installée au bois de Vincennes, une exposition vilipendée par les surréalistes et les communistes. Il fut très impressionné par le Théâtre de Bali, sur lequel il écrira. Il partit ensuite en province : Florence de Mèredieu le localise vers la mi-août à Argenton-Château (Deux-Sèvres) « où il semble avoir subi une cure de désintoxication, financée par Denoël » puis le 18 août à Cholet (Maine-et-Loire) et le 27 à Thouars (Deux-Sèvres) ; il rentra à Paris le premier septembre[2]. Il rédigea alors « Le Théâtre balinais à l'Exposition coloniale » que Jean Paulhan publia dans le n° 217 de *La NRF* d'octobre 1931.

La fin de l'année 1931 se passa entre l'écriture, la recherche d'engagements, ses problèmes personnels (notamment son assuétude à l'opium), des rencontres. Entre autres, il fit la connaissance d'un jeune écrivain qui deviendra une de ses fidèles relations : André Rolland de Renéville (1903-1962), magistrat, mais aussi poète, essayiste et, surtout, inestimable qualité pour Antonin Artaud, féru de sciences occultes et de théosophie. Début décembre, il verra *Monkey Business*, un film des Marx Brothers, à propos desquels il fit un article qui paraîtra le mois suivant dans le n° 220 de *La NRF*. Le 10, toujours dans le cadre du Groupe de recherches de René Allendy, il donna une conférence à la Sorbonne : « Peinture » (le texte sera publié sous le titre « La Mise en scène et la Métaphysique » en février 1932).

10) Le cinéma pour survivre, le théâtre pour espérer vivre : le Théâtre de la cruauté

À défaut de pouvoir jouer et mettre en scène, Antonin Artaud s'engagea dans l'écriture de textes théoriques sur le théâtre. Il tenta également d'obtenir auprès de Jean Paulhan une rubrique régulière de critique cinématographique à *La NRF*, en vain. Il eut cependant la satisfaction de voir paraître dans le numéro 221 de février 1932 de *La NRF* le texte de sa conférence de décembre à la Sorbonne.

Toujours en proie à ses souffrances (et à la consommation excessive de drogue : opium, laudanum, parfois cocaïne), il fit la connaissance courant février 1932 de Georges Soulié de Morand (1878-1955), diplomate. Outre sa qualité de sinologue ayant publié des ouvrages sur ce pays où il avait passé treize ans, il présentait la particularité d'être acupuncteur, une opportunité pour un poète dolent qui, de plus, avait depuis longtemps une fascination pour les cultures orientales et extrême-orientales. Antonin Artaud bénéficia de nombreuses séances (presque

---

[1] *Ib.*, p. 134.

[2] Florence de MÈREDIEU, *C'était Antonin Artaud*, *op. cit.*, pp. 442-443.

une centaine[1]) qui lui apportèrent du soulagement. Entre ses rendez-vous, il continuait d'écrire, notamment des articles, et à entretenir une abondante correspondance (entre autres avec Jean Paulhan).

Engagé par le réalisateur Serge de Poligny (1903-1983), il partit en avril 1932 à Berlin pour le tournage de *Coup de feu à l'aube*, un film de gangsters (il y jouait Bachmann, dit « le trembleur » car le personnage, chef des gangsters, souffrait d'une maladie nerveuse entraînant un tremblement des mains) et ne rentrera à Paris que début juin, quelques jours après la parution de l'ouvrage *Crime passionnel* (voir *supra*) chez Denoël et Steele. D'après ses différentes lettres, il n'apprécia ni le film ni son séjour au cours duquel son mal de vivre qui perdurait l'empêcha d'être bien. Pendant son séjour berlinois, deux de ses textes avaient paru à *La NRF*. À son retour, il poursuivit l'écriture d'un manifeste sur le théâtre et la mise au point d'une programmation dans l'espoir de la fondation d'un théâtre par *La NRF*, laquelle avorta. Il remania son manifeste et l'acheva en août en lui donnant le titre de *Théâtre de la Cruauté*. Ce travail le laissa épuisé, déprimé, sans le sou ; il survivait d'emprunts divers. Il tenait entre autres grâce à « des doses de plus en plus importantes de laudanum, jusqu'à cinquante grammes tous les deux jours et demi[2] ». Durant ce même mois d'août, il tint un petit rôle (un maître-chanteur) dans le remake parlant de *Mater Dolorosa* (1917) d'Abel Gance.

Au mois d'octobre 1932, il fut engagé par Henry Wulschleger (1894-1943) qui tournait aux studios Gaumont *L'Enfant de ma sœur*, une comédie coproduite par Alex Nalpas, 1887-1944 (un des jeunes frères de Louis Nalpas), qui avait fondé sa propre maison de production, Les Films Alex Nalpas ; il joua le rôle de Loche, un avocat alcoolique. Ce fut aussi au mois d'octobre que parut dans le numéro 229 de *La NRF* son « Manifeste sur le Théâtre de la Cruauté ». Loin de le relancer dans le théâtre comme il l'espérait, ce furent « du scepticisme et de l'agacement qui accueillirent les propositions d'Artaud. Les directeurs de théâtre et metteurs en scène y virent et une critique de leur propre travail et en empiètement sur leur propre territoire[3] ». Alain Virmaux fait cette mise au point indispensable : « On affecte encore aujourd'hui, de croire que théâtre de la cruauté signifie théâtre de terreur et de sang. Bref Grand-Guignol. Or il ne s'agit nullement d'une cruauté physique ou même morale, mais avant tout d'une cruauté ontologique, liée à la souffrance d'exister et à "la misère du corps" [*Le Théâtre de la cruauté*, XIII, 116][4]. »

---

[1] Thomas MAEDER, *op. cit.*, p. 144. Aucune autre source ne vient corroborer cette information qui délivre un chiffre paraissant excessif.

[2] *Ib.*, p. 151.

[3] Florence de MÈREDIEU, *C'était Antonin Artaud*, *op. cit.*, p. 461.

[4] Alain VIRMAUX, *Antonin Artaud et le théâtre*, 1re éd., Paris : Éditions Seghers ; rééd. Paris : Union Générale d'Éditeurs, coll. « 10-18 », 1977 (448 p.), pp. 72-73. « À la misère du corps » est un fragment tiré d'un poème intitulé *Le théâtre de la cruauté* qui fut dicté en novembre 1947. Paule Thévenin précise qu'il fut publié posthumément dans la revue 84 (n° 5-6, 1948). Voir dans le volume XIII des *Œuvres complètes*, p. 349.

Le 9 décembre 1932, il entra à l'hôpital Henri-Rousselle (anciennement le Service libre de prophylaxie mentale de la Seine) pour suivre une cure de désintoxication (pour cause d'« intoxication volontaire au laudanum ») à laquelle les médecins (le directeur, Dupouy, le premier), le diagnostiquant comme incurable et souffrant de troubles mentaux incompatibles avec une cure, ne crurent pas ; ils ne s'étaient pas trompés car la cure tourna court : Antonin Artaud s'enfuit au bout de deux jours et se réfugia chez sa mère. Il commença à travailler courant décembre avec Edgar Varèse (1883-1965), installé à Paris depuis trois ans, sur un projet d'opéra dont Varèse lui avait demandé d'écrire le livret, après avoir sollicité sans succès d'autres écrivains (dont Robert Desnos). Il fera également chou blanc avec Antonin Artaud qui avait pourtant bien avancé dans la conception du projet (intitulé *Il n'y a plus de firmament*).

Le poète commença également à travailler sur un livre historique, pour lequel il reçut une avance de Denoël et Steele, relatant la vie d'Héliogabale (202-222), ce très jeune roi et grand prêtre du soleil à Émèse, que sa mère et ses tantes portèrent sur le trône de Rome : sadique et homosexuel, Héliogabale laissa de son court règne le souvenir d'un empereur sanguinaire, pervers et cruel. Enfin, Antonin Artaud acheva en cette fin d'année le *Second manifeste du Théâtre de la cruauté* qui sera publié en mars 1933 par Denoël et Steele.

Il poursuivit début 1933 la rédaction de son ouvrage sur Héliogabale, lequel l'obligea à consulter une abondante documentation et à prendre des notes. Courant janvier, il acheva l'écriture d'un spectacle *La conquête du Mexique* et celle du *Théâtre de la Cruauté (second manifeste)*, manifeste qui paraîtra début mars sous forme d'une brochure de seize pages, éditée anonymement par Denoël et Steele. Alors qu'il était toujours accaparé par l'écriture de son livre sur Héliogabale, il fit la rencontre d'Anaïs Nin qui évoquera plusieurs fois Antonin Artaud dans son célèbre *Journal*. Ils eurent une relation intense mais platonique (mode de relation établie par le poète avec ses rares conquêtes féminines). Florence de Mèredieu rapporte « certaines rumeurs [faisant] état d'une homosexualité "avérée" d'Artaud » et précise qu'« on ne dispose d'aucune déclaration de sa part sur des aventures réelles et d'aucun témoignage allant dans ce sens[1] ». Elle émet l'hypothèse qu'Allendy fût à l'origine de ces rumeurs, ainsi qu'on le lit dans le *Journal* d'Anaïs Nin[2].

Toujours sous l'égide de René Allendy (qui le considère comme son fils a-t-il dit à Anaïs Nin en 1933[3]), Antonin Artaud donna le 6 avril 1933 une nouvelle conférence à la Sorbonne, « Le Théâtre et la Peste » qui tourna court car il se mit à mimer les symptômes de la peste, ce qui fit rire, puis fuir l'assistance, surtout composée d'étudiants (lire le compte rendu saisissant qu'en fit Anaïs Nin dans

[1] Florence de MÈREDIEU, *C'était Antonin Artaud*, *op. cit.*, p. 476.
[2] Anaïs NIN, *op. cit.*, p. 280.
[3] *Ib.*, p. 239.

son *Journal*[1]). Il enverra le texte de sa conférence, remanié comme il avait coutume de le faire, à Jean Paulhan, en juin. Il écrivit également un article « La vieillesse précoce du cinéma » dans un numéro spécial consacré au septième art des *Cahiers Jaunes* (« Cinéma 33 », dir. Claude Sernet, n° 4, 1933 : ce fut la dernière livraison de cette revue publiée par les éditions José Corti).

Courant 1933, il « panouilla » à la radio dans des pièces radiophoniques (il jouera notamment en novembre dans une adaptation en plusieurs épisodes de *La Grande Complainte de Fantômas*). Ce fut à cette occasion qu'il commença à fréquenter la communauté sud-américaine et notamment l'écrivain cubain Alejo Carpentier (1904-1980) et le musicien mexicain Ignacio Fernandez Espero (plus connu sous le nom de Tata Nacho, 1894-1968) qui œuvraient à la radio française. Il travailla par ailleurs au projet de monter *Woyzeck* (1837) de Georg Büchner (1813-1837), un projet de plus qui n'aboutira pas.

Le 18 août 1933, il se trouvait à Nice en vacances, avec de l'argent donné par Robert Denoël précise Florence de Mèredieu. Il enchaîna le 7 septembre par Saint-Tropez et, le 11 septembre, par Saint-Paul-de-Vence où il entreprit une nouvelle cure de désintoxication. Il fut de retour à Nice le 19 et se trouvait à Cannes le 24[2]. Il rentra à Paris à la fin du mois. Il logea un temps 18 villa Seurat dans le quatorzième arrondissement de Paris (où vivait Henry Miller), où il organisa plusieurs soirées artistiques. Il poursuivit la rédaction d'écrits divers, notamment une note de lecture du livre *Cahier de Curieuse personne* de Lise Deharme (1898-1980) qui paraîtra en mars 1934, dans le n° 246 de *La NRF*.

Il rejoignit Fritz Lang qui commençait début décembre le tournage de *Liliom*, un film français dans lequel il joua le rôle du rémouleur-ange gardien. Le tournage se prolongea jusqu'à la fin décembre et le film sortit en France le 17 avril 1934.

11) Dernières planches et dernières bobines : *Les Cenci* et *Kœnigsmark*

Antonin Artaud passa le réveillon chez les Denoël. Il organisa le 6 janvier 1934 chez Lise Deharme, sa riche protectrice, par ailleurs poétesse, une soirée littéraire afin de trouver des mécènes pour financer son projet théâtral. Il fit la lecture d'un acte de la pièce de Shakespeare, *Richard II*, et celle de son propre scénario, *La Conquête du Mexique*. Mais face aux conceptions à tout le moins originales du poète, incapable d'improbité, les financeurs potentiels prirent peur et l'opération de relations publiques de Lise Deharme ne déboucha pas.

Soutenu par Jean Paulhan, il continua à produire des articles, notamment pour *La NRF*. Entre autres, il rédigea un article sur le jeune peintre Balthus (de son vrai nom Balthazar Klossowski de Rola) qu'il avait rencontré en 1932 et dont il appréciait beaucoup la peinture (voir *infra*). Il continuait à mener une existence erratique, alternant l'hébergement hôtelier – quand sa bourse l'y autorisait –, et –

[1] *Ib.*, pp. 276-279.
[2] Florence de MÈREDIEU, *C'était Antonin Artaud*, *op. cit.*, p. 490.

quand sa trésorerie ne lui permettait pas, ce qui était souvent le cas –, l'hébergement amical ou familial (chez sa mère).

En l'absence de textes ou de témoignages, on peut supposer qu'il se tint complètement à l'écart de l'agitation qui s'empara des milieux intellectuels et artistiques à la suite de la tentative de putsch fasciste qui eut lieu à Paris le 6 février 1934.

Le 28 avril, parut *Héliogabale ou l'Anarchiste couronné* chez Denoël et Steele, plutôt bien reçu par la critique et proposé pour le prix des Deux Magots, d'un montant de 1 200 francs ; ce fut *L'Amour absolu* de Georges Ribemont-Dessaignes (1884-1974) qui emporta le prix dont la somme aurait pourtant servi à Antonin Artaud, toujours si impécunieux. *Héliogabale* était important aux yeux du poète qui avait plusieurs fois déclaré qu'Héliogabale, c'était lui, ce qui ne fut pas sans renforcer les rumeurs d'homosexualité le concernant. Il retravailla sur un texte, important à ses yeux, « Le Théâtre et la Peste », fin avril, « mais le 17 mai, il réclame à nouveau son papier : il vient de découvrir, chez saint Augustin, un texte étonnant, qui établit de manière irréfutable, la liaison de deux phénomènes qu'il décrit. Il lui faut donc intercaler un ajout[1] ». Le texte finit par paraître dans *La NRF* en octobre 1934 (n° 253), avec un accueil enthousiaste d'André Gide. En mai, il conçut les éclairages pour le spectacle à la salle Pleyel de la danseuse péruvienne Helba Huara (1900-1986).

En juin 1934, il retrouva le réalisateur Henry Wulschleger pour le tournage de *Sidonie Panache*[2], ce qui le conduisit en Algérie, à Laghouat : depuis les séjours de son enfance à Smyrne, ce fut la première fois qu'il renouait avec les grands voyages. Dans ce film[3] coproduit par Alex Nalpas, il interpréta le rôle du rebelle à la colonisation française, l'émir Abd el-Kader (1808-1883). Il rentra à Paris vers le 20 juillet et continua à travailler sur des projets de mises en scène (entre autres, *Le Supplice de Tantale*, une adaptation de *L'Atrée et Thyeste* de Sénèque (- 4 av. J.-C. – - 65). Il partit en août à Marseille pour tenter de monter le projet du *Supplice*. Florence de Mèredieu le signale à Nice début septembre et évoque sa rencontre, à la fin du mois, avec André Malraux (1901-1976) à *La NRF*[4].

Le 3 octobre, il entra à la Clinique Jeanne d'Arc, à Saint-Mandé, pour subir une cure de désintoxication au cours de laquelle il expérimenta un nouveau traitement à base de Démorphène® (voir chapitre VI). Il sortit six jours plus tard et, après une abstinence revendiquée de deux semaines, il replongea dans ses pratiques au motif de souffrances insupportables l'empêchant de travailler.

---

[1] *Ib.*, p. 500.

[2] À l'origine, *Sidonie Panache* était une opérette avec en tête d'affiche le comique-troupier Bach – de son vrai nom Charles-Joseph Pasquier (1882-1953) – qui reprendra le rôle dans le film.

[3] D'après le site *IMDb* et celui de la *Fondation Jérôme Seydoux*, le film d'une durée de 120' aurait quelquefois été exploité sous la forme de deux moyens métrages intitulés respectivement *Sidonie Panache* et *Chabichou*.

[4] Florence de MÈREDIEU, *C'était Antonin Artaud*, *op. cit.*, p. 508.

Il termina l'année 1934 entre mondanités, rendez-vous professionnels et surtout, écriture. Il rédigea notamment le « Théâtre de Séraphin » (François-Dominique Séraphin, 1747-1800, passé à la postérité pour son théâtre d'ombres), un texte qui ne paraîtra que posthumément.

Alors qu'il achevait l'écriture de sa pièce *Les Cenci* début février 1935, il signa un contrat avec Gallimard et toucha un à-valoir pour un livre, *Satan*, qu'il n'écrira finalement pas[1]. Bien que réticent, Jean Paulhan accepta de modifier le contrat qui porta alors sur un livre compilant différents articles sur le théâtre (cela donnera *Le Théâtre et son Double*, voir *infra*). *Les Cenci*, tragédie en quatre actes et dix tableaux, ont été inspirés à Antonin Artaud par « Les Cenci » de Stendhal (Henri Beyle dit Stendhal,1783-1842) paru dans *Les Chroniques italiennes* (1839) et par *Les Cenci* (1819), la pièce en vers de Percy Bysshe Shelley (1792-1822). Il expliquera en quoi il s'était inspiré des deux auteurs et fera part de ses intentions dans l'article qui paraîtra dans le numéro deux de *La Bête Noire*, du 1er mai 1935, juste avant la première représentation. Il travailla à la mise en scène de la pièce (qui, à ses yeux, cadrait parfaitement à la ligne programmatique qu'il avait fixée pour le Théâtre de la Cruauté), tout en s'occupant du montage financier. Il fit appel à Balthus pour les décors et les costumes, et à Roger Désormière (1898-1963) pour la musique et la sonorisation conçues sous la direction du dramaturge et metteur en scène : entre autres, Désormière fit usage d'enregistrements de bruits de machines et de cloches, et il eut recours aux ondes Martenot ; il réalisa de la musique concrète, ainsi qualifiée plus tard comme un genre musical (un bruit assourdissant pour certains !), ce qui était très novateur à l'époque. Le metteur en scène se fit aider par Jean-Louis Barrault (1910-1994), alors âgé de vingt-cinq ans, qui fit répéter les acteurs (mais il dut se retirer avant la fin des répétitions) et par Roger Blin qui fut régisseur. Antonin Artaud arrêta son choix sur la salle des Folies-Wagram (qui deviendra le Théâtre de l'Étoile) au mois de mars et les répétitions commencèrent, au cours desquelles il était à la fois le metteur en scène et le comédien qui incarnait l'incestueux et cruel comte Cenci. La répétition générale eut lieu le 6 mai et la dernière représentation le 22 mai ; elle fit l'objet de dix-sept représentations. Si la pièce remporta un certain succès médiatique, la critique fut dans l'ensemble négative et le public ne suivit pas : aussi, peut-on considérer que cela fut un échec, au moins sur le plan financier. *Les Cenci* marquèrent la fin de la carrière théâtrale d'Antonin Artaud qui souffrit de cet échec mettant fin à son rêve d'un théâtre réinventé par lui.

Il reçut trop tard une invitation pour participer au Congrès international des écrivains pour la défense de la culture, organisé par l'Association des artistes révolutionnaires, qui se tenait à Paris et s'ouvrit le 21 juin, et dont les surréalistes avaient été exclus. Il est peu probable qu'il s'y serait rendu. Ce congrès fut assombri par le suicide de René Crevel, dans la nuit du 17 au 18 juin, évoqué par Antonin Artaud dans une lettre au docteur Ferdière, vers le 30 octobre 1945.

---

[1] Évelyne GROSSMAN, *in* Antonin ARTAUD, *Œuvres*, *op. cit.*, p. 1742.

Il passa une partie de l'été à écrire des textes (dont certains parurent en revue à la fin de l'année) et, bien que sans ressources, il termina l'année à préparer un voyage qu'il projetait de faire au Mexique. Il organisa également le volume dû à Jean Paulhan (*Le Théâtre et son Double*). Le 23 août, décéda Yvonne Allendy qui avait joué un rôle important dans la vie d'Antonin Artaud. Il partit alors dans les Landes, près de Dax, à Montfort-en-Chalosse, chez le couple Deharme qui y possédait une maison. On ne sait quand il rentra précisément à Paris, vraisemblablement début septembre. On ne sait pas non plus s'il rencontra chez les Deharme une partie du groupe surréaliste qui s'y trouvait le même été.

Entre autres travaux de rédaction d'articles, il prépara son voyage au Mexique jusqu'à la fin de l'année, en entamant un certain nombre de démarches, notamment auprès des ministères des Affaires étrangères et de l'Éducation nationale afin d'obtenir des subventions ; en vain. Il rédigea par ailleurs des conférences qu'il comptait donner là-bas moyennant finances. Il reçut toutefois un ordre de mission (qui lui permit d'avoir une réduction de 50% sur le prix du billet de bateau) et des lettres de recommandation de la part de la légation mexicaine à Paris pour l'université de Mexico et pour les journaux mexicains[1].

Antonin Artaud termina sa carrière cinématographique avec deux films historiques. Commença en juillet le tournage de *Lucrèce Borgia* d'Abel Gance, film dans lequel Antonin Artaud jouait le rôle du moine rigoriste Savonarole. Le tournage s'étala jusqu'au mois d'octobre. Il joua également le rôle du bibliothécaire Cyrus Back dans *Kœnigsmark* de Maurice Tourneur (de son vrai nom Maurice Thomas, 1876-1961) – adapté du roman éponyme de Pierre Benoit (1886-1962) – dont le tournage commença en août aux studios de Joinville et s'acheva en novembre. Avant les séances de tournage de ces deux films (il tourna à partir du 25 septembre 1935 dans le premier et en octobre dans le second), Antonin Artaud fit une cure de désintoxication dans le service du docteur Dupouy à l'hôpital Henri-Rousselle : il entra le 11 septembre mais en sortit quatre jours plus tard, une fois de plus avant le terme de la cure, malgré les promesses qu'il avait faites au docteur Dupouy : « Cette fois-ci, le traitement ne durant que six jours, je ne demanderai pas mon exeat avant terme, je vous le jure[2] ! ». Il rencontra courant septembre une jeune femme, Marthe Robert (1914-1996) qui restera une fidèle d'Antonin Artaud jusqu'à la fin de sa vie. Toujours impécunieux, il vivait chez des amis. Entre autres, il vécut un temps chez le peintre René Thomas (1887-1953 : dates incertaines), dans son petit appartement du 21 de la rue Daguerre (Paris, XIVe arrondissement). Ce fut chez lui qu'il rencontra deux belles jeunes femmes, par ailleurs amies, Cécile Schramme (1910-1950) et Sonia Mossé (1917-1943) ; cette dernière, comédienne et peintre, mourra en déportation. Il faut redire le rôle important et si particulier (en ce sens qu'Artaud leur déniait toute velléité sexuelle à son endroit) que jouèrent les femmes dans la vie d'Antonin Artaud.

---

[1] Thomas MAEDER, *op. cit.*, p. 177.

[2] « Lettre au docteur Dupouy, Paris (17/07/1935) », *Œuvres*, *op. cit.*, p. 495.

Le 1er novembre 1935, il publia dans le numéro six de *La Bête Noire* un texte programmatique de son voyage mexicain. Il fit, le 15 novembre, une lecture chez Lise Deharme, en présence, entre autres, d'André Breton, du *Supplice de Tantale* dont le texte aurait été perdu. En décembre, il rédigea, outre « Le Théâtre de Séraphin » déjà évoqué, « Un athlétisme affectif » (qui explore notamment une technique de respiration à laquelle il avait travaillé avec Jean-Louis Barrault), deux textes qui s'intégreront dans son ouvrage sur le théâtre dû à *La NRF* et qu'il tentait de parachever avant son départ (ce qu'il ne réussira pas ; aussi emportera-t-il avec lui certains textes). Il passa la fin de l'année dans la fébrilité de son prochain départ pour le Mexique. Sans le sou et n'ayant pu négocier aucune avance d'argent auprès des revues ni obtenir aucun subside de la part des ministères, « il emprunta plusieurs milliers de francs à des amis tels que Barrault, Paulhan, Lise Deharme[1]... ».

12) L'épopée mexicaine

Antonin Artaud quitta Paris le 8 janvier 1936 par le train à destination du port belge d'Anvers où il embarqua, le 10 janvier 1936, à bord d'un steamer de la Compagnie Générale Transatlantique, le S./S. (*Steam/Ship*) *Albertville* : la traversée allait être pour lui une cure de désintoxication forcée. Depuis une escale en Amérique du Nord (nos recherches pour trouver le nom de l'escale n'ont rien donné : il pourrait s'agit du port d'Halifax en Nouvelle-Écosse, au Canada), il écrivit à Jean Paulhan le 25 janvier qu'il avait trouvé un titre à son livre sur le théâtre : *Le Théâtre et son double*. Il fit une nouvelle escale le 30 janvier, cette fois dans la capitale cubaine : « Un sorcier noir lui offrit à La Havane un "signe", une petite épée de Tolède, de douze centimètres de long, ornée de trois crochets[2]. » Cette petite épée damasquinée, tel un talisman, ne le quittera pas. Il resta quelques jours à Cuba et finit par débarquer au Mexique, dans le port de Vera Cruz, le 7 février, ville qu'il quitta aussitôt pour gagner Mexico.

Grâce à son ordre de mission et à ses lettres de recommandation, il commença par organiser un cycle de conférences, lequel allait lui apporter quelque argent dont il avait grand besoin. En effet, il avait dû à nouveau solliciter ses amis, entre autres à cause d'onéreuses taxes de débarquement à Cuba qui avaient mis à mal son pécule. Les 26, 27 et 29 février 1936, il fit trois conférences à l'Université de Mexico (« Surréalisme et révolution », « L'Homme contre le destin », « Le Théâtre et les dieux ») face à un public nourri ; elles firent l'objet d'articles élogieux dans la presse mexicaine. Il se lia avec des artistes et intellectuels, parmi lesquels l'essayiste et poète guatémaltèque Luis Cadoza y Aragón (1901-1992) – qui avait connu Antonin Artaud à Paris en 1927 par l'entremise de Robert Desnos –, et les peintres Diego Rivera (1886-1957) et Maria Izquierdo (1906-1955) ; Antonin Artaud ramènera des toiles de cette dernière à Paris. Parallèlement à ces

[1] Thomas MAEDER, *op. cit.*, p. 177.
[2] *Ib.*, p. 178.

relations nécessaires et quasi-officielles, Antonin Artaud, après son arrivée dans la capitale mexicaine, ne tarda pas à fréquenter le petit monde interlope des camés et des pourvoyeurs, notamment de laudanum et d'héroïne. On le décrit comme passant son temps dans les cafés à écrire (surtout le Café Paris) et, d'après les témoignages réunis, il passait pour un illuminé (« le fou français »), ce dont il n'avait cure et devait même plutôt lui plaire. Comme à Paris, il vivait précairement, à droite et à gauche, dans des chambres d'hôtel, chez des amis... On signale même qu'il vécut un temps à « la maison de Ruth », un bordel connu de Mexico[1], ce qui est assez cocasse quand on connaît la répulsion presque hystérique d'Antonin Artaud pour la fornication…

Le 18 mars, il donna une conférence à l'Alliance française, « Le théâtre d'après-guerre à Paris ». Il fit une autre conférence, « Premier contact avec la révolution mexicaine », fin mars ou début avril, à la Ligue des Écrivains et des Artistes Révolutionnaires (LEAR). À partir du mois d'avril, grâce à Luis Cadoza y Aragón qui y travaillait, mais aussi grâce aux relations qu'il s'était faites et qui les traduisirent en espagnol, il put faire publier les textes de ses conférences et des articles principalement dans *El Nacional Revolucionnario*, l'organe officiel du gouvernement révolutionnaire alors en place au Mexique. Cela lui rapporta quelques subsides. Il brocardait dans plusieurs textes le matérialisme dialectique et le capitalisme, et exhortait la jeunesse mexicaine à retrouver les racines de la culture mexicaine. Évelyne Grossman écrit que « dix ans après sa rupture avec Breton, Artaud retrouve [dans les textes de la période mexicaine] les accents qui furent ceux du premier surréalisme "au service de la révolution[2]" ». Antonin Artaud, intègre et sans concession, se trouvait en opposition avec le gouvernement mexicain et les intellectuels partisans de la révolution marxiste mexicaine, attitude paradoxale de la part de quelqu'un qui sollicitait leur aide.

Il semblerait qu'il ne manifesta aucun intérêt pour visiter les sites archéologiques des civilisations anciennes, notamment aztèques et mayas, et il ne mentionna qu'une seule excursion à Cuernavaca, sans grand intérêt historique, à 92 kilomètres au sud de Mexico. Pour comprendre ce désintérêt, Florence de Mèredieu explique qu'il avait étudié les civilisations précolombiennes dans les livres et ce qu'« il est venu chercher au Mexique, c'est une culture vivante. Et organique[3] ». De son côté, Thomas Maeder note qu'on ne sait rien du choix d'Antonin Artaud pour les indiens Tarahumaras et que « si c'était le culte du peyotl qui [l'] intéressait particulièrement […], il l'aurait étudié plus facilement dans la tribu Huichol, qui passe généralement pour avoir donné naissance à ce rite et l'avoir transmis aux Tarahumaras – au lieu d'accomplir le voyage difficile jusqu'aux Sierras Madres[4] ».

---

[1] Florence de MÈREDIEU, *C'était Antonin Artaud*, *op. cit.*, p. 559.
[2] Évelyne GROSSMAN, *Antonin Artaud, un insurgé du corps*, *op. cit.*, p. 50.
[3] Florence de MÈREDIEU, *C'était Antonin Artaud*, *op. cit.*, p. 669.
[4] Thomas MAEDER, *op. cit.*, p. 183.

Outre l'argent que lui envoyaient parfois ses amis, il obtint également une subvention du ministère mexicain des Beaux-arts pour un voyage au nord du Mexique, fin août, dans la Sierra Madre occidentale, au sud-ouest de Chihuahua, afin d'observer la culture des Tarahumaras (et notamment le culte du peyotl[1]), bien qu'il ne parlât pas l'espagnol ni, *a fortiori*, le tarahumara.

Il gagna vraisemblablement la ville de Chihuahua en train, puis, par le même mode de transport, celle de Creel, dernière ville qui pouvait être ainsi dénommée. Alors, à dos de cheval, en compagnie d'un guide, il s'engagea dans les terres escarpées de la Sierra Madre, tout à la fois grandioses et inhospitalières, pour gagner Norogachic (à 2 085 mètres d'altitude). Il resta dans la région tout le mois de septembre et jusqu'aux premiers jours d'octobre. Seul témoin de ce voyage initiatique, il en fera le récit dans différents écrits dans lesquels il est difficile de faire la part entre réalité et imaginaire (il affirma entre autres s'être débarrassé de ses drogues, notamment l'héroïne, et avoir été malade, sujet entre autres à des diarrhées, puis avoir été initié au rite du peyotl). On peut imaginer ce que fut pour Antonin Artaud cette chevauchée, lui, cacochyme, souffrant, vieilli avant l'heure, et en état de manque. Le lecteur intéressé pourra se reporter sur les textes écrits au

---

[1] Antonin Artaud en fait une description, réelle ou fictive, dans son texte *Les Tarahumaras* (voir *infra*). « Le *Ciguri*, ou *Jikuri* en tarahumara, est le rite chamanique du peyotl, nocturne et hivernal, très rare, secret et en voie de disparition » : Raymonde CARASCO, *in* Guillaume FAU (dir.), *Antonin Artaud*, à l'occasion de l'exposition « Antonin Artaud » par la Bibliothèque nationale de France, du 7 nov. 2006 au 4 février 2007, Paris : Bibliothèque nationale de France/Gallimard, 2006, (224 p.), p. 134.

« Principal hallucinogène des Indiens Chichimèques et Huichols (Mexique), le peyotl (*Echinocactus Williamsii* ou *Lophophora Williamsii*) est une petite plante de la famille des Cactacées ; elle croît lentement sur les hauts plateaux désertiques du nord du Mexique, son diamètre n'atteint que rarement 20 centimètres et sa hauteur est plus faible encore. Le plus souvent, la plante est employée après séchage : après la récolte, on la coupe en capsules minces qui se ratatinent au soleil. C'est sous cette forme (*mescal buttons*) qu'on peut la trouver actuellement assez facilement aux États-Unis. Chimiquement, sur les quinze alcaloïdes isolés dans la plante (dont l'anhalamine, l'anhalinine et la peyotline), la mescaline est le principe le plus actif : dérivée du phényléthylamine, c'est une trimétoxy-3,4,5-phényléthylamine dont les effets hallucinogènes décrits par Kurt Lewin [1890-1947, psychologue américain d'origine allemande spécialisé dans la psychologie sociale] sont surtout connus en Europe par nombre de textes d'Antonin Artaud, d'Aldous Huxley [1894-1963] et d'Henri Michaux [a] [1899-1984]. »

[a] Olivier JUILLIARD, « Peyotl », DVD *Encyclopædia Universalis*, 2014.

Précisons d'une part que Aldous Huxley et Henri Michaux parlent dans leurs écrits de la mescaline et, d'autre part, que l'on n'est pas certain qu'Antonin Artaud ait réellement goûté au peyotl dans le cadre du rite qu'il décrit. Dans une lettre au docteur Ferdière vers le 10 mars 1946, il affirme que « les prêtres du Peyotl [lui] ont offert du peyotl en poudre et [qu'il n'en a] même pas pris parce que [il venait de se] *désintoxiquer* [lui-même] de l'héroïne et que [il ne voulait] plus jamais entrer dans des états *extra-naturels*[b] [sic] ». Mais cela était peut-être une roublardise de celui qui usait de tous les stratagèmes pour s'affranchir du Dr Ferdière.

[b] « Lettre au docteur Ferdière, Rodez (vers le 10 mars 1946) », *Œuvres*, *op. cit.*, p. 1077.

Enfin, le lecteur qui, dans les textes d'Antonin Artaud, voudrait en savoir plus sur le peyotl et « les effets hallucinogènes décrits par Kurt Lewin », serait désappointé. Qu'il se tourne vers Huxley et Michaux qui, entre autres auteurs, relatent leurs expérimentations de ces substances beaucoup mieux que ne le fit Antonin Artaud.

Mexique et sur le Mexique aux volumes *Les Tarahumaras*[1] et *Messages révolutionnaires*[2].

Le poète fut de retour à la ville de Chihuahua le 7 octobre puis il gagna Mexico. Plusieurs de ses fréquentations d'alors rapportèrent que le personnage était plus exalté et illuminé qu'avant son périple en terre tarahumara. Alors qu'il aurait pu rester au Mexique car son autorisation de séjour avait été prolongée au mois d'août, il décida (à moins qu'on ait décidé pour lui) de précipiter son retour en France et il s'embarqua le 31 octobre à Veracruz sur le *Mexique* (de la Compagnie Générale Transatlantique, la même que lors de l'aller), à destination de Saint-Nazaire où il débarqua le 14 novembre. Il ne s'attarda pas en Loire-Atlantique et gagna aussitôt Paris. Florence de Mèredieu écrit au conditionnel qu'il se serait directement rendu au Dôme, à Montparnasse, valise à la main[3] et vraisemblablement ventre bien creux. Il y retrouva des amis parmi lesquels Marthe Robert et Arthur Adamov (1908-1970) à qui il « commença à raconter ses aventures dans les montagnes, ses envoûtements, la découverte de son moi véritable et de son destin. Il leur sembla extrêmement changé après une absence de près d'un an, exalté, prophétique et un peu inquiétant[4] ».

13) La capitale, telle l'antichambre d'un asile de fous, pendant sept mois

Antonin Artaud commença à rédiger des textes sur son périple mexicain, notamment « La danse du peyotl ». Il reprit ses habitudes dans les cafés de Montparnasse et ce fut à cette époque qu'il rencontra par hasard André Breton et qu'il se réconcilia avec lui. Un nouveau contrat fut établi le 17 décembre 1936 pour l'ouvrage *Le Théâtre et son Double* à paraître chez Gallimard dans la collection « Métamorphoses », avec un à-valoir de cinq cents francs, une somme qui tomba à point nommé dans l'escarcelle d'Antonin Artaud qui était dans le plus grand dénuement (l'ouvrage ne paraîtra qu'en février 1938 pendant son internement à l'asile de Quatre-Mares, à Sotteville-lès-Rouen). En janvier 1937, il organisa une exposition des toiles de Maria Izquierdo dans une librairie de Montparnasse, chez Van den Berg. Il n'avait pas un sou et cherchait des occasions à droite et à gauche.

---

[1] *Les Tarahumaras*, Paris : Gallimard, 1971, rééd. coll. « Folio essais », 1987, 2007, 192 p.
Dans ses « Notes », p. 159, Paule Thévenin qui a préfacé, signé et annoté l'édition, précise que les textes rassemblés dans ce recueil, par ailleurs définis et ordonnancés par Antonin Artaud, même si l'ouvrage ne parut que posthumément (en 1955 aux éditions L'Arbalète), « s'étalent sur près de douze ans puisque "La Montagne des Signes" a été écrite au Mexique même, vers le début d'octobre 1936, et que "Tutuguri" date du 12 février 1948, un mois à peine avant [sa] mort. »

[2] *Messages révolutionnaires*, *op. cit.* Antonin Artaud avait trouvé le titre au Mexique pour une édition mexicaine de ses textes mais il n'a pas conçu cet ouvrage qui a été organisé après sa mort ; par ailleurs, la plupart des textes sont traduits de l'espagnol, ce qui n'est pas sans poser problème quant à leur exactitude puisqu'ils furent amicalement traduits en espagnol (le plus souvent à la va-vite sur un coin de table) afin de pouvoir être publiés dans la presse mexicaine. Les plus incontestables sont les trois premiers de l'ouvrage (le texte de ses trois premières conférences, voir *supra*) dont Antonin Artaud avait envoyé une copie dactylographiée (et corrigée de sa main) à Jean Paulhan.

[3] Florence de MÈREDIEU, *C'était Antonin Artaud*, *op. cit.*, p. 577.

[4] Thomas MAEDER, *op. cit.*, p. 193.

Ce fut à cette époque qu'il prit des leçons de tarot données par le peintre costaricain Manuel Cano de Castro (1891-1959) et qu'il s'entícha d'astrologie. Il reçut le 28 janvier 1937, grâce à l'intervention de Jean Paulhan, un secours d'urgence par la Caisse des Lettres.

Dès son retour, il avait renoué avec ses pratiques toxicomaniaques et il menait une existence erratique ; au gré de son humeur et selon les opportunités, il vivait dans les appartements d'amis. Évelyne Grossman écrit que « selon certains témoignages, [il] préfèr[ait] parfois vivre dans la rue, refusant toute aide et mendiant[1] ». Paradoxalement, il continuait de mener une vie sociale. Il avait revu la jeune artiste belge Cécile Schramme, alors âgée de vingt-sept ans, rencontrée en 1935, et dont il se déclara amoureux (mais de quelle femme, un tantinet jolie, Antonin Artaud ne tomba pas soi-disant amoureux ? avec force déclarations, lettres et billets incandescents... et bien souvent disons-le, ridicules) ; il commença à lui envoyer des lettres, forcément exaltées. Vulnérable, déconcertée par cet amant excentrique, instable et malade, de surcroît que la sexualité révulsait, elle sombrera à son tour dans l'opium. Ils se fiancèrent cependant et, dans les préparatifs des noces, Antonin Artaud demanda à Jean Paulhan d'être son témoin.

Il entreprit une cure de désintoxication au Centre français de Médecine et de Chirurgie de Paris, du 25 février au 4 mars, dont les frais furent réglés par Jean Paulhan. Il poursuivit difficilement – et en relatif désaccord avec son protecteur – son travail d'écriture sur le Mexique. Florence de Mèredieu signale que « le 15 mars, [il] déclin[a] une proposition de travail dans un film de Robert Desnos et s'en excus[a][2] », au prétexte qu'il sortait de cure et par conséquent, était trop affaibli. La précédente n'ayant pas répondu à ses attentes, du 14 au 29 avril 1937, il fit une nouvelle cure de désintoxication – sans doute la plus longue en établissement hospitalier dans ce but – dans une clinique de Sceaux, cure à nouveau financée par Jean Paulhan. D'après Antonin Artaud, celle-ci sembla réussir et il affirma être devenu abstinent, sans que cela améliorât son psychisme car il disait avoir la sensation d'être fou. Ce fut vraisemblablement à cette époque (bien que certains biographes situent cet épisode plus tôt) qu'il prit possession d'une canne étrange – qui avait été offerte à René Thomas – en prétextant qu'elle lui avait appartenu dans une vie précédente. Il en fit ferrer l'extrémité tant et si bien qu'elle faisait des étincelles lorsqu'il la frappait sur le pavé parisien. Cette canne, couverte d'inscriptions mystérieuses et sculptée de représentations d'animaux, joua un rôle important dans la vie d'Antonin Artaud pour qui elle était sacrée et magique : personne n'avait le droit de la toucher (il écrira au moins à deux reprises que toucher sa canne équivalait à toucher son sexe). Il avait la conviction qu'elle avait appartenu à saint Patrick (*circa* 372-*circa* 464[3]), qui avait christianisé l'Irlande et en était devenu le saint patron.

---

[1] Évelyne GROSSMAN, *Antonin Artaud, un insurgé du corps*, *op. cit.*, p. 52.

[2] Florence de MÈREDIEU, *C'était Antonin Artaud*, *op. cit.*, p. 592.

[3] PÉTIN (M. l'abbé), *Dictionnaire hagiographique*, tome second, Paris : Aux Ateliers catholiques du Petit-Montrouge, 1850 (1720 p.), pp. 651-653. .../...

Il se trouvait à Bruxelles à la mi-mai dans le double but de rencontrer les parents de sa fiancée et de donner une conférence. La conférence eut lieu le 18 mai, à la Maison d'Art, et, d'après différents témoins, le résultat fut catastrophique. Hébergé par sa future belle-famille, il fit, d'après Cécile Schramme, bonne impression, ce qui peut être mis en doute. On lui paya le billet de retour à Paris qu'il regagna le 20 mai. Le résultat de son voyage bruxellois fut l'arrêt de son projet de mariage.

Florence de Mèredieu signale alors une nouvelle cure de désintoxication, ce qui laisse à penser qu'il aurait replongé[1]. À la fin du mois de mai, il envoya un courrier à Jean Paulhan pour lui signifier qu'il ne souhaitait pas signer « D'un voyage au pays des Tarahumaras » ni d'ailleurs plus aucune œuvre. Il apparaissait aux autres de plus en plus illuminé, mystique, prophétique : déconnecté du monde. Par ailleurs, il était sans ressources et dormait souvent dans la rue, sous les ponts et chez des amis, notamment, comme avant son départ au Mexique, chez René Thomas, rue Daguerre, où vivait à présent Anie Besnard (état civil non trouvé : née en 1916 ?). De son vrai nom Mélanie Besnard (Paule Thévenin[2] précise qu'elle épousera Pierre Faure en 1946[3]), Antonin Artaud l'avait rencontrée, toute jeune fille, à Montparnasse en 1930, « vers 1934 » selon Paule Thévenin ; Anie Besnard sera souvent présente dans les *Cahiers* qu'Antonin Artaud écrira plus tard à l'HP de Rodez.

Dans un état d'exaltation mystique et de fureur sociale, il s'attaqua à la rédaction des *Nouvelles révélations de l'ÊTRE* qui paraîtront aux éditions Denoël (Steele s'était retiré de la société) le 28 juillet, sous la forme d'une plaquette de trente-deux pages, avec pour nom d'auteur « Le Révélé », un texte prophétique et

---

Est-ce le dictionnaire hagiographique évoqué à maintes reprises par Antonin Artaud quand il élucubre sur la prophétie de saint Patrick ? Dans le long article de l'abbé Pétin consacré à l'apôtre d'Irlande, il n'est pas fait mention de « prophétie » mais de « la Confession de saint Patrick », laquelle ne contient aucun élément repris par le poète exalté. A-t-il inventé un Dictionnaire hagiographique forcément introuvable ou s'est-il appuyé sur l'un d'entre eux, tel celui de l'abbé PÉTIN, dont il aurait réécrit la rubrique consacrée au saint patron de l'Irlande, transformant la « confession » en « prophétie » ?

[1] Florence de MÈREDIEU, *C'était Antonin Artaud*, *op. cit.*, p. 595.

Il faut bien distinguer les cures de désintoxication « en milieu médical », les cures de désintoxications « forcées » (par exemple à bord d'un transatlantique comme lors de son voyage au Mexique ou quand il est dans l'impossibilité de s'approvisionner) et les cures de désintoxications « personnelles » où il se mettait lui-même en situation d'abstinence. N'ayant pas été retrouvé de trace médicale de la cure évoquée, il devrait donc s'agir d'une cure « personnelle ».

[2] Paule Thévenin (1918-1993) rencontra Antonin Artaud dès son installation à la maison de santé d'Ivry-sur-Seine (elle avait d'ailleurs participé à la recherche d'un point de chute médicalisé exigé par le médecin-chef de l'HP de Rodez). Elle habitait non loin, à Charenton-le-Pont, et devint un des piliers du cercle rapproché du poète (nous verrons qu'elle eut, entre autres fonctions, celle de noter plusieurs textes sous sa dictée). Elle est connue pour avoir été l'éditrice clandestine (pugnace et controversée) des *Œuvres complètes* d'Antonin Artaud chez Gallimard (26 tomes). En délicatesse avec les ayants droit d'Antonin Artaud, elle ne signa pas les textes critiques et l'abondant appareil de notes des ouvrages édités, lesquels figurent donc sans nom d'éditeur.

[3] *Œuvres complètes*, t. XV, Paris : Gallimard, 1981 (416 p.), note[13] p. 374.

apocalyptique basé sur des interprétations de tarots et d'horoscopes et dans lequel, dans l'avant-texte, il exprima ce qu'était en train de devenir sa vie, celle d'un « séparé[1] ». Quant à « D'un voyage au pays des Tarahumaras », le texte parut le 1er août dans le numéro 287 de *La NRF* signé de trois astérisques, selon la volonté d'anonymat d'Antonin Artaud (bien évidemment, dans le petit milieu germano-pratin, personne ne fut dupe). On peut signaler – elle resurgira dans de nombreux textes ultérieurs – qu'il rencontra début août la journaliste Anne Manson, de son vrai nom Georgette Dunais[2] (ne serait-ce pas plutôt *Geneviève* Dunais qui a publié plusieurs ouvrages sous le pseudonyme de Chamine – état civil non trouvé – ?), laquelle devait se rendre au Mexique et était en quête de tuyaux.

Dans l'épisode mystique qui l'agitait alors, Antonin Artaud avait décidé de partir en Irlande et dans ce but il fit, mais dans la précipitation et fort tardivement, un certain nombre de démarches comme celles qu'il avait entreprises pour son voyage au Mexique, à savoir obtenir des appuis officiels et des contacts. Il n'eut qu'une lettre d'introduction et une liste de noms, notamment de professeurs. Florence de Mèredieu souligne qu'il était alors « en plein désarroi, en pleine exaltation et dans un état mental d'une grande fragilité[3] ». Lui écrivit qu'il était « désespéré ». Il n'est qu'à lire *Les Nouvelles révélations de l'ÊTRE* pour s'en convaincre. Il s'embarqua depuis Anvers[4] pour l'Irlande le 12 août (sur le S/S *President Harding* ?).

14) Le fiasco irlandais

Après deux jours de traversée, il débarqua à Cobh (Queenstown entre 1849 et 1922) le 14 août 1937. Une fois de plus, il se trouvait dans un pays dont il ne maîtrisait pas la langue et, de surcroît, il ne bénéficia pas de l'accueil bienveillant, voire amical, qu'il reçut à Mexico. Par ailleurs, le pays, dont l'indépendance ne sera proclamée que le jour de Pâques en 1949, venait de mettre au point la fort chrétienne constitution (« Au nom de la Très Sainte Trinité ») qui fut soumise au peuple et adoptée par référendum le 1er juillet (démocratie parlementaire, elle notifiait, entre autres, le gaélique comme première langue officielle et se donnait

---

[1] *Nouvelles révélations de l'ÊTRE* : ce texte, introuvable en édition de poche, a été opportunément réédité par les éditions Prairial, agrémenté d'une préface d'Olivier Penot-Lacassagne, en janvier 2019. Outre dans les *Œuvres complètes*, on peut aussi le lire en sa version intégrale dans Antonin Artaud, *Œuvres*, *op. cit.*, pp. 786-799.

[2] Florence de MÈREDIEU, *C'était Antonin Artaud*, *op. cit.*, p. 605.

[3] *Ib.*, p. 608.

[4] Thomas MAEDER, *op. cit.*, p. 203.

C'est un détail mais il est curieux que Thomas Maeder mentionne Anvers comme port d'embarquement car, à l'époque, les steamers qui reliaient Anvers à New York via Southampton et Cobh faisaient escale à Cherbourg (pourquoi Antonin Artaud serait-il allé à Anvers ?). Sur la même traversée, certaines lignes faisaient escale au Havre. De son côté, Florence de Mèredieu le fait embarquer au Havre et compte deux jours de traversée (Florence de MÈREDIEU, *C'était Antonin Artaud*, *op. cit.*, p. 609.), ce qui paraît bien long pour relier Cobh. Ni l'un ni l'autre ne mentionnent le nom du paquebot et nos recherches n'ont rien donné. Le départ du Havre proposé par Florence de MÈREDIEU paraît plus juste.

comme nom Eire) et qui entrera en vigueur le 29 décembre, après le départ d'Antonin Artaud. On peut imaginer l'effet qu'il put produire sur ses interlocuteurs quand ils avaient affaire à lui, personnage exalté, maigre, sujet à des tics faciaux, baragouinant l'anglais, par ailleurs pauvrement, voire malproprement vêtu, et convaincu d'accomplir la prophétie de saint Patrick dont il disait détenir la canne (la crosse), en complet décalage avec l'actualité du pays. Au contraire de son voyage au Mexique, il n'y a que peu de témoignages de son séjour irlandais, hors bien sûr les informations qu'il donna lui-même par ses cartes postales et autres lettres, dont certaines ne sont peut-être pas à prendre au sérieux, tant elles sont délirantes (voir *infra* « La biographie délirante »).

De Cobh, il semblerait qu'il ait gagné aussitôt Dublin. Puis il traversa ensuite le pays d'est en ouest jusqu'à Galway. De là, il embarqua pour les îles d'Aran et séjourna sur l'une d'elles, Inishmore, dans un hameau, Kilmurvy, à deux heures de marche du village principal de l'île, Kilronan, où sa présence est attestée le 23 août. Il regagna Galway le 2 septembre où il séjourna quelques jours. Le 5 septembre, il écrivit à André Breton en lui confiant un sort à remettre à Lise Deharme[1] avec qui il devait être en mauvais termes, sollicitant ainsi son ami Breton (qui fut amoureux fou – peut-il en être autrement d'André Breton ? – de ladite Lise) pour être sûr que la destinataire ouvrirait bien le pli car à la vue de son écriture sur une enveloppe, elle aurait pu jeter la lettre. Ce sort inaugure une nouvelle pratique de l'auteur. Nous retrouverons en aval ce qu'il appelait ses « gris-gris ».

On sait qu'il était totalement impécunieux et qu'il sollicita la générosité de sa famille, de Jean Paulhan, du consulat de France à Galway, de l'ambassade de France à Dublin, ville qu'il regagna vers le 11 septembre. Il y mena une existence hasardeuse et famélique. Les courriers qu'il envoya alors sont empreints, outre de son exaltation, de violence et de fureur. Ce fut dans cette ville, en pleine quête du Graal et du christianisme des origines chez les Celtes archaïques, qu'« il revint solennellement à la foi de son enfance, [...], armé de la canne de saint Patrick et de Jésus-Christ[2] ». Il fut arrêté dans cette ville le 23 septembre et incarcéré à la prison de Mountjoy. À l'employé de l'ambassade de France qui lui rendit visite, il déclina l'état civil suivant : « Antonéo Arland ou Arlanopoulos, né à Smyrne le 29 septembre 1904, et résidant actuellement 21, rue Daguerre à Paris[3]. » Il resta emprisonné jusqu'au 29 puis fut expulsé et rapatrié en France depuis Cobh sur le S/S *Washington* qui faisait escale au Havre. Sans que l'on sache la teneur exacte de l'incident (d'après lui, on avait voulu l'assassiner), le commandant le mit aux arrêts pendant la traversée. Lors de son débarquement au Havre le 30 septembre, il fut remis à la police française qui le transféra, affublé d'une camisole de force, à l'Hôpital général de la ville dans le service Pinel où, compte tenu de son comportement, il resta camisolé et fut encellulé. À partir de cette date commença pour

---

[1] Un fac-similé de ce sort figure dans *Œuvres*, *op. cit.*, p. 827. Son contenu est proposé en aval, au chapitre IV, « Les délires d'Antonin Artaud ».
[2] Thomas MAEDER, *op. cit.*, p. 204.
[3] *Ib.*, p. 207.

Antonin Artaud la période la plus terrible de sa vie : presque neuf ans d'internement dans ce que l'on appelait encore à l'époque, improprement, les asiles d'aliénés. Il avait alors quarante et un ans.

15) L'enfer asilaire

a) Quatre-mares (16/10/1937-31/03/1938)

En vertu de la loi dite Esquirol (du nom de son inspirateur, le psychiatre Jean Étienne Esquirol,1772-1840), du 30 juin 1838 (abrogée le 27 juin 1990 après cent-soixante-deux ans d'existence !), la décision de placement d'office fut prise par le préfet le 8 novembre (au motif qu'il était « dangereux pour lui-même et pour les autres ») mais la décision avait été anticipée car il avait déjà été transféré le 16 octobre 1937 à l'asile[1] départemental de Seine-Inférieure (qui deviendra la Seine-Maritime le 24 janvier 1955), Quatre-Mares, à Sotteville-lès-Rouen[2]. Ce vaste hôpital (comme ceux de Sainte-Anne et de Ville-Évrard) était construit sous forme de pavillons implantés dans un parc, chaque pavillon ayant sa propre cour fermée[3]. À l'époque, il y avait une stricte séparation entre l'asile pour hommes et l'asile pour femmes. Ce placement d'office, une mesure administrative encore en vigueur de nos jours, ne pouvait être levé que par l'administration préfectorale sur avis médical. Antonin Artaud restera donc sous ce régime pendant presque neuf ans, dépendant du bon vouloir des psychiatres, dès lors omnipotents quant aux décisions médicales et civiles le concernant.

On sait peu de choses sur son séjour normand, l'hôpital ayant été bombardé et les archives perdues (une des plus importantes gares de triage ferroviaire d'Europe se trouvait à Sotteville-lès-Rouen, non loin de l'hôpital, et fut l'objet de plusieurs bombardements d'envergure) ; à moins qu'une partie d'entre elles fût subtilisée, et notamment le dossier médical d'Antonin Artaud ainsi que l'envisage

---

[1] Même si l'usage du mot « asile » perdurera encore jusqu'après-guerre, il conviendrait de dire ici « hôpital psychiatrique » (HP) compte tenu de la circulaire du 13 octobre 1937 signée (trois jours avant l'internement d'Antonin Artaud) par le ministre de la Santé publique, Marc RUCART (1893-1964), circulaire qui consacra la nouvelle dénomination des asiles d'aliénés.

[2] Encore appelé par les vernaculaires au XXe siècle et de nos jours (par les anciens) « Saint-Yon », du nom du dépôt de mendicité ouvert dans le quartier Saint-Sever de Rouen au début du XIXe siècle : on trouve d'ailleurs parfois dans la littérature du XXe l'appellation « Quatre-Mares Saint-Yon ».

[3] Nous avons personnellement bien connu l'HP de Quatre-Mares pour y avoir été infirmier stagiaire à la fin des années soixante (un récit en a d'ailleurs été tiré, *Le Pavillon des Hors-la-loi*, Mercure de France, 1976, 190 p., aujourd'hui retiré du catalogue). Il se trouve que nous avons également bien connu, plus tardivement, dans les années quatre-vingts et début des années quatre-vingt-dix, les HP de Sainte-Anne et de Ville-Évrard, sans savoir que nous travaillerions un jour sur Antonin Artaud. Entre autres souvenirs prégnants, il persiste toujours dans notre mémoire olfactive une odeur particulière, tenace, chaude et acide, de ces endroits de confinement : l'odeur animale de la folie ? André Roumieux, écrit que « toute personne qui [y] pénètre pour la première fois est saisie par une odeur indéfinissable de renfermé, d'urine, d'éther » (André ROUMIEUX, *op. cit.*, p. 63.). C'est ce remugle qu'évoque à plusieurs reprises Antonin Artaud.

André Roumieux[1]. Hospitalisé sous le matricule 15725, le certificat du 16 octobre signé par le docteur Usse mentionne « un état psychotique à base d'hallucinations et d'idées de persécution, d'empoisonnement, par des gens hostiles à ses convictions religieuses de chrétien orthodoxe[2] ». Sa mère finit par retrouver sa trace et le visita courant décembre : Antonin Artaud ne la reconnut pas (ou plutôt fit mine de ne pas la reconnaître) et il l'effraya par le récit délirant qu'il lui fit de son voyage en Irlande. Dans une lettre de cinq feuillets, signée Antoneo Arlanapulos, adressée au ministre plénipotentiaire en poste à la légation d'Irlande à Paris, non datée (reçue le 23 février 1938 comme en atteste le tampon du courrier « arrivé »), il se disait « sujet grec, né à Smyrne, Turquie d'Asie » et demandait à retourner à Dublin afin de retrouver les papiers et lettres qu'on lui avait enlevés[3]. A-t-il été informé de la parution du *Théâtre et son Double*, chez Gallimard, le 7 février à Paris ?

b) Sainte-Anne (01/04/1938-22/02/1939)

Il resta à Quatre-Mares cinq mois et demi et, grâce à l'intervention de sa mère et de Jean Paulhan, il fut transféré à l'hôpital psychiatrique Sainte-Anne à Paris le 1er avril 1938 où les psychiatres à son arrivée reprirent, *mutatis mutandis*, le diagnostic de Quatre-Mares. Quant au diagnostic dit « de quinzaine » (quinze jours après l'arrivée du malade), quasi identique au précédent, il portait la mention supplémentaire : « Prétentions littéraires. » Interné sous le matricule 262602, il aurait, selon Maeder, cessé d'écrire et de lire (on sait aujourd'hui que c'est faux) et il refusa toute visite, ses visiteurs devant se contenter de le voir par une fenêtre déambuler dans la cour du pavillon[4]. Bien qu'aucun document ne l'atteste et qu'à notre connaissance, cette information n'ait jamais été confirmée par les intéressés, Thomas Maeder raconte que Roger Blin qui s'était rendu à Sainte-Anne lui avait dit qu'Antonin Artaud avait été examiné par Jacques Lacan (1901-1981), alors interne (Thomas Maeder nomme prudemment Lacan sous la forme de « docteur L… » : nous reviendrons en aval sur ce « docteur L. » qui apparaît dans *Van Gogh le suicidé de la société* en 1947) : le fameux « docteur L… » aurait confié à Roger Blin « que l'excellente santé d'Artaud lui permettrait de vivre jusqu'à quatre-vingts ans, mais que son état mental lui interdirait sans doute toute création[5] ». Son dossier médical étant en partie accessible depuis 2015, lequel contient les lettres qu'il a écrites à l'époque et qui, jugées trop délirantes, avaient été retenues par l'hôpital, on en sait un peu plus sur son séjour à Sainte-Anne, grâce à ces lettres mais aussi par ce qu'il en dira plus tard. Avec le recul, on peut s'étonner, eu égard au nombre impressionnant de ses relations, tant chez les médecins que chez les artistes et les intellectuels, qu'on ne trouve pas trace (lettre, témoignage,

---

[1] André ROUMIEUX, *ib.*, note[58], p. 171.
[2] Thomas MAEDER, *op. cit.*, p. 209.
[3] La lettre est reproduite *in extenso* dans *Œuvres*, *op. cit.*, pp. 849-851.
[4] Thomas MAEDER, *op. cit.*, p. 217.
[5] *Ib.*, pp. 216-217.

article de presse…) d'une démarche quelconque pour le faire sortir de cet enfer : cela ne veut toutefois pas dire que ces démarches n'ont pas eu lieu et il faut rappeler qu'il n'était pas facile de faire lever une décision administrative de placement d'office. Cependant, il faut toujours avoir présent à l'esprit l'hypothèse d'un comportement étudié d'Antonin Artaud s'inscrivant dans une stratégie dont la teneur sera approfondie en aval.

Il resta dix mois et demi à Sainte-Anne, jusqu'au 22 février 1939, date à laquelle il fut transféré à l'HP de Ville-Évrard (à Neuilly-sur-Marne en Seine-Saint-Denis, à dix-neuf kilomètres de Paris). Il y demeurera presque quatre ans (trois ans et onze mois). Alors que certains auteurs dépeignent un être agraphique, il est intéressant de relever que, sur le certificat de transfert, daté du 22 février, est mentionné le terme « graphorrhée ».

c) Les hôpitaux psychiatriques devenus mouroirs pendant la guerre

Avant d'évoquer la vie d'Antonin Artaud à Ville-Évrard, il est important de contextualiser son séjour, tant cela éclaire ce qu'il en dira par la suite. Bien que cette section eût mérité de plus amples développements et que ce pan sinistre de notre histoire reste en partie à écrire avec distanciation par des historiens objectifs, rappellerons que l'entrée en guerre de la France le 3 septembre 1939 et la guerre éclair qui s'ensuivit, puis « la défaite et les débuts de l'occupation allemande, eurent des conséquences économiques catastrophiques sur l'ensemble du territoire, entraînant une pénurie alimentaire généralisée et une crise industrielle liée à la pénurie de matières premières[1] ».

La France vécut alors sous le régime d'une « économie administrée » et « le principe du rationnement généralisé [entra] en vigueur le 23 septembre 1940, avec l'institution des cartes d'alimentation dans toute la France[2] ». Par un arrêté du 20 octobre 1940 publié au *Journal Officiel* du 23 octobre (p. 5395), les malades hospitalisés (qui entraient dans la catégorie A : « Consommateurs de 12 à 70 ans ne se livrant pas à des travaux de force » et V : « Consommateurs de plus de 70 ans […] ») furent eux aussi rationnés. Antonin Artaud fut directement confronté aux cartes et tickets de rationnement après son internement car ils perdurèrent pour certains produits jusqu'au 30 novembre 1949 : ils les évoquent dans un de ses cahiers (« J1 J2 ou J3[3] »).

Le sort des malades mentaux devint problématique car, hors quelques colis de la part des familles que certains d'entre eux recevaient, ils ne pouvaient pas se livrer au marché noir pour compléter les rations insuffisantes à leur survie. Par ailleurs, les compléments alimentaires accordés aux hôpitaux généraux ne le furent pas pour les hôpitaux psychiatriques, une décision délibérée prise par Vichy et qui fut catastrophique pour les malades.

---

[1] Fabrice GRENARD, *La France du marché noir (1940-1949)*, Paris : Éditions Payot & Rivages, 2008, rééd. coll. « Petite Bibliothèque Payot », 2012 (432 p.), p. 21.
[2] *Ib.*, p. 23.
[3] Cahier n° 262 (mars 1947), *Cahiers d'Ivry*, t. 1, *op. cit.*, p. 413.

Hitler avait signé en octobre 1939 (« antidaté au 1er septembre pour couvrir les premiers massacres commis par les SS, quand près de 2 000 aliénés polonais avaient été abattus, certains portant encore leur camisole de force[1] ») un décret stipulant qu'il fallait « délivrer par la mort » les personnes souffrant de maladies incurables (les malades mentaux étaient donc directement concernés) ; or, le gouvernement de Vichy, qui ne savait que faire pour complaire aux Allemands (allant parfois plus loin qu'ils ne le demandaient ou anticipant même leurs *desiderata*), appliqua à sa manière le décret hitlérien. Le psychiatre lyonnais Max Lafont[2] parla en effet dans sa thèse de 1981 d'« extermination douce » (on trouve aussi dans la littérature la terrible locution « extermination masquée »), en ce sens que l'administration française a sciemment affamé les malades mentaux en sachant pertinemment qu'elle les conduisait à la mort, ce qu'Antonin Artaud appela pertinemment dans un cahier « la famine légale[3] » : il faudrait accoler les deux locutions pour définir précisément ce qu'il se passa alors dans les hôpitaux psychiatriques et dans d'autres institutions hospitalières : « "une extermination douce" par "famine légale". »

Alors que la dose quotidienne de calories pour un sédentaire était fixée à environ 2 500 calories, fin 1942, les rations alimentaires étaient tombées en moyenne à 1 300 calories pour les détenteurs de la carte A[4]. Ces chiffres sont des moyennes et gageons que tous les internés n'eurent pas forcément ces 1 300 calories quotidiennes. André Roumieux, livre, dans l'ouvrage qu'il appelle lui-même « une biographie de type médical », d'autres chiffres : « En 1941, la ration journalière du pain passe de 350 à 275 g. La ration de viande qui, avant guerre, était de 150 g. pour les hommes et 120 g. pour les femmes, quotidienne, est réduite, en 1942, à la portion congrue : 250 g. pour la semaine pour les uns et les autres. Les légumes sont essentiellement des topinambours et des rutabagas[5]. » Face au scandale qui suivit les protestations de psychiatres, le 4 décembre 1942 fut publiée la circulaire n°186 dite « Circulaire Bonnafous » qui accorda une « attribution supplémentaire de denrées contingentées aux malades internés dans les hôpitaux psychiatriques », mais qui resta très insuffisante, d'autant qu'elle ne s'appliquait qu'aux malades que l'on jugeait récupérables, c'est-à-dire pouvant espérer retrouver la vie civile. Par ailleurs, cette mesure intervint alors que le nombre de décès était déjà spectaculaire : l'hécatombe se montait environ à deux

---

[1] Anthony BEEVOR, *La Seconde Guerre mondiale*, trad. de l'anglais par Raymond CLARINARD, Paris : Calmann-Lévy, 2012 (1 008 p.), p. 64.

L'auteur ajoute dans la même page : « Hitler avait attendu le début de la guerre pour masquer ce programme eugénique. En août 1941, plus de 100 000 Allemands souffrant de handicaps mentaux et physiques auraient été éliminés. »

[2] Max LAFONT, *L'extermination douce, la cause des fous*, Nantes : Éditions de l'AREFPPI, 1987 ; rééd. Lormont : Le Bord de l'eau, 2000, 272 p.

[3] Cahier n° 142 (août 1946), *Œuvres complètes*, t. XXIII, Paris : Gallimard, 1987 (608 p.), p. 107.

[4] Armand AJZENBERG, *L'abandon à la mort... de 76 000 fous par le régime de Vichy*, Paris : L'Harmattan, coll. « Historiques », 2012 (264 p.), pp. 63-64.

[5] André ROUMIEUX, *op. cit.*, p. 73.

tiers des décès entre 1940 et 1942 (selon les estimations dont on peut s'étonner de l'importance des écarts, on dénombre, entre 1940 et 1945, 40 000, 45 000, 48 000 ou 76 000 morts d'inanition et de sous-alimentation)[1]. C'est ce pan de l'histoire évoqué plus haut qui reste, entre autres, à investiguer.

Le froid (peu ou pas de chauffage non plus que de vêtements chauds ni de couvertures), l'hygiène inexistante, la sous-alimentation et la malnutrition fragilisaient les plus chétifs et les plus âgés en affaiblissant leurs défenses immunitaires, ce qui les rendait donc moins résistants aux maladies : outre un fort amaigrissement, beaucoup souffraient d'œdèmes des membres inférieurs et des mains, d'escarres, de dermatoses diverses, de phtisies, de diarrhées et, dans ces corps cacochymes et vulnérables, des maladies telles que la tuberculose firent des ravages.

d) Ville-Évrard (22/02/1939-22/01/1943)

Ce fut dans ce contexte dramatique qu'Antonin Artaud arriva donc à l'HP de Ville-Évrard le 27 février 1939 sous le matricule 262.602 et qu'il réussit à survivre presque quatre ans dans cet hôpital désorganisé par le départ de nombreux personnels mobilisés (et par la suite prisonniers de guerre ou morts) et où les soins se faisaient *a minima* (« moins d'un interne pour six cents malades et un nombre d'infirmiers également réduit[2] »). En sus du grand désarroi psychologique dans lequel il se trouvait, son principal problème, ajouté à la pénible promiscuité avec les autres malades à laquelle il était contraint (surtout la nuit, dans les dortoirs), fut la faim, lui que les témoins de sa vie parisienne décrivaient comme gourmand, mangeant gloutonnement (voire fort salement, à l'image de sa tenue négligée et de sa malpropreté corporelle, évoquée par plusieurs de ses fréquentations et déjà rapportée en amont), faim qu'il évoquera sans relâche (en plus de ses demandes lancinantes de nourriture, ses supplications portaient aussi sur la fourniture de drogues, surtout d'héroïne). Par ailleurs, les différents certificats médicaux mentionnaient toujours le délire, les hallucinations, le dédoublement que l'on peut regrouper sous la locution de psychose paranoïde.

Comparé à son passage à l'hôpital psychiatrique (HP) de Quatre-Mares, on dispose d'un peu plus d'informations sur le long séjour d'Antonin Artaud à Ville-Évrard, notamment grâce à des témoignages. D'abord, il y a le sien, à prendre systématiquement avec circonspection, même si, d'une manière ou d'une autre et très souvent, il y a toujours un fond de véracité et que, *in fine*, Antonin Artaud dit souvent vrai ; ensuite, ceux recueillis notamment par Thomas Maeder[3] : il informe que courant 1939, il reçut de nombreuses visites de sa famille et de ses relations, parmi lesquelles Génica Athanasiou, Anie Besnard, Roger Blin, Anne Manson, Alexandra Pecker, René Thomas… ; enfin, il faut ajouter les nombreuses lettres

[1] Armand AJZENBERG, *op. cit.*, p. 39.

[2] Thomas MAEDER, *op. cit.*, p. 225. Bien que la situation décrite soit incontestable, les données numérales avancées restent à vérifier.

[3] *Ib.*, pp. 219-225.

qu'il adressa (aux autorités, à ses relations) mais aussi les témoignages de sa mère et du docteur Léon Fouks (1914-2009), un jeune interne avec qui il se lia avant qu'il ne fût mobilisé et quittât l'hôpital en septembre 1939.

Seront évoquées en aval les relations singulières qu'il tissa avec ce médecin à qui il écrivit soixante-trois lettres en six mois ; en effet, Antonin Artaud avait pris cette habitude d'écrire à ses médecins (dès son internement à Quatre-Mares), et la conservera pendant toute sa période d'internement. Il produisit également des gris-gris, sorts talismaniques ou maléfiques adressés surtout à ses connaissances (dont celui destiné à Adolf Hitler, prétendument rencontré lors de son séjour berlinois), composés de textes et de dessins, de maculations, trous et brûlures, pratique qu'il avait initialisée en Irlande (voir *supra*). Ses lettres étaient empreintes de thèmes qu'il continuera de ressasser jusqu'à la fin de sa vie, à savoir les persécutions de la part de démons (les « initiés », les « êtres ») qui attaquaient son intégrité morale et physique (notamment sur le plan sexuel).

Cette persécution démoniaque n'était pas qu'épistolaire. Les quelques témoignages d'infirmiers attestent qu'il se débattait physiquement contre les démons, en les chassant par des gestes, des éructations et le souffle, ce que là encore il poursuivra jusqu'à ses derniers jours. Il écrivait beaucoup et « si l'on en croit le témoignage des infirmiers de Ville-Évrard, nombre des écrits d'Artaud sont partis en fumée, le papier étant utilisé par les malades pour se rouler des cigarettes[1] ». Ces différents comportements le firent passer dans plusieurs quartiers (l'infirmerie, pavillon des agités, celui des chroniques). De ces premiers mois à Ville-Évrard, on sait également qu'il réclamait à tout va de l'héroïne. Le numéro d'avril 1939 de *La Gazette des Amis des Livres* publia une lettre d'Antonin Artaud adressée le 4 mars à Adrienne Monnier (1892-1955), une libraire parisienne que fréquentaient les écrivains (dont plusieurs surréalistes parmi lesquels René Crevel), en réponse à une lettre qu'elle lui aurait adressée, ce qu'elle contestera toujours. Cette publication d'une lettre délirante d'un homme interné (qu'il avait signée Antonin Artaud), dans laquelle il tutoyait sa destinataire qu'il n'avait jamais rencontrée – publication qui fut reprochée à Adrienne Monnier par Jean Paulhan[2] et le docteur Ferdière – « sera longtemps considérée comme le seul texte connu

[1] Florence de MÈREDIEU, *C'était Antonin Artaud*, *op. cit.*, p. 683.

[2] On peut comprendre la relative discrétion dont fit montre Jean Paulhan dans les mois qui suivirent car il entra en Résistance. Voir à ce sujet : Patrick POGNANT, « La poésie de résistance – France 1939-1945 », *Résistances, littératures, médecines, sciences humaines*, textes réunis et présentés par Gérard DANOU, Limoges : Lambert-Lucas, (224 p.), pp. 99-135. Ce texte décrit, entre autres, l'héroïsme d'écrivains (au nombre desquels Jean Paulhan), de journalistes, d'éditeurs, d'ouvriers du livre, de livreurs : ils se battaient tous, au risque de mourir (et beaucoup d'entre eux moururent, en restant pour la plupart d'anonymes héros) pour des valeurs et des motivations différentes (par exemple, les uns étaient communistes, les autres étaient maurrassiens), mais ils avaient en commun l'idéal de la dignité humaine et de la défense de la patrie. Les malades internés, plus ou moins informés de ce qui se jouait à l'extérieur par rapport à la guerre qui commençait, ignoraient tout, comme nombre de Français, des mouvements de résistants qui se formaient alors spontanément et anarchiquement : ils avaient leur propre combat à mener, celui pour leur survie au sein d'un hôpital-prison qui les affamait et ne les soignait plus.

d'Artaud pour la période 1938-1942[1] » (voir *infra*, chapitre IV « Les délires d'Antonin Artaud »).

À partir de l'Occupation allemande, en mai 1940, les visites se firent plus rares et les lettres aussi (celles en tout cas qui ont pu être conservées). Concernant ces dernières, il commença à les signer Antonin Nalpas, le patronyme maternel, à partir de la fin de l'année 1941, comme l'atteste la lettre du 1er décembre au ministre d'Irlande à Paris[2]. Ce fut d'ailleurs à cette époque qu'il avait accepté les visites de sa mère jusqu'alors refusées par lui.

Les informations sur l'internement d'Antonin Artaud se raréfient. On connaît les différents changements de quartiers et on possède les rares témoignages de ses quelques visiteurs. On peut résumer son état clinique par deux mots : délire et maigreur.

Euphrasie Artaud était désespérée de voir son fils dans un tel état de souffrance et de dénuement et s'activa pour le sortir du mouroir de Ville-Évrard. En pleine période d'Occupation allemande et, à cause de la dispersion des relations d'avant-guerre (exode, exil, déportation, décès), la tâche ne fut pas facile. Ce fut Robert Desnos qui pensa alors au docteur Gaston Ferdière qui se trouvait depuis deux ans médecin-chef à l'HP de Rodez (Aveyron), en zone sud (dite « zone libre », mais ce jusqu'au 11 novembre 1942, date à laquelle les Allemands occupèrent tout le pays) ; il entama les démarches après l'acceptation du Gaston Ferdière de le faire venir à Rodez. Ferdière dut se sentir obligé car il avait toujours refusé de s'occuper d'Antonin Artaud lorsqu'il était à Paris et qu'il fréquentait quelques surréalistes ; parmi eux, précisément Robert Desnos, chez qui il se rendait souvent le samedi soir, rue Mazarine, à Paris, dans le VIe, et où il a très vraisemblablement rencontré Antonin Artaud, bien qu'il s'en défendît toujours avec cet art du déni cynique qui le caractérisait.

e) Chezal-Benoît (22/01/1943-10/02/1943)

Pour des raisons administratives, alors que sa destination était l'hôpital psychiatrique de Rodez, il transita par l'hôpital de Chezal-Benoît dans le Cher (où le docteur Ferdière avait été médecin-chef), où il arriva le 22 janvier 1943 et resta un peu plus de deux semaines. En effet, l'HP de Chezal-Benoît était relié au département de la Seine, comme celui de Ville-Évrard mais géographiquement, il était au sud de la ligne de démarcation. Afin de ne pas attirer l'attention des autorités sur ce transfert pour le moins incongru (rien ne pouvait le motiver puisque les attaches familiales du malade étaient parisiennes), et bien que la ligne de démarcation n'eût plus de raison d'être après le 11 novembre 1942 (mais, mise en place le 22 août 1940, elle ne disparaîtra dans les faits que le 1er mars 1943), il avait semblé plus judicieux de procéder ainsi. Il fut ensuite facile de faire venir Antonin Artaud à l'HP de Rodez, le plus difficile ayant été réalisé, à savoir le

---

[1] Évelyne GROSSMAN, *Œuvres*, *op. cit.*, p. 1754. Voir la lettre, pp. 853-855.
[2] *Ib.*, p. 868.

franchissement de la ligne de démarcation d'un fou avec ses deux garde-chiourmes.

À son arrivée à Chezal-Benoît, dans les vêtements civils avec lesquels il était entré à l'HP de Quatre-Mares, avec pour seuls effets personnels « un passeport, un coupe-papier, une lime », ses papiers ayant été perdus en Irlande ou au Havre[1], il ne pesait que 53,5 kg ; lors de son transfèrement à Ville-Évrard en février 1939, il pesait 65,5 kg pour 1,71m : il avait donc perdu 12 kilos en trois ans et onze mois d'internement dans le mouroir séquano-dionysien ; sans les colis que les siens lui apportaient au prix de grands sacrifices – presque tout le monde avait faim, et surtout sa mère, pauvre et âgée, qui n'avait pas les moyens du marché noir –, aurait-il survécu à l'état de famine généralisée qui régnait alors dans les hôpitaux psychiatriques ? Il était apparemment complètement délirant. Il fut alimenté et ne reçut qu'un petit traitement médicamenteux d'entretien. Après son séjour de presque trois semaines dans le Cher, il fut transféré à Rodez, dans l'Aveyron, le 10 février 1943 à 22 heures pour un internement qui allait durer trois ans et trois mois.

f) Rodez (11/02/1943-25/05/1946)

Antonin Artaud, qui avait voyagé de nuit avec un infirmier, arriva tôt à Rodez le 11 février et fut accueilli à la gare par Gaston Ferdière qui l'invita à déjeuner chez lui, avec sa femme et ses enfants. Dans son certificat d'entrée, dit « de vingt-quatre heures », le médecin-chef confirma les diagnostics précédents (délire chronique, persécution…). Il sera largement fait question en aval du séjour d'Antonin Artaud à l'HP de Rodez (matricule 4311), mais on peut dire d'emblée que, malgré les cinquante-huit électrochocs qui lui furent administrés par le jeune interne Jacques Latrémolière (1918-1991) – énorme sujet de polémique dont Gaston Ferdière fit les frais par la suite –, ce séjour l'a peut-être sauvé d'une mort d'inanition vers laquelle il glissait inéluctablement à l'HP de Ville-Évrard. La considération (de façade), le tact (tout relatif) et la chaleur humaine (à tempérer) qu'il trouva à Rodez, et une meilleure alimentation (la courbe de poids devint assez rapidement ascendante), le sortirent du soi-disant repli sur soi chronique dans lequel se muraient alors nombre de délirants longuement hospitalisés, ce qui n'était toutefois pas le cas d'Antonin Artaud.

Ce contexte favorable lui aurait redonné le goût de l' « écriture littéraire » et du dessin, même s'il semble évident qu'il n'avait jamais rompu avec la pratique scripturaire (lettres, sorts) au contraire de ce qui a souvent été écrit (outre les textes partis en fumée, combien de textes d'Antonin Artaud écrits pendant ses internements ont disparu, qui détruits, qui consignés dans des dossiers disparus, qui volés ?) ; nous sommes personnellement gêné par cette notion d' « écriture littéraire » : les lettres des écrivains n'appartiennent-elles pas aussi à l'« écriture littéraire » et particulièrement chez Antonin Artaud ? À ce propos, c'est à partir

[1] Thomas MAEDER, *op. cit.*, p. 230.

du 29 mars 1943, date à laquelle il envoya une lettre au docteur Ferdière dans laquelle il commenta longuement « L'Hymne aux Daimons » de Pierre de Ronsard (1524-1585), que l'on date communément son retour à cette « écriture littéraire » bien que, dès son arrivée à Rodez, il reprît son habitude d'envois de lettres à ses relations. Particulièrement chez Antonin Artaud (comme chez beaucoup d'écrivains), *l'écriture épistolaire est une pratique littéraire à part entière* (voir chapitre suivant).

Alors que le malade prenait ses marques, le personnel remarqua rapidement qu'il fumait beaucoup, qu'il était sale et que son comportement était souvent exubérant (« crachats, chants, génuflexions, rituels, incantations[1] » : c'est que, dans sa logique adaptée, il devait se protéger – voire protéger les autres – des attaques démoniaques permanentes qui ne lui permettaient pas de baisser la garde, pratiques déjà mises en œuvre à l'HP de Ville-Évrard, voire avant sa période asilaire).

Le contexte favorable (notamment la considération du docteur Ferdière pour sa qualité d'écrivain et celle du docteur Latrémolière pour sa qualité de croyant et avec lequel il avait de longues discussions théologiques) et la meilleure nourriture de l'HP de Rodez, firent qu'il reprit assez rapidement du poids et, d'une certaine manière, confiance en son projet d'être libéré. Il fut alors décidé de tenter sur lui les électrochocs dans le but thérapeutique de le guérir de son délire et de son dédoublement de personnalité (depuis l'avènement récent de cette nouvelle technologie curative et qui commença à se répandre en France, notamment à l'HP de Ville-Évrard, en 1941, nombre de psychiatres misaient sur elle). Ce fut le jeune interne Jacques Latrémolière qui fut chargé par Gaston Ferdière de l'administration des chocs. Ce fut d'ailleurs lui qui administra tous les électrochocs, non seulement à Antonin Artaud, mais aux autres malades à Rodez, y compris dans la clientèle privée que Gaston Ferdière, accompagné de Jacques Latrémolière, traitait *extra-muros* : ce dernier soutint d'ailleurs sa thèse de médecine, cotée n°12, à la Faculté de Toulouse, en mai 1944, sur les 1 200 électrochocs qu'il pratiqua à Rodez et dans laquelle l' « Observation VII » est entièrement consacrée à Antonin Artaud : « Antoine A., 46 ans, ancien toxicomane, atteint de psychose hallucinatoire chronique, avec idées délirantes polymorphes luxuriantes[2] ». Une première série de trois électrochocs fut entreprise du 20 au 23 juin 1943 et lors de la troisième séance, il eut une fêlure vertébrale qui lui vaudra de rester alité plusieurs semaines (deux mois écrit Thomas Maeder[3], ce qui semble excessif car une nouvelle série commença le 13 août). Malgré les protestations véhémentes et récurrentes du malade, les séances continueront jusqu'au 24 janvier 1945 : Antonin

---

[1] Florence de MÈREDIEU, *C'était Antonin Artaud*, *op. cit.*, p. 761.

[2] Jacques LATRÉMOLIÈRE, *Accidents et incidents observés au cours de 1200 électrochocs*, Rodez : Imprimerie Georges Subervie, 1944 (80 p.), p. 49.

Cette thèse est consultable sur le site de la BIU Santé, *op. cit*, avec ce lien direct : <http://www.biusante.parisdescartes.fr/histmed/medica/cote?TTlse1944x012>.

[3] Thomas MAEDER, *op. cit.*, p. 240.

Artaud n'accepta jamais les électrochocs, notamment à cause des comas qui suivaient les chocs et qui étaient des moments volés à sa conscience (il avait déjà évoqué cette notion du vol de soi avec René Allendy à propos de la psychanalyse). Il dut cependant en endurer une seconde série qui se déroula entre le 13 août et le 8 septembre 1943 (douze électrochocs, ce qui est monstrueux).

Avec l'aide de l'aumônier de l'HP de Rodez, l'abbé Henri Julien (1889-1950 : dates incertaines), angliciste, et dans le cadre d'une démarche d'art-thérapie chère au docteur Ferdière, à la fin de l'été, il adapta (fort librement) deux textes de Lewis Carroll (1832-1898) : « Variations à propos d'un thème » et « Le Chevalier Mate-Tapis ».

Il renonça le 17 septembre 1943 au nom d'Antonin Nalpas (adopté en 1941 à l'HP de Ville-Évrard) pour redevenir Antonin Artaud (par stratégie vis-à-vis de ses médecins ?). À la fin du mois, il adapta un nouveau texte de Lewis Carroll, le chapitre VI de *La Traversée du miroir*, sous le titre « L'Arve et l'Aume, tentative anti-grammaticale contre Lewis-Carroll ». Le 7 octobre, il envoya à Jean Paulhan un texte mystique (qui surprit beaucoup le docteur Latrémolière) intitulé « KABHAE ENIS – KATHAR ESTI » accompagné de ce petit mot : « Après six ans d'interruption de travail je me suis remis à écrire à votre instigation. Voici le texte que je viens de composer (16 pages). » Cette lettre est importante car, pour ses médecins, c'était là une preuve des effets positifs des électrochocs, lesquels avaient ainsi permis le retour d'Antonin Artaud à la littérature, de son propre aveu (à nos yeux, une flagornerie stratégique, à laquelle il eut recours plusieurs fois pendant son internement). Nous ne sommes pas qualifié pour dire s'il y a une relation de cause à effet mais il semble cependant possible d'émettre l'hypothèse que sans les électrochocs, il se serait de toute façon remis « au travail », ce qu'il avait au demeurant commencé à faire avec son pensum critique sur Ronsard *avant* la première série d'électrochocs. Contrairement à ce que l'on peut lire trop souvent, il est donc pertinent d'affirmer que « Ferdière ne remet pas Artaud sur le chemin de l'écriture. Il le dirige vers un type d'écriture plus "littéraire", plus "socialisé". Et qui va devenir (c'est un fait indéniable) plus abondant[1] ».

Malgré son retour à la littérature allégué comme le résultat positif de la thérapie mise en œuvre, Antonin Artaud continuant à manifester ostensiblement ses tendances paranoïaques et à pratiquer ses rites magiques et une religiosité exacerbée (il communiait tous les jours et, retour à l'adolescence, il songea à se faire prêtre), Gaston Ferdière et Jacques Latrémolière lui imposèrent, du 25 octobre au 22 novembre 1943, une troisième série de treize électrochocs qui satisfirent pleinement les deux médecins, lesquels constatèrent que leur malade était moins agité et moins confus ; peut-être, mais l'usage de ces électrochocs, qui, à l'origine, servaient à occire les porcs, ne modifia *en rien* son délire, la finalité du traitement étant pourtant de l'éradiquer : résultat nul, une fois de plus, après treize électrochocs !

---

[1] Florence de MÈREDIEU, *C'était Antonin Artaud*, *op. cit.*, p. 772.

Les lettres délirantes qu'il écrivit à cette époque (mais aussi quasiment tout au long de son hospitalisation ruthénoise) sont empreintes de mysticisme, de réinvention de la réalité et de demande d'opium et d'héroïne à des fins de purgation des attaques démoniaques, notamment érotiques, dont il prétendait être l'objet. Du 14 au 19 décembre 1943, il écrivit « Le Rite du Peyotl chez les Tarahumaras », un texte fortement empreint de mysticisme, à la suite de la proposition du traducteur de textes anglais et allemands devenu éditeur, Henri Parisot (1908-1979), de rééditer sous forme d'un volume (et en l'augmentant donc) « D'un voyage au Pays des Tarahumaras » qui avait paru dans *La NRF* en août 1937.

Grâce à ses conditions de vie, aux colis de sa mère (il lui demanda d'ailleurs de ne plus continuer à se priver pour lui en envoyer) et à la générosité de certaines de ses relations parisiennes qui lui envoyaient de l'argent, sa santé s'améliorait régulièrement. Ce fut courant décembre qu'il commença à travailler sur la traduction et l'adaptation de *Israfel* d'Alan Edgar Poe (il ne l'achèvera qu'en mai 1944), un de ses auteurs de prédilection.

Le docteur Ferdière autorisa début décembre des sorties dans Rodez avec le peintre Frédéric Delanglade (1907-1970) ou encore en compagnie du jeune poète et éditeur ruthénois, par ailleurs résistant, Denys-Paul Bouloc (1918-2005) et, comme il le signifia à sa mère dans une lettre du 26 janvier 1944, Ferdière lui attribua dans le courant du mois une chambre individuelle. Il s'y rendait peut-être pour écrire mais il préférait dormir dans le dortoir (s'y sentait-il plus en sécurité, à l'abri des électrochocs, ou avait-il d'autres motivations ?). Antonin Artaud écrivit à ce moment « Supplément au Voyage chez les Tarahumaras », un texte tout aussi mystique que le précédent : il faut redire que « depuis son arrivée à Rodez, il avait en effet traversé un délire mystique fortement ritualisé dont sont alors empreints sa correspondance et ses textes[1] ».

Grâce aux encouragements de Frédéric Delanglade, il réalisa plusieurs dessins début février. Les sorties autorisées lui permirent d'aller au café, au jardin public, à la cathédrale de Rodez (qui alimenta son mysticisme), dans une ville cependant occupée par l'armée allemande. Ces sorties furent sans doute très importantes dans la resocialisation d'Antonin Artaud, tant souhaitée par ses deux thérapeutes (ce dont le « malade » se contrefichait, devant simplement goûter à cet ersatz de liberté). Il adapta en avril 1944 « Le Bébé de feu » de Robert Southwell (1561-1595) qui paraîtra dans le numéro 20 de *Poésie 44* de Pierre Seghers (1906-1987).

Il subit une quatrième série d'électrochocs (au nombre de douze) entre le 23 mai et le 16 juin 1944. À partir de juin, il obtint une carte de sortie qui lui permit d'aller et venir dans Rodez à sa guise, sans être chaperonné. Cela renforça son aspiration à être libéré, ce qu'il réclamait quasiment depuis son arrivée (et ce que le docteur Ferdière lui laissait entendre, telle une carotte récurrente dont Antonin Artaud ne fut jamais la dupe). Un vent de liberté ne soufflait-il pas sur l'Europe

[1] Évelyne GROSSMAN, *Œuvres*, *op. cit.*, p. 1759.

avec le débarquement allié du 6 juin ? D'ailleurs, les troupes allemandes quittèrent Rodez le 17 août. Pour lui, le moment était propice.

Las ! entre le 25 août et le 15 septembre 1944, il subit une cinquième série d'électrochocs, au nombre de dix. Dans une lettre à sa mère datée du 25 août (écrite juste avant que ne commençât l'électrothérapie), il se plaignit d'hémorragies intestinales. Ses plaintes précédentes avaient pour objets principaux les électrochocs et la privation de nourriture (notamment le pain et le chocolat). Ce fut vraisemblablement à la fin de cette cinquième série que le docteur Latrémolière quitta l'HP de Rodez pour rejoindre les rangs de la Résistance. Son absence fut relativement brève car il reprit du service début janvier 1945 en administrant la sixième et dernière série d'électrochocs (au nombre de 8) à ce patient si singulier, entre le 4 et le 24. Durant son absence, il avait été remplacé par un jeune interne, Jean Dequeker (état civil non trouvé), avec qui Antonin Artaud sympathisa (aussi avec sa mère et sa femme) : outre le confident qu'il trouva en lui, celui-ci comprenait (en tout cas tolérait) les exubérances artaldiennes conjuratoires (psalmodies et autres manifestations kinésiques) ; il restera en contact avec lui après sa sortie de Rodez, ce qu'il ne fera pas pour les docteurs Latrémolière et Ferdière (il enverra deux lettres à ce dernier, les 8 juin 1946 et le 12 janvier 1947 mais pour récupérer des lettres et un manuscrit).

Ce fut à partir de ce mois qu'Antonin Artaud fit de grands dessins en couleurs, « des dessins écrits », les dénomme-t-il dans une lettre du 10 janvier à Jean Paulhan. Le mois suivant, en février 1945, il entama la rédaction d'une sorte de journal sur des cahiers d'écolier, une pratique qui perdurera jusqu'à sa mort[1]. La lecture de ces cahiers, fort déroutante si l'on adopte une posture de lecteur rationnel (et pas seulement à cause des glossolalies, des entorses syntaxiques, de la pléthore de personnages morts ou vivants qui y apparaissent), à certains égards, pénible, tant l'auteur se répète et se contredit, est révélatrice de l'état mental de leur auteur qui livre un moi hypertrophié mais en ruines, déchirant et pathétique. On ne sait pas si ses médecins ont lu ses cahiers au moment où il les écrivait à l'HP de Rodez : alors qu'ils avaient renoncé à poursuivre la sismothérapie par électrochocs et pensaient avoir réussi en partie à conduire leur patient vers une forme de resocialisation, entre autres grâce au « travail littéraire » accompli par lui, à leur lecture, ils se seraient rendu compte qu'ils s'étaient fait berner. En effet, les Cahiers de Rodez

---

[1] Les cahiers écrits à Rodez, dits « Cahiers de Rodez », au nombre de cent-six, ont été transcrits anonymement par Paule Thévenin et figurent chez Gallimard dans les *Œuvres complètes*, tomes XV à XXI, soit sept volumes et ceux écrits ensuite après sa sortie de Rodez, appelés d'une part « Cahiers du retour à Paris » (au nombre de cent-vingt-six, transcrits par Paule Thévenin, tomes XXII à XXVI des *Œuvres Complètes*) et d'autre part les *Cahiers d'Ivry*, au nombre de cent-soixante-quatorze, transcrits par Évelyne Grossman (voir *supra*).

Les quatre-cent-six cahiers (« Total auquel il faut adjoindre plusieurs cahiers épars, perdus, volés ou détenus par des collectionneurs [a] ») couvrent donc la période février 1945-mars 1948, soit un peu plus des trois dernières années de la vie d'Antonin Artaud, décédé le 4 mars 1948. Voir le chapitre suivant, « L'œuvre ».

[a] Florence de MÈREDIEU, *C'était Antonin Artaud*, *op. cit.*, p. 811.

révèlent qu'Antonin Artaud continuait de vivre dans un monde complètement à part, « délirant » aux yeux du commun. D'ailleurs, les lettres qu'il envoyait, notamment au docteur Ferdière, étaient tout à fait claires sur ce point.

Le dimanche pascal (le 1er avril 1945), il rejeta violemment le christianisme (et toute forme de religion) dont il déclarera avoir été la dupe. Le temps continua à s'étirer et, malgré une actualité féconde (la capitulation allemande le 8 mai) qu'il paraît tenir à distance, il poursuivit la rédaction de ses cahiers et à entretenir une ample correspondance. Jean Paulhan redevint sa principale référence littéraire. Ce fut à cette époque qu'il forgea le projet, une fois sorti de Rodez, d'aller vivre dans le Midi et de faire un grand voyage au Tibet, et qu'il exhorta ses relations (y compris Paulhan) à l'y suivre. Il apprit au mois d'août la mort de Robert Desnos, interné au camp de Terezin, emporté par le typhus le 8 juin. Il écrivit alors une lettre touchante à Youki Desnos (1903-1966).

Début septembre, il reçut la visite de Jean Dubuffet (il reviendra début décembre) qui lui apporta des vêtements et de l'argent. Le peintre rencontra le docteur Ferdière avec qui il discuta de l'envisagement d'une sortie de l'HP de Rodez d'Antonin Artaud.

Le 15 septembre 1945, Henri Parisot qui dirigeait alors la collection « L'âge d'or » aux éditions Fontaine, lui annonça l'impression de *Voyage au Pays des Tarahumaras* qui sortirait en novembre. Antonin Artaud avait entrepris une correspondance suivie avec Henri Parisot que l'éditeur proposera de publier. Malgré le désaccord véhément du docteur Ferdière (qui arguait le statut d'interné de l'auteur, privé de ses droits civils), les *Lettres de Rodez* (ouvrage composé de cinq lettres) sortiront en février 1946 aux éditions Guy Lévis Mano (G.L.M.). Par ailleurs, Antonin Artaud apprit en décembre la mort de Robert Denoël, assassiné à Paris le 2 décembre et il en sera très affecté comme en témoigneront ses écrits ultérieurs.

Il continua d'écrire. Dans le courant du mois de février, il rédigea la « Lettre sur Lautréamont » qui sera par la suite publié aux *Cahiers du Sud* (n° 275) quelques mois plus tard, puis intégrée par Paule Thévenin au recueil *Suppôts et suppliciations.*

Les 26 et 27 février 1946, il reçut la visite d'Arthur Adamov et de Marthe Robert dont le but était, outre de voir leur ami, de discuter des modalités de sa sortie. Le docteur Ferdière, d'accord sur le principe, posait cependant des conditions, à savoir qu'Antonin Artaud fût placé dans un milieu médicalisé et que des moyens de substance lui fussent assurés. À son retour à Paris, Arthur Adamov prit des contacts pour organiser une vente aux enchères de tableaux et autres manuscrits dont Antonin Artaud serait le bénéficiaire. En mai-juin, le Comité des Amis d'Antonin Artaud fut créé ; sous la présidence de Jean Paulhan, il regroupait Arthur Adamov, Balthus, Jean-Louis Barrault, Jean Dubuffet (secrétaire), André Gide, le galeriste Pierre Loeb (1897-1964), Pablo Picasso. De son côté, Roger Blin s'occupa, toujours dans le but de lever des fonds au profit d'Antonin Artaud, d'organiser une soirée de gala. Enfin, la maison de santé d'Ivry-sur-Seine, dirigée par le docteur François Achille-Delmas (1879-1947), une clinique de luxe, fut pressentie pour accueillir le poète.

Le 10 mars 1946, il reçut la visite de l'écrivain Henri Thomas (1912-1993) rejoint le lendemain par sa femme, Colette Thomas (1918-2006). Henri Thomas (à ne pas confondre avec René Thomas chez qui Antonin Artaud logea rue Daguerre, voir *supra*) avait consacré l'année précédente deux courts essais au *Théâtre et son Double*, parus respectivement dans le n° 26 d'*Action* et dans le n° 1 de *L'Heure nouvelle*.

Du 19 mars au 10 avril, Antonin Artaud eut droit à une sortie d'essai à Espalion, à une trentaine de kilomètres de Rodez, en compagnie de l'écrivain André de Richaud (1907-1968), un ami de Gaston Ferdière alors en cure de désintoxication à l'HP de Rodez. L'essai fut peu concluant (notamment face au comportement asocial d'Antonin Artaud qui croyait qu'il serait libéré dans la foulée de cette sortie d'essai : il « fut surpris et consterné quand il vit une ambulance de Rodez arriver à Espalion pour le ramener à l'hôpital[1] ») mais le docteur Ferdière maintint pourtant sa décision de la sortie pour celui qu'il ne considérait cependant pas comme guéri. Les dernières semaines de son séjour se passèrent dans la fébrilité de son départ alors que le docteur Ferdière se démenait avec les problèmes administratifs : entre autres, son célèbre patient faisant l'objet d'un placement d'office, le médecin-chef de l'hôpital devait obtenir l'accord écrit du préfet pour lever le placement.

Antonin Artaud finit par quitter l'hôpital de Rodez le 25 mai 1946. Alors qu'il avait repris dix kilos depuis son arrivée, sa courbe de poids avait commencé à décliner à partir de mai 1945, tant et si bien qu'il ne pesait plus que 56 kilos. Nous reviendrons sur cette frappante détérioration de son état de santé. Il regagna Paris par un train de nuit en compagnie du docteur Ferdière (qu'il ne devait plus revoir), lequel convoyait deux autres malades à destination de l'HP de Sainte-Anne. Antonin Artaud avait presque cinquante ans et n'avait plus que vingt-et-un mois et quelques jours à vivre.

16) Entre Ivry et Paris, pour mourir libre

Après ce séjour de huit ans et huit mois (du 16 octobre 1937 au 25 mai 1946), il recouvra la liberté (une liberté théoriquement sous condition). En ce matin du 26 mai (qui est aussi le jour du retour à Paris d'André Breton après son exil outre-Atlantique pendant la guerre), il fut accueilli à la gare d'Austerlitz à 6 heures du matin (ou 9 heures selon les versions) par Jean Dubuffet, Marthe Robert, Colette et Henri Thomas, et Ida Bourdet (1910-1993, née Adamov et cousine d'Arthur Adamov), qui procédèrent à son installation dans la chambre que lui avait réservée le docteur Delmas dans sa clinique à Ivry-sur-Seine, à l'époque au 23, rue de la Mairie. Le docteur lui remit alors une clé lui permettant d'aller et venir à sa guise. Le soir de son retour à Paris, Thomas Maeder raconte que Henri Thomas emmena

[1] Thomas MAEDER, *op. cit.*, p. 255.

Antonin Artaud rendre visite à André Gide qui avait une grande affection pour lui et que « le récit par Artaud de ses années d'internement [fut] si émouvant que Gide se mit à pleurer[1] ».

Il poursuivit l'écriture de ses cahiers commencée à Rodez. Il écrivit par ailleurs divers textes (souvent puisés dans ses cahiers qui lui servaient de matériau premier), perpétua sa dense activité épistolaire (jamais interrompue tout au long de sa vie d'homme libre ou interné) et continua de dessiner. Dans une ville encore marquée par la guerre et ses conséquences (épuration, délinquance, pénuries diverses…), il reprit ses habitudes de vie dans les cafés (plutôt ceux de Saint-Germain-des-Prés car la mode n'était plus à ceux de Montparnasse), et replongea allègrement dans ses pratiques d'invétéré toxicomane. Ses anciennes connaissances, dont certaines étaient mortes, furent surprises de revoir un homme prématurément vieilli, édenté, amaigri, cacochyme, par ailleurs mal habillé, avec des vêtements douteux, troués par la combustion des cigarettes. Il fréquenta beaucoup Jacques Prevel, alors âgé de 31 ans, qui lui avait envoyé ses poèmes à Rodez et à qui Antonin Artaud avait répondu. On peut dire que le cercle des intimes était formé par Paule Thévenin (qui, outre ses qualités et l'admiration qu'elle avait pour lui, ainsi que le fait d'habiter à proximité, présentait aux yeux d'Antonin Artaud l'inestimable avantage d'avoir un mari médecin qui pouvait le pourvoir en laudanum), Marthe Robert (chez qui il prenait fréquemment ses repas), Colette Thomas (jeune femme qui avait déjà connu l'internement psychiatrique et avec qui Antonin Artaud vivra une sorte de passion amoureuse platonique dont il avait l'habitude et la maîtrise bien rôdée du *modus operandi*) et Jacques Prevel. Le jeune poète était le seul de sexe masculin, le poète préférant *a priori* la compagnie des femmes ; Prevel partagea la vie d'Antonin Artaud, à certaines périodes quotidiennement, presque jusqu'à sa mort (sa propre hospitalisation l'empêcha d'accompagner son ami jusqu'au bout). Jacques Prevel avait aux yeux d'Antonin Artaud plusieurs atouts : sa jeunesse, sa qualité de poète, sa relative disponibilité, l'admiration inconditionnelle du jeune homme pour lui, le goût des drogues qu'ils avaient en commun (Jacques Prevel sera d'ailleurs l'un de ses fidèles pourvoyeurs : les deux compères avaient mis au point le nom de code « épreuves » dans leurs tractations de laudanum). Le journal poignant de Prevel (au contraire de témoignages qui fleurirent *a posteriori*, des années après la mort d'Antonin Artaud, le journal de Prevel fut écrit au jour le jour, sur le vif, dans un style spontané qui sonne vrai), *En compagnie d'Antonin Artaud* (*op. cit.*), est révélateur de ce que furent les deux dernières années de la vie du pensionnaire de la maison d'Ivry.

Le 7 juin 1946 eut lieu en matinée, à dix-sept heures, au Théâtre Sarah-Bernhardt, une séance d'hommage à Antonin Artaud préparée par Roger Blin depuis février dans le but de lever des fonds. Ouverte avec une certaine solennité par une allocution d'André Breton, elle fut composée par la lecture de textes

[1] *Ib.*, p. 264.

d'Antonin Artaud. Dès le lendemain, il enregistra pour la radio « Les malades et les médecins[1] » qui sera diffusé le 9, et dont le texte paraîtra dans le n° 7 de la revue *Les Quatre vents* (1947).

Six jours plus tard, le 13 juin, toujours dans le but de lever des fonds, le comédien Pierre Brasseur (1905-1972) endossa le rôle de commissaire-priseur pour la vente aux enchères de tableaux et de manuscrits d'Antonin Artaud exposés depuis le 6 à la Galerie Pierre (Loeb), 2 rue des Beaux-arts dans le VIe arrondissement. Autant la soirée au Théâtre Sarah-Bernhardt ne rapporta que peu d'argent, autant la vente aux enchères permit de récolter plus d'un million de francs, ce qui allait mettre son bénéficiaire à l'abri du besoin jusqu'à sa mort.

Antonin Artaud passa son premier été de liberté à Paris, partagé entre ses travaux littéraires (dont la rédaction forcenée des cahiers qu'il traînait partout avec lui), les visites à ses relations, la vie dans les cafés de Saint-Germain-des-Prés qu'il fréquentait alors quotidiennement, très souvent en compagnie de Marthe Robert, de Colette et Henri Thomas, et de Jacques Prevel.

Odette et Alain Virmaux écrivent à propos de cette période que

> pendant les vingt mois qui lui restent à vivre, il connaît un peu de ce qui lui a été refusé naguère : on le sollicite, on vient le voir à Ivry (beaucoup de jeunes gens), on l'invite ici ou là, quelque chose comme une petite cour se forme autour de lui. [...]. La petite "reconnaissance" qu'il vient enfin d'atteindre est surtout liée au microcosme germanopratin [...][2].

Le 16 juillet eut lieu l'enregistrement de « Aliénation et magie noire » qui fut diffusé à la radio le lendemain. Il écrivit notamment « Centre-mère et patron-minet ». Début août, les éditions Gallimard envisagèrent de faire signer un contrat pour l'édition des *Cenci*. Il eut alors la promesse de l'éditeur d'une publication de ses *Œuvres complètes* dont il rédigea d'ailleurs le « Préambule ». Il composa jusqu'en septembre les cinq textes (« poèmes » selon l'auteur) qui constituèrent le recueil *Artaud le Mômo*[3] dont Claude Gallimard (1914-1991) refusa l'édition en octobre et qui fut publié l'année suivante aux Éditions Françaises Nouvelles, fondées par Pierre Bordas (1913-2000) à Grenoble.

Jonathan POLLOCK explique que « dans le patois marseillais, *momo* à le sens d' "idiot" et de "simplet" (du provençal *momo*). [...] En tant qu'helléniste, [Antonin Artaud] devait connaître l'étymon grec du mot, *mômos* ("ridicule"), ainsi que sa personnification mythologique, Momus, dieu de la moquerie et des bons mots. Cela explique en partie pourquoi il affuble la première syllabe d'un accent

---

[1] La déclamation hallucinée de son texte par Antonin Artaud (qui reste inoubliable à l'auditeur !) se trouve facilement sur le web (durée : environ 5').

[2] Alain et Odette VIRMAUX, *Antonin Artaud*, Lyon : Éditions la Manufacture, 1991 (252 p.), p. 19.

[3] Les cinq poèmes s'intitulent : « Le retour d'Artaud, le Mômo », « Centre-mère et patron-minet », « Insulte à l'inconditionné », « L'exécration du père-mère », « Aliénation et magie noire » (Antonin ARTAUD, *Œuvres*, *op. cit.*, pp. 1123-1141).

circonflexe. Aussi, en respectant l'oméga [*Mῶμος*], il rapproche *mômo* du français *môme* […]. Enfin, il connaissait sans doute le verbe obsolète *momer*, "se masquer, faire des mascarades" (d'où momerie) […][1]. »

Antonin Artaud partageait son temps entre l'écriture, à Ivry, mais aussi partout où il pouvait se poser. Les témoins de l'époque le peignent alors toujours très entouré, qui par ses anciennes connaissances, qui par des jeunes gens gravitant plus ou moins dans la mouvance littéraire. Il portait constamment sur lui un couteau de poche avec lequel il se faisait des points d'acupuncture (à la tête, dans le dos). Mais il l'utilisait aussi souvent pour le planter dans les tables, chez ses hôtes ou dans les cafés. Sa consommation de drogues diverses (principalement le laudanum, l'opium et l'héroïne et, en cas de disette, l'élixir parégorique) était considérable. La quantité mensuelle qu'il recevait en début de mois par le docteur Delmas se trouvait souvent épuisée dans la semaine où il l'avait touchée. Face aux difficultés d'approvisionnement, il commença à utiliser l'hydrate de chloral (voir *infra*, Chapitre VII). On peut s'étonner des relations distantes qu'il aurait eues avec sa famille, et notamment avec sa mère qui avait tant fait pour lui (cette froideur, cette incapacité à l'empathie, aux sentiments, apparentes ou compulsives, font forcément penser aux marqueurs inscrits dans les troubles du spectre de l'autisme, dits TSA).

Il signa le 6 septembre 1946 un contrat chez Gallimard pour « au moins quatre tomes » de ses *Œuvres complètes*. Il partit ensuite dans le Midi. Il séjourna entre le 14 septembre et le 4 octobre à Sainte-Maxime, à l'auberge du Sans-souci en compagnie de Marthe Robert ; Colette Thomas et Paule Thévenin les rejoignirent deux jours plus tard mais elles s'installèrent dans la maison de famille de Colette Thomas à la Nartelle (quartier de Sainte-Maxime). Pendant le séjour, il écrivit beaucoup et dessina. À son retour, il demanda au docteur Delmas d'habiter un petit pavillon abandonné dans le parc. Bien que sans confort (pas d'eau, pas d'électricité), le docteur céda aux instances de son pensionnaire fin octobre.

Il ne ralentit pas la cadence d'écriture. Ainsi, il aurait écrit d'un seul jet, le 25 novembre, *Ci-Gît* précédé de *La Culture indienne*. Ce même mois, il commença l'écriture de *Suppôts et Suppliciations* : en fait, il dictait les textes à Paule Thévenin que celle-ci lui restituait ensuite dactylographiés et qu'il corrigeait. Évelyne Grossman explique pourquoi il aura fallu attendre 1978 pour que ce dernier opus, composé de textes et de lettres qui s'échelonnent de mars 1945 à février 1947, fût intégralement publié par l'éditrice (Paule Thévenin) dans le double tome XIV des *Œuvres complètes* : c'est que, « au prix de nombreuses recherches et difficultés

---

[1] Jonathan POLLOCK, « Marseille et la langue marseillaise dans la dernière écriture d'Artaud », Thierry GALIBERT (dir.), *Antonin Artaud écrivain du Sud*, *op. cit.*, p. 40.

L'auteur de cet article livre d'autres pistes données par Antonin Artaud. La plus courte et la plus évocatrice à nos yeux, est la définition qu'il confia à Jacques PREVEL qui la nota dans son journal en date du 13 octobre 1946 : « Ça veut dire toc-toc. » (Jacques PREVEL, *op. cit.*, p. 109.). Aujourd'hui, les Marseillais diraient plutôt « fada », une épithète et un substantif indémodables depuis la Renaissance (et que l'auteur emploiera dans un texte : voir *in* chapitre IV, « Les écrits de délire »).

de lecture ; Antonin Artaud n'avait pas eu le temps, en effet, de relire avant sa mort l'ensemble des dactylographies[1] ». On peut se montrer dubitatif sur ces explications qui justifieraient trente ans d'inaction éditoriale par rapport à l'une des œuvres les plus emblématiques du soi-disant délire qui habitait leur auteur ; le temps littéraire ne s'écoule certes pas au diapason de l'horloge commune mais ces trente ans de décalage paraissent exorbitants.

Antonin Artaud avait été sollicité pour monter un spectacle par le directeur du Vieux-Colombier et pendant un moment, il avait songé mettre en scène *Les Bacchantes* d'Euripide. Finalement, il opta pour une conférence qui serait suivie de la lecture de ses récents poèmes. Il en avait exprimé l'idée dans un de ses cahiers : « Je veux faire une démonstration publique de certains états mentaux, je la ferai[2]. » La date du 13 janvier 1947 fut arrêtée et les affiches annonçaient « Histoire vécue d'Artaud-Mômo. Tête-à-tête avec Antonin Artaud. ». La veille de la soirée, le poète souffrait d'un eczéma suppurant aux testicules et le docteur Yves Thévenin (1914-1981), l'époux de Paule Thévenin, lui fit des bandages.

La salle du Vieux-Colombier était comble à vingt-et-une heures et ce que l'on appelle « le Tout-Paris » était là. L'ancien comédien (mais quand on le fut, ne le demeure-t-on pas ?) commença par raconter sa vie d'interné abusif, la bataille qu'il avait menée à Dublin, celle qu'il menait contre les envoûtements et les forces du mal. Au bout de quelque deux heures, lorsqu'il voulut lire ses poèmes, il s'interrompit brusquement. André Gide, qui se trouvait au premier rang, aidé par Arthur Adamov, monta alors sur scène pour l'embrasser. La soirée reprit mais Antonin Artaud renonça à la lecture de ses papiers et improvisa, en évoquant notamment l'opium et les électrochocs. Les réactions à cette conférence furent très contrastées et les souvenirs qui en restèrent aux témoins sont à tout le moins divergents. Thomas Maeder raconte que sur les vingt personnes ayant assisté à cette terrible soirée (Artaud s'embrouilla et la soirée tourna court) et qu'il a interrogées, « *pas une n'avait les mêmes souvenirs*[3] [s. p. n.] » !

À la suite de l'article révoltant d'un psychiatre qui qualifiait Van Gogh de déséquilibré et de délirant et que lui avait envoyé le galeriste Pierre Loeb, il visita l'exposition Van Gogh au musée de l'Orangerie le 2 février 1947. Il commença alors la composition de *Van Gogh le suicidé de la société*. Le même mois, Pierre Loeb lui proposa d'organiser dans sa galerie une exposition de ses propres dessins.

Le 13 février 1947, il signa avec Pierre Bordas le contrat pour la parution d'*Artaud le Mômo*, puis, le 21 février, il signa chez K éditeur le contrat pour la publication de *Suppôts et Suppliciations*. S'il continuait à poursuivre une vie très active, il était néanmoins malade et en était conscient. Le 24 février 1947, n'écrira-t-il pas à Jean Paulhan : « Ma vie de tous les jours et surtout de toutes les nuits est une

[1] Évelyne GROSSMAN, *Antonin Artaud, un insurgé du corps*, *op. cit.*, p. 86.
[2] Cahier n° 120, Paris (fin juin-début juillet 1947), *Œuvres complètes*, t. XXII, Paris : Gallimard, 1986 (568 p.), p. 263.
[3] Thomas MAEDER, *op. cit.*, p. 279.

lutte incessante contre la mort[1]. » ? Afin de calmer ses souffrances, il réclamait alors à hue et à dia de l'opium (sous la forme de laudanum dont il évaluait ses besoins à trente grammes par jour[2], car l'opium était difficile à trouver à cette époque : Joë Bousquet avait les mêmes problèmes d'approvisionnement à Carcassonne...). Il paracheva dans le courant du mois et tout début mars son *Van Gogh* pour lequel il signa un contrat avec K éditeur le 28 février.

Hors son activité épistolaire (et notamment une lettre qui informe entre autres qu'il fit un choc anaphylactique courant mars alors qu'il se trouvait au restaurant, lequel provoqua un œdème de Quincke qui l'obligea à rester alité pendant deux jours), et hors la publication d'articles dans les revues (*Les Quatre Vents*, *Les Cahiers de la Pléiade*), aucun événement notable ne marqua ce mois de mars, non plus que le mois d'avril. On sait que ce fut après la mi-avril qu'il corrigea les épreuves d'*Artaud le Mômo*. Il fit notamment le portrait de Jacques Prevel et celui de Paule Thévenin.

Jean Dubuffet démissionna au mois de mai 1947 de son poste de secrétaire du Comité qui réglait la pension à la clinique d'Ivry mais aussi les dépenses d'Antonin Artaud, lesquelles filaient trop vite à son goût. Il fut remplacé par Pierre Loeb qui endossa, après Dubuffet, le rôle du persécuteur.

Plusieurs témoins de l'époque rapportent l'importance que prit l'oralité les deux dernières années de sa vie (scènes diverses où il psalmodiait, chantonnait, chantait, criait, hurlait à tue-tête, le plus souvent en frappant une table avec un couteau). La voix eût toujours son importance si l'on se remémore son passé de comédien. Les imprécations et autres psalmodies qu'il proférait lui posèrent quelques problèmes à l'HP de Rodez. Mais ce fut bien à Ivry qu'il put fusionner écriture et oralité, notamment en dictant ses textes. On lui offrit fin avril un billot et un piolet de montagne dont il se servait pour massacrer le pauvre billot tout en scandant ses mots.

En dépit de sa mauvaise santé, Antonin Artaud poursuivit l'écriture de textes (« Aliéner l'acteur » parmi d'autres textes sur le théâtre, « Lettre contre la Cabbale » adressée à Jacques Prevel, etc.). Il signa notamment deux contrats avec Marc Barbezat (1913-1999), fondateur de la revue *L'Arbalète* et des éditions du même nom.

À partir du 7 juillet, se tint pour deux mois l'« Exposition Internationale du Surréalisme 1947 » à la Galerie Maeght pour laquelle il avait refusé de satisfaire à la demande d'André Breton – coorganisateur avec Marcel Duchamp (1887-1968) – d'y participer au prétexte qu'elle se tenait dans une galerie « capitaliste ». Sans affirmer qu'il s'agît d'un pied de nez à cet évènement bourgeois, se tint à la Galerie Pierre, du 4 au 20 juillet 1947, l'exposition « Portraits et dessins par Antonin Artaud », une trentaine d'œuvres dont certains grands dessins réalisés à l'HP

---

[1] Cité par Thomas MAEDER, « Lettre inédite du 24 février 1947 communiquée par Mme Jacqueline Paulhan », *op. cit.*, p. 282.

[2] « Lettre à Paule Thévenin, Ivry (01/09/1947 », *Œuvres*, *op. cit.*, p. 1626.

de Rodez mais aussi certains des portraits de familiers qu'il avait commencé à croquer au cours de l'été 1946.

Antonin Artaud passa l'été à Ivry et continua à produire des textes, en sus de la rédaction des Cahiers qui ne s'interrompit jamais. Il n'est rien d'écrire qu'il souffrait et augmentait ses prises de drogues. Mais, comme le fait remarquer Florence de Mèredieu, il avait plus de difficultés à s'approvisionner en période estivale car « ses habituels pourvoyeurs [étaient] absents[1] ». Parmi les textes écrits en ce début août, notamment sur le théâtre, figure une « Histoire vraie de Jésus-christ [*sic*] » qui ne verra jamais le jour. Il corrigea aussi la deuxième série d'épreuves d'*Artaud le Mômo*. En ce mois d'août particulièrement chaud, il n'allait pas bien, non plus que Jacques Prevel, beaucoup mis à contribution par Antonin Artaud, et qui commençait à cracher le sang.

Le 4 septembre, le jeune homme fut hospitalisé à la Précure de la Cité Universitaire à cause d'une tuberculose qui prenait de l'ampleur (et qui aura raison de sa vie quatre ans plus tard), ce qui affecta Antonin Artaud qui vint le visiter à l'hôpital (Prevel relata la visite dans son Journal, déjà cité). Il revint le visiter le 19 septembre. Antonin Artaud allait si mal qu'il dut alors être soutenu pour descendre l'escalier conduisant à la sortie.

Le docteur Achille Delmas mourut au mois d'octobre et fut remplacé par le docteur Georges Rallu (état civil non trouvé : il publia en 1938 *Les Psychoses alcooliques et leurs facteurs économiques et sociaux* et il dirigera la maison de santé d'Ivry jusqu'à sa fermeture en 1967[2]) qui fut moins compréhensif que son prédécesseur par rapport à la fourniture de drogue à son patient. Ce fut à cette époque qu'Antonin Artaud écrivit notamment « Procédure contre la loi sur les stupéfiants » et « Tutuguri, le Rite du soleil noir ».

Fernand Pouey (1900-1981), directeur des émissions dramatiques et littéraires à la Radio française, proposa début novembre à Antonin Artaud de préparer une émission qui s'inscrirait dans le cycle « La voix des poètes ». Le poète se mit alors à l'écriture de différents textes, dont un nouveau « Théâtre de la Cruauté ». Il décida d'appeler l'ensemble *Pour en finir avec le jugement de dieu* (le texte paraîtra posthumément en avril 1948). Les séances d'enregistrement eurent lieu entre les

---

[1] Florence de MÈREDIEU, *C'était Antonin Artaud*, *op. cit.*, p. 973.

[2] Arthur BIREMBAUT. « À propos des notices biographiques sur Sadi Carnot : quelques documents inédits », *Revue d'histoire des sciences*. 1974, tome 27 n°4. pp. 355-370, *Persée* (page consultée le 31/01/2024),
<http://www.persee.fr/web/revues/home/prescript/article/rhs_0151-4105_1974_num_27_4_1107>.
On apprend dans cet article que cette maison de santé privée avait été fondée par Jean Etienne Esquirol en 1828 et que le physicien Sadi Carnot (1796-1832), considéré comme le père de la thermodynamique, par ailleurs oncle du président français homonyme, y séjourna, atteint de manie, et y mourut du choléra (ce que met en doute Arthur Birembaut car l'épidémie de 1832 n'avait pas touché le centre-ville d'Ivry). Entre autres personnalités pensionnaires de la maison d'Ivry et dont s'était occupé le docteur Delmas, on citera le poète Roger Gilbert-Lecomte (1907-1943) et durant la guerre, Lucia Joyce (1907-1982), la fille schizophrène de l'écrivain James Joyce (1882-1941). Au contraire de ce que disait Antonin Artaud, Gérard de Nerval (1808-1855) ne fut jamais interné ici. Il confond avec la Maison du docteur aliéniste Émile Blanche (1820-1893).

22 et 29 novembre 1947 sous sa direction, avec les voix de Maria Casarès (1922-1996), Paule Thévenin, Roger Blin et la sienne[1].

Le 13 décembre, bien qu'il fût lui-même en piteux état, il rendit visite à Jacques Prevel. Venaient alors de paraître *Artaud le Mômo* aux éditions Bordas et *Van Gogh le suicidé de la société* chez K éditeur : il apporta à son jeune ami un exemplaire de ce dernier livre qu'il lui dédicaça. Ce fut la dernière fois que Jacques Prevel vit cet homme pour qui il avait développé une si grande admiration, voire une dévotion. Durant ce mois de décembre, Antonin Artaud poursuivit l'écriture de textes (dont « Les trafics d'héroïne à Montmartre »).

En janvier 1948, il écrivit plusieurs notes et textes sur la magie et les stupéfiants. Le 7, il passa une radio à l'hôpital de la Salpêtrière. Il reçut le 16 le prix Sainte-Beuve de l'essai pour *Van Gogh le suicidé de la société.* Les 30 et 31 janvier, il mit au point dans ses cahiers *50 dessins pour assassiner la magie*, une œuvre qui sera publiée posthumément. L'émission *Pour en finir avec le jugement de dieu* devait être diffusée le 2 février mais le directeur général de la Radiodiffusion française, Wladimir Porché (1910-1984) l'interdit. Cette interdiction provoqua un vif émoi dans la presse et des conflits au sein de la radio nationale. Malgré l'avis favorable d'un jury d'intellectuels qui se réunit le 5 février, l'interdiction fut maintenue et Antonin Artaud en fut fort dépité (*Pour en finir avec le jugement de dieu* sera officiellement diffusé par France-Culture le 6 mars 1973, vingt-cinq ans après la mort de son auteur).

Le 2 février, une nouvelle consultation et des examens à l'hôpital de la Salpêtrière de Paris révélèrent qu'Antonin Artaud souffrait d'un cancer avancé du rectum, inopérable (aucun document n'atteste toutefois ce diagnostic, par ailleurs contesté par le docteur Ferdière : une radiographie prise lors des examens serait conservée à la Bibliothèque Nationale de France, son expertise médicale permettrait de lever toute ambigüité). Paule Thévenin en eut l'information qu'elle ne lui communiqua pas, bien qu'elle pensât qu'il le savait[2]. Une lettre de l'hôpital l'autorisa à prendre tout le laudanum dont il aurait besoin.

Le 2 mars, il reçut la visite de sa sœur et le 3, il déjeuna chez Paule Thévenin, à qui il remit un pouvoir pour percevoir ses droits d'auteur. Le 4 au matin, le jardinier de la maison de santé le retrouva mort, assis au pied de son lit, avec une bouteille d'hydrate de chloral vide à ses côtés. La cause médicale de sa mort fut donc une surdose accidentelle (?) de ce médicament. Il fut enterré civilement le 8 mars au cimetière communal d'Ivry-sur-Seine. Ce ne fut qu'en 1975 que ses

---

[1] Comme pour les autres enregistrements radiophoniques d'Antonin Artaud, on peut les trouver facilement sur le web. La durée du *Jugement* dans son intégralité est de presque 40'. Là encore, le poète y déploie une déclamation extraordinaire.

[2] André Roumieux rapporte les propos suivants : « Je sais que j'ai un cancer, déclarera-t-il à Jean Larabini, journaliste à *Combat*. Ce que je veux dire avant de mourir, c'est que je hais les psychiatres. À Rodez, je vivais dans la terreur de cette phrase : "M. Artaud ne mange pas aujourd'hui, il passe au choc." Je sais qu'il y a des tortures plus abominables. Je pense à Van Gogh, à Nerval, à tous les autres. Ce qui est atroce, c'est qu'au XXe siècle un médecin puisse s'emparer d'un homme sous prétexte qu'il est fou et faire de lui ce qui lui plaît. » André ROUMIEUX, *op. cit.*, p. 160.

restes furent transférés dans le caveau familial du cimetière Saint-Pierre à Marseille. Celui qui resta « toute sa vie, sous la triple dépendance de la famille, de la religion et de l'asile, […] emprise […] complexe et redoutable[1] » était enfin libre : il ne s'était pas couché devant la mort, il était en train de se chausser pour l'accueillir debout.

II. La biographie « délirante » par Antonin Artaud

Un chapitre va être consacré en aval aux écrits de délire d'Antonin Artaud, mais il a semblé opportun, dans la foulée de sa biographie réelle, de reconstituer à travers ses propres écrits une « autobiographie » qui n'a jamais porté ce nom et qu'il n'a sans doute jamais envisagé d'écrire : les éléments concédés par l'auteur sur son existence, tangible ou fantasmée, ne sont toujours apparus que sous la forme de fragments épistolaires ou livresques et jamais mis bout à bout par lui (comme le fit, par exemple, l'écrivain Joë Bousquet à partir de ses nombreux cahiers). Ce chapitre va aussi permettre au lecteur de commencer à se familiariser avec l'écriture si particulière du poète.

Antonin Artaud ne se satisfaisait pas de sa vie réelle et il éprouva le besoin de l'arranger, de la réinventer pour l'inscrire dans un destin extraordinaire. Mythomanie (d'ailleurs revendiquée par lui) et mégalomanie envahirent l'explication et la justification de sa vie dont il se fera à la fois l'engendreur et la parturiente, le « père-mère » écrivit-il. S'il fut toujours habité par des idées de grandeur et de puissance, privilège des artistes, il les vécut cependant par œuvres interposées (*Héliogabale* en est un exemple) en y mêlant parfois des relents de magie et d'occultisme. Ce n'est qu'à partir de 1937 (le voyage en Irlande) qu'il afficha sa folie, spectaculairement, dans ses lettres puis dans ses œuvres datant de la période asilaire et post-asilaire. Outre dans ses lettres, on trouve de nombreuses traces des passé, présent et futur, imaginaires, dans les quatre-cent-six cahiers qu'il a commencé à remplir inlassablement à partir de 1945 à l'HP de Rodez et dans lesquels on peut constater que cette réécriture de sa vie sous la domination d'un délire littéraire à tout le moins mégalomane (d'aucuns disent paranoïaque) ne le quittera pas jusqu'à ses derniers jours. Il a souvent mêlé à des faits réels et vérifiables, des inventions biographiques et historiques, tant et si bien que le lecteur est inconfortablement placé dans le doute.

À partir de 1937, il apparaît clairement qu'Antonin Artaud est né de sa douleur[2], et que cette douleur (sur laquelle il a construit toute sa vie, qu'il a entretenue, mise en scène, jouée et surjouée parfois) a fini par le rendre fou aux yeux de la

---

[1] Florence de MÈREDIEU, *C'était Antonin Artaud*, *op. cit.*, p. 115.

[2] « Lettre à Henri Parisot, Rodez (07/09/1944) », *Œuvres*, *op. cit.*, p. 936 : « Je ne suis né que de ma douleur […]. »

société, folie, toutefois, hypothétiquement savamment préméditée et construite, et dont on doit constater la réussite.

Comment a-t-il réécrit l'Histoire et sa propre histoire ? Les citations proposées ne sont données qu'à titre d'exemples et il ne s'agit en aucun cas d'être exhaustif, d'autant qu'Antonin Artaud se répète beaucoup, en introduisant parfois des variantes dont quelques exemples seront proposés.

Outre la science divinatoire qu'il recherchait auprès d'autrui et qu'il pratiquait (il la conchiera, comme le catholicisme, en 1945), une des caractéristiques de sa mégalomanie est qu'il s'arrogeait des pouvoirs supérieurs : « Je crains fort que dès octobre ou novembre le feu ne soit partout à Paris. Ceux que j'aime seront abrités et avertis[1]. » Encore : « C'est que ma vie, Anne, réalise une Prophétie. Un jour vous comprendrez ces paroles[2]. »

Voici un autre extrait de lettre (envoyée à André Breton depuis Galway, en Irlande) où deux informations sont livrées. La première concerne les juifs[3] à l'encontre desquels Antonin Artaud manifestera à plusieurs reprises dans ses écrits une hostilité parfois violente et qui peut s'apparenter à de l'antisémitisme (ce n'est pas l'endroit de développer ici cet aspect de la pensée artaldienne qui, toute révolutionnaire qu'elle fût, s'inscrivait cependant dans une répugnante tradition littéraire de l'époque – beaucoup plus ancienne mais ancrée tangiblement depuis le XIXe siècle – chez certains auteurs[4]) ; la deuxième se révèlera « prémonitoire », comme si la suite des événements irlandais de sa biographie allait être délibérément provoquée par lui car il était le maître de son destin, comme il l'affirmera par la suite à plusieurs reprises :

> Je suis contre les Juifs dans la mesure où ils ont renié la Kabbale, tous les Juifs qui n'ont pas renié la Kabbale sont avec moi, les autres, non.
> Il se peut que j'aille en Prison d'ici quelque temps. Ne vous inquiétez pas, ce sera volontaire et pour peu de temps. Je vous ai dit que j'avais lu dans les Tarots que

---

[1] « Lettre à Anne Manson, Paris (10/08/1937) », juste avant son départ pour l'Irlande, le 14 août, *ib.*, p. 818.

[2] « Lettre à Anne Manson, Kilronan, Îles d'Aran, Irlande (23/08/1937) », *ib.*, p. 820.

[3] Sans qu'il soit possible de déterminer s'il s'agit des *juifs* – la connotation religieuse – ou des *Juifs* – la connotation ethnique : la minuscule de « juifs », la plupart du temps usitée par les auteurs et autres journalistes, peut être considérée comme une hyperonymie (paresseuse ou tactique, permettant d'éviter une précision problématique). Dans la citation reproduite page suivante, Antonin Artaud lève l'équivoque et parle bien des *Juifs* ; sauf dans sa forme adjective, il use toujours de la majuscule dans la forme substantive.

[4] L'antisémitisme n'existait pas que chez les écrivains, il habitait la société française de l'époque. On verra d'ailleurs que « pendant la Seconde Guerre mondiale, la résistance ne fut guère hantée par le sauvetage des juifs – indifférence qui a nourri, hier comme aujourd'hui, le soupçon [a]. »

[a] Olivier WIEVORKA, *Histoire de la Résistance*, Paris : Perrin, 2013 (576 p.), p. 226.

Les lois anti-juives de cette époque auraient-elles pu s'appliquer sans cet antisémitisme larvé qui habitait la société française ? Par ailleurs, certains auteurs ont avancé l'hypothèse d'origines juives de la famille Artaud-Nalpas, ce qui fournirait une clé de compréhension de l'homme et de son œuvre. Cette hypothèse étonnante reste à être sérieusement documentée !

j'aurai à me battre avec la justice mais que je ne savais pas si elle me casserait la gueule ou si ce serait moi qui la lui casserais. Ce sera moi qui la lui casserai[1].

Cette lettre était bien « prémonitoire » aux yeux de beaucoup. Cependant, il est possible de penser que, complètement acculé sur le plan social, Antonin Artaud a délibérément provoqué l'algarade sur le bateau afin d'être mis aux arrêts. Après un séjour très court (du 30 septembre 1937 au 15 octobre 1937) à l'hôpital du Havre (pendant lequel *il joua* au fou, en s'attribuant notamment une fausse identité et en tenant des propos incohérents), il fut transféré à l'Hôpital psychiatrique départemental de Seine-Inférieure de Sotteville-lès-Rouen d'où il envoya une lettre adressée au consul de Grèce du Havre dans laquelle il réinventa sa vie :

> Je suis grec, né à Smyrne le 29 septembre 1904, de parents grecs, nés à Salonique pour mon père, et à Athènes pour ma mère.
> Mais j'habite Paris depuis près de 17 ans, et il y a 3 semaines je me suis vu contraint de partir en Irlande à *Dublin*.
> J'ai fait mes études en Grec et en Français. J'ai travaillé chez les Frères Maristes à Smyrne, je m'y suis marié il y a 6 ans et j'ai perdu ma femme il y a 3 ans. J'étais marié avec une amie d'enfance.
> […]
> Je suis caricaturiste de mon métier et j'ai réalisé de nombreuses affiches et publié beaucoup de dessins dans de grands hebdomadaires français.
> […]
>
> *ANTONEO ARLAND*
> (EN GREC : ARLANAPULOS)
> Antoneo Arlanapulos[2]

Cette lettre n'est pas, à nos yeux, un marqueur d'un soi-disant délire, mais elle montre la volonté du « malade » de se faire passer pour fou car c'est bien une autobiographie délirante qu'il livre là à ses interlocuteurs. Il va garder son identité grecque jusque dans une lettre datée du 30 octobre 1938 (dans une lettre rédigée deux jours plus tard, il reprendra, sans explication, sa véritable identité ; il signa cependant avec une double identité Artaud/Arland dans une lettre du 6 décembre 1938 adressée au président Daladier, et avec la seule identité Antonéo Arland dans une lettre du 24 décembre 1938 adressée au directeur de l'HP). La plupart des

---

[1] « Lettre à André Breton, Galway, Irlande (05/09/1937) », *Œuvres*, *op. cit.*, p. 826.

[2] « Lettre au consul de Grèce du Havre, HP de Sotteville-lès-Rouen (17 octobre 1937) », *Lettres 1937-1943*, *op. cit.*, pp. 36-37.

N. B. : Simone Malausséna a édité en 2015 chez Gallimard cet ouvrage important pour la recherche artaldienne car il donne à lire les lettres, pour la plupart inédites, écrites par Antonin Artaud lorsqu'il était interné, depuis son internement normand jusqu'à son internement séquano-dionysien. Cependant, quand les lettres que nous citons en aval auront été publiées intégralement dans une édition antérieure, nous citerons généralement cette édition, parfois princeps, étant entendu que l'édition de Simone Malausséna comprend l'intégralité des lettres retrouvées, écrites du 30 septembre 1937 au 11 février 1943 (jusqu'au départ pour l'HP de Rodez). Voir nos remarques à propos de ce livre à la fin de la bibliographie.

lettres citées ci-après ne parvinrent jamais à leurs destinataires car elles furent, selon la formule consacrée, « retenues par l'administration ».

Ce drôle de patient s'invétéra dans sa biographie délirante, jusqu'à renier sa mère qui avait fait le déplacement à Sotteville-lès-Rouen pour le voir :

> Il y a 3 jours une autre vieille dame en qui je ne peux voir qu'une autre indicatrice de police m'a été amenée à 2 heures par un infirmier qui a osé me la présenter comme ma mère alors que j'ai perdu mes parents à l'âge de 7 ans et que je suis tout à fait orphelin.
> Aujourd'hui le même infirmier m'apporte une lettre qui me serait soi disant [*sic*] adressée, en me criant que c'est une lettre de ma mère !
> Cette lettre portait un nom sous lequel tout le monde s'obstine à m'appeler ici et qui n'est pas le mien[1].

Jusqu'à son transfert à l'hôpital Sainte-Anne à Paris le 1er avril 1938, il maintiendra cette biographie fantasque. En voici un dernier exemple, avec une lettre adressée au ministre plénipotentiaire d'Irlande à Paris, sans date (reçue le 23 février 1938 comme l'atteste le tampon apposé sur la lettre) et signée Antoneo Arlanapulos (parfois le « e » est accentué, parfois il ne l'est pas). Il écrivait : « Je suis sujet grec, né à Smyrne, Turquie d'Asie, et mon cas n'intéresse pas *directement l'IRLANDE*, mais il intéresse la POLICE IRLANDAISE, que je me vois contraint de rendre en *PARTIE*, responsable de mon actuelle MÉSAVENTURE. » ; « La Police Française essaie de me faire passer pour un autre, elle a transformé mon nom et *je l'accuse d'avoir fait changer mes papiers à la Préfecture de Police de Dublin* avec la complicité de quelques traitres[2]. »

À Sainte-Anne, il continua de nier être Antonin Artaud en récusant les anciennes relations qui tentaient d'entrer en contact avec lui, au premier chef sa famille. Lettre après lettre, il maintint le fait d'être l'objet d'une machination ourdie par la police française et ce point est le sujet principal des lettres écrites lors de son internement parisien. Il est complété par la mise en avant d'une secte d'initiés agissant de concert avec la police pour lui nuire. Dans une lettre du 20 octobre 1938, il dressa la liste « des principaux membres dont certains furent à un moment donné [ses] amis[3] ». Dans cette même lettre, il usa d'un procédé qu'il réutilisera moult fois, à savoir qu'il impliqua une personne dans un épisode de sa vie passée alors que, parfois, et c'est le cas ici, il ne connaissait pas la personne à l'époque évoquée. Pour donner crédit à son affabulation, il donnera toujours des détails précis, parfois réels, parfois inventés (ce sont des procédés classiques que l'on retrouve dans la littérature psychiatrique concernant les anamnèses de malades délirants et qu'Antonin Artaud connaissait). Ainsi, écrivit-il au destinataire de sa

---

[1] « Lettre au directeur de l'asile, HP de Sotteville-lès-Rouen (12 décembre 1937) », *ib.*, p. 43.

[2] « Lettre au ministre d'Irlande, HP de Sotteville-lès-Rouen (février 1938) », *Œuvres*, *op. cit.*, p. 849. Le fac-similé de la lettre est reproduit p. 848.

[3] « Lettre au Dr Chapoulaud, HP de Sainte-Anne (20 octobre 1938) », *Lettres 1937-1943*, *op. cit.*, p. 75.

lettre : « Vous êtes venu me voir le 28 juillet 1937 au Dôme, vers 11 heures du matin[1]. » Toujours dans cette longue lettre, il asséna : « Mon action a été multiple. J'ai fait partie du 2ème bureau de l'armée mais comme les principaux agents comme Louis Jouvet, Nane Germon [1909-2001, comédienne], Lucienne Bogaërt [1892-1983, comédienne] et Paulette Pax [1887-1942, comédienne, metteuse en scène] sont aussi des initiés, ils ne m'ont soutenu que quand c'était leur intérêt et ils feignent aujourd'hui de ne plus me connaître[2]. » Encore et enfin pour en terminer avec cette lettre, il réitéra ce qu'il avait déjà écrit depuis l'Irlande à André Breton, à savoir que son arrestation et l'internement qui a suivi avaient été prédéterminés par lui : « [...] C'est volontairement que je me suis livré et laissé prendre et enfermer au Hâvre [*sic*]. J'ai eu entre le Havre et Rouen plusieurs occasions de fuir : je n'en ai pas profité. J'ai accepté de souffrir jusqu'au bout les Épreuves de la prophétie [de saint Patrick][3]. »

Dans une lettre du 25 décembre 1938 adressée à « l'abominable marâtre [qu'elle n'a] jamais cessé d'être pour [lui] », il réinventa l'histoire familiale en accusant Euphrasie Artaud d'une conduite malpropre concernant les mœurs : il la portraitura ainsi en compagnie de plusieurs amants et autres gigolos, et plus grave, il l'accusa d'être une empoisonneuse et une criminelle, matricide de la petite Germaine (sœur d'Artaud, voir *infra*)[4].

Trempée dans l'outrance et la démesure, comme si son auteur ne voulait laisser aucun doute au corps médical et à son entourage (mais aussi à la postérité, bien qu'il ignorât – mais jusqu'à quel point ? – que ses lettres fussent retenues) sur le diagnostic de la folie, on peut rapprocher cette lettre de celle qu'il rédigea le 4 janvier 1939[5] à destination du Dr René Allendy et dans laquelle il l'accusait d'avoir tenté de l'empoisonner et d'avoir assassiné trois personnes dont sa femme Yvonne (morte d'un cancer). S'il signa bien sa lettre Antonin Artaud, en revanche, il signa le post-scriptum, à l'encre violette, *Patrice Mac Art* (signature soulignée)[6].

Transféré à l'HP de Ville-Évrard le 27 février 1939, il poursuivit son activité épistolaire, source précieuse pour attester de l'état d'Antonin Artaud.

---

[1] *Ib*., p. 77.
[2] *Ib*., p. 79.
[3] *Ib*., p. 80.
[4] « Lettre à Mme Euphrasie Artaud, HP de Sainte-Anne (25 décembre 1938) », *ib*., pp. 112-113.
[5] « Lettre au Dr René Allendy, HP de Sainte-Anne (4 janvier 1939) », *ib*., pp. 114-118.
[6] C'est la première entrée de « Mac Art » dans notre corpus. Antonin Artaud recourra de nouveau à ce pseudonyme après sa signature mais sous la forme d'initiales dans une lettre écrite cinq jours plus tard et adressée au surveillant chef de Sainte-Anne, M. Ilias et plus tard dans une lettre à Yves Tanguy). Les conditions d'internement d'Antonin Artaud le privaient de ses écrits et de ses livres, bien qu'il eût épisodiquement accès à quelques-uns dont une bible. Il travaillait donc essentiellement de mémoire. Aussi, il est vraisemblable qu'il écorcha le nom « Mac Art », voulant plutôt écrire « mac Airt », exactement « Cormac mac Airt » (*circa* 227-266) : dans la mythologie celtique irlandaise, mac Airt fut le plus connu des rois de Tara, un lieu où saint Patrick se rendit en 433 (Roland MARX : « Tara », DVD *Encyclopædia Universalis*, 2017). Pour des raisons évidentes, Antonin Artaud substitua au prénom Cormac celui de Patrice (mais pourquoi pas Patrick ?).

Dans une lettre, pour une fois non retenue, adressée au comédien Roger Karl (de son vrai nom Roger Trouvé, 1882-1984) le 1er mars 1939, il asséna : « Et pour mon histoire, ELLE EXISTE, puisque c'est celle de Saint Artaud[1]. » Après des recherches diverses, saint Artaud est introuvable… Mais l'artiste, dans sa rage autobiographique, n'était pas à une auto-béatification près ! Outre le fait qu'il soit un patronyme provençal, Artaud était aussi un nom de lieu dans le Midi ; par exemple, un ancien quartier de La Seyne s'appelait la Colle Artaud (pour la Colline Artaud), et Émile Zola inventa le gros hameau « Artaud », près de Plassans (*i. e.* Aix-en-Provence), pour en faire la cure du bel abbé, si jeune et si candide, protagoniste principal de *La faute de l'abbé Mouret*.

Antonin Artaud se mit à signer ses lettres « Nalpas », du nom de jeune fille de sa mère à partir de novembre 1941 sans aucune explication (l'épouse de Jean Paulhan fut la première destinataire d'un courrier signé Nalpas). Dans cette lettre écrite (au crayon) à l'HP de Ville-Évrard (et dont on ne peut douter qu'elle ait pu être envoyée), il est intéressant de voir comment il expliquait d'une autre manière à un officiel irlandais son problème identitaire ; il signait cette fois Antonin Nalpas (mystérieusement, un deuxième nom, relié par une flèche au premier, François Salpan, anagramme de Nalpas, figure au bas de la lettre ; Françoise de Mèredieu fait pertinemment remarquer que ce deuxième nom « n'est pas de la même écriture et il n'est pas certain que ce soit celle d'Artaud[2] ») :

> Il y a depuis 4 ans une monstrueuse erreur et une confusion lamentable me concernant car lorsque j'ai été recueilli comme indigent par la police Irlandaise à Dublin et ensuite déporté en France je n'avais pas sur moi des papiers d'état civil et je n'en avais pas parce que je suis Irlandais de naissance et que je n'éprouvais pas le besoin de porter de papiers sur moi. Et c'est par une manœuvre bizarre de la police française à Dublin que des papiers au nom d'Antonin Artaud m'ont été attribués et que la police Irlandaise a été trompée par la Légation Française à Dublin[3].

On remarque qu'il changea donc de nationalité puisque dans cette lettre, il n'était plus citoyen grec mais citoyen irlandais. D'autres lettres écrites à Ville-Évrard reprennent, *mutatis mutandis*, les éléments de cette biographie inventée et il n'en est pas fait état dans cette section.

---

[1] « Lettre à Roger KARL, HP de Ville-Évrard (1er mars 1939), *Lettres 1937-1943*, *op. cit.*, pp. 129-131.

[2] Françoise de MÈREDIEU, *C'était Antonin Artaud*, *op. cit.*, note[73] p. 755.

Sur son blog, *Journal ethnographique*, en date du 24 février 2010, l'auteure donne l'explication suivante : « Le Docteur Le Gallais a lui-même "annoté" la "Lettre [d'Artaud] au Ministre d'Irlande" faisant alors partie du dossier médical d'Artaud, transformant (secret professionnel oblige) le nom de Nalpas en "*Salpan*" [a]. »

[a] Florence de MÈREDIEU, *Journal ethnographique* (page consultée le 15/02/2013), <http://florencedemeredieu.blogspot.fr/2010/02/musee-du-louvre-lepure-de-lart-afriain.html>.

Voir également dans son ouvrage, *C'était Antonin Artaud*, la « Figure 71 bis », p. 735.

[3] « Lettre au ministre d'Irlande à Paris signée Antonin Nalpas, HP de Ville-Évrard (01/12/1941) », *Œuvres*, *op. cit.*, p. 868.

Dès son admission à l'HP de Rodez (11 février 1943), il poursuivit son activité d'inépuisable épistolier ; il envoya des lettres (rendues publiques dans divers ouvrages) et dans lesquelles on voit comment son autobiographie va devenir de plus en plus « délirante ». Ainsi, dans la lettre qu'il écrivit quatre jours après son arrivée à Rodez en février 1943 au docteur Jacques Latrémolière – citée longuement tant elle est emblématique de la posture d'Antonin Artaud, après six ans d'internement – il justifiait à son avantage tout ce qui lui était arrivé. Après s'être livré à l'explication de son hérédosyphilis supposée, il énuméra les traitements qui lui avaient été administrés et qui ont

> lésé gravement les moelles et le cerveau. Car, poursuit-il, si j'ai le foie hypertrophié, et si quelques-uns de mes réflexes sont désaxés, cela n'est pas dû à une syphilis qui ne peut exister dans un corps aussi ancestralement [*sic*] vierge que celui que je porte, mais à un long empoisonnement par l'arsenic et le cyanure de potassium dont tous les médecins aussi et la police qui me l'a fait imposer et que j'accuse depuis cinq années savent que je suis victime pour des raisons qui sont depuis longtemps et pour toute la France un véritable secret d'État.
> Lisez dans le Dictionnaire d'Hagiographie à l'article *Saint Patrick* LA PROPHÉTIE DE SAINT PATRICK et vous y lirez l'histoire d'un faux syphilitique traité par la médecine comme tel et que toute la police empoisonnait afin de se débarrasser de l'agitation sociale que son prosélytisme provoquait.
> […]
> L'antidote du cyanure de potassium est, vous le savez, l'opium et c'est pour m'empêcher de me guérir et me maintenir sous l'influence des prisons que la police française maintient mon internement. Mais pour la police française le cyanure de potassium n'est qu'un adjuvant car elle en détient un autre pour brimer les révoltés et servir les manœuvres d'envoûtement occulte qui sont son arme principale car elle est aujourd'hui tout entière au service de l'Antechrist [graphie abrogée par l'Académie en 1878] et du démon. Et ce poison s'appelle le sperme, obtenu par masturbation RITUELLE et que des scènes d'envoûtement érotique de masses elle dirige sur tous ceux qui n'acceptent pas et qui combattent les œuvres et le règne aujourd'hui tout proche de l'Antechist[1] ?

Dans la très longue lettre du 5 avril, toujours au docteur Latrémolière, l'apôtre de la virginité, contredisant le fait qu'il se disait vierge, admettait indirectement avoir succombé à la chair. Par ailleurs, on retrouvera à plusieurs reprises dans ses écrits le fait qu'il considérait qu'Antonin Artaud était mort.

> Le corps de l'homme très spécialement a été choisi pour être l'axe de cet effort de Dieu contre la nature, incoercible de l'Homme, cet homme était destiné à demeurer Vierge et à payer par sa douleur le Mal des autres hommes. Mais cet homme lui aussi a oublié Dieu et il a péché. Mais pour prix de sa faute et de ses péchés il a accepté d'être enfermé vivant dans un Asile d'Aliénés et *à y mourir*. Cet homme

[1] « Lettre à Jacques Latrémolière signée Antonin Nalpas, HP de Rodez (15/02/1943) », *ib.*, pp. 880-881.

s'appelait Antonin Artaud et il est mort à l'Asile de Ville-Évrard au mois d'août 1939[1].

Ce qui paraît intéressant dans l'extrait suivant n'est pas tant le délire autobiographique dont faisait montre Antonin Artaud mais la manière plutôt subtile dont il essaya de piéger le docteur Gaston Ferdière (qui l'a effectivement fait transférer à Rodez mais sous la pression notamment de Robert Desnos) en le faisant adhérer à son interprétation erronée de la réalité, procédé somme toute classique chez nombre de délirants :

> [...] Si j'ai beaucoup et de grands amis de par le monde vous savez aussi que j'ai du côté de la police et de l'administration française des ennemis très fielleux, très insinuants et très méchants et je ne crois pas que vous considérerez que c'est en moi un syndrome de psychose maniaque et de folie de persécution que de le penser, car vous en avez eu à diverses reprises des preuves patentes, et vous ne pouvez pas oublier en tout cas que c'est pour avoir constaté en tant que médecin aliéniste l'injustice de mon internement et pour avoir eu vent d'une machination policière malpropre dans mon cas que vous m'avez réclamé et m'avez fait venir ici et parce que vous avez toujours pensé que la médecine n'était pas aux ordres de la police[2].

Les extraits suivants montrent un exemple archétypique de la manière dont Antonin Artaud tord la réalité, l'invente et met en scène son interlocuteur dans un épisode passé auquel ledit destinataire de la lettre n'a pu participer, de grossière évidence. Par ailleurs, dans le passage qui suit, il justifia avec une explication que l'on dirait tout droit sortie de ces histoires de saints souvent miraculeuses et si bien racontées par Jacques de Voragine dans *La légende dorée*[3], un ouvrage vraisemblablement lu par lui.

> Il y avait à Marseille en 1906 et 1907 un enfant du nom de Nanaqui et qui habitait 135 Bld. de la Madeleine. Cet enfant un jour d'été sortit se promener avec une de ses servantes. Il faisait extrêmement chaud et il fut tenté de manger une de ces glaces moulées entre deux gaufrettes comme en vendent à Marseille les marchands ambulants pendant les jours d'été. Comme il approchait de la petite carriole, il sentit quelque chose comme un avertissement bizarre lui serrer tout à coup de cœur. Mais il n'y prit pas garde et passant outre commanda tout de même le « glacé ».
> [...]
> C'est alors qu'un miracle se produisit... Une flamme d'extermination sortit tout à coup du ciel et abolit la conscience des démons qui entouraient l'enfant et dans cette flamme un commandement et une certitude lui apparurent « Tu ne mangeras pas, c'est un poison ».
> [...]

---

[1] « Lettre à Jacques Latrémolière signée Antonin Nalpas, HP de Rodez (05/04/1943) », *ib.*, p. 888.
[2] « Lettre au Dr Ferdière signée Antonin Nalpas, HP de Rodez (12/07/1943) », *ib.*, p. 889.
[3] Jacques de VORAGINE, *La légende dorée*, traduit du latin par Todor de WYZEWA, Paris : éditions du Seuil, coll. « Points/Sagesse », 1998, 848 p.

L'Ange qui a sauvé Nanaqui à Marseille était lui aussi à l'état de tourbillon animique et il agissait hors de l'être, mais un Être a été créé pour le mériter, c'est-à-dire pour l'incarner et l'intégrer par le supplice de sa douloureuse compréhension des choses qui sont déroutantes et démoniaques sur cette terre et dans la vie.
Cet être était homme : c'est vous, Dr Latrémolière ; quant à Nanaqui, qui avait onze ans quand vous l'avez arraché à la mort, il s'appelait en réalité Antonin Artaud et il est mort à l'Asile de Ville-Évrard à l'âge de 42 ans en Août 1939. Ce n'est pas un miracle de mourir à 42 ans, et tout le monde a vu sortir de l'asile de Ville-Évrard le cadavre d'Antonin Artaud ; ce qui est un miracle c'est que le Monde après ce crime ait continué et surtout que quelqu'un d'autre ait pu venir à la place d'Antonin Artaud et lui succéder dans sa douleur. Ce quelqu'un s'appelle Antonin Nalpas, comme cela jeudi soir vous a été dit par Dieu[1].

Dans la lettre suivante[2], Antonin Artaud demandait à sa mère de témoigner auprès du docteur Ferdière – et, partant, de le « *sauver* » des électrochocs dont il avait déjà subi trois séances – car elle « conna[ît] [son] histoire à fond », et notamment celle de ses ennemis (les « envoûteurs » contre lesquels il se battra jusqu'à la fin de sa vie) : en effet, lui écrivait-il,

> tu sais que ces ennemis étaient une secte d'envoûteurs et qu'ils ont tenté à maintes reprises de me faire empoisonner. Tu sais toi qu'il est absolument vrai et réel qu'on a voulu à maintes reprises m'empoisonner puisque les gens sont venus, toi ma mère, essayer de te tenter de le faire toi-même et que c'est toi qui me l'as révélé alors que je ne pouvais pas le croire.

Il ajoutait plus loin : « Il n'y a pas d'homme plus calme que moi et *plus normal* depuis 7 ans que je suis interné. Et ce sont ceux qui m'envoûtent et détraquent par envoûtement depuis un an et demi la conscience du Dr Ferdière qui essaient moi de me faire prendre pour un envoûteur. Moi ! Alors qu'il n'y a rien que j'ai plus haï au monde que les envoûtements et la magie. » Le lecteur retrouvera fréquemment les envoûteurs (qui prennent souvent d'autres noms) car ils sont omniprésents dans les écrits d'Antonin Artaud. C'est là la dernière lettre signée Antonin Nalpas. Dès après cette lettre, et sans aucune explication sur cette résurrection soudaine, car il avait bien annoncé la mort d'icelui, il se remit à signer Antonin Artaud.

Les cahiers qu'il commença à rédiger à l'HP de Rodez en février 1945 sont un lieu d'écriture qui lui permettait de laisser *libre cours à sa pensée*, aussi malade et délirante fût-elle. On retrouve dans le septième cahier un événement biographique inventé où Antonin Artaud exprimait la violence physique envers autrui

---

[1] Jacques LATRÉMOLIÈRE, « J'ai parlé de Dieu avec Antonin Artaud », *La Tour de Feu*, n° 69, avril 1961, [« Lettre à Jacques Latrémolière signée Antonin Nalpas, HP de Rodez (31/07/1943) »], pp. 26-28.
[2] « Lettre à sa mère, HP de Rodez (23/08/1944) », *Œuvres*, *op. cit.*, pp. 951-952.

déjà évoquée en amont : « La pauvre femme frappée par moi et qui accepte de prendre tous les coups pendant que le vent de l'être plie son cœur[1]. »

Autres points récurrents chez Antonin Artaud, d'une part il s'inventait des rencontres avec des personnages historiques (exemple : « Le général de Gaule [*sic*] m'a dit : Méfiez-vous. Je me souviens de ce que j'étais auprès de vous mais cela n'existe jamais[2]. ») et, d'autre part, il avait été crucifié sur le Golgotha (exemple : « Je me suis souvenu un jour, moi, Antonin Artaud, d'avoir été crucifié et je me suis dit : Tiens, mais je suis au Golgotha, je pends. – Et j'ai vécu aussi l'ensevelissement avec d'épouvantables angoisses qui s'oublient[3]. »). Il précisa dans un autre cahier : « [...] Au Golgotha il y avait quelques anges avec moi et ces anges sont André Breton, Jacques-André Boiffard [1902-1961], Pierre Unik [1909-1945], Marcel Noll [1890 ?- ?] et les Vierges véritables[4]. »

Par ailleurs, il arrivait fréquemment qu'Antonin Artaud fut, *a priori* involontairement, confus (ou ambigu) dans les dates ou les événements qu'il rapportait. Ici, alors qu'il était arrivé à Rodez le 10 février 1943, il écrivait : « Les Français m'ont fait consentir à venir à Rodez pour les sauver de leurs péchés en 1942, après leurs défaites, et ici ils ne veulent plus me lâcher[5]. » Ou il s'est effectivement trompé d'une année, ou il faudrait comprendre que 1942 est la date à laquelle les « péchés » ont été commis par les Français (ces « péchés » seraient-ils le port obligatoire de l'étoile jaune pour les juifs et les rafles de juillet et août ?).

C'est à présent un Antonin Artaud doué de super-pouvoirs, capable de « tout faire éclater », qui se dévoile :

> La scène du cimetière Saint-Pierre où le Saint-Esprit et le Père se sont vus une première fois rejetés, où ils ont fait un corps après être revenus eux-mêmes de la mort avec Lucifer pendant que je m'étais reculé dans le néant afin d'y retrouver de nouvelles forces pour me débarrasser définitivement d'eux et je ne suis revenu de ce néant qu'en octobre 1939, pourquoi suis-je entré dans ce corps-ci au lieu de rester dehors et de tout faire éclater[6] ?

C'est la deuxième fois qu'Antonin Artaud évoquait octobre 1939 dans ses cahiers, la première fois étant dans le cahier n° 7 : cette date ne peut être rapprochée d'aucun événement connu, le plus proche étant la séparation d'avec un interne de l'HP de Ville-Évrard qu'Antonin Artaud affectionnait, mobilisé en septembre 1939, le docteur Fouks, à qui il adressa soixante-trois lettres.

---

[1] Cahier n° 7, HP de Rodez (avril 1945), *Œuvres complètes*, t. XV, *op. cit.*, p. 224.
[2] Cahier n° 8, HP de Rodez (avril 1945), *ib.*, p. 241.
[3] *Ib.*, p. 283.
[4] Cahier n° 9, HP de Rodez (avril-mai 1945), *ib.*, p. 286.
[5] *Ib.*, p. 290.
[6] Cahier n° 11, HP de Rodez (début mai 1945), *Œuvres complètes*, t. XVI, Paris : Gallimard, 1981 (408 p.), p. 10.

On retrouve à présent son attirance mystificatrice pour s'insérer dans l'Histoire en compagnie de personnages illustres (les circonstances de la mort des deux tyrans sont absolument fausses) :

> J'ai assisté à la mort d'Hitler et je l'ai vu se décider à être mort dans les souterrains de Berlin et me demander ce que je voulais et je l'ai prié de se réincarner dans le corps d'un Bohémien jeudi ou vendredi dernier 26 ou 27 avril dans l'après-midi et je l'ai vu avec ses derniers fidèles par delà [*sic*] la porte du jardin me faire signe qu'il allait mourir et venir, venir ici après sa mort, et il est mort d'une hémorragie cérébrale et la nouvelle de sa mort à couru hier 1er mai et elle a été confirmée aujourd'hui. Et pour Staline c'est la même chose. Je l'ai fait mettre au cercueil un certain jour et le lendemain ou le surlendemain sa mort a été annoncée dans les journaux dans une chute d'avion et celui qui est revenu avec son nom et un corps à sa ressemblance n'est qu'un double, un revenant, un spectre et un démon.
> Ce sont les Anglais, m'a dit le général de Gaule [*sic*], qui poussent ici le cercueil de mon enterrement à vie. Et peut-être que les Français pousseront mon transfert dans un autre asile où je serai empoissonné pour le cercueil. 2 mai 1945[1].

Après s'être déclaré citoyen grec (voir *supra*, au début de cette section), puis irlandais, il proclama : « Je ne suis pas du tout français, je suis *Turc* [...]. » Et plus loin, il précisa son déni identitaire : « Je ne suis pas Antonin Artaud, je ne suis pas né à Marseille le 4 septembre 1896, je ne suis jamais né, le corps d'Antonin Artaud vivant n'est qu'une caricature de moi, mais cette caricature faible quand je n'étais pas là fut faite avec une chose essentielle m'appartenant il faut la reprendre *en remontant le cours du temps*[2]. »

Une autre caractéristique de ce délire autobiographique est de réinventer l'histoire familiale. Ainsi, il fera toujours mourir « étranglée » sa petite sœur Germaine, décédée à l'âge de sept mois (en réalité, fortement houspillée par une domestique, elle fut victime d'une perforation intestinale qui provoqua son décès, le 21 août 1905) ; quant à Mariette Chilé (rappelons qu'il s'agit de Marie Nalpas, grand-mère maternelle d'Antonin Artaud, surnommée Mariette et Neneka, et qu'elle mourut à Izmir en août 1911) : « Je crois que Mariette Chilé a été étranglée une première fois en Germaine Artaud et une seconde fois dans Neneka [...][3]. ». Par ailleurs, le viol (assez souvent incestueux) sera également récurrent dans les Cahiers : « Celle qu'on voulut m'imposer comme sœur dans le réel parce qu'elle avait été violée en essence pour être la sœur de mon corps esprit et ne plus pouvoir l'oublier en conscience est en réalité ma fille [...][4]. »

Est-ce l'état de déréliction dans lequel il se trouvait (ou à tout le moins il se vivait), même à l'hôpital de Rodez où il disait lui-même avoir rencontré un peu de chaleur humaine, qui expliquerait l'invention d'une filiation, des filles, ses

---

[1] *Ib.*, p. 17.
[2] *Ib.*, p. 39.
[3] Cahier n° 14, HP de Rodez (début juin 1945), *ib.*, p. 185.
[4] Cahier n° 15, HP de Rodez (mi-juin 1945), *ib.*, p. 252.

filles, des êtres en principe aimants avec qui il vit, voire fornique ? « Ces filles-amantes martyrisées et immortelles, éternellement mourant et renaissant[1] » dont le nombre (en principe six) et la composition changent parfois, sont toujours appelées par les exégètes, Paule Thévenin en tête, les « filles de cœur à naître », une locution que l'on ne trouve pourtant *qu'une fois* dans les textes d'Antonin Artaud[2]. Ce ressassement est d'autant plus agaçant que dans les textes où Antonin Artaud les convoquait, ses filles n'étaient pas « à naître » : soit elles étaient vivantes et actives (à tel point qu'elles étaient parfois fornicatrices et incestueuses), soit elles étaient mortes (dans l'extrait donné, elles sont mortes et le poète se trouve devant leurs cercueils) ou ressuscitées, mais elles ne se présentèrent que deux ou trois fois explicitement « à naître[3] ». Dans les Cahiers, il évoqua pour la première fois explicitement « ma fille aînée » dans le cahier n° 9[4] et « mes cinq filles » dans le cahier n° 16[5]. À partir de là, Antonin Artaud fera intervenir ses filles dans pratiquement tous ses cahiers, mais avec une fréquence plus sensible dans les Cahiers de Rodez que dans ceux écrits après son retour à Paris et où leur présence s'atténua : il faut dire que ses cahiers « parisiens » reflètent alors l'intense activité dans laquelle il s'était réfugié après sa sortie de l'HP et peut-être que l'amitié dont il fut entouré éroda son besoin affectif qui se traduisait par ces filles inventées en tant que telles, bien qu'elles fussent des personnages réels, vivants ou morts. Voici un exemple où il mêla une fille à un personnage réel lors d'un épisode inventé : « [...] J'ai vu passer l'âme de ma fille Cécile, puis profitant du corps d'André Breton qui voulait me défendre et en a été empêché par deux âmes qui se sont élevées, ma fille Cécile et cette fille Jacqueline – Lucifer n'étant qu'un corps révolté et qui n'a plus voulu souffrir[6]. »

---

[1] Évelyne GROSSMAN, *Artaud* « l'aliéné authentique », Éditions Farrago, Éditions Léo Scheer, 2003 (176 p.), p. 72.

[2] C'est dans *Suppôts et Suppliciations*, plus précisément dans la partie « Fragmentations », qu'Antonin Artaud usa de la locution « six filles de cœur à naître » et qu'il les énuméra : « Yvonne, Caterine, Neneka, Cécile, Ana et la petite Anie. » Yvonne Allendy, morte en 1935 ; Caterine (*sic*), Catherine Artaud sa grand-mère paternelle, morte du choléra à Marseille, le 3 août 1894 ; Neneka (Marie Chilé) sa grand-mère maternelle, morte en août 1911 (rappelons qu'elles étaient sœurs) ; Cécile Schramme, morte en 1950 ; Ana Corbin qu'il aurait rencontrée lors du tournage de *La Passion de Jeanne d'Arc* (aucune information n'a pu être trouvée sur cette femme mystérieuse, souvent citée par l'auteur) ; « la petite Anie », à savoir Mélanie Besnard (voir *in* biographie ci-dessus). *Suppôts et Suppliciations*, 1re éd., *Œuvres complètes*, t. XIV* et t. XIV**, Paris : Gallimard, 1978, 328 p. et 320 p. ; rééd. établie par Évelyne GROSSMAN, Paris : coll. « Poésie / Gallimard », 1978, 2003, 2006, 2009 (358 p.), pp. 29-30.

[3] Par exemple dans le Cahier n°18 : « [...] Mes 4 filles sont créées, elles sont nées, les 3 de la vie et celle de l'autre côté. La 3me est encore à naître. » ; Cahier n° 18, HP de Rodez (juillet 1945 ?), *Œuvres complètes*, t. XVII, Gallimard, 1982 (328 p.), p. 74.

[4] Cahier n° 9, HP de Rodez (avril-mai 1945), *Œuvres complètes*, t. XV, *op. cit.*, p. 298.

[5] Cahier n° 16, HP de Rodez (fin juin 1945), *Œuvres complètes*, t. XVI, *op. cit.*, p. 270.

[4] *Ib.*, p. 274. Paule Thévenin précise, à propos de Jacqueline, dans la note[1] p. 382 : « Certainement Jacqueline Lamba qui inspira à André Breton *L'Amour fou*, et devint sa seconde femme. Antonin Artaud l'avait connue lorsqu'il s'était réconcilié avec André Breton avant son départ pour l'Irlande et lui portait une grande amitié. »

Dans les deux extraits suivants, on constate à nouveau que non seulement Antonin Artaud réinventait sa propre vie mais réinventait aussi celle de personnages plus ou moins proches. Ainsi, affirma-t-il que « Cécile Schramme est morte 8 rue de Tournon en octobre ou novembre 1940 » ; il ajoutait : « et je l'ai fait sortir de son tombeau, *moi* [...][1]. » ; or, comme nous l'avons signalé, celle-ci est décédée le 6 juin 1950, à Ixelles, en Belgique ; en revanche, elle avait bien vécu rue de Tournon avec son amie Sonia Mossé (était-ce au 8 ? les parents de Cécile Schramme, dont les parents vivaient au 8 rue des Mélèzes à Bruxelles et à qui Antonin Artaud écrira plus tard, aurait pu confondre le numéro de la rue de Tournon avec celui de la rue des Mélèzes). Dans cet extrait, sauf pour Yvonne Allendy, il se trompait sur toutes les dates et fit à nouveau mourir Cécile Schramme qui était bel et bien vivante en 1945 : « Je ne recevrai ici qu'Yvonne la morte de 1935, Germaine la morte 1907, Cécile la morte de 1940, Neneka la morte de 1912, Catherine 6 jours la morte de 1868[2]. »

Dans une lettre-fleuve à Henri Parisot, il relata longuement dans le post-scriptum le coup de couteau qu'il aurait reçu dans le dos « un certain jour du printemps 1915 » : nous ne savons pas si les faits sont vrais (par contre, les examens médicaux attestent bien qu'il portait deux cicatrices dans le dos) mais la manière dont il raconta l'agression n'est pas crédible ; ainsi, il aurait dit à son agresseur : « Je sais très bien qui a voulu me frapper, et c'est un ange, mais ce n'est pas vous[3]. »

Dans les deux extraits suivants font découvrir madame Adrienne Régis (il a commencé à écrire sur elle dès le troisième cahier, fin février 1945), personnage omniprésent dans les Cahiers et que nous retrouverons en aval (état civil non trouvé). Elle était surveillante générale de l'HP de Rodez. Dans le premier extrait, Antonin Artaud a peut-être voulu signifier que les électrochocs annihilaient sa mémoire ; en revanche, il apparaît vraisemblable que madame Régis, eu égard à la fonction qu'elle occupait, n'ait jamais voulu lui donner de l'opium : « Catherine Chilé, Cécile Schramme et Anie ont disparu sous les électro-chocs que l'on m'a faits ici depuis 2 ans / et Madame Régis qui voulait me donner de l'opium a disparu aussi sous les électro-chocs qui décalaient le plan et l'axe de mon âme[4]. » Quant au deuxième extrait, il est bien entendu absurde puisque madame Régis n'a jamais travaillé à l'HP de Ville-Évrard : « C'est Adrienne Régis qui a empêché Sonia Mossé de m'apporter du laudanum à Ville-Évrard[5]. » Début août 1945, il lui avait écrit une lettre commençant ainsi : « Vous n'êtes pas Madame Adrienne Régis, vous êtes Catherine Chilé et je vous ai aidée à Paris entre 1932 et 1935 à obtenir un diplôme de médecin[6]. »

---

[1] Cahier n° 19, HP de Rodez (vers juillet 1945), *Œuvres complètes*, t. XVII, *op. cit.*, p. 117.
[2] Cahier n° 21, HP de Rodez (environ juillet-août 1945), *ib.*, p. 142.
[3] « Lettre à Henri Parisot, HP de Rodez (09/10/1945) », *Œuvres*, *op. cit.*, p. 1024.
[4] Cahier n° 31, HP de Rodez (septembre 1945), *Œuvres complètes*, t. XVIII, Paris : Gallimard, 1983 (476 p.), p. 63.
[5] Cahier n° 32, HP de Rodez (fin septembre 1945), *ib.*, p. 82.
[6] *Nouveaux écrits de Rodez*, Gallimard, coll. « L'imaginaire », 1977 (196 p.), p. 137.

On voit à la lecture de ces extraits qu'il est difficile de faire la part des choses : Antonin Artaud délirait-t-il ou fut-ce à dessein qu'il écrivit souvent des propos absurdes et délirants ? Ainsi, quand il écrivait « Je suis né le 4 septembre 1896, 4 rue du Jardin des Plantes[1] » (alors que c'est au numéro 15), il semble que cette torsion de la réalité était volontaire et que la croyance d'Antonin Artaud en la numérologie lui fit arranger sa biographie en fonction de cette croyance. Mais croyait-il à ce qu'il écrivait quand il affirmait « J'étais à Jérusalem et j'y ai poursuivi une famille de magiciens[2] » ou « L'histoire de mon internement axé sur la prophétie de saint Patrick a été rêvée par dieu, un esprit, l'esprit d'un être réprouvé pour réaliser un rêve absurde d'unité et d'éternité [...][3] » ? Le lecteur va constater, en aval, que, à sa manière, Antonin Artaud répond à ces interrogations.

Dans l'extrait suivant d'une lettre écrite vers le 30 octobre 1945 à Jean Parisot, tout ce qu'il écrivait est rigoureusement exact (René Crevel s'est bien suicidé, Robert Desnos est bien mort du typhus au camp de Theresienstadt – Térézin en français – en Tchécoslovaquie, et Roger Gilbert-Lecomte, toxicomane, fut bien emporté par le tétanos à cause d'une aiguille souillée avec laquelle il se fit une injection) sauf à propos d'André Breton au sujet duquel il réitèrera à plusieurs reprises le même épisode de 1937 au Havre, complètement inventé :

> J'ai détaché quelques pages du travail que je viens de commencer : *Le Surréalisme et la fin de l'Ère Chrétienne*, afin que vous en voyiez le ton. C'est une histoire *vécue* et ce mouvement que je veux faire, non par les faits extérieurs mais par le drame de toutes les consciences que j'ai connues, Crevel suicidé, Desnos mort du typhus dans un camp d'extermination, André Breton grièvement blessé au Havre par la police en septembre-octobre 1937 en voulant me délivrer, Roger Gilbert-Lecomte mort du tétanos, moi déporté, interné, encamisolé [*sic*][4].

Dans sa lettre à Jean Dubuffet du 29 novembre 1945, il affirmait « que l'on martyrise [...] les quelques personnes [dont il lui a donné] l'adresse afin de les empêcher de venir jusqu'à [lui]. Vous les avez d'ailleurs vues toutes les six, poursuit-il insensément, Catherine Chilé, Neneka Chilé, Cécile Schramme, Yvonne Chilé [il s'agit d'Yvonne Allendy], Ana Corbin, Anie, et vous ne pourrez pas douter non plus qu'elles ne soient toutes les six mes véritables filles[5] ». Il raconta ensuite l'histoire délirante de chacune des filles. Le même jour, il écrivit à l'épouse de Jean Dubuffet[6] (Émilie Carlu, dit Lili, 1902-1988) pour lui demander explicitement de lui apporter de l'opium (la « Thulé ») ce qui, pour le toxicomane

---

[1] Cahier n° 33, HP de Rodez (fin septembre-début octobre 1945), *Œuvres complètes*, t. XVIII, *op. cit.*, p. 126.
[2] Cahier n° 37, HP de Rodez (vers le 20 octobre 1945), *ib.*, p. 228.
[3] Cahier n° 38, HP de Rodez (début novembre 1945), *ib.*, p. 243.
[4] *Nouveaux écrits de Rodez*, *op. cit.*, p. 108.
[5] *Suppôts et supplications*, *op. cit.*, p. 76.
[6] *Ib.*, p. 77 *et seqq.*

qu'il était resté malgré six ans d'abstinence forcée, entre dans une démarche compréhensible mais dans la même lettre, il s'enfonça dans une démarche délirante, incroyable à autrui, fût-ce un ami, en évoquant des sommes astronomiques qu'il aurait à la Banque de France (« cent milliards. Et elle doit être intacte avec les intérêts en plus », p. 82) et il demanda aux Dubuffet (car Jean, écrit-il, « appartient, je crois, à la Sûreté, il peut m'aider à élucider cette affaire […] », *ib.*) de l'assister pour qu'il récupérât son bien. Dans la deuxième lettre qu'il adressa à madame Dubuffet, le 2 décembre[1], peut-être conscient de l'énormité de ses propos, il les justifia (procédé classique chez les délirants) : « Je sais que le chiffre de cette somme apparaît incroyable et c'est à cause de ce chiffre et profitant malhonnêtement de l'énormité de la somme que j'ai été taxé de délire des grandeurs, accusé de mégalomanie et que mon internement à l'abri de ces accusations a été maintenu afin de m'empêcher de rentrer en possession de cette somme et de n'avoir pas à me la rendre un jour pour aller dans un autre pays. » (p. 83). Pragmatique, il organisait ensuite la récupération des fonds (de l'or) :

> Jean Dubuffet, bien sûr, ne peut pas me le rapporter tout seul et il y faut une petite armée, mais cette armée, je l'ai trouvée, et je lui demande simplement d'avertir le Directeur de la Banque de France que je lui demande de mettre à ma disposition le fonds constituant mon dépôt de 1918 et que je veux que ces fonds me soient remis en or, puisque c'est en or que les avais fait déposer. – Et j'irai moi-même en prendre possession. (p. 84)

Dans la lettre qu'il écrivit à Jean Parisot le 6 décembre 1945, il affirmait avoir, « il y a deux mille ans » « vécu quelques années » à Nazareth et Jérusalem. Il précisait : « Le nommé Jésus-christ [*sic*] dont le vrai nom était, je crois, Antonin Nalpas fut magicien, comme ses père et mère et j'eus bien des fois à me battre avec lui. – Car moralement c'était un fieffé lâche et je le surpris plus d'une fois, comme je vois son ombre ici, à Rodez, s'introduire dans mon corps en rêve pour magnétiser mes testicules ou envoûter mes excréments[2]. » On remarquera l'un des fondamentaux et des invariants de cette biographie inventée : il était habité par des êtres maléfiques qui exacerbaient son corps, très souvent dans la salacité. À la même époque, il écrivit : « À Lépante, j'étais un matelot turc ignoré et qui ne savait pas qui il était ni ce qu'il pouvait faire. Je suis Michel Leyritz [*sic* : Leiris] et pour rien au monde je n'aurais voulu de tout cela. » ; « Michel Leyritz était à Lépante un simple matelot avec moi […][3]. » En fonction des moments et de son

---

[1] *Ib.*, p. 83 *et seqq.*
[2] *Ib.*, p. 86 *et seqq.*
[3] Cahier n° 44, HP de Rodez (fin décembre 1945), *Œuvres complètes*, t. XIX, Paris : Gallimard, 1984 (384 p.), p. 107.

Lépante (Naupacte prit ce nom à l'époque moderne) est une ville maritime au nord et à l'entrée du golfe de Corinthe. La ville est entre autres connue pour avoir donné son nom à la plus grande bataille navale de l'Histoire en 1571, laquelle vit la défaite des Turcs.

état, on constate qu'Antonin Artaud était capable d'endosser des identités différentes pour se projeter dans des fragments de vie sans cohérence chronologique.

« C'est moi qui suis l'auteur de la Saison en enfer [...][1] », asséna-t-il. Sera vu plus loin qu'il prétendit avoir été plagié par Lewis Carroll. Dans le même cahier, il revisita l'épisode de sa crucifixion : « À Jérusalem j'aurais pu me sauver du supplice de la croix si j'avais masturbé l'Incate [*sic* : improbable féminin de « inca »] car je suis un dur et un pur mais je n'irai pas une fois de plus me faire enculer sur le calvaire pour complaire à ce simple[2]. »

Dans cet extrait de lettre, Antonin Artaud se montrait fourbe et il n'hésitait pas à salir la mémoire d'un homme qui l'avait aidé (à savoir si le délire révèle l'homme ou fait de lui quelqu'un d'autre ?) : « N'oubliez pas enfin que Denoël, assassiné depuis, m'a fait transférer à Rodez pour ne pas avoir à me payer mes droits d'auteur sur une réédition *des Nouvelles Révélations de l'Être* et d'*Héliogabale* (50 ou 80 mille francs d'avant-guerre au moins)[3]. »

Dans ce cours extrait, il déclara : « Je ne suis pas chrétien mais franc-maçon[4]. » Bien entendu, il n'a jamais été franc-maçon selon les sources disponibles.

Dans le même cahier, dans ces deux extraits, il recyclait vraisemblablement un même souvenir dans son délire (cet écrivain américain ne serait-il pas Henry Miller et cette « Américaine » ne serait-elle pas sa compagne d'alors, Anaïs Nin ?) : « Un très mauvais écrivain américain m'a envoûté hier soir et personne n'a *voulu* m'aider et faire son devoir[5]. » et « L'Américaine du café, du nougat, de l'héroïne et du riz d'hier soir est une femme que j'ai rencontrée à Jérusalem il y a 2000 ans, qui a voulu coucher avec moi afin de recevoir de mon sperme pour être et qui m'a dit : Si vous ne voulez pas oublier notre crime et vous mettre du côté de vos assassins contre les êtres vous souffrirez pendant très longtemps car nous vous avons violé à fond [...][6]. »

Voici à présent un exemple significatif d'une part, de la langue crue affectionnée par Antonin Artaud et, d'autre part, sur le fait qu'il était une victime que l'on possédait et que l'on violait : « J'ai été baisé et enculé en esprit par des prêtres de Bali il y a 4 jours, j'ai été possédé de près par des graines, gorgé il y a 2 jours par des prêtres persans, j'ai été baisé et supéré [*sic*] hier par des imams pitris [peut-être le mot « père » en sanscrit] ce matin[7]. »

Dans cet extrait de lettre à Henri Thomas, Antonin Artaud proposait une variante de sa vie passée qui remonte non plus à deux mille ans à Jérusalem mais à

[1] Cahier n° 47, HP de Rodez (janvier 1946), *ib.*, p. 178.
[2] *Ib.*, pp. 191-192.
[3] *Suppôts et Suppliciations*, *op. cit.*, « Lettre à Henri Thomas, HP de Rodez (12/02/1946) », p. 92.
[4] Cahier n° 57, HP de Rodez (mi-février 1946), *Œuvres complètes*, t. XX, Paris : Gallimard, 1984 (576 p.), p. 110.
[5] *Ib.*, p. 115.
[6] *Ib.*, p. 117.
[7] Cahier n° 61, HP de Rodez (fin février 1946), *ib.*, p. 202.

cinq mille ans en Chine : « Il y a cinq mille ans j'étais en Chine avec une canne attribuée dans l'histoire à un nommé Lao-Tseu [...][1]. »

Là, c'est à nouveau à l'Antonin Artaud doté de grands pouvoirs que l'on retrouve ; il s'étonnait (ou feignait de s'étonner) de ne pas avoir été suivi : « En 1916 j'ai essayé de faire cesser la guerre afin de se battre pour autre chose que des idées mais pour du corps, personne ne m'a suivi[2]. »

Dans la réécriture de la biographie de certaines de ses connaissances, il pouvait aller jusqu'à proférer des accusations extrêmement graves comme celle-ci : « Je crois que le Dr Allendy a vraiment étranglé et empoisonné sa femme avec l'aide de la sœur de celle-ci, sa belle sœur [Colette, qu'il épousera d'ailleurs][3]. »

Encore un invariant dans la réécriture de sa vie, Antonin Artaud prétendait avoir été empoisonné, dans ce cas « à l'asile de Sainte-Anne dans le service du Dr Nodet[4] », à l'acide prussique dont l'antidote est « l'opium, mais toutes les personnes qui ont essayé de m'en apporter ont été par *clairvoyance occulte* désignées à la police et arrêtées ou assassinées[5] ».

On retrouve à plusieurs reprises dans les textes une attirance pour la chose militaire (comme, d'une certaine manière, chez Joë Bousquet), soit sous l'angle de la soldatesque, soit sous celui des armes : « [...] Je fus une fois général d'armée, je me battais avec toutes mes forces de sorcier et je vainquais toujours tous les généraux magiciens[6]. »

Dans des deux extraits proposés maintenant, André Breton apparait à nouveau (ainsi que Yvonne Allendy) mais mis en scène différemment que dans l'extrait livré plus haut :

> 1) André Breton a reçu pour moi au Havre une balle de la police, et il est tombé mort et s'est relevé, en réalité il n'y a rien senti mais en véridicité complète il a tout senti et il ne s'en est plus souvenu une minute après.
> André Breton et Yvonne Allendy se sont battus à Paris en même temps pour moi, à côté de moi et contre tout ce que je haïssais et qui me haïssait.
> Il y a un type qui a dit : C'est moi qui suis André Breton et qui ai fait le surréalisme et André Breton n'en savait rien, il dormait[7].
> 2) André Breton avait quelque chose à lui qu'il a voulu me céder : sa femme. Ensuite il est venu se faire tuer pour moi au Havre. André Masson aussi[8].

---

[1] *Suppôts et Suppliciations*, *op. cit.*, « Lettre à Henri Thomas, HP de Rodez (15/03/1946) », p. 99.
[2] Cahier n° 74, HP de Rodez (vers mars 1946), *Œuvres complètes*, t. XX, *op. cit.*, p. 409.
[3] Cahier n° 88, HP de Rodez (vers le 20 avril 1946), *Œuvres complètes*, t. XXI, Paris : Gallimard, 1985 (592 p.), p. 73.
[4] Charles-Henri Nodet (1907-1982).
[5] *Suppôts et Suppliciations*, *op. cit.*,« Lettre à Marthe Robert, Espalion, (07/04/1946) », p. 119.
[6] Cahier n° 95, HP de Rodez (début mai 1946), *Œuvres complètes*, t. XXI, op. cit., p. 230.
[7] Cahier n° 97, HP de Rodez (début mai 1946), *ib.*, p. 272.
[8] Cahier n° 98, HP de Rodez (vers le 10 mai 1946), *ib.*, pp. 287-288.

Voici, mêlé à la propre vie de l'auteur, un autre personnage récurrent des Cahiers en la personne de Louis XVI : « [...] Au temps de Louis XVI je vivais et mes 5 filles vivaient déjà depuis longtemps [...][1]. » ; « Louis XVI était le dernier corps de Lucifer après lequel j'ai suscité la révolution de 1789 parce que Louis XVI était un lâche qui m'avait volé ma garde prussienne et mes gardes suisses par envoûtement et n'a jamais su s'en servir[2]. »

Cet exemple est encore plus significatif que celui livré en amont, à propos de cette réécriture biographique dictée par des impératifs numérologiques : « Moi, 50 piges, Marseille, Bouches-du-Rhône, France, 4 septembre 1896, 4 rue du Jardin des Plantes, 4me étage, à 8 heures du matin *non baptisé*, je ne sais pas que poète je suis et ce que peut valoir ma poésie [...][3]. » Pour mémoire, il était né au 15 rue du Jardin des Plantes. La maison n'avait que trois étages et il fut bien sûr baptisé. En revanche, il serait bien né à huit heures du matin.

Antonin Artaud revint sur son idée fixe d'empoisonnement délibéré de sa personne (on constatera dans le chapitre consacré à ses écrits de délire que c'est un des substrats de son activité délirante, d'où les diagnostics mentionnant chez le patient, le sentiment de persécution et la paranoïa) mais ici avec force détails :

> J'ai été systématiquement empoisonné pendant cinq mois à l'asile de Quatre-Mares à Sotteville-lès-Rouen et il me souvient entre autres d'un certain plat de lentilles saupoudré en guise de sel d'une certaine poudre d'un blanc givré qui rappelait le camphre et la naphtaline et que je reconnus être du cyanure de potassium purement et simplement.
> Il y avait d'ailleurs dans le hall précédant le dortoir où je me trouvais une armoire contenant les petits paquets blancs d'Artaud, lesquels étaient journellement apportés par des agents de la sûreté et glissés aux infirmiers dans un billet de mille francs.
> Et qui payait les agents ?
> Les poules du haut gratin social de Montmartre passé au marché noir et à la chasse aux stupéfiants[4].

Dans l'extrait suivant, Antonin Artaud mêla deux événements distincts qui ont pour point commun la violence physique à l'encontre d'autrui, une violence fantasmée. La première partie de la citation concerne le docteur Ferdière et comment il pouvait le percevoir sous l'emprise d'une hallucination (on rencontre fréquemment ce type de récit chez les schizophrènes criminels qui tentent de s'exonérer ainsi de leurs crimes : Antonin Artaud, qui connaissait ce type d'écrits, fabulait-t-il en se réappropriant cette caractéristique ou avait-t-il vraiment perçu le docteur

[1] Cahier n° 104, HP de Rodez (vers le 20 mai 1946), *ib.*, p. 439.
[2] *Ib.*, p. 448.
[3] Cahier n° 175, Paris (mi-octobre 1946), *Œuvres complètes*, t. XXIV, Paris : Gallimard, 1988 (504 p.), p. 139.
[4] Cahier n° 205, Paris (mi-octobre 1946), texte préparatoire à la séance du Vieux-Colombier, *Œuvres complètes*, t. XXVI, Paris : Gallimard, 1994 ; rééd. 2003 (256 p.), p. 88.

Ferdière ainsi ?). Quant à la deuxième partie, il s'agit clairement d'une affabulation.

> [...] Devant une aussi sinistre malhonnêteté il n'y a qu'une réponse qui s'impose : l'égorgement.
> Il faut tordre la gorge aux envoûteurs et aux sorciers et le Dr Ferdière n'était plus à ce moment-là devant moi, lui-même, qu'un envoûtement et qu'un sorcier.
> Je n'y ai pas regardé d'aussi près sur une place de Dublin, fin septembre 1937, pour descendre quelques dizaines de flics, ou devant la prison de Dublin pour ouvrir la figure d'un agent de sûreté, ou sur le Washington pour casser la tête à coups de table au steward et au chef-mécanicien qui venaient dans ma cabine me frapper à coup de clef anglaise,
> mais ce jour-là devant le Dr Ferdière je me trouvai comme paralysé[1].

En conclusion, seuls n'ont été livrés ici que les éléments les plus significatifs de ce que certains auteurs appellent la « biographie mythique[2] » d'Antonin Artaud. D'autres fragments seront proposés en aval, notamment dans le chapitre « Les délires d'Antonin Artaud », car l'auteur n'a cessé de mêler à son œuvre multiforme des éléments véridiques et délirants de sa vie.

*

* *

C'est un lieu commun de dire qu'Antonin Artaud a vécu une vie extraordinaire. « Le beau jeune homme triste et fragile », déjà très médicalisé, débarqué à Paris au début des années vingt, a passé sa vie dans l'attente d'une reconnaissance qu'il a finie par obtenir à la toute fin de sa vie, mais dans un cercle restreint d'artistes, d'éditeurs, d'intellectuels. Cette vie tragique se caractérise notamment par une grande solitude due à une inadaptation maladive aux autres (faisant penser à certains individus touchés par le syndrome d'Asperger), par des échecs répétitifs,

---

[1] Cahier n° 213, Paris (janvier 1947), texte préparatoire à la séance du Vieux-Colombier, *ib.*, p. 135.
On pourrait rapprocher son envie d'égorger le docteur Ferdière de cet extrait de *Nadja* d'André Breton, lequel livre en second lieu une tactique (mais Antonin Artaud n'assassinera personne, hors lui-même) : « Je sais que si j'étais fou, et depuis quelques jours interné, je profiterais d'une *rémission* que me laisserait mon délire pour assassiner avec froideur un de ceux, le médecin de préférence, qui me tomberaient [*sic*] sous la main. J'y gagnerais au mois de prendre place, comme les agités, dans un compartiment seul. On me ficherait peut-être la paix [a]. »
[a] André BRETON, *Nadja*, *op. cit.*, pp. 166-167.
[2] Exemples : Évelyne GROSSMAN : *Entre corps et langue : l'espace du texte (Antonin Artaud, James Joyce)*, thèse pour le Doctorat d'État ès Lettres et Sciences humaines soutenue à l'Université Paris 7, le 20 décembre 1994 (page consultée le 06/12/2024), <https://www.theses.fr/1994PA070106>, p. 36 ; Olivier PENOT-LACASSAGNE, *Vies et morts d'Antonin Artaud*, Saint-Cyr-sur-Loire : Christian Pirot éditeur, coll. « Maison d'écrivain », 2007 (240 p.), p. 199.

tant sur les plans artistique que personnel, par une souffrance aux causes multiples, souvent réelle (dont les neuf ans d'internement avec l'acharnement d'une sismothérapie inutile sont l'aspect le plus spectaculaire mais qui ne doit pas occulter une souffrance plus profonde, tenace, qui s'est installée en lui dès son adolescence et que les conditions de l'internement n'ont pas améliorée), parfois entretenue, notamment par la prise de drogues. Malgré tout, malgré l'adversité et la guigne qui se liguaient contre lui, tenace, pugnace, iconoclaste, sans rien concéder, il n'a jamais lâché le crayon, qui pour dessiner, qui pour écrire, surtout écrire et produire une œuvre d'une grande originalité, qui parlera encore longtemps à nos sociétés liberticides.

Précisément, avant que d'aller plus loin dans notre propos en découvrant les écrits de douleur d'Antonin Artaud, il est indispensable de présenter rapidement son œuvre aux lecteurs qui ne la connaîtraient pas ou imparfaitement.

Chapitre II / L'œuvre

L'œuvre d'Antonin Artaud est assez limitée si l'on excepte les Cahiers qui ont été intégrés aux *Œuvres complètes* des éditions Gallimard, outrant le nombre de volumes publiés (douze tomes sur les vingt-six que compte l'édition historique). Cette œuvre s'articule principalement autour du texte, dans des genres divers, et, à la fin de sa vie, autour du dessin, essentiellement en noir et blanc, et autour des lettres, très nombreuses, qui sont à inclure dans l'œuvre tant elles y participent et sont souvent pour son auteur un catalyseur qui lui permet de conceptualiser un texte. Il ne s'agit pas de livrer ici une bibliographie exhaustive (qui inclurait notamment les nombreux articles et textes divers dont les plus importants seront toutefois signalés) mais de citer les ouvrages anthumes et posthumes parus en volume, pour la plupart disponibles dans des éditions de poche, éditions qui seront systématiquement privilégiées dans les citations (avec une exception pour Antonin Artaud, *Œuvres*, le « Quarto » de Gallimard : bien qu'il s'agisse d'un livre broché, on peut le considérer comme un gros livre « de poche » qui présente l'avantage de contenir pratiquement toutes les œuvres d'Antonin Artaud, de nombreuses lettres, d'abondants extraits des Cahiers, des fac-similés et autres documents iconographiques, etc.).

Seront également abordés, trop brièvement, les rapports que l'auteur entretenait avec l'écriture, ses principales sources d'inspiration, et comment cette œuvre fut reçue par ses contemporains. Enfin, quelques phrases fulgurantes écrites par Antonin Artaud et qui illustrent la vaste palette de son talent d'écrivain, fermeront ce chapitre.

I. Les œuvres anthumes

1) Premiers textes : la période des recueils (1923-1929)

Comme beaucoup d'auteurs, Antonin Artaud commença par écrire des poèmes qu'il publia dans différentes revues ; il écrivit aussi un certain nombre d'articles (voir dans sa biographie en amont). Il publia sa **première œuvre** (en fait une plaquette) à la Galerie Simon, ***Tric Trac du Ciel***, composé de huit poèmes, en 1923, et dont on peut regretter que l'édition de poche de Gallimard n'ait pas cru bon de le reprendre dans le volume proposant les premiers recueils d'Antonin Artaud, *L'Ombilic des Limbes* « suivi du *Pèse-nerfs* et d'autres textes », non plus que dans l'édition d'Évelyne Grossman, *Œuvres* (il faudra trouver *Tric Trac du Ciel* dans les *Œuvres complètes*[1]).

---

[1] *Œuvres complètes*, t. I*, *op. cit.*, pp. 219-229.

Le préfacier de ce volume de poche consacré aux premières productions d'Antonin Artaud, Alain Jouffroy (1928-2015), écrit que la « vie d'écrivain [d'Antonin Artaud] commence en 1923, par un dialogue sur la pensée et l'écriture : la *Correspondance avec Jacques Rivière*[1] ». S'il indique que *L'Ombilic des Limbes* est « son second recueil publié[2] », il ne mentionne pas le premier, *Tric Trac du Ciel*. Quant à la « vie d'écrivain » d'Antonin Artaud, elle commença avant 1923 ! Elle débuta à Marseille dès lors qu'il publia quelques textes, fût-ce de manière épisodique et dans de petites revues, puis à Paris, entre autres dans le bulletin du docteur Toulouse, *Demain*, et dans la revue *Action* (1921) ; en 1922, il publia divers textes (entre autres des poèmes, à nouveau dans *Action*, un texte sur Charles Dullin ainsi que d'autres textes sur le théâtre dans *Le Crapouillot*, un poème et un article dans la revue marseillaise *La Criée*, quatre poèmes au *Mercure de France*[3]). On voit donc qu'à vingt-six ans, le jeune homme n'était pas vierge de publications. Il semble évident que « la vie d'écrivain » d'un auteur ne commence pas dès les premières publications mais quand il commence à se vivre comme écrivain, auteur, poète, artiste, foin de la médiation éditoriale ! En omettant *Tric Trac du Ciel*, les éditeurs des deux ouvrages cités (Jouffroy et Grossman) ont-ils voulu respecter le souhait d'Antonin Artaud ? En effet, celui-ci écrivait en 1946 dans le « Préambule » destiné à figurer en ouverture de ses œuvres complètes à paraître chez Gallimard : « [...] Devrait figurer le texte du premier livre qui ait paru de moi : *Tric Trac du Ciel*, recueil de poèmes édité en 1922 [...]. Mais toutes réflexions faites, j'aime mieux y renoncer. Ce petit livre de vers en effet ne me représente en aucune façon[4]. » Si ce renoncement d'Antonin Artaud a présidé à leur décision d'omission, il n'était pas difficile d'en informer les lecteurs. Tout artiste a le droit légitime et indiscutable de renier une œuvre mais dès lors qu'elle est devenue publique, elle ne lui appartient plus en propre, elle est devenue une copropriété qu'il est contraint de partager avec le public qui se l'est accaparée (ou non). En littérature, le repentir n'existe pas au contraire de l'art pictural : la trace littéraire ne s'efface pas, quoi que dise l'auteur qui ne peut que renier un texte publié (l'histoire de la peinture aurait peut-être été très différente si les peintres avaient su que la technologie permet aujourd'hui de découvrir les différents repentirs d'une toile). Enfin, *Tric Trac du ciel* est le seul recueil d'Antonin Artaud composé uniquement de poèmes, au contraire des suivants qui seront pour la plupart des miscellanées.

Après en avoir fini avec *Tric Trac du ciel* (tiré à cent-douze exemplaires et qui parut début mai 1923), il fonda la revue *Bilboquet* dont le premier numéro sortit

---

[1] Alain JOUFFROY, « Porte ouverte » (préface), *in* Antonin ARTAUD, *L'Ombilic des Limbes,* suivi du *Pèse-nerfs* et autres textes, Paris : NRF, coll. « *Poésie*/Gallimard », 1927, renouvelé en 1954 pour la correspondance avec Jacques Rivière, 1956 pour tous les autres textes d'Antonin Artaud, 1968 pour la préface ; rééd. 2010, (258 p.), p. 8.

[2] *Ib.*, p. 9.

[3] Florence de MÈREDIEU, *C'était Antonin Artaud, op. cit.*, pp. 155-181.

[4] « Préambule », *Œuvres, op. cit.*, p. 19. Antonin Artaud se trompe d'une année car le recueil a paru en mai 1923.

le 2 février 1923 et dont il fut le seul auteur-rédacteur (il n'y eut qu'un second numéro, qui parut au mois de décembre)[1].

Après le refus de publication de la part de Jacques Rivière de deux poèmes qu'Antonin Artaud souhaitait voir publier par *La NRF* (voir biographie en amont), débuta alors un échange de lettres entre l'éditeur et le poète, qui s'achèvera en juin 1924 et aboutira à sa publication dans le numéro 132 de *La NRF* (sous le titre « Une correspondance ») le 1er septembre 1924 ; Paule Thévenin précise que « sur la couverture de la revue le nom de l'auteur était remplacé par trois étoiles. À l'intérieur, les lettres de Jacques Rivière étaient signées de ses initiales, celles d'Antonin Artaud de son nom en entier[2] » ; cette correspondance reparaîtra en volume, dans la collection « Une Œuvre, Un Portrait », ***Correspondance avec Jacques Rivière***, avec un portrait de l'auteur par Jean de Bosschère (1878-1953), éditions de *La Nouvelle Revue Française*, 1er janvier 1927, 68 p. (tirage six-cent-trente-six exemplaires) et constitue donc le **deuxième opus** de l'auteur. Elle est rééditée dans une édition de poche, dans le volume *L'Ombilic des Limbes,* suivi du *Pèse-nerfs* et autres textes, *op. cit.*, et dans le volume *Œuvres*, *op. cit.*

Antonin Artaud continuera toute sa vie, selon des fréquences et des périodes inégales, à publier des textes dans différentes revues ; les plus importants furent repris dans plusieurs éditions, notamment de poche.

En 1925, sortirent deux recueils d'Antonin Artaud. Le premier, ***L'Ombilic des Limbes***, **troisième œuvre en volume** de l'auteur, parut le 23 juillet 1925 aux éditions de *La NRF* dans la collection « Une Œuvre, Un Portrait » avec un portrait de l'auteur par André Masson (tirage : huit-cent-neuf exemplaires). L'ouvrage s'ouvre sur un incipit où l'auteur se démarque des autres artistes, et qui sonne comme un avertissement au lecteur : « Là où d'autres proposent des œuvres je ne prétends pas autre chose que de montrer mon esprit[3]. » On trouve dans ce recueil divers textes sans titre, trois poèmes, une courte pièce de théâtre, deux lettres, un texte sur Paolo Uccello (« Paul les oiseaux ou la place de l'amour »), un texte intitulé « Description d'un état physique », un pamphlet (« Lettre à monsieur le législateur de la loi sur les stupéfiants »). Ce recueil exprime ce qui fondera l'originalité de la production textuelle d'Antonin Artaud jusqu'à la fin de sa vie : l'écoute cénesthésique exacerbée de son corps et l'expression d'une idiosyncrasie dévastée par des tropismes redoutés et ravageurs.

Le deuxième recueil, ***Le Pèse-nerfs***, **quatrième œuvre en volume** de l'auteur, parut la première fois aux éditions de *La NRF* dans la collection « Pour vos beaux yeux » dirigée par Louis Aragon, le 1er août 1925 (tirage soixante-cinq exemplaires). Le texte fut à nouveau publié, suivi des *Fragments d'un Journal d'Enfer*, à Marseille, aux *Cahiers du sud*, collection « Critique », n° 5, orné d'un frontis-

---

[1] Les deux numéros sont lisibles dans le volume *Œuvres*, *op. cit.*, pp. 43-49.

[2] *Œuvres complètes*, t. I*, *op. cit.*, p. 272. Sauf indication contraire, les informations bibliographiques sur les premières œuvres d'Antonin Artaud de cette section sont tirées de ce même volume.

[3] *L'Ombilic des Limbes,* suivi du *Pèse-nerfs* et autres textes, *op. cit.*, p. 51.

pice d'André Masson, le 9 mars 1927 (tirage : cinq-cent-cinquante-trois exemplaires). C'est cette édition qui a été reprise dans l'édition de poche « Poésie / Gallimard » à laquelle nous renvoyons. *Le Pèse-nerfs* est composé de textes dans l'ensemble courts, sans titre, et de trois « lettres de ménage » (destinées à Génica Athanasiou)[1]. Quant aux *Fragments d'un Journal d'Enfer*, ils poursuivent la thématique du *Pèse-nerfs*, tournée vers « l'émaciation » du moi de l'auteur, « l'effritement » de sa pensée, enfin le poids du « domaine de la douleur et de l'ombre » qu'il a choisi « comme d'autres celui du rayonnement et de l'entassement de la matière[2] ».

Bien qu'il ne puisse être considéré comme un recueil et n'entre donc pas dans notre comptabilité, doit être mentionné le fascicule *À la grande nuit ou le bluff surréaliste*, pamphlet publié à compte d'auteur en juin 1927. Fait l'objet du même traitement la publication dans *La NRF* du 1er novembre de la même année (numéro 170) du scénario *La Coquille et le Clergyman.* Ces deux textes ont été réédités dans *Œuvres*, *op. cit*., p. 236 *et seqq.* pour le premier, p. 247 *et seqq.* pour le second.

***L'Art et la Mort*, cinquième œuvre** d'Antonin Artaud faisant l'objet d'une publication en recueil, a paru le 17 avril 1929, avec un frontispice de Jean de Bosschère, à la librairie des Trois Magots appartenant à Robert Denoël (tirage : huit cents exemplaires). L'œuvre rassemble des textes déjà édités (sauf le premier, « Qui, au sein… ») entre 1925 et 1927, pour la plupart dans la *Révolution Surréaliste*. Il s'agit d'un ensemble hétéroclite de huit textes, tous titrés, plus un court texte sans titre qui accompagnait le bulletin de souscription du recueil. On peut lire ce texte dans *Œuvres*, *op. cit*., p. 187.

2) Les œuvres considérées comme majeures (1930-1948)

Bien que non intégrée dans la liste des œuvres retenues ici, il faut toutefois signaler la parution de la brochure *Le Théâtre Alfred Jarry et l'Hostilité publique* en mars 1930 (composée en fin d'année précédente avec Roger Vitrac, auteur principal). Elle a été rééditée dans *Œuvres*, *op. cit*., p. 291.

L'année suivante, en mars, parut ***Le Moine* de Lewis** « raconté par Antonin Artaud » chez Denoël et Steele, considéré comme la **sixième œuvre** publiée de l'auteur (même si l'on peut, sans hésitation aucune, préférer lire le texte original du jeune Matthew Gregory Lewis). L'œuvre a été rééditée par Gallimard en 1966, puis dans la collection « Folio » en 1975, 448 p., avec des « Commentaires » non signés mais de Paule Thévenin.

Deux textes, non comptabilisés ici, revêtirent à l'époque une grande importance pour leur auteur. Ainsi, le 1er octobre 1932 parut dans *La NRF* le « Manifeste du Théâtre de la Cruauté » et, en février 1933, le *Second manifeste du Théâtre de*

---

[1] Les trois « lettres de ménage » (dont la destinataire n'est pas nommée dans le recueil non plus que leur date de composition n'est fournie) ne figurent pas dans le volume Antonin ARTAUD, *Lettres à Génica Athanasiou*, *op. cit.*

[2] *L'Ombilic des Limbes*, suivi du *Pèse-nerfs* et autres textes, *op. cit.*, p. 129.

la Cruauté, sous la forme d'une brochure de 16 pages dont la publication fut assurée anonymement par les éditions Denoël et Steele. Ils ont été intégrés au *Théâtre et son double* (*op. cit.*).

Héliogabale ou l'Anarchiste couronné (avec six vignettes d'André Derain, 1880-1954) parut le 28 avril 1934 aux éditions Denoël et Steele (tiré à deux mille exemplaires). Il s'agit du **septième livre** de l'auteur. Il a été réédité par les éditions Gallimard en février 1979 dans la collection « L'imaginaire » avec un généreux appareil de notes, évidemment non signées mais de Paule Thévenin[1]. Il a également été réédité dans *Œuvres* (*op. cit.*).

En octobre 1934 parut, dans le numéro 253 de *La NRF*, « Le théâtre et la peste », un texte qui sera plus tard compilé avec d'autres textes pour constituer *Le Théâtre et son double* (voir *infra*).

Parurent le 28 juillet 1937 chez Denoël ***Les Nouvelles Révélations de l'ÊTRE*** (édition anonyme de 32 pages, tirée à cinq cents exemplaires, portant comme signature « Le Révélé »), **huitième œuvre** publiée de l'auteur. Elle a été rééditée dans le volume *Œuvres*, *op. cit.*, pp. 787-799. Il s'agit d'un ouvrage divinatoire basé sur l'interprétation des tarots à laquelle l'auteur avait été initié. Ce fut la dernière œuvre à paraître avant l'internement psychiatrique de l'auteur.

Alors qu'il était interné à l'HP de Sotteville-lès-Rouen, parut le 7 février 1938 ***Le Théâtre et son Double*** chez Gallimard, coll. « Métamorphoses », tiré à quatre cents exemplaires, **neuvième œuvre** publiée de l'auteur, sans doute la plus lue (avec *Van Gogh, le suicidé de la société*), tant en France qu'à l'étranger. Il s'agit d'une compilation d'articles écrits pour la plupart depuis plusieurs années (notamment en 1935) et de « Trois lettres sur le langage ». L'ouvrage sera réédité le 10 mai 1944 et tiré à 1 525 exemplaires (alors qu'il est interné à l'HP de Rodez) puis en poche dans la collection « Folio Essais » de Gallimard, *op. cit.* Parut anonymement (selon le souhait de l'auteur) le 1er août 1937 dans le numéro 287 de *La NRF*, l'article « D'un Voyage au pays des Tarahumaras », lequel fera l'objet d'une réédition (voir ci-dessous).

Toujours dans la thématique mexicaine, doit être mentionné un long texte rédigé en janvier 1944, « Supplément au Voyage au Pays des Tarahumaras », empreint d'un mysticisme exacerbé, article qu'Antonin Artaud avait écrit à l'attention d'Henri Parisot afin d'éditer un volume rassemblant divers textes sur les Tarahumaras. Mais dans une lettre du 7 septembre 1945, ayant entre temps abjuré la religion chrétienne, il lui avait demandé de ne pas le publier, ce que fit l'éditeur dans le volume paru aux éditions Fontaine en septembre 1945 (avec la lettre de l'auteur du 7 septembre, et sur sa demande). Mais dix ans plus tard (après la mort de l'auteur donc), Parisot inséra ce texte non désiré par Antonin Artaud dans une réédition chez L'Arbalète et il a été repris en poche : *Les Tarahumaras* chez Gallimard, dans la collection « folio essais » avec une présentation de Paule

---

[1] *Héliogabale ou l'Anarchiste couronné*, Paris : Denoël et Steele, 1934 ; rééd. (éd. anonyme : Paule Thévenin), Paris : Gallimard, coll. « L'imaginaire », 1979 ; rééd. 2005, 156 p.

Thévenin qui expliquait que, étant donné l'édition chez L'Arbalète, « il ne peut en aucun cas être question de n'en pas tenir compte, mais par déférence au désir exprimé par Antonin Artaud de le laisser impublié [*sic*], nous l'avons placé à la fin de l'ouvrage[1] » ; en revanche, figure bien dans l'ouvrage à la place souhaitée par l'auteur la lettre à Parisot.

Vers le 25 novembre 1945 parut à nouveau, après la publication dans *La NRF*, ***D'un Voyage au Pays des Tarahumaras***, dans la collection « L'Âge d'Or » des éditions Fontaine (dirigées alors par Henri Parisot), **dixième livre** publié de l'auteur, tiré à sept-cent-vingt-cinq exemplaires. Il s'agit d'une reprise du texte de *La NRF* augmenté d'une lettre à Henri Parisot datée du 7 septembre 1945. Ce texte est lisible dans l'édition de poche *Les Tarahumaras* (*op. cit.*) qui propose les textes suivants : « Le rite du peyotl chez les Tarahumaras » (écrit à l'HP de Rodez, à partir de la mi-décembre 1943) avec un post-scriptum, « D'un voyage au pays des Tarahumaras », « Tutuguri », « Trois textes à propos des Tarahumaras parus dans *El Nacional* », « Un texte paru dans *Voilà* », « Supplément au Voyage des Tarahumaras » (voir paragraphe précédent) avec un appendice, « Une note sur le peyotl », « Lettres relatives aux Tarahumaras » (au nombre de dix, les huit premières datées de 1937, entre février et juin, les deux dernières des 10 et 11 décembre 1943).

Les cinq ***Lettres de Rodez*** (échange de lettres entre Antonin Artaud et Henri Parisot en 1945), **onzième livre** de l'auteur (il s'agit bien sûr d'un modeste fascicule de 41 pages), parurent en février 1946 aux éditions G.L.M. (Guy Lévis Mano), ouvrage tiré à six-cent-quatre-vingt-onze exemplaires[2].

Le 15 décembre 1947 parurent les cinq poèmes d'***Artaud le Mômo***[3] aux Éditions Françaises Nouvelles (Pierre Bordas), ouvrage tiré à trois cent cinquante-

---

[1] *Les Tarahumaras, op. cit.*, note[1] p. 107.

[2] Évelyne Grossman a réédité les huit lettres écrites en tout à l'HP de Rodez par Antonin Artaud à destination d'Henri Parisot en 1945 *in Œuvres, op. cit.*, p. 1009 *et seqq.* mais sans préciser celles qui font partie du recueil G.M.L. Au nombre de cinq, elles sont les suivantes : 17 septembre, 22 septembre, 6 octobre, 9 octobre, 27 novembre.

[3] Le recueil a également été réédité par Évelyne Grossman dans *Œuvres*, p. 1123 *et seqq.* Le lecteur profane peut être mis en erreur par l'existence d'un autre texte (« Histoire vécue d'Artaud-Mômo – Tête à tête par Antonin Artaud »), publié par Paule Thévenin *in* Antonin ARTAUD, *Œuvres complètes*, tome XXVI, *op. cit.*, pp. 162-193, texte qui portait le titre de la séance du 13 janvier 1947 au Vieux-Colombier (l'affiche est reproduite pleine page dans *Œuvres*, p. 1174). Dans son texte de présentation, Évelyne Grossman écrit que « les textes publiés par Paule Thévenin [...] sont constitués par toute une série de fragments, notes et esquisses diverses qu'elle a prélevés dans près d'une trentaine de cahiers qu'Artaud rédigea dans les mois qui précédèrent la séance » (p. 1172). C'est sans doute la raison pour laquelle le neveu d'Antonin Artaud, Serge Malausséna a émis, à juste titre, des réserves quand le volume a paru, reprenant intégralement le texte de Thévenin-Gallimard (*Histoire vécue d'Artaud-Mômo*, Saint-Clément-de-Rivière : Fata Morgana, 2009, 64 p.) : « Je tiens à faire connaître aux lecteurs que le texte lu dans la présente édition [...] ne correspond pas à celui écrit par Antonin Artaud dans les trois cahiers qu'il avait apportés avec lui le 13 janvier 1947 [...]. En comparant les cahiers manuscrits avec cette transcription posthume, il s'avère que celle-ci est arbitraire

cinq exemplaires, et ***Van Gogh le suicidé de la société*** chez K éditeur (tiré à trois mille exemplaire), **douzième et treizième volumes** de l'auteur. Si le Van Gogh est lisible dans les *Œuvres complètes*, t. XIII, et dans *Œuvres*, *op. cit.*, il a bénéficié d'une autre édition chez Gallimard dans la collection « L'imaginaire » en 2001 (rééd. 2011, 96 p.). Parut également le même mois chez K éditeur ***Ci-gît*** précédé de ***La Culture indienne***[1] (avec un tirage de quatre cent quatre-vingt-dix-neuf exemplaires, comme prévu au contrat ?), **quatorzième livre** de l'auteur.

Ici s'arrête la liste des livres édités du vivant d'Antonin Artaud. Même si l'on y ajoute les nombreux articles publiés assez régulièrement tout au long de sa vie (dont nombre seront compilés plus tard sous forme de volumes) et les textes publiés posthumément (dont les lettres), le corpus se montre relativement réduit tant du point de vue du nombre d'œuvres qu'en termes de tirages (et, finalement, du nombre de pages car certains recueils ne comportent que quelques pages).

II. Les œuvres posthumes

Ainsi que Paule Thévenin l'écrit sans redouter l'hyperbole, « son œuvre posthume est considérable[2] ». Toutefois, il est nécessaire de faire le tri entre les œuvres ayant fait l'objet de contrats signés par l'auteur avant sa mort et les œuvres qui n'ont pas fait l'objet de son imprimatur ou qui ont été fabriquées de toutes pièces.

1) Les œuvres agréées par l'auteur

Avant sa mort, Antonin Artaud avait signé plusieurs contrats d'édition qui, pour des raisons diverses, n'ont pas permis la publication des œuvres du vivant de l'auteur. Il s'agit des *Œuvres complètes* prévues en « au moins 4 tomes » – pour lesquelles il avait déjà rédigé le « Préambule » – et dont il signa le contrat avec Gallimard le 6 septembre 1946. N'étant donc à l'origine qu'une reprise de textes déjà publiés, ils sont exclus de notre comptabilité. Il signa à cette période, toujours avec Gallimard, le contrat pour la parution du texte de sa pièce *Les Cenci*. La pièce attendra presque vingt ans pour être publiée en 1964 dans le tome IV des *Œuvres complètes*, et 2011 pour paraître en volume dans la collection « Folio Théâtre » de Gallimard (éditée par Michel Corvin, 182 p.). On peut donc considérer ***Les Cenci*** comme le **quinzième livre** de l'auteur.

---

et ne coïncide pas avec le texte initial laissé par l'auteur. » On ne peut être plus clair sur cette réécriture pratiquée par Paule Thévenin sur certains textes d'Antonin Artaud. Par ailleurs, avec de telles réserves de l'ayant droit, on ne comprend pas pourquoi il a autorisé une republication de ce texte.

En conclusion, *Histoire vécue d'Artaud-Mômo* doit être considéré comme *un texte apocryphe*, obtenu par des tripatouillages injustifiés et injustifiables. Est donc exclue de la bibliographie proposée ici, cette *Histoire vécue d'Artaud-Mômo*, que, dans le respect de l'auteur, il faudrait cesser de rééditer.

[1] Le recueil a également été réédité par Évelyne Grossman, *Œuvres*, p. 1149 *et seqq.*

[2] Paule THEVENIN, texte introductif, *in Le théâtre et son double*, Paris : Gallimard, 1964 ; rééd. coll. « Folio Essais », 1985, (258 p.), p. 8.

Deux contrats avaient été signés avec Marc Barbezat. Le premier concernait « L'arve et l'aume, tentative anti-grammaticale à propos de Lewis Carroll et contre lui » qui parut conformément au contrat en mai 1947 dans le numéro 12 de la revue *L'Arbalète* (il reparaîtra en volume chez le même éditeur en 1989, agrémenté d'une part de vingt-quatre lettres à Marc Barbezat – 1947 à février 1948, l'avant-dernière lettre donnant l'ultime version du « Turiguri » – et d'autre part des épreuves corrigées par Antonin Artaud) ; on peut considérer ***L'arve et l'aume*** comme le **seizième livre** de l'auteur. Le deuxième contrat portait sur *Les Tarahumaras* le 22 juin 1947, un volume rassemblant plusieurs textes sur ce peuple indien et qui ne verra le jour que le 20 novembre 1955 aux éditions de L'Arbalète, 216 pages. L'opus ***Les Tarahumaras*** – dont l'auteur avait ordonnancé le contenu (d'ailleurs sans tenir compte de l'ordre chronologique de production des textes, comme il l'avait déjà fait pour *Le Théâtre et son double*) – entre bien dans la catégorie des textes contrôlés par l'auteur. Il constitue donc son **dix-septième livre**.

Le 12 février 1948, il signa un contrat avec K éditeur pour la publication du texte de l'émission radiophonique ***Pour en finir avec le jugement de dieu***, et qui paraîtra en avril 1948, après la mort de l'auteur. C'est son **dix-huitième livre**. On peut le lire, outre dans *Œuvres*, *op. cit.*, dans un volume de la collection « Poésie / Gallimard », complété par un poème, « Le Théâtre de la cruauté » (que, pour des raisons de minutage, il ne put intégrer à l'émission), des « Lettres » (au nombre de onze) et des « États préparatoires » aux textes (volume publié en 2003, 232 p.).

Le Théâtre de Séraphin, qui devait initialement faire partie du *Théâtre et son double* mais en avait été écarté sans qu'aucune explication ne fût avancée, après qu'il ait été retrouvé par Jean Paulhan après la mort d'Antonin Artaud (d'après Évelyne Grossman[1]) a été édité en décembre 1948 par Bettencourt éditeur, dans la collection « L'air du temps ». Le texte figure dans l'édition de poche du *Théâtre et son double* (*op. cit.*) mais détaché du reste du texte, comme une autre œuvre. N'ayant pas d'information suffisante (signature d'un contrat ?) et, par ailleurs, compte tenu de la brièveté du texte, il serait abusif de le considérer comme un livre à part entière de l'auteur.

Enfin, ***Suppôts et suppliciations*** dont les textes furent composés entre 1945 et 1947 est un ouvrage qui pose un problème. En effet, l'auteur « n'eut pas le temps de relire avant sa mort l'ensemble des dactylographies ni d'indiquer parfois l'ordre de succession des textes dans le recueil[2] ». Le texte ne paraîtra que trente ans après la mort de l'auteur, en 1978, dans le double tome XIV des *Œuvres complètes* chez Gallimard. Malgré ces réserves, il peut être considéré comme le **dix-neuvième et avant-dernier livre** de l'auteur car il l'avait pensé comme tel et nombre des textes qu'il contient avaient été contrôlés par lui. Même si deux éditeurs (d'abord l'éditeur suisse Louis Broder puis, après son retrait, K éditeur)

[1] Évelyne GROSSMAN, *Œuvres*, *op. cit.*, note en bas de la page n° 595.
[2] Évelyne GROSSMAN, « Note sur la présente édition », *Suppôts et Suppliciations*, *op. cit.*, p. 21.

s'étaient positionnés pour la publication de l'ouvrage, celui-ci n'a pas, *a priori*, fait l'objet d'un contrat. Il est lisible dans *Œuvres* (*op. cit.*) mais aussi dans un volume de la collection « Poésie / Gallimard », *op. cit.*

Antonin Artaud est donc à la tête d'une bibliographie de **dix-neuf titres**, pour la plupart entièrement contrôlés par lui. Il faudra ajouter un vingtième ouvrage (voir *infra* « L'œuvre graphique »).

2) Les autres œuvres

À partir de maintenant, les œuvres, fort restreintes, ont été agrégées sans l'accord d'Antonin Artaud. Elles sont donc des compilations d'articles, de lettres et de textes divers. Elles ne peuvent être amalgamées aux œuvres précédentes. Ne sont signalées ci-après que les plus importantes, par ordre chronologique de parution. Par ailleurs, il faut garder à l'esprit que de nombreux textes, parfois inédits, n'ont cessé de paraître dans des revues depuis la mort de l'auteur. Il arrive que, venu de nulle part, fleurisse au cœur d'une revue ou d'un magazine, un texte inédit. De surcroît, l'œuvre étant tombée dans le domaine public au 1er janvier 2019, il est vraisemblable que paraissent nombre de textes et d'œuvres, notamment sous forme numérique ; il est vivement souhaitable que ces éditions s'accompagnent de rigueur éditoriale, ce qui n'est pas toujours le cas dans les éditions numériques des œuvres du domaine public.

Deux volumes de lettres inaugurent la série : *Lettres d'Antonin Artaud à Jean-Louis Barrault*, préface de Paul Arnold, note liminaire d'André Franck (Paris : Bordas, 1952, 182 p.) et *Lettres à Génica Athanasiou précédées de deux poèmes à elle dédiés* ; en frontispice un autoportrait de l'auteur, vers 1920-1921 (*op. cit.*). Bien que non précisé, le texte introductif et l'appareil de notes de ce deuxième ouvrage sont de Paule Thévenin.

Le volume suivant, *Messages révolutionnaires* (Paris : Gallimard, coll. « Idées », 1971, 185 p., rééd. in coll. « Folio Essais », *op. cit.*), est une compilation d'articles sur le Mexique et de textes de conférences données par Antonin Artaud au Mexique. Il pose des problèmes quant à la véracité de certains textes et à leur retraduction[1], bien que le titre en eût été donné par Antonin Artaud à Jean Paulhan, en 1936. Cela explique pourquoi il n'est pas comptabilisé, même si ce volume est incontournable pour qui souhaite approfondir sa connaissance de l'auteur.

Les deux volumes suivants sont à nouveaux des compilations de lettres. Le premier est paru en supplément à la revue *Le Nouveau Commerce* : *Lettres à Anie Besnard* (établissement du texte, justification de la chronologie par Françoise Buisson, Paris : *Le Nouveau Commerce*, 1977 (61 p.). Le deuxième est un tiré à part de *La Nouvelle Revue Française* : *Lettres à Janine* [Kahn], préface et notes

---

[1] Traduits du français en espagnol au Mexique, ils ont ensuite été retraduits de l'espagnol en français (sans recours à l'original français qui n'a peut-être jamais existé car certains textes ont pu être dictés par l'auteur à son traducteur), par Philippe Sollers et une certaine Marie Dézon derrière laquelle se cachait Paule Thévenin…

de Paule Thévenin (Paris : *La Nouvelle revue française*, n° 316 et 317, mai et juin 1979, 28 p.).

Cette courte bibliographie s'achève par deux ouvrages les plus intéressants à nos yeux. Il s'agit de *Nouveaux écrits de Rodez* (sous-titres : « Lettres au docteur Ferdière, 1943-1946, et autres textes inédits ; suivis de Six lettres à Marie Dubuc, 1935-1937 ; préface du docteur Gaston Ferdière ; présentation et notes de Pierre Chaleix [1905-1993] »), *op. cit.*, et de l'ouvrage *majeur* : *Lettres 1937-1943*, *op. cit.*

Enfin, il faut rappeler ce livre perdu qu'Antonin Artaud disait avoir écrit dans une langue universelle et soi-disant publié en 1934, intitulé *Letura d'Eprahi Falli Tetar Fendi Photia O Fotre Indi* ; jamais traces à ce jour de cet ouvrage, fût-ce sous la forme de brouillons, n'ont été trouvées.

3) Les Cahiers

Ces fameux cahiers d'Antonin Artaud (voir *supra*) éclairent la pensée de l'auteur et l'état dans lequel il se trouvait les trois dernières années de sa vie (1945-1948). À leur propos, Florence de Mèredieu écrit justement que « si l'on veut pénétrer dans l'univers qui fut alors celui d'Antonin Artaud, il faut s'engager dans le labyrinthe et les méandres de ces cahiers[1] ». Ils sont tout à la fois un journal intime (il y consigne ses états d'âme, ses souffrances, ses bonnes résolutions, ses déceptions, ses jugements sur les autres…), des avant-textes (brouillons de textes en cours de composition), des projets de lettres, un vaste bloc-notes dans lequel il mouche ses fulgurances souvent outrancières et dans lequel il picore ensuite pour construire ses textes, un carnet de dessins, ébauches et autres croquis parfois emmêlés au texte, un agenda, un répertoire de noms, d'adresses et de numéros de téléphone, etc., mais ils n'ont *en aucun cas* le statut d'œuvre à part entière que certains leur donnent ; en outre, on ne trouve nulle part dans ses écrits la volonté d'Antonin Artaud de les voir publiés (au contraire de certains cahiers de Joë Bousquet, par exemple).

S'ils font pourtant partie des *Œuvres complètes*, on peut donc écarter les quatre-cent-six cahiers de l'œuvre d'Antonin Artaud. Une autre raison, majeure, est qu'ils n'ont jamais été travaillés comme l'auteur savait le faire pour une œuvre, voire une lettre. Si l'écriture n'en est pas « automatique », au sens surréaliste du terme, elle n'en est pas moins spontanée, rapide, brute. Il écrit à leur propos : « Qu'est-ce qui m'a pris de dire que ce n'était pas sérieux ces 150 cahiers de travail. J'ai voulu dire que je travaillais trop et passais mon temps à *ressasser* les mêmes rengaines, on n'écrit pas comme ça tout le temps, cela fait du mal[2]. » À la même époque, il se déclare être « Antonin Artaud […] de 150 cahiers de notes[3]. » Dans l'esprit de leur auteur, ce sont bien des « notes », pas des œuvres. Et il est

---

[1] Florence de MÈREDIEU, *C'était Antonin Artaud*, *op. cit.*, p. 879.

[2] Cahier n° 175, Paris (mi-octobre 1946), *Œuvres complètes*, t. XXIV, Paris : Gallimard, 1988 (504 p.), pp. 126-127.

[3] Cahier n° 177 (vers le 22 octobre 1946), *ib.*, p. 175.

vrai que l'auteur y ressasse beaucoup. Il autorisa cependant l'exposition de quelques cahiers lors de l'évènement « Portraits et dessins par Antonin Artaud » à la galerie Pierre (4-20 juillet 1947) dont un destiné à être dans la vitrine et sur lequel on pouvait tenter, tant l'écriture est tremblée, de lire ce texte, signé Antonin Artaud : « Ces cahiers n'ont pas été mis sous verre dans l'intention d'être enchâssés comme des pièces de musée. Ils me serviront encore mais je les montre pour qu'un homme qui recherche comme moi une vérité et une *mécanique* perdue les retrouve, comme je les ai cherchées dans ces cahiers[1]. » C'était une nouvelle manière de soigner sa postérité en prouvant qu'il était bien un fou. Enfin, une des éditrices du poète, Évelyne Grossman, écrivait que « l'inclusion [des Cahiers] dans les *Œuvres complètes* est pour le moins problématique[2] ». Rappelons que le jour de sa mort, les amis d'Antonin Artaud opérèrent un nettoyage de son domicile ivryen où la famille ne trouva plus que le cadavre du poète. Les Cahiers ont donc fait partie de ce qu'il convient d'appeler, tant sur le plan juridique que moral, un vol.

Par ailleurs, la lecture de ces cahiers n'est pas sans poser problème car, assez souvent, tant Paule Thévenin qu'Évelyne Grossman (les deux éditrices d'Antonin Artaud chez Gallimard, la seconde ayant remplacé la première, décédée en 1993) n'éditent que rarement le texte intégral d'un cahier mais renvoient pour certains passages à d'autres volumes, tant et si bien qu'il faut se livrer à un jonglage entre plusieurs livres et réaliser soi-même une sorte de collage pour lire la transcription complète de certains cahiers. En voici deux exemples tirés des *Cahiers d'Ivry*, tome I (l'appareil de notes est organisé de telle sorte que les notes sont rassemblées à la fin de chaque cahier transcrit), avec la note[3] de la page 737 (appel de note du Cahier n° 283 où figure la date du 18 avril 1947, p. 730) qui informe que ne sont pas retranscrits « une succession de textes écrits à l'encre noire et consacrés au "Rite du Peyotl chez les Tarahumaras" publiée par Paule Thévenin (t. IX). […] » et la note[7] de la même page (concernant le même cahier, p. 731) : « Les deux pages suivantes (17 recto et 18 verso) sont elles aussi occupées par des textes écrits par Antonin Artaud à l'encre noire au moment de la correction des épreuves du "Rite du Peyotl" […]. Elles ont été publiées par Paule Thévenin dans le tome IX des *O.C.* […]. »

Enfin, le lecteur découvre, toujours dans le même volume des *Cahiers d'Ivry* et à propos du même cahier 283, avec la note[8] pp. 737-738, que, d'après Évelyne Grossman, les transcriptions n'étaient pas toujours les bonnes :

> Cette page et les suivantes […] ont été publiées par Paule Thévenin, qui les a rassemblées sous le titre « texte VIII » dans le « Dossier d'*Artaud le Mômo* » (XII, 221-223) mais il est particulièrement éclairant d'en transcrire la disposition enchevêtrée. On y trouve en effet des glossolalies écrites visiblement à des moments

[1] Cahiers n° 316, Paris (juin 1947 puis juillet-août), *Cahiers d'Ivry*, *op. cit.*, t. 2, p. 1267.

[2] Évelyne GROSSMAN, « Antonin Artaud, à l'infini… », note[1], *Suppôts et Suppliciations*, *op. cit.*, p. 8.

différents, dont elle a tenté de réordonner la lecture, et des variantes du texte « Aliénation et magie noire » (*Artaud le Mômo*) écrites, précise-t-elle, « vers le 18 avril 1947, à l'époque où Antonin Artaud corrigeait les premières épreuves du recueil » (XII, p. 331, n. 1). Ce « texte VIII » de Paule Thévenin opère donc une réorganisation linéaire des paragraphes et des glossolalies, intervertissant parfois ce qui est l'ordre des fragments dans les feuilles du cahier.

Le coup de grâce est donné avec la note[11] de la p. 801, toujours dans le tome I des *Cahiers d'Ivry*, reproduite *in extenso* (l'appel de note figure p. 796 dans la transcription du cahier n° 287, d'avril 1947) :

> Le passage qui commence ici se poursuit sans interruption (même crayon à encre violette, même écriture) jusqu'au bas de la p. 24 verso. Il a été publié sous forme de texte définitif (signé « Antonin Artaud » et daté d'avril 1947) dans la revue *Obsidiane*, n° 5, mars 1979, p. 8-9, sous le titre « Moi, je vous dis… ». Aux pages 21 verso - 24 verso de ce cahier avaient été ajoutées pour le compléter cinq pages du cahier 286 (7 verso à 9 verso incluse), écrites en effet du même crayon à encre violette. L'opération est tentante : on obtient ainsi un « texte » complet. Elle est cependant conjecturale même si l'on comprend bien que l'on ait à l'époque voulu offrir à la revue *Obsidiane* (fondée en 1978 par l'écrivain Henri Thomas, ami d'Antonin Artaud) un « texte » du poète.

Ainsi donc, le lecteur des Cahiers n'est jamais complètement sûr de lire « du Artaud ». De plus, ces exemples, âpres, indigestes au possible, étaient nécessaires pour démontrer les difficultés de lecture de ces Cahiers pour les chercheurs et le grand public qui souhaiteraient s'y aventurer. On peut émettre le vœu d'une remise à plat complète des œuvres d'Antonin Artaud appartenant au fonds Gallimard pour finaliser une édition à la hauteur de celui qui restera une grande figure de la littérature du XXe siècle.

Mais revenons au contenu des Cahiers pour remarquer la différence notable concernant l'expression du délire entre les cahiers écrits de Rodez et ceux écrits à son retour à Paris[1]. Si l'on reste dans la continuité délirante avec les Cahiers ivryens, on observe que ses filles y sont moins présentes et que la fonction « pense-bête, agenda, carnet d'adresses » est beaucoup plus importante que durant la période ruthénoise, ce qui est somme toute logique car Antonin Artaud s'était replongé dans une vie très active et faisait beaucoup de rencontres. Ainsi, dès le jour de son arrivée à Paris, il note, avec des erreurs sur les quantièmes ou les jours : « Colette Thomas, mardi 27 après-midi. Jacques Prevel, mercredi 28. »

Pour finir, il semble utile d'informer le lecteur qui voudrait s'aventurer dans le souterrain de ces ténébreux cahiers : s'ils contiennent des ébauches d'œuvres,

---

[1] Cahier n° 106, Paris, suite du cahier commencé à Rodez, (dimanche 26 mai 1946), *Œuvres complètes*, t. XXII, *op. cit.*, p. 9. Il n'y a pas eu de rupture dans la tenue compulsive des Cahiers après la sortie de l'HP de Rodez.

de lettres, ils dégoulinent de sperme, de matières fécales et autres morves, ils sont truffés d'obscénités, d'injures, de vitupérations, ils hurlent d'une douleur recommencée et ils exposent les délires de l'auteur, inlassablement répétés au fil des quatre cent-six cahiers. Pourtant, ils sont souvent bouleversants et constituent un document unique sur la souffrance d'un homme exténué, au bout de sa vie, mais libre : l'écriture (et les dessins) semblent souvent sortir des pages comme si, par la graphie, l'auteur avait voulu faire crier les mots pour mieux exprimer l'indicible.

III. L'œuvre graphique

L'œuvre graphique d'Antonin Artaud peut être clairement divisée en deux époques car, si l'on s'en tient à ce que l'on a répertorié dans notre corpus, l'artiste n'a pas dessiné toute sa vie et son ambition n'était pas portée sur ce mode d'expression : si elle a transité par le théâtre et le cinéma (son talent de dessinateur lui servit, notamment au théâtre où il croquait des personnages, dessinait des costumes, crayonnait des décors, des silhouettes), sa vie fut toujours tournée vers l'écriture. Cependant, Antonin Artaud a produit une œuvre graphique, certes réduite, mais d'une fascinante intensité. Pour résumer, et renvoyant le lecteur vers les ouvrages listés ci-dessous, il n'avait pas le sens de la finition et de la perfection au sens commun. Florence de Mèredieu écrit : « Ce refus d'esthétisme apparent, pour une part, la démarche d'Artaud à celle de l'art brut, et à l'attitude de ce qui sera plus tard, celle de l'anti-art[1]. » On distingue clairement deux grandes périodes (que l'on pourrait subdiviser) dans ses activités picturales : celle de la jeunesse et celle de la maturité.

Si l'on en juge par un autoportrait réalisé vers 1915, d'une grande qualité d'exécution, Antonin Artaud montrait vraisemblablement un talent pour le dessin. Il put développer cette prédisposition en 1919 lors de son séjour en Suisse, dans la clinique du docteur Dardel. L'autoportrait, tant dans sa première époque que la dernière, restera un invariant de sa production. Il continua à dessiner lors de son installation à Paris pour le théâtre et rédigea plusieurs articles sur la peinture. Là encore, il est à noter qu'il produira ponctuellement tout au long de sa vie des écrits sur l'art, jusqu'à son célèbre *Van Gogh, le suicidé de la société*. De plus, conscient de leur particularité, il prendra l'habitude de commenter ses propres dessins (de la dernière période) à propos desquels il précisa : « Mes dessins ne sont pas des dessins mais des documents, il faut les regarder et comprendre ce qu'il y a dedans, à ne pas les juger que du point de vue artistique ou véridique, objet parlant et réussi [...][2]. »

---

[1] Florence de MÈREDIEU, *Portraits et gris-gris*, Paris : Blusson, format 22,5x28,5, 1984 ; rééd. 2008 (120 p.), p. 56.
[2] Cahier n° 97, HP de Rodez (début mai 1946), *Œuvres complètes*, t. XXI, *op. cit.*, p. 266.

Il renoua avec le dessin à l'HP de Rodez (même si les sorts font à nos yeux partie de son œuvre graphique), entre autres sous l'impulsion du peintre Frédéric Delanglade, également pensionnaire à l'HP de Rodez. Commença alors la deuxième époque d'Artaud-dessinateur, de loin la plus prolifique et la plus spectaculaire. S'il continua à faire des portraits, le sien (l'autoportrait est un genre exploité par moult peintres dont, bien sûr, Van Gogh) et celui de tiers proches de lui, il produisit aussi des dessins, mi-abstraits, mi-figuratifs, souvent avec du texte imbriqué, des dessins qu'il appela « d'imagination », un registre qu'il n'avait jamais abordé dans sa première époque. Il prit d'ailleurs l'habitude d'enchâsser (il utilise le verbe « encarter ») des dessins dans les textes de ses Cahiers (ou d'enchâsser des textes dans ses dessins). Rappelons qu'une seule exposition a été organisée de son vivant autour de son œuvre picturale, celle de la Galerie Pierre, du 4 au 20 juillet 1947, « Portraits et dessins par Antonin Artaud », composée d'une trentaine d'œuvres.

Par ordre chronologique de parution, voici quelques ouvrages publiés autour d'Antonin Artaud-dessinateur, à commencer par Antonin ARTAUD, *Portraits et gris-gris* / Florence de Mèredieu, *op. cit.*

L'ouvrage suivant, très complet, avec des reproductions de qualité, s'intitule *Antonin ARTAUD, Dessins et portraits*, Paule Thévenin, Jacques Derrida [1930-2004], Paris : Gallimard, 1986, 274 p. Ce livre a d'abord paru en Allemagne[1] (une question de droits ?), la même année, mais avec une maquette différente et quelques variantes. Par exemple, l'édition allemande s'ouvre (p. 8) sur une surprenante photo d'Antonin Artaud (noir & blanc, verticale, cadrée taille, légèrement floue), prise dans le parc de la clinique du Chanet en 1919, avec de la pelouse et des arbres en arrière-plan : Antonin Artaud, élégant dans une veste sombre, portant chemise blanche et cravate claire, la tête légèrement relevée, les yeux clos, sa longue bouche esquissant un sourire, les poings fermés et croisés devant lui, semble avoir été photographié en pleine fervente déclamation. Facétieux, il exhale comme un bonheur de vivre qui fait plaisir à voir (le lecteur aura compris que c'est notre photo préférée d'Antonin Artaud, en cela qu'elle est chargée de juvénilité, d'exaltation, d'une forme d'innocence et de pureté, celles que cherchera à retrouver par la suite le poète en quête d'un paradis qu'il savait pourtant perdu à jamais). À notre connaissance, cette photo n'a été rééditée dans aucun ouvrage et les recherches sur le web se sont révélées infructueuses. L'ouvrage a été réédité par Gallimard en avril 2019 mais dans un format plus petit et une pagination inférieure de dix pages que celle des deux ouvrages de l'édition de 1986 ; il était donné comme épuisé sur le site de l'éditeur fin 2023.

L'ouvrage suivant, ***50 dessins pour assassiner la magie***, éd. établie et préfacée par Évelyne Grossman, Paris, Gallimard, 2004, 96 p., 67 ill., est la concrétisation d'un projet qu'Antonin Artaud avait mis au point avec Pierre Loeb mais qui ne se

---

[1] *Antonin Artaud / Zeichnungen und Portraits*, Paule THÉVENIN, Jacques DERRIDA, Munich : Schirmer / Mosel Gmbh, 1986, 274 p.

réalisa pas à cause de la mort subite de l'artiste ; en effet, il s'agissait d'éditer les pages tirées de quelques cahiers qui contenaient des dessins, souvent emmêlés au texte. Il en rédigea cependant le texte en janvier 1948 ; il y définissait ainsi son travail :

> Il ne s'agit pas ici de dessins / au propre sens du terme, / d'une incorporation quelconque de la réalité par le dessin. / Ils ne sont pas une tentative pour renouveler l'art auquel je n'ai jamais cru du dessin / non / mais pour les comprendre il faut les situer d'abord. / Ce sont des dessins pris à des cahiers de notes littéraires, poétiques, psychologiques, physiologiques, magiques / magiques surtout / magiques d'abord / et par-dessus tout. (p. 16)

Bien que, *a priori*, il n'ait pas signé de contrat et n'en ait bien sûr pas contrôlé l'édition, c'est le seul ouvrage conçu par Antonin Artaud à propos de sa production graphique. En cela, il peut être considéré comme **son vingtième ouvrage et dernier ouvrage**.

Le lecteur qui voudrait avoir une idée d'ensemble du talent graphique d'Antonin Artaud peut se tourner vers l'excellent catalogue de l'exposition « Antonin Artaud » qui s'est tenue du 7 novembre 2006 au 4 février 2007 sur le site François Mitterrand de la Bibliothèque nationale de France : *Antonin Artaud*, dir. Guillaume Fau, coédition Gallimard / Bibliothèque nationale de France, 2006, 224 pages (184 ill.).

Enfin, quinze dessins se trouvent dans *Van Gogh-Artaud. Le suicidé de la société*, catalogue édité à l'occasion de l'exposition éponyme, Paris, musée d'Orsay, 11 mars-6 juillet 2014, commissaire Isabelle CAHN, Paris : éd. Skira, Musée d'Orsay, 2014, 208 p. Ès qualités, la commissaire résumera parfaitement – dans une interview écrite d'Isabelle Schmitz – l'ouvrage d'Antonin Artaud, substrat de l'exposition :

> Artaud récuse le discours sur la supposée folie de Van Gogh, et y voit une manière pour la société de mettre à distance la charge émotive intrinsèque à son art. Le succès posthume de Van Gogh vient, à ses yeux, d'un malentendu : on a créé, autour d'épisodes de sa vie comme celui de l'oreille coupée ou du suicide, la légende d'un peintre fou, dont la peinture serait une émanation de la folie. *Le suicidé de la société* vient radicalement contrer cette idée en se s'intéressant plus à la légende mais à l'œuvre elle-même[1].

Pour être complet et conclure, il faut également rappeler que l'anthologie *Œuvres* de Gallimard éditée par Évelyne Grossman (*op. cit.*), abondamment illustrée, reproduit, forcément avec une petite qualité, de nombreux dessins et autres œuvres graphiques de l'artiste.

---

[1] « Van Gogh, le soleil noir de la mélancolie », *Le Figaro*, Hors-série, février 2014 (114 p.), p. 47.

IV. Antonin Artaud et l'écriture

Quand Antonin Artaud écrit au mitan des années vingt que « toute l'écriture est de la cochonnerie [et que] les gens qui sortent du vague pour essayer de préciser quoi que ce soit de ce qui se passe dans leur pensée, sont des cochons[1] » (sans doute la sentence la plus reproduite de l'auteur), on peut saluer son sens de la formule mais douter de sa sincérité, lui qui ne cessait de tenter de préciser ce qui se passait dans son esprit et de s'interroger sur les mécanismes de la pensée. Contrairement à certaines idées reçues, Antonin Artaud écrivait difficilement, si l'on excepte bien sûr les Cahiers à propos desquels est parfois évoquée une « graphorrée » (substantif médical auquel on peut préférer la locution « écriture compulsive », sans rapport avec l'écriture automatique), et si l'on excepte aussi la plupart de ses lettres, notamment celles de l'internement. L'auteur fait état de ses difficultés d'écriture dans ce post-scriptum d'une lettre à Jean Paulhan : « Si vous voyez J. Supervielle [1884-1960] dites-lui qu'il ne désespère pas au sujet de son article. Je suis en train de le faire, mais je le récris sans cesse, comme pour tout ce que je fais. Il me faut du temps et des épreuves larvées innombrables avant de *trouver* ma forme[2]. » Son indécision et sa versatilité transparaissent dans les épreuves renvoyées aux éditeurs, surchargées de corrections (quand il ne substitue pas un passage à un autre ou n'en supprime pas un, voire décide de ne pas faire apparaître son nom).

Voici un exemple de la labilité de l'auteur confessée à ses cahiers à la fin de sa vie : « J'ai écrit dans le Théâtre & son Double que le théâtre était virtualité et que cette virtualité mettait le spectacle à l'abri d'une réalité dangereuse possible alors que maintenant je pense tout le contraire que c'est la réalité dangereuse qui doit être recherchée et que le théâtre n'existe que pour la susciter[3]. »

On notera une autre caractéristique, comme l'évoque ce projet de lettre à Jules Supervielle daté du 17 mars 1932 (« Permettez-moi de vous adresser mon article sous forme de lettre. C'est le seul moyen que j'ai de lutter contre ce sentiment absolument paralysant de gratuité et d'en venir à bout depuis plus d'un mois que j'y pense[4]. »), à savoir que la lettre est un procédé fréquemment utilisé par l'auteur (on trouve en effet des lettres reproduites dans presque tous livres qu'il a publiés) pour conceptualiser ses idées.

Par ailleurs, Denys-Robert Dufour fait remarquer que « l'usuelle distinction entre auteur, scripteur, narrateur, personnage, ou toute autre instance littéraire ne

---

[1] *L'Ombilic des Limbes*, suivi du *Pèse-nerfs* et autres textes, *op. cit.*, p. 106.

[2] Cité par Paule Thévenin *in* Antonin ARTAUD, *Le théâtre et son double*, *op. cit*, note[1] p. 236. La date de la lettre n'est pas donnée par l'éditrice mais elle a été écrite selon toute vraisemblance entre février et avril 1932.

[3] « Cahier n° 358, Paris (septembre 1947) », *Cahiers d'Ivry*, tome 2, *op. cit.*, p. 1823.

[4] Cité par Paule Thévenin *in Le théâtre et son double*, *op. cit*, note[1] p. 236.

fonctionne pas chez Artaud – c'est même un des traits qui spécifient l'écriture d'Artaud[1] ».

Enfin, l'extrait de lettre suivant (lettre adressée à Jean Paulhan le 9 novembre 1932) révèle un auteur critique de ses propres écrits :

> Pour ce qui est de la rédaction du Manifeste [*Second manifeste de la cruauté* : voir *supra*] elle-même, je reconnais qu'elle est abrupte et en grande partie manquée. Je pose des principes rigoureux, inattendus, d'aspect rébarbatif et terrible, et au moment où l'on s'attend à me voir les justifier je passe au principe suivant. Pour tout dire, la dialectique de ce Manifeste est faible. Je saute sans transition d'une idée à l'autre. Aucune nécessité intérieure ne justifie la disposition adoptée[2].

Désabusé, il écrira dans un cahier à l'HP de Rodez : « Nulle œuvre n'aboutit à rien. Il n'y a pas d'œuvre. Les choses n'aboutissent qu'à une sensation qui ne dure pas et qui n'est que l'illusion d'un songe[3]. » Pourtant, retrouvant ses exigences de jeune homme, il écrivit plus d'un an plus tard, libéré de l'internement : « Je veux imposer mes poèmes et mon nom mais par des poèmes absolument réussis et avec des conférences parfaites et me montrer moi et mes œuvres jusqu'à ce que j'en sois las[4]. »

Dans *Suppôts et Supplications* (textes composés entre 1945 et 1947), il écrivait : « Le style me fait horreur et je m'aperçois que quand j'écris j'en fais toujours, alors je brûle tous mes manuscrits et il ne reste que ceux qui me rappellent une suffocation, un halètement, un étranglement dans je ne sais quels bas-fonds parce que ça c'est vrai[5]. » Pourtant, à la même époque, il ne semble pas que le style lui fît tant horreur que cela : « Mon style aussi cherche le neuf, veut bousculer la grammaire, le verbe / et avant, / moi, Antonin Artaud, je cherche le merveilleux, / l'insolite, / l'extraordinaire, / l'héroïne, / le juste, / le généreux, / le parfait, / le *véritable*[6]. »

Antonin Artaud n'avait écrit au docteur Allendy :

> Tant que je ne trouverai pas ma fulguration personnelle, une intensité de vision, une *étendue* de conceptions nées dans la facilité, je veux dire nées et non provoquées et faites de toutes pièces, toutes mes œuvres seront sujettes à caution, car elles seront nées dans des conditions fausses et telles que tout homme les ignore, sauf moi. Tout ce que j'écris n'est pas créé, ne participe pas à la création, a la face d'un pis aller [*sic*], c'est fait non de bric et de broc, mais sans nécessité, et à défaut d'autre chose[7].

---

[1] Dany-Robert DUFOUR, « En attendant Artot », *Europe*, janv.-fév. 2002 ; nouv. éd. augmentée, n° 873-874, 2008 (352 p.), p. 90.
[2] *Le théâtre et son double*, *op. cit.*, pp. 177-178.
[3] Cahier n° 10, HP de Rodez (fin avril 1945), *Œuvres complètes*, t. XV, *op. cit.*, pp. 310-311.
[4] Cahier n° 116, Paris (fin juin 1946), *Œuvres complètes*, t. XXII, *op. cit.*, p. 148.
[5] *Suppôts et Suppliciations*, *op. cit.*, p. 186.
[6] Cahier n° 116, Paris (fin juin 1946), *Œuvres complètes*, t. XXII, *op. cit.*, p. 173.
[7] « Lettre à René Allendy, Paris (30/11/1927) », *Œuvres*, *op. cit.*, p. 262.

Vingt ans plus tard, il constatait : « Je n'ai jamais rien inventé / mes œuvres *resteront*, mais innomées[1]. » La première partie du propos est sans doute excessive, en tout cas dans une acception (pas forcément celle de l'auteur) que l'on peut donner à « inventé », tant il est difficile de classer les textes d'Antonin Artaud dans les petits rayons proprets construits par la théorie littéraire[2] ; il n'en reste pas moins que l'auteur, dont le talent est ailleurs, n'appartient pas à la catégorie des écrivains fictionnels, dont les œuvres reposent sur l'imaginaire. Une grande partie de sa création fictionnelle repose sur des emprunts. Par exemple, son essai sur Paolo Uccello est inspiré par le texte que Marcel Schwob (1867-1905) a consacré au peintre dans les *Vies imaginaires* ; dans la courte pièce *Le jet de sang* (dans *L'Ombilic des Limbes*), il propose, selon Paule Thévenin « la parodie d'une pièce en un acte d'Armand Salacrou : *La Boule de verre*, qui venait d'être publiée dans la revue *Intentions* (3e année, nos 28-30, décembre 1924)[3] », le terme « parodie » étant d'ailleurs contesté par Alain Virmaux (*op. cit.*) ; quant aux *Cenci*, la pièce s'inspire des œuvres de Shelley et de Stendhal ; *Le Moine*, lui, est un remake alimentaire de l'œuvre de Matthew Gregory Lewis ; enfin, *Héliogabale ou l'Anarchiste couronné*, reprend largement la biographie historique du jeune empereur sanguinaire, histoire qu'il distord d'ailleurs à plusieurs reprises, au grand dam de Jean Paulhan, qui, pour le coup, était plutôt injuste car si l'on considère *Héliogabale* comme une uchronie, on peut tout à fait pardonner à Antonin Artaud ses inexactitudes (celles-ci sont légion dans les romans historiques et l'un des exemples emblématiques se trouve dans l'œuvre de Gustave Flaubert, 1821-1880, *Salammbô*). L'auteur écrivit d'ailleurs fort pertinemment à Jean Paulhan :

> Voici ce que je veux vous dire – bien que votre lettre m'ait irrité et que je me sois dit : que ce soit vrai ou non qu'est-ce que ça peut bien lui faire si c'est beau et si l'on trouve dans ce livre la notion d'un vrai et du Réel Supérieur – les dates sont vraies, *tous* les événements historiques dont *le point de départ est vrai* sont *interprétés*, beaucoup de détails sont inventés ; les Vérités Ésotériques j'ai voulu qu'elles soient vraies dans *l'esprit* ; elles sont souvent et volontairement FAUSSÉES dans la forme : mais la forme n'est rien ; il y a de l'outrance et des exagérations d'images, des affirmations éperdues ; mais alors une atmosphère d'affolement s'établit où le rationnel perd pied mais où l'esprit s'avance tout armé. […] Je m'étonne […] que devant un livre écrit avec mon cœur et la peau de mes

---

[1] Cahier n° 292, Paris (mai 1947), *Cahiers d'Ivry*, tome 1, *op. cit.*, p. 882.

[2] Ainsi, Évelyne Grossman écrit : « On pourrait légitimement se demander si le texte autrefois censuré de la fameuse émission radiophonique *Pour en finir avec le jugement de dieu* (1948) a réellement sa place au sein des œuvres poétiques d'Artaud. Certainement non, si l'on s'en tient à la définition convenue du terme [a]. » Mais avec cette même rigueur, il faudrait alors exclure plusieurs œuvres du champ poétique. *Pour en finir avec le jugement de dieu* n'est-elle pas une œuvre plus prosodiée que *L'Ombilic des Limbes* ou *Le Pèse-nerfs* ?

[a] Évelyne GROSSMAN, *Artaud « l'aliéné authentique »*, *op. cit.*, p. 143.

[3] *Œuvres complètes, t. I**, *op. cit.*, p. 281.

entrailles vous osiez, *vous*, me demander s'il est vrai. Je crois que cela se sent ou non[1].

Des emprunts, sans doute, mais aussi des influences. Quelques lignes s'imposent en effet à propos des influences majeures de lectures, notamment sur les écrits dits de délire d'Antonin Artaud, lequel, à cause de son inaptitude à démarrer une œuvre de pure imagination, trouvait donc les déclencheurs de son inspiration, comme nombre d'artistes, dans les œuvres d'autrui.

Bien sûr, les livres d'auteurs dans la foulée desquels il se place, ouvrent la liste (Gérard de Nerval, Hölderlin, le comte de Lautréamont, Edgar Poe, pour ne citer que ceux-là). Retenons un seul exemple dans cette liste prestigieuse : Isidore Ducasse. On peut ainsi se demander si Antonin Artaud n'a pas voulu laisser, lui aussi, une figure littéraire incarnant tout le côté ténébreux de la nature humaine (avec force meurtres, cruautés sadiques, viols, actes sexuels contre nature, pédophiles, incestueux, etc.), mais encore plus démoniaque que son inspirateur supposé. Héliogabale serait alors son Maldoror à lui, mais reconnaissons que l'empereur romain n'a pas sur le lecteur le pouvoir d'envoûtement discret que l'homme aux lèvres d'or exerce, tout en élégance, malgré la répugnance qu'il inspire dans le même temps. Si le maléfique *Maldoror* a pu influencer Antonin Artaud par l'audace et l'outrance de la plume du jeune poète (mort à un peu plus de vingt-trois ans) qui l'a inventé, c'est sans doute aussi parce que ses *Chants*, qui désespèrent de la nature humaine, sont un des sommets des œuvres antisociales produites par la littérature. L'œuvre d'Antonin Artaud peut aussi s'envisager sous cet angle.

Suivent, comme influences possibles, les écrits de délirants inédits (il a pu y avoir accès, notamment dans les dossiers du docteur Toulouse à l'époque de Villejuif), mais aussi publiés, par exemple, les textes écrits par Joseph Vacher (1869-1898), un des tout premiers tueurs en série français (totalisant une trentaine d'assassinats sadiques). D'ailleurs, Toulouse avait publié un article sur le crâne de Vacher[2], et tous les psychiatres avaient dans leur bibliothèque *Vacher l'éventreur et les crimes sadiques*, le livre du professeur Alexandre Lacassagne (1843-1924), médecin légiste qui fut l'un des experts (avec les docteurs Pierret et Rebatet) de Joseph Vacher[3] et dont le rapport pesa dans le jugement qui condamna à mort l'accusé (il fut guillotiné à Bourg-en-Bresse le 31 décembre 1898). Antonin Artaud avait certainement lu ce livre contenant tout le dossier médical et judiciaire

---

[1] « Lettre à Jean Paulhan, Paris (01/06/1934) », *Œuvres*, *op. cit.*, p. 476.

[2] Édouard TOULOUSE, « Étude psycho-physiologique du crâne de Vacher », *Revue de psychiatrie*, 1899 ; repris dans les *Archives d'anthropologie criminelle*, 1899, p. 658.

[3] La vie de Vacher a fait l'objet d'une adaptation cinématographique très documentée par Bertrand TAVERNIER, *Le juge et l'assassin* (1976). Avec un Michel Galabru époustouflant dans la peau de Vacher, ce film, outre l'époque contextualisée avec soin, montre bien la difficulté de juger de l'insanité d'un homme et, en creux, pourfend une psychiatrie impuissante à produire des données scientifiques incontestables, mais cependant capable, sur des convictions *in fine* personnelles, d'envoyer des hommes à la mort (cela continue aujourd'hui, sauf que la mort physique est remplacée par la mort sociale et l'asphyxie médicamenteuse).

de Vacher et, notamment, *in extenso*, le rapport d'expertise du 22 juillet 1898[1] (entre autres, « démontrant » la simulation de Vacher d'un malade irresponsable de ses actes), les « Pièces annexes au rapport des experts[2] », mais surtout la retranscription de lettres (interminables) à ses médecins (trois lettres sont proposées en fac-similés). Philippe Artières, éditeur des *Écrits* de Joseph Vacher, fait remarquer dans sa présentation, que « pour chacun des moments de sa vie, ses contemporains notent chez Joseph Vacher une inquiétante manie de l'écriture[3] ». Il explique la consubstantialité entre la vie et l'écriture qui signe chacun de ses crimes. En somme, par ses écrits antérieurs (ses écrits lors d'une période d'internement précédant les crimes en série) mais surtout par la pléthore de lettres qu'il envoya de l'asile et de la prison, il tenta maladroitement de jouer la folie alors que l'extrême cruauté de ses crimes signait l'œuvre d'un fou, statut qu'il aurait eu plus de chance de se voir attribuer sans sa grotesque gesticulation, notamment scripturaire. Antonin Artaud mettra en place le même dispositif épistolaire que Joseph Vacher dont il partageait la même finalité, passer pour un fou, mais le premier, c'était pour échapper à la guillotine, tandis que pour le second, c'était pour accéder à la postérité, même si parfois la guillotine peut y conduire. On peut aussi se demander pourquoi les psychiatres ont décelé une soi-disant simulation chez le premier alors qu'ils ne l'ont pas envisagée chez le second. C'est bien une histoire de fous mais qui mériterait d'être approfondie, tant se dégagent des similitudes entre l'attitude asilaire des deux hommes (entre autres exemples, la production de lettres interminables adressées aux médecins) et les mises en place de différentes tactiques.

Un deuxième exemple serait en les *Mémoires d'un névropathe* de Daniel Paul Schreber publiés en Allemagne en 1903 : plus communément connu sous le nom de « Président Schreber » car il était président d'une cour d'assises, un de ses délires, le plus remarquable, est qu'il était persuadé que Dieu lui demandait de devenir femme. La première traduction française date de 1975[4] mais Antonin

---

[1] A. LACASSAGNE, *Vacher l'éventreur et les crimes sadiques*, Lyon : A. Storck, 1899 (314 p.), p. 9.

[2] *Ib.*, p. 57.

[3] Philippe ARTIÈRES, « Présentation / Le criminel et ses écritures », *in* Joseph VACHER, *Écrits d'un tueur de bergers*, Lyon : Éditions à rebours, 2006 (160 p.), p. 14.

[4] Daniel Paul SCHREBER, *Denkwürdigkeiten eines Nervenkranken*, Leipzig : Oswald Mutze, 1903 ; *Mémoires d'un névropathe*, trad. Paul DUQUESNE & Nicole SELS, Paris : éditions du Seuil, coll. « Le champ freudien », 1975 ; rééd. coll. « Points Essais », 1985, 544 p.

Les traducteurs expliquent p. 7 qu'ils ont « souhaité respecter la tradition psychanalytique française et respecter le titre *Mémoires d'un névropathe* qui vient de la traduction par M. Bonaparte et R. Loewenstein de l'article de Freud ». Ce faisant, ils ont sciemment quitté le champ littéraire pour entrer dans celui du médical où l'on accommode la pensée profonde d'un malade à la nosographie, plus précisément au diagnostic qu'on a fait de lui (c'est sur ce même schéma que le docteur Ferdière pathologisera tous les écrits, faits et gestes de son célèbre patient à l'HP de Rodez). Schreber, malade mental ou non, était alors un auteur qui a publié un livre dont le titre, pour rester au plus près de l'original allemand, aurait dû être en français « Souvenirs mémorables d'un malade des nerfs ». C'est

Artaud, de toute évidence, a dû lire les *Cinq psychanalyses* (traduites par Marie Bonaparte et Rudolph Maurice Loewenstein) parues en 1935 chez Denoël et Steele[1] : il serait étonnant qu'il n'ait pas lu l'ouvrage entre les mains compte tenu de son intérêt pour Freud et de sa proximité avec les deux éditeurs-amis chez qui il venait de publier son *Héliogabale.*

Dans cet ouvrage de Freud, un des cinq cas présentés est celui du président Schreber (c'est sur l'ouvrage de cet homme de robe, voulant quitter celle de juge pour prendre celle de femme, que s'est étonnamment édifié un des piliers de l'œuvre freudienne) : « Remarques sur un cas de paranoïa (*dementia paranoides*) décrit sous forme autobiographique ». Tout le texte de Freud est passionnant d'un point de vue épistémologique car se déroule sous nos yeux, à partir de l'interprétation des *Mémoires* du président Schreber, et d'après une lecture exclusivement pathologiste, l'édification d'une théorie : l'intérêt n'est pas dans la théorie elle-même, éminemment contestable, mais dans le mécanisme qui l'a produite. Dans son long article (quelque soixante pages à la typographie serrée), Freud introduit, entre autres, de la clinique, en reproduisant des extraits de certificats du docteur Weber qui avait en charge le président, et dont voici l'un d'entre eux :

> Le système délirant du patient culmine en ceci qu'il [Schreber] se dit appelé à rédimer le monde et à apporter de nouveau à l'humanité la béatitude qui s'était perdue. Il a été amené à cette tâche, à ce qu'il affirme, par des inspirations divines directes, ainsi qu'on l'enseigne pour ce qui est des prophètes ; ce sont précisément des nerfs plus excités, comme l'avaient été les siens pendant un long temps, qui auraient en effet la propriété d'exercer sur Dieu une attraction, mais il s'agit en l'occurrence de choses qui ne se laissent absolument pas exprimer dans la langue humaine, ou alors très difficilement, parce qu'elles se situent au-delà de toute expérience humaine et ne sont justement révélées qu'à lui. [...] Il est, chose établie pour lui, l'objectif exclusif des miracles divins, et par là le plus remarquable être qui ait jamais vécu sur terre ; depuis des années, à chaque heure et à chaque minute, il connaît ces miracles au niveau de son corps, et en obtient d'ailleurs confirmation par des voix qui parlent en lui[2].

Sont également reproduits des extraits des *Mémoires* et dont voici l'un d'eux :

---

ainsi que Schreber s'est toujours défini en reconnaissant chez lui « la présence d'un état de surexcitation pathologique du système nerveux » (p. 346), mais en aucun cas comme un « névropathe ». Notre réserve sur le titre français ne doit pas empêcher de saluer le travail des deux traducteurs.

[1] Sigmund FREUD, *Cinq Psychanalyses*, trad. Marie BONAPARTE & Maurice LOEWENSTEIN, Paris : Éditions Denoël et Steele, 1935, 480 p.

[2] Sigmund FREUD, « Psychoanalystische remerkungen über einen autobiographisch beschrienbenen fall von paranoia (*dementia paranoides*) », Jahrbuch für psychoalytische und psychopathologische. Forschaungen, 1911, pp. 9-68 ; trad. française Marie BONAPARTE, *op. cit.* ; nouv. trad. Pierre COTET & René LAINÉ, *Œuvres Complètes*, vol. X, Paris : PUF, 1993 ; rééd. Sigmund FREUD, *Le Président Schreber*, Paris : PUF, coll. « Quadrige », 1995, 2011 (86 p.), pp. 13-14.

> De cette manière se monta un complot dirigé contre moi (vers mars ou avril 1894), qui tendait, une fois reconnu ou supposé le caractère incurable de ma maladie des nerfs, à me livrer à un être humain, de manière à ce que mon âme lui fût abandonnée, tandis que mon corps – selon une conception qui est une mécompréhension de la tendance ci-dessus qualifiée, servant de base à l'ordre du monde – serait transformé en un corps féminin, abandonné en tant que tel à l'être humain en question [il s'agit en réalité de son thérapeute] à des fins d'abus sexué et ensuite simplement « laissé en plan », donc sans aucun doute voué à la putréfaction[1].

On peut imaginer que ces deux extraits ont marqué le poète et qu'il saura s'en souvenir pour en nourrir ses écrits, notamment sa prose d'internement.

Dans les autres sources qui ont pu fournir un matériau aux écrits de délire, syncrétiques, d'Antonin Artaud, et pour rester dans la tonalité du président Schreber, on pourrait ajouter toute la littérature regroupée sous l'hyperonyme « mystique » – notamment des textes des IIIe et IVe siècles, les deux *Testaments*, le *Talmud* –, mais aussi une vaste littérature allant des mythologies aux œuvres des philosophes chinois, hindous, grecs, etc.

Parmi d'autres auteurs inspirants, on peut ajouter Paracelse, puis Jacques Cazotte, deux auteurs très différents mais sans doute pas moins fous que le président Schreber.

En effet, Antonin Artaud a dû s'intéresser au génie de Paracelse (Philippus Theophrastus Aureolus Bombastus von Hohenheim, 1493-1541), notamment avec la lecture *Des maladies invisibles et de leurs causes* (*De causis morborum invisibilium*, 1532) ou encore avec celle de cet ouvrage de Émile-Jules Grillot de Givry (1874-1929), *Paracelse. Œuvres médico-chimiques ou Paradoxes* (1913), un auteur à qui Antonin Artaud écrira en 1939... alors qu'il était mort depuis dix ans (voir *infra*) ! Dans son livre, Paracelse expliquait, entre autres, le processus d'éclosion des succubes et des incubes, fabricateurs d'un sperme délétère, autant de démons et de semence dont il sera beaucoup question sous la plume d'Antonin Artaud dans les chapitres suivants.

Quant à Jacques Cazotte (1719-1792), il doit une partie de sa renommée à Gérard de Nerval qui présente cet écrivain original dans son ouvrage *Les Illuminés* qu'Antonin Artaud avait également dû lire et dont il a peut-être nourri certains éléments de ses écrits de délire. Les préoccupations métaphysiques de Cazotte trouvent en effet un écho dans celles d'Antonin Artaud. Voici ce qu'écrivait Nerval :

> La correspondance de Cazotte nous montre tour à tour ses regrets de la marche qu'avait suivie ses anciens compagnons [les Illuminés Martinistes], et le tableau de ses tentatives isolées contre une ère politique dans laquelle il croyait voir le

[1] *Ib.*, p. 16.

règne fatal de l'*Antechist* [*sic*], tandis que les illuminés saluaient l'arrivée du *Réparateur* invisible. Les démons de l'un étaient pour les autres des esprits divins et des vengeurs[1].

Peut-être Antonin Artaud avait-il lu *Le Diable amoureux*, tout empreint de magie ? Un autre point aurait pu le séduire chez Cazotte : cet auteur « illuminé » était réputé pour ses dons de voyance, ces dons que lui-même s'octroya au cours de l'année 1937.

Enfin, Antonin Artaud, bien que solitaire, faisait néanmoins partie de cette catégorie d'artistes, s'influençant les uns les autres, qui mirent leur vie en péril pour produire une œuvre jaillie de leur mal de vivre. Le jeune Rimbaud avait appris aux artistes le silence absolu et la rupture totale. Mais combien de poètes, portant thuriféraires de l'adolescent, ont eu le courage de le suivre et se sont finalement résignés à continuer d'écrire bavardement en attendant que la mort se charge d'eux ? Bien peu… Après la Grande Guerre, dont l'odeur de cadavre empestait toujours ces années vingt qui s'essayaient à devenir folles, elles le devinrent avec frivolité pour certains, marquées par de flamboyantes débauches de luxe, d'exubérance et de volupté[2], tandis que pour d'autres, ces jeunes créateurs qui, loin des paillettes et des fariboles, jouaient leur vie comme des va-tout, ces années-là furent certes folles, mais de désespoir. Il ne s'agit pas de constituer une improbable dichotomie (en effet, certains artistes musardaient dans ces deux mondes) mais de brosser en quelques lignes un contexte pour nous intéresser à ces artistes de la désespérance.

En s'en tenant aux seuls écrivains, sous l'ombre totémique de Gérard de Nerval se balançant au bout d'une corde en 1855, à l'âge de 46 ans, rue de la Vieille-Lanterne, au cœur d'un Paris indifférent, sept d'entre eux (liste non exhaustive…) choisirent d'en finir avec une existence devenue invivable : Jacques Vaché (mort à 23 ans d'un suicide ou d'une surdose, peu importe la cause car il avait fait vœu de mourir), Emmanuel Faÿ, le frère de Bernard (surdose de somnifères à New York en 1923), et, plus tardivement, René Crevel (mort en 1935 à 35 ans par suicide), Jacques Rigaut, 1898-1929 (mort par suicide), Vladimir Maïakovski, 1893-1930 (mort par suicide), Jacques de Maleissye (1895-1931) et sa femme Ketty (morts par suicide, décembre 1930 pour elle, mars 1931 pour lui,). Mais ces jeunes gens étaient aussi marqués par la longue liste des écrivains morts prématurément (ils ont grandis avec leurs livres ou furent leurs contemporains), parmi lesquels

---

[1] Gérard de NERVAL, *Les Illuminés, récits et portraits*, Paris : Victor Le Cou, Libraire-éditeur, 1852 (354 p.), p. 282.

[2] Que l'on songe aux bals du comte de Beaumont ou au Bœuf sur le toit, ce « guêpier mondain que lancèrent dès le premier accord, dès le premier cocktail, la princesse Murat, Robert de Rothschild, Giraudoux, Ravel, Jacques Borel, Lucien Daudet, Cocteau, Picabia, Misia Sert, Picasso, Radiguet, le vieux Vance, Auric, Satie, Poulenc, Man Ray, bref, tous les plénipotentiaires du Paris le plus huppé qui venaient traiter publiquement avec le badinage [a] ».

[a] Léon-Paul FARGUE [1876-1947], *Méandres*, Paris : Éditions du Milieu du Monde, 1946 ; rééd. Paris : Gallimard, coll. « L'imaginaire », 1999 (224 p.), p. 19.

nombre d'entre eux ont mené une existence qui a ruiné leur corps, et dont voici quelques noms : Charles Baudelaire, mort en 1867 à 46 ans, Isidore Ducasse dit comte de Lautréamont, en 1870 à 24 ans, Arthur Rimbaud, en 1891 à 37 ans, Guy de Maupassant, en 1893 à 42 ans, Paul Verlaine, en 1896 à 51 ans, Alfred Jarry, en 1907 à 34 ans, Alain-Fournier, en 1914 à 27 ans, Charles Péguy, en 1914 à 41 ans, Guillaume Apollinaire, en 1918 à 38 ans, Edmond Rostand, en 1918 à 50 ans, Arthur Cravan, en 1918 à 31 ans, Victor Segalen en 1919 à 41 ans (vraisemblablement par suicide), Paul-Jean Toulet, en 1920 à 53 ans, Marcel Proust, en 1922 à 51 ans, Raymond Radiguet, en 1923 à 20 ans, et plus tardivement, André Gaillard en 1929 à 31 ans, Jeanne Bourgoint en 1929 à 26 ans, Michel Vieuchange, en 1930 à 26 ans, Yvonne George, en 1930 à 34 ans, Marcelle Sauvageot, en 1934 à 34 ans ; puis, Roger Gilbert-Lecomte en 1943 à 36 ans (on peut considérer que le méchant tétanos qui l'emporta fut un suicide par anticipation), René Daumal, en 1944 à 36 ans, Robert Desnos, en 1945 à 45 ans. Tous ceux-là vivaient la même inadaptation au monde et il la gueulait, chacun à leur manière (par exemple, Gilbert-Lecomte, Rigaut, Crevel : trois souffrances, trois manières…). Voici plusieurs extraits de notes de celui qui parlait de « l'instinct de destruction » en voulant lui donner la même valeur que « l'instinct de conservation », Roger Gilbert-Lecomte ; ils traduisent l'état d'esprit que ces artistes partageaient, *mutatis mutandis*, et dépeignent le décor obscur dans lequel ils tentaient de survivre, sur le plan intellectuel, moral et social :

> Nous vivons une heure très sombre. Jamais nuit plus noire, à mille heure de l'Histoire. Il s'agit de l'Histoire de la pensée humaine, reflétée dans l'esprit des créateurs.
> […]
> Malheur à ceux qui sont nés créateurs, hallucinés de l'esprit.
> […]
> Quiconque a vraiment conscience du mal peut porter remède au mal : en l'occurrence, l'être humain qui demeure éveillé dans l'horreur du monde où il vit et qui doit être un créateur.
> En gros, un créateur est un médecin, un être particulier au travers duquel filtre le devenir de l'Esprit de son époque. C'est un homme-soupape : de sa bouche jaillit la révélation de l'esprit humain total, à l'heure où le monde meurt d'un trop long silence[1].

À travers le portrait de celui qui leur avait ouvert la route, le jeune homme livrait là le modèle à suivre :

> Et Rimbaud s'est donné tout entier, en faisant l'abandon le plus tragique de tout ce qui était sa vie individuelle pour devenir la voix de l'Esprit, le médium, la harpe

[1] Roger GILBERT-LECOMTE, « La lézarde » (s. d., *circa* 1930 ?), *Œuvres complètes I Proses*, textes établis et présentés par Marc THIVOLET, avant-propos de Pierre MINET, Paris : Gallimard, 1947 (374 p.), pp. 187, 188, 189.

> des nerfs, le nouveau prophète pétri de véhémence et de colère, vivant de rage froide, consumé par le feu dévorant qui brûlait son sang, et parlant le langage inconnu du message.
> Le caractère unique, irréductible, d'une absolue nouveauté de cette tentative est pour moi dans la sincérité, qu'y a mise Rimbaud, de l'abandon de lui-même[1].

Antonin Artaud, préfacier du premier livre de Roger Gilbert-Lecomte en 1934, fut inévitablement touché par les textes incandescents de ce beau jeune homme singulier, de dix ans son cadet ; il assista au moins à l'une de ses conférences à la Sorbonne en décembre 1932.

Dans le court article qu'il lui consacra (reproduit *in extenso*), Jean Paulhan écrivait, esquissant par là le portrait de cette race d'artistes mettant leur vie en jeu, un paradigme sans doute supérieur à l'habituel paradigme de la folie dans lequel on range Antonin Artaud (ne peut-on pas cependant s'interroger si les désespérés n'étaient pas, eux aussi, sous la coupe d'une forme de folie, dans leur inébranlable croyance en leur destin exceptionnel, leur foi immuable en leurs dons de voyance, en leur talent, en leur pouvoir de changer le monde ?) :

> C'est la noblesse des Lettres, c'est la noblesse en particulier de la Poésie, que l'écrivain coure son danger qui n'est pas inégal au danger du trapéziste ou du matador – qui est peut-être d'autant plus pressant qu'il est obscur et difficile à imaginer : qu'il s'y agit d'une disposition de l'esprit plus étrange. C'est le danger qui chasse Rimbaud jusqu'en Abyssinie et qui jette Antonin Artaud dans les tortures de l'opium.
> Roger Gilbert-Lecomte a été plus sensible que tout autre à ce danger. Il n'a cessé de l'affronter sans que la misère physique, la maladie, le manque d'argent aient jamais pu le détourner du risque qu'il s'était choisi. Il s'est battu pour nous tous comme un héros.
> Ce qui frappait du premier abord dans ce jeune homme d'une extrême élégance et d'une grande beauté, c'était l'intelligence. Ses raisonnements étaient abondants, rigoureux, pressants. Il ne fait pas de doute qu'il a connu avec une extrême acuité, dans tous ses détails le noble danger qu'il courait – et dont il est mort[2].

En conclusion de cette section consacrée à l'écriture, on peut ajouter que cette difficulté de la fiction chez Antonin Artaud[3], palliée par les influences possibles survolées ci-dessus, explique peut-être le fait qu'il ne soit pas devenu un auteur

---

[1] Roger GILBERT-LECOMTE, « Introduction à la correspondance de Rimbaud » ; 1re éd., *Correspondance inédite (1870-1875) d'Arthur Rimbaud* précédée d'une introduction de Roger GILBERT-LECOMTE, Paris : Éditions des Cahiers libres, avril 1929, p. 114.

[2] Jean PAULHAN, « Roger Gilbert-Leconte / ou la passion du risque », *Le Monde*, n° 7232, 13 avril 1968 ; rééd. Jean PAULHAN, *Œuvres complètes*, IV, Critiques littéraires, I, Paris : Gallimard, 2018 (784 p.), p. 324.

[3] Il n'était cependant pas dans l'incapacité de l'œuvre (comme Roger Gilbert-Lecomte), même si son œuvre est principalement constituée de fragments, assez souvent disparates (ont été évoquées en amont à ce propos les miscellanées).

populaire, le public étant friand de livres qui racontent des histoires peuplées de héros et, dans une moindre mesure, d'héroïnes, mais beaucoup moins de livres sur le désespoir de vivre. Cela amène à s'interroger sur la réception de l'œuvre.

V. Réception de l'œuvre

Ont été fournis en amont, chaque fois que possible, les tirages des quatorze ouvrages parus du vivant de l'auteur et ils excédaient rarement mille exemplaires. Il apparaît donc évident que l'œuvre d'Antonin Artaud n'atteignit pas le grand public et que, du temps de son vivant, sa notoriété (relative) se limitait au monde artistique, surtout parisien. Ce n'est qu'après sa mort que son aura se dessina et qu'on fit de lui l'icône (qu'il avait au demeurant forgée lui-même) d'un génie maudit, martyr de la société, d'un artiste fou, inclassable. On peut lire çà et là qu'il devint à l'époque une icône de la *beat generation* et que ses manifestes sur le théâtre inspirent encore aujourd'hui des metteurs en scène, notamment outre-Atlantique. Il reste cependant un auteur plutôt confidentiel, réduit à un public circonscrit dans la sphère des artistes, enseignants et étudiants : beaucoup d'entre eux connaissent Antonin Artaud mais peu l'ont lu ou le lisent, alors que la plupart de ses œuvres existe en format de poche.

Il est vrai que son œuvre est hermétique à beaucoup et qu'elle présente des difficultés de lecture. Ainsi, « il n'est pas aisé, lisant Artaud, de toujours éviter l'écueil de prendre au mot les termes qu'il emploie. […] Les mots, chez Artaud, bougent, fluctuent, se dérobent à la fixation dans un sens[1] » écrit Évelyne Grossman. Elle souligne également « que la marge entre vrai et faux chez lui est singulièrement imprécise[2] » et elle évoque des « tremblements de sens[3] », comme un écho à l'écriture tremblée. En outre, le lecteur peut être déconcerté par le fait que dans la plupart de ses œuvres, il met en texte son moi, de manière de plus en plus outrancière au fil du temps : il l'orne parfois des atours violents de l'obscénité. Il rend public son délire, encouragé en cela par des éditeurs peu scrupuleux qui l'exhortent à exposer sans vergogne dans sa prose, entre autres, ses obsessions sexuelles et sa fureur iconoclaste agrémentées (dans ses dernières années de glossolalies, lesquelles renforcent la dimension sibylline de certains textes). Quelques exégètes n'hésitent pas à tenter la traduction des glossolalies ; mais, comme le dessin, les glossolalies ne se traduisent pas : elles s'écoutent comme le second se regarde. Elles se définissent ainsi :

> Le don des langues, ou glossolalie (du grec *glôssa*, « langue », et *lalein*, « parler »), est un phénomène religieux, de type mystique ou paranormal, qui fait que certaines personnes ont le pouvoir de s'exprimer de manière à être entendues et comprises

---

[1] Évelyne GROSSMAN, *Artaud « l'aliéné authentique »*, *op. cit.*, p. 15.
[2] *Ib.*, p. 50.
[3] *Ib.*, p. 87.

dans une langue qu'elles n'ont pas apprise ou d'utiliser leur langue propre de telle sorte que les auditeurs en sont subjugués et comme envoûtés.
Ce phénomène, dont l'interprétation est controversée, se rencontre dans certains centres religieux de la Grèce antique et, jusqu'à l'époque présente, dans diverses religions primitives. L'Ancien Testament fait allusion à des discours extatiques de ce genre (I Sam., X, 5-13 ; XIX, 18-24 ; II Sam., VI, 13-17 ; I Rois, XX, 35-37)[1].

Eu égard à ses connaissances théologiques, il est possible qu'Antonin Artaud ait eu recours aux glossolalies dans une démarche d'affirmation de sa dimension démiurgique ; elles sont une mise en scène, une sorte d'escroquerie facétieuse dont l'auteur était coutumier. Jean-Louis Brau, dans sa biographie, indiquait que « le docteur Allendy était un des rares spécialistes de la glossolalie religieuse, et que son influence sur Artaud fut très grande[2] ». Perspicace, il ajoutait : « [...] Il est à peu près impossible que, lors de son passage au groupe surréaliste en 1925, ou lors de ses séjours en Allemagne, Artaud n'ait pas été tenu au courant des recherches de poésie phonétique entreprises soit par Kurt Schwitters, l'auteur de *Ursonate*, et Raoul Hausmann, soit par les membres du groupe Dada, du Cabaret Voltaire de Zurich fondé par Hugo Ball, Emmy Hennings [1885-1948] et [Richard] Huelsenbeck [1892-1974][3]. » Dans une note en bas de page, il précisait : « Hugo Ball (1886-1927) expérimenta dès 1916, comme l'avait fait avant lui à Berlin Paul Scheerbart [1863-1915], des poèmes sans mots. Auteur en 1916 de *Verse obne Worte* (*Vers sans paroles*)[4]. » Les pistes données par Jean-Louis Brau pourraient être possiblement la source d'un déclic glossolalique chez le poète.

Nous ajoutons à ces pistes celle de Francis Poulenc (1899-1963) avec la *Rapsodie Nègre*, dédicacée à Erik Satie, première partition éditée et rendue publique par le jeune homme – ce qui lui valut son renvoi du conservatoire par Paul Vidal (1863-1931) qui qualifia l'œuvre de « couillonnerie infâme », mais le projeta soudainement sous les projecteurs du succès après la première audition publique au Théâtre du Vieux Colombier le 11 décembre 1917. Cette courte musique vocale (11-12') – que Poulenc, coutumier du fait, révisera en 1933 – pour baryton, piano, flûte, clarinette et quatuor à cordes, et découpée en cinq mouvements (Prélude,

---

[1] DVD *Encyclopædia Universalis*, article « Glossolalie », s.n., 2014.
[2] Jean-Louis BRAU, *Antonin Artaud*, *op. cit.*, p. 238.
[3] *Ib.*, pp. 238-239.
On peut écouter sur *YouTube* un extrait de 3'23'' de la « performance » *Ursonate* de Kurt Schwitters [1887-1948] : *YouTube* (page consultée le 07/01/2024),
<https://www.youtube.com/watch?v=7QgHTM9hQj8>.
Un internaute, Laurent Cournoyer, commente : « Ce fragment de l'*URSONATE* (*Sonate de sons primitifs*) interprété pas Kurt Schwitters fut enregistré le 5 mai 1932 à Francfort par la station *Süddeutschen Rundfunk* et présenté à l'époque comme une interprétation du scherzo. » Sur la page de *YouTube*, on peut lire un large extrait du *Manifeste du 06 mars 1923* publié à La Haye, signé par Théo VAN DOESBURG, Kurt SCHWITTERS, Hans ARP, Tristan TZARA et Christophe SPENGEMANN (traduction de Marc Dachy 1990 et 6 mars 1993).
[4] Jean-Louis BRAU, *Antonin Artaud*, *op. cit.*, p. 238.

Ronde, Honolulu, Pastorale, Finale), s'appuie sur un soi-disant poème tiré du recueil *Les poésies* de Makoko Kangourou[1] : ledit poème du poète Libérien (personnage canulardesque) est en fait écrit dans une langue inventée (« Honoloulou, poti lama ! Honoloulou, Honoloulou, Kati moko, mosi bolou Ratakou sira, polama ! »)[2]. Nous ne pouvons bien sûr pas affirmer qu'Antonin Artaud eut vent de cette composition facétieuse de Francis Poulenc...

Si Antonin Artaud jouit plutôt d'une adhésion des milieux littéraires et universitaires et s'il fait partie du panthéon des écrivains prestigieux, il ne fait cependant pas l'unanimité. Ainsi, Guy Chambelland (1927-1996) écrivit : « Si j'estime Antonin Artaud pour la grandeur de sa quête, si je me sens responsable de sa folie comme de tous les maux soufferts par tous nos frères inconnus, bref, si l'existence de l'homme et sa pensée me touchent, m'émeuvent, me bouleversent, je refuse le poète en bloc[3]. » Il précisa :

> J'estime qu'il est temps de redonner au mot Poésie son sens éthique (avant qu'esthétique) qui est : équilibre rayonnant de notre angoissante condition humaine. Or je cherche en vain cette issue dans l'œuvre d'Antonin Artaud.
> Artaud nie le monde extérieur […], il se veut libre de tout lien moi-non moi […] mais il ne se suicide pas[4].

Aujourd'hui, les principales œuvres d'Antonin Artaud sont disponibles en format de poche ; le « Quarto » de Gallimard, *Œuvres*, *op. cit.*, ainsi que dit en amont, est incontournable pour le lecteur qui veut aller plus loin. Pourtant, si la France n'a pas oublié de commémorer en grandes pompes (on ne pouvait moins pour l'auteur de la *Marche funèbre pour la dernière scène d'Hamlet*) le cent-cinquantième anniversaire de la mort d'Hector Berlioz, elle a ignoré le soixante-dixième anniversaire de la mort d'Antonin Artaud. Rien dans les colonnes, sauf peut-être le signalement que son œuvre tombait dans le domaine public au 1er janvier 2019.

---

[1] Makoko KANGOUROU, *Les Poésies de Makoko KANGOUROU*, Paris : Dorbon-Ainé, 1910, 53 p. Il s'agit en fait d'écrits de Marcel PROUILLE et Jean-Joseph-Auguste MOULIÉ, plus connus sous les pseudonymes de Marcel OSMOY et Thierry SANDRE [a].

[a] *Barnebys* (page consultée de 28.03.2023) <https://www.barnebys.fr/ventes/objet/les-poesies-de-makoko-kangourou-2k_FhQkoX7>.

[2] Source principale de ce paragraphe : coffret *Poulenc, Intégrale de la Musique de Chambre et des Œuvres vocales avec instruments*, Naxos, 5 CD, 1999 ; auteure du livret : Isabelle BATTIONI, 1998.

[3] Guy CHAMBELLAND, « Je refuse Artaud », *La Tour de Feu*, nos 63-64, « Antonin Artaud ou la santé des poètes », décembre 1959, p. 106.

[4] *Ib.* Étrange constat de la part d'un homme qui se suicidera trente-sept après avoir écrit ces lignes. Nous l'avons connu personnellement (habitant alors non loin de sa librairie parisienne sise rue Racine à Paris, dans le VIe arrondissement), et même si nous ne partagions pas la posture exigeante et quasi aristocratique qu'il avait de la poésie, nous l'estimions beaucoup pour son authenticité, son combat, sa culture. Il avait donné pour but à sa vie la poésie et pour ne pas la quitter, avait fini par devenir éditeur-libraire.

Son actualité se réduit à figurer dans des monographies sur les écrits de délirants, qui paraissent assez régulièrement, notamment lors d'expositions[1]. Si celle de 2014 au Musée d'Orsay, si mal intitulée « Van Gogh/Artaud. *Le suicidé de la société* », a été un plaisir, toujours renouvelé, de se retrouver devant les toiles de Van Gogh, elle fut aussi l'occasion de contempler avec grande émotion ces dessins d'Antonin Artaud, tant de fois regardés dans les livres. Mais une fois de plus, ce fut sur la soi-disant folie de ces deux artistes que l'exposition s'est montée. Si c'était bien là l'ambition d'Antonin Artaud, il a réussi son coup : faire partie du petit nombre d'artistes dont le génie a fini par rendre fou.

Il ne s'agit pas de s'opposer à ce regard pathologiste posé sur une œuvre, mais de signifier qu'il y a peut-être une autre lecture possible, précisément débarrassée de cette approche qui fait filtre à d'autres perspectives interprétatives.

Enfin, nous avons personnellement découvert tardivement la totalité de l'œuvre d'Antonin Artaud, seulement nanti de quelques poèmes et citations, lus à l'adolescence, en partie oubliés car l'auteur ne nous parlait pas. À cette époque, Antonin Artaud, comme pour nombre de jeunes gens de notre âge, était un poète maudit, respecté, et cité (quelques citations, toujours les mêmes), mais sans connaître son œuvre : il était une icône, sa destinée subsumant son œuvre. Quant à nos premières impressions, contrastées, de lecteur adulte, elles se caractérisèrent par une sorte de malaise mêlé de fascination. Comme beaucoup de lecteurs, nous fûmes déconcertés d'une part, par les nombreuses digressions qui ramenaient toujours à l'expression du moi dolent de l'auteur et, d'autre part, par les excès de langage, de plus en plus présents au fil du temps.

Sur ce dernier point, on peut alors imaginer que, privé de liberté de parole à cause de son éducation religieuse, et tel un enfant qui devient un jeune adulte et pense marquer ce changement de statut en s'exprimant de manière grossière (ou encore comme certaines gens qui ne peuvent atteindre l'orgasme sans proférer des propos orduriers, préambules à la jouissance), il prenait une grande joie (une excitation ?) à utiliser le langage le plus cru qui fut à tout propos. Cela était raccord avec son attitude en public, voire à sa manière de manger, plutôt sale. Avec le recul, nous pensons que notre ressenti d'alors était erroné ; en effet, cette langue verte, récurrente dans l'œuvre, était partie prenante d'un chemin d'écriture que l'auteur justifiait ainsi :

> Que les mots dépassent le texte, que le texte sorte de l'écrit, et fasse oublier la langue ouverte, le verbe reçu, la syntaxe parlée, c'est le moins que j'ai recherché et peut-être d'écrit en écrit le lecteur trouvera-t-il que j'y arrive. Que mes phrases sonnent le français ou le papou c'est exactement ce dont je me fous, / mais si je

[1] L'exposition de la Bibliothèque nationale de France, « Manuscrits de l'extrême : prison, passion, péril possession » a proposé dans la partie « Possession », le sort envoyé par Antonin Artaud à Hitler [a].

[a] Laurence LE BRAS (dir.), *Manuscrits de l'extrême*, Paris : BnF, 2019 (200 p.), pp. 172-175.

> m'enfonce un mot violent je veux qu'il suppure dans la phrase comme une ecchymose à cent trous, on ne reproche pas à un écrivain un mot obscène parce qu'obscène, on le lui reproche s'il est gratuit, je veux dire plat et sans gris-gris. / Mais que le mot suinte sa violence dans la phrase tranchée qui le suit comme un membre tranché à vif, qui ne dira que ça suffit […][1].

Si nous restons moins sensible à une partie de son œuvre (lue et relue dans le cadre de cet ouvrage), par exemple ses élucubrations sur les tarots, il faut dire l'émotion que l'auteur provoque en nous quand il exprime (d'autres écriraient « étale impudiquement ») ses souffrances, même si souvent, comme nombre des lecteurs doivent le ressentir, il n'est pas aisé de faire la part des choses entre vérité et mise en scène.

D'autres auteurs se sont prêtés avant lui à la production d'œuvres littéraires enchâssant leurs rêves-délires et leurs souffrances dans leurs textes (par exemple le Gérard de Nerval d'*Aurélia*), mais cette façon particulière dont il a réalisé cette fusion est incontestablement une des originalités de l'œuvre d'Antonin Artaud, lequel, dans de nombreux textes agonistiques, insuffle à qui le lit son esprit de saine et nécessaire révolte ; certains de ses combats, loin de toute insanité, restent à nos yeux de pleine actualité.

VI. Florilège

Pour conclure ce chapitre sur l'œuvre, voici quelques aphorismes, apophtegmes et autres sentences qu'Antonin Artaud a appelé des « petites phrases frémissantes[2] » ; moins connus que ceux tirés des œuvres, reproduits à l'envi par les exégètes, journalistes et par les auteurs de sites web de citations (si prisées par les potaches qui en truffent leurs devoirs sans avoir jamais lu les œuvres et souvent sans même connaître les auteurs), ils sont pour la plupart tirés de ses Cahiers de notes. À travers ce florilège, il s'agit de montrer la riche palette de l'auteur qui ne manque ni de bon sens, ni d'humour. En ayant fait le choix de placer une citation clairement antisémite (il y a d'autres dans les textes du poète), il faut voir une volonté de ne pas tromper le lecteur ; ses thuriféraires ont tendance à occulter, voire à réfuter, cet aspect des écrits de l'auteur : rien ne permet d'affirmer qu'Antonin Artaud était antisémite mais on ne peut nier qu'il a écrit à plusieurs reprises des propos antisémites qui n'ont rien à envier dans leur âpreté à ceux de Louis-Ferdinand Céline (1894- 1961). Enfin, l'ordre retenu est chronologique.

---

[1] Cahier n° 138, Paris (vers le 11 août 1946), *Œuvres complètes*, t. XXIII, *op. cit.*, p. 46.
[2] Cahier n° 60, HP de Rodez (février 1946), *Œuvres complètes*, t. XX, *op. cit.*, p. 175.

Les petites phrases frémissantes d'Antonin Artaud

Dieu le Père est le cadavre d'une viande de cœur
qui a voulu continuer à penser
entre les dents de son propre squelette.
Cahier n° 11, HP de Rodez (début mai 1945), *Œuvres complètes*, t. XVI, *op. cit.*, p. 22.

Si vous avez envie d'aimer quelqu'un, tuez-le, c'est votre vampire.
Cahier n° 14, HP de Rodez (début juin 1945), *ib.*, p. 154.

L'âme, c'est la conscience de la douleur.
Cahier n° 15, HP de Rodez (fin juin 1945), *ib.*, p. 211.

Le temps n'est que l'espace de la douleur.
Cahier n° 16, HP de Rodez (fin juin 1945), *ib.*, p. 278.

Ce qui fait une âme c'est sa douleur [...].
Cahier n° 18, HP de Rodez (juillet 1945), *Œuvres complètes*, t. XVII, *op. cit.*, p. 111.

[...] Je n'est pas moi [...].
Ib., p. 112.

[...] Lorsque je serai mort
je ne verrai plus du tout les choses de la même façon.
Cahier n° 27, HP de Rodez (vers août 1945), *ib.*, p. 264.

Les choses vraies de ce monde
ne passent que sur la scène et dans les livres, dans la vie, non.
Cahier n° 58, HP de Rodez (février 1946), *Œuvres complètes*, t. XX, *op. cit.*, p. 126.

J'aime ce qui pue la vie [...].
Cahier n° 61, HP de Rodez (fin février 1946), *ib.*, p. 203.

La douleur est un vide qui avertit, la faim un autre vide qui exige, [...]
la libido un vide qui veut être plein [...].
Cahier n° 62, HP de Rodez (février-mars 1946), *ib.*, pp. 235-236.

L'affectif dira toujours ce que le mental ne dira jamais.
Cahier n° 66, HP de Rodez (première quinzaine de mars 1946), *ib.*, p. 289.

Dire et écrire n'importe quoi pour ne pas perdre l'idée afin de s'en souvenir pour après faire sortir la vraie charpente, squelette d'incarnation.
Ib., p. 295.

J'en sais trop loin et j'en vois trop long [...].

Cahier n° 99, HP de Rodez (première quinzaine de mai 1946), *Œuvres complètes*, t. XXI, *op. cit.*, p. 305.

On ne doit pas savoir ce qu'on est
mais se faire tel qu'on se rêve pour *être* ce qu'*on veut*.

Cahier n° 99, HP de Rodez (première quinzaine de mai 1946), *Œuvres complètes*, t. XXI, *op. cit.*, p. 305.

La grammaire ne fut pour moi que de l'humour noir
et ainsi la traiterai-je toujours [...][1].

Cahier n° 104, HP de Rodez (vers le 20 mai 1946), *ib.*, p. 432.

[...] Il n'y a jamais eu que les cons pour convoquer l'intelligence.

Cahier n° 109, Paris (mai-juin 1946), *Œuvres complètes*, t. XXII, *op. cit.*, p. 41.

Le vide s'est paré de mon sérieux pour me damner.

Cahier n° 114, Paris (début juin 1946), *ib.*, p. 115.

Toutes mes œuvres écrites ne correspondent pas à mon être
bien qu'il y perce çà et là.

Cahier n° 129, Paris (vers le 21 juillet 1946), *ib.*, p. 395.

[...] Mon œuvre [...]
ne pourra jamais être que celle d'un perpétuel trublion,

---

[1] C'est la troisième fois que l'auteur évoque l'« humour noir » dans ses Cahiers, une locution inusitée à l'époque. A-t-il été au courant de la conférence « De l'humour noir » donnée par André Breton, à la Comédie des Champs-Élysées le 9 octobre 1937 et qui parut le même mois sous forme de plaquette chez Guy Levis Mano, illustrée par Yves Tanguy (1900-1955) ? Avait-il lu son *Anthologie de l'humour noir* dont la première édition date de 1940 ? Cette dernière, ornée de 20 portraits photographiques hors-texte en noir, parut à Paris aux éditions du Sagittaire (263 p.) mais elle fut censurée par Vichy (quelques exemplaires circulèrent à partir de 1945) et rééditée par le même éditeur dans un autre format en 1950 avec des ajouts. Antonin Artaud avait-il été au courant de l'ouvrage de Breton (notamment par Gaston Ferdière) ou a-t-il forgé de son côté cette locution, sans savoir que son inventeur probable en avait été Joris-Karl Huysmans (1848-1907) ?

Dans le solide dossier élaboré par Daniel Grojnowski [a] pour la parution de *À rebours* aux éditions GF Flammarion, l'exégète propose sous le sous-titre « J.-K. Huysmans par lui-même » – sans toutefois donner les précisions qui suivent (mais en proposant le fac-similé de la une de la revue occupée par une caricature de Huysmans) – l'autoportrait (malheureusement tronqué) réalisé par l'auteur sous la forme d'une interview fictive réalisée par un improbable A. Meunier qui écrit : « Il faut arriver aux *Sœurs Vatard* pour trouver le bizarre tempérament de cet écrivain, un inexplicable amalgame d'un Parisien raffiné et d'un peintre de la Hollande. C'est de cette fusion, à laquelle on peut ajouter encore une pincée d'*humour noir* [s. p. n.] et de comique rêche anglais, qu'est faite la marque des œuvres qui nous occupent. » Cet article, entièrement rédigé par Huysmans donc, parut dans le n° 263, en 1885, de la revue *Les Hommes d'aujourd'hui* (créée par André Gill et Félicien Champsaur puis reprise par Léon Vanier en 1885 ; la revue a été éditée de 1878 à 1899).

[a] Daniel GROJNOWSKI, « Dossier », *in* HUYSMANS, *À rebours*, Paris : éditions Flammarion, 2004 (408 p.), p. 318.

d'un empêcheur de danser en rond.

Cahier n° 132, Paris (fin juillet 1946), *ib.*, p. 435.

C'est la conscience et le jugement qui emmerdent l'existence,
sans eux qu'on serait libre et heureux.

Cahier n° 133, Paris (fin juillet 1946), *ib.*, p. 441.

J'écris pour moi, je vis pour moi, je m'approuve,
je ne reviens pas au passé, je n'oublie pas mes efforts passés.

Cahier n° 144, Paris (août 1946),
Œuvres complètes, t. XXIII, Paris : Gallimard, 1987 (608 p.), p. 140.

Dieu voit tout, lit tout, entend tout et sait tout,
eh bien, à bas dieu, car on n'a pas idée de ça, d'un être qui est partout, sait tout,
voit tout et n'en fout jamais une rame.

Cahier n° 158, Paris (mi-septembre 1946), *ib.*, p. 350.

Il ne fait pas craindre de faire souffrir *qui que ce soit*
sous peine de périr.

Ib., p. 356.

La pensée n'est que le débraghettage [*sic*] du corps [...].

Cahier n° 170, Paris (début octobre 1946),
Œuvres complètes, t. XXIV, *op. cit.*, p. 55.

Je ne sais pas. / JE VEUX.

Cahier n° 171, Paris (vers les 7-10 octobre 1946), *ib.*, p. 58.

Un coup de dés n'abolit pas le hasard
mais un coup de langue le noue et un autre le prononce.

Cahier n° 185, Paris (novembre 1946), *ib.*, p. 322.

[...] Jouir : utiliser la douleur de l'autre pour se faire plaisir.

Suite du Cahier n° 196, Paris (début décembre 1946),
Œuvres complètes, t. XXV, Paris : Gallimard, 1990 (408 p.), p. 43.

Un esprit en fin de compte s'est mis en Gérard de Nerval
et l'a pendu. C'est ainsi que se passent tous les suicides.

Cahier n° 204, Paris (mi-déc. 1946), *Œuvres complètes*, t. XXVI, *op. cit.*, p. 86.

Tel qui m'accable de lettres d'éloges se torche sur moi,
dans ses cabinets, qui sont le seul endroit où le moi se médite,
et s'avoue vraiment ce qu'il est.

Suppôts et Suppliciations, *op. cit.*, p. 58.

Qu'est-ce qu'un élan moral ?
Un élan physique avorté, et qui a tourné court.

Ib., p. 218.

Si tu étais aveugle-né tu ne verrais pas mais me sentirais d'une certaine façon et si tu étais cheval tu me pressentirais comme le cheval hume, dirait-on, les cailloux de la route avec les naseaux de ses sabots.

Cahier n° 217, Paris (janvier 1947), *Œuvres complètes*, t. XXVI, *op. cit.*, p. 161.

[…] Seul le corps est vrai.

Cahier n° 245, Paris (février 1947), *ib.*, p. 174.

Je me demande tous les jours au milieu de quelle immonde cage à fauves et à serpents je suis tombé sur cette terre avec les femmes poissons volants et battant des nageoires.

Ib.

La liqueur séminale vient de la douleur,
est un soutirage de la douleur des génies.

« Lettre au docteur Delmas, Paris (vers mai 1947) », *Œuvres*, *op. cit.*, p. 1622.

Toute la juiverie mondiale toute l'affreuse race des nez implantés sur le visage comme le transport d'une langue insectivore qui à la place d'insectes mangerait et dégorgerait des mots des idées intellectuelles. Je veux dire que c'est l'amour elle-même *sexualisée* et peut on [*sic*] dire puisque après tout c'est de sexe et uniquement de sexe qu'il s'agit.

Cahier n° 373, Paris (novembre 1947), *Cahiers d'Ivry*, tome 2, *op. cit.*, p. 1975.

Vivre c'est s'endurcir à toute douleur possible et c'est tout.

Cahier n° 277, Paris (avril 1947), *Cahiers d'Ivry*, tome 1, *op. cit.*, p. 616.

*
*   *

Pour conclure ce chapitre consacré à l'œuvre d'Antonin Artaud, on peut dire que l'auteur a laissé, outre son œuvre graphique, si particulière et somme toute réduite, des textes écrits dans des registres différents, avec un style spécifique, truffés de pépites dont un échantillon vient d'être proposé. Jamais l'auteur ne nous touche personnellement plus que dans sa révolte contre une société cruelle, indifférente, bouffie d'autosatisfaction et dont il a dénoncé, souvent avec violence et colère, les travers et les débordements. Ses écrits de révolte, ainsi que ses écrits de douleur, sa poésie, parfois sibylline, restent à nos yeux de pleine actualité.

Après deux chapitres introductifs, la biographie et l'œuvre, vont être abordés dans le chapitre suivant, avec d'autres textes que ceux qui viennent d'être présentés, les différents aspects des souffrances d'Antonin Artaud.

Chapitre III / Les souffrances d'Antonin Artaud

Antonin Artaud commença très tôt à fréquenter les médecins qui avaient diagnostiqué une hérédosyphilis et le traitaient pour cette infection mais aussi pour ses troubles nerveux. S'il est pertinent de souligner, même si ce n'est pas tout à fait vrai, que « les psychiatres et psychanalystes les plus éclairés ont depuis longtemps renoncé à insérer Artaud dans l'un ou l'autre de leurs schèmes nosographiques, pour la simple raison qu'il en excède constamment les catégories[1] », on pourrait en dire autant sur ses troubles somatiques qui se caractérisaient chez lui le plus souvent par des algies diverses, diffuses, confuses. Pourtant, elles ont une origine qui sera éclaircie au chapitre VII. Il est d'ailleurs difficile de dissocier le psychique du somatique tant ils sont liés dans les descriptions que l'auteur en fait, tout comme un ordonnancement des mots-maux de l'auteur par thèmes est quasiment impossible ; en effet, Antonin Artaud associait souvent au moins deux thèmes dans ses écrits, l'élément central étant très fréquemment la sexualité (par exemple : religion et sexualité, drogue et sexualité, médecins et personnel soignant et sexualité, etc.), tant et si bien qu'un thème est toujours mordu par un autre.

Mais avant d'entrer dans ce théâtre de la douleur, il apparaît pertinent de commencer par livrer ici la façon dont il se percevait à travers des extraits des textes où il se révélait. Ils éclairent l'homme chez qui s'étaient installées des douleurs « effroyables », ainsi qu'il les qualifiait souvent de manière hyperbolique, au diapason des douleurs qu'il ressentait mais aussi au diapason de l'outrance dont il aimait gonfler ses maux, sa rage, ses cris, et livrer tout à trac dans ses textes une idiosyncrasie si particulière, égotique, surabondante et prolixe. Comme il saura commander sa folie, il avait parfois la douleur stratégique : le besoin de drogue conduit à tout.

Une deuxième section sera consacrée au cœur de notre sujet, les écrits de douleur qui, tout littéraires qu'ils soient, entrent aussi dans le champ médical du fait de la clinique, parfois d'une saisissante qualité d'observation, qu'ils donnent à lire. Elle sera articulée en trois séquences : avant, pendant et après l'internement.

Enfin, le chapitre s'achèvera par une troisième section consacrée à la tentation du suicide qu'Antonin Artaud évoqua à plusieurs reprises dans ses textes, dans des contextes différents.

[1] Évelyne GROSSMAN, préface : « Un corps de sensibilité authentique », *Cahiers d'Ivry*, t. 2, *op. cit.*, p. 1175.

I. La perception de soi

Le poète devait connaître cette réflexion du jeune André Gide qui ressemble à ce qu'il a lui-même écrit autrement :

> La santé ne me paraît pas un bien à ce point enviable. Ce n'est qu'un équilibre, une médiocrité de tout ; c'est l'absence d'hypertrophies. Nous ne valons que par ce qui nous distingue des autres ; l' idiosyncrasie est notre maladie de valeur ; — ou en d'autres termes : ce qui importe en nous, c'est ce que nous seuls possédons, ce qu'on ne peut trouver en aucun autre, ce que n'a pas votre *homme normal,* — donc ce que vous appelez maladie[1].

Avant de découvrir plus avant sa perception du soi, il faut rappeler ce qui semble essentiel dans l'approche d'Antonin Artaud car on le retrouve de manière récurrente dans ses écrits (déjà évoqué dans la « biographie délirante »), à savoir qu'il contenait une grande violence en lui, ce dont il était parfaitement conscient, ainsi que l'on peut le voir dans ces deux extraits de lettres (il existe bien sûr d'autres exemples de la violence « littéraire » de l'auteur) : « Vous devez savoir par mes livres que je suis un être violent et emporté, plein d'épouvantables tempêtes internes, que j'ai toujours canalisées en poèmes, en peintures, en mises en scène et en écrits, car vous devez savoir aussi, par ma vie, que ces tempêtes je ne les montre jamais à l'extérieur[2]. » ; « Vous savez que je suis très *méchant*, que j'ai la dent dure et que je n'aime que très peu de gens et très peu de choses[3]. » Dans son journal, en date du lundi 2 septembre 1946, Jacques Prevel retranscrivit ce qu'Antonin Artaud lui avait dit ce jour-là :

> J'étais dans le métro cet après-midi. J'ai eu envie de tuer quelqu'un ; il y a eu une guerre, et après cette guerre qui a tué treize millions d'hommes, estropié des milliers d'autres, quand je vois ces hommes et ces poules dans le métro avec leurs mamelles pendantes et tout ce monde qui se gave, j'ai envie de tuer quelqu'un. Je le ferai à un moment où il n'y aura ni police, ni armée. Tuer quelqu'un c'est faire payer tous les autres car ils acceptent, ils sont complices. Et quand on tue, ce n'est pas par hasard, c'est que quelqu'un doit être descendu. Dans la fureur pourtant si j'avais vu vos deux figures [*i. e.* celle de Prevel et de sa femme Rolande] j'aurais arrêté mon bras[4].

---

[1] André GIDE, *Paludes* (1895), *in Romans, Récits et Soties ; Œuvres lyriques*, Paris : Gallimard, coll. « Bibliothèque de la Pléiade », 1959, p. 120.

[2] « Projet de lettre à Georges Le Breton », HP de Rodez (07/03/1946) », *Œuvres*, *op. cit.*, p. 1056.
N'a pas été trouvé l'état civil de Georges Le Breton, un auteur qui a notamment publié « Nerval, poète alchimique », Paris : *Fontaine*, n°s 44 et 45, 1945.

[3] *Suppôts et Suppliciations*, « Lettre à Marthe Robert, HP de Rodez (09/05/1946) », Gallimard, coll. « *Poésie* / Gallimard », *op. cit.*, p. 124.

[4] Jacques PREVEL, « Lundi 2 septembre 1946 », *op. cit.*, pp. 98-99.

Réminiscence du meurtre gratuit commis dans un train par Lafcadio dans *Les caves du Vatican* ? A bien été évoquée la violence « littéraire » car dans la vie, de tous les témoignages recueillis publiés, rien n'accréditerait de la violence physique à l'encontre d'autrui (sauf lors des premiers temps de l'internement, mais il devait s'agir d'une violence théâtrale) ni à l'encontre de lui-même (scarifications et autres mutilations), hors bien sûr cette lente autodestruction par les drogues. Cette violence est consubstantielle à son expression artistique et on la retrouve dans ses écrits et ses dessins mais aussi dans les supports de ses œuvres qu'il trouait, lacérait, déchirait, maculait. Antonin Artaud se vivait comme un rebelle, ce qu'il était.

Un extrait de lettre adressée à Génica est symptomatique de la manière dont il se situait au regard d'une femme qui partagerait sa vie : « Je suis redevenu petit enfant quand ma mère était *tout* pour moi et que je ne pouvais me séparer d'elle. Maintenant tu es devenue comme elle, aussi *indispensable*, et je suis devant toi encore plus *candide* qu'en ce temps-là[1]. » Voici comment il décrivit alors son caractère : « [...] J'ai toujours été impitoyable pour mes proches, et cela bien avant l'opium, [...] je n'ai jamais pu supporter aucune contradiction. J'aurais aimé que tu me connusses il y a trois ans, il y a cinq ans, il y a dix ans, j'étais un démon déchaîné à cause du mal qui couvait en moi [...][2]. »

En 1924, il décrivait à Jacques Rivière l'un de ses traits de caractère fondamentaux : « [...] Il m'importe peu d'avoir l'air d'exister en face de qui que ce soit. J'ai pour me guérir du jugement des autres toute la distance qui me sépare de moi[3]. » Dans le post-scriptum de la même lettre, il ajouta : « [...] Je ne suis pas bête. Je sais qu'il y aurait à penser plus loin que je ne pense, et peut-être autrement[4]. » Déçu de ne pas avoir reçu de réponse de Jacques Rivière, il lança, désabusé : « Je suis un esprit pas encore formé, un imbécile : pensez de moi ce que vous voudrez[5]. » Deux mois plus tard, il assénait à son correspondant :

> Un homme se possède par éclaircies, et même quand il se possède, il ne s'atteint pas tout à fait. Il ne réalise pas cette cohésion constante de ses forces vers laquelle toute véritable création est impossible. Cet homme cependant existe. Je veux dire qu'il a une réalité distincte et qui le met en valeur. Veut-on le condamner au néant sous le prétexte qu'il ne peut donner que des fragments de lui-même[6] ?

Dans « Paul des Oiseaux ou la place de l'amour » (composé en 1923), comme dans l'extrait précédent mais cette fois-ci directement, il parla de lui à la troisième personne et écrivit que « Antonin Artaud n'a pas besoin de problème, il est déjà

---

[1] « Lettre de Marseille (31/07/1922) », *Lettres à Génica Athanasiou*, *op. cit.*, p. 30.
[2] « S. l. (24/10/1923) », *ib.*, p. 117.
[3] « Lettres à Jacques Rivière » (« Lettre du 29 janvier 1924 »), dans *L'Ombilic des Limbes* suivi du *Pèse-Nerfs* et autres textes, *op. cit.*, p. 24.
[4] *Ib.*, p. 28.
[5] « Lettre du 22 mars 1924 », *ib.*, p. 30.
[6] « Lettre du 25 mai 1924 », *ib.*, p. 38.

assez emmerdé par sa propre pensée, et entre autres faits de s'être rencontré en lui-même, et découvert mauvais acteur, par exemple hier, au cinéma, dans *Surcouf* [...][1]. » Dans la très longue note en bas de page, appelée par un astérisque, qu'il introduisit dans la « Lettre à Monsieur le législateur de la loi sur les stupéfiants », il affirmait :

> Mais penser c'est pour moi autre chose que n'être pas tout à fait mort, c'est se rejoindre à tous les instants, c'est ne cesser à aucun moment de se sentir dans son être interne, dans la masse informulée de sa vie, dans la substance de sa réalité, c'est ne pas sentir en soi de trou capital, d'absence vitale, c'est sentir toujours sa pensée égale à sa pensée, quelles que soient par ailleurs les insuffisances de la forme qu'on est capable de lui donner. Mais ma pensée à moi, en même temps qu'elle pèche par faiblesse, pèche aussi par quantité. Je pense toujours à un taux inférieur[2].

Dans *Le Pèse-Nerfs*, il semblait en proie à la résignation quand il confia : « J'en suis au point où je ne touche plus à la vie, mais avec en moi tous les appétits et la titillation insistante de l'être. Je n'ai plus qu'une occupation, me refaire[3]. » La page suivante, il affirmait : « Je me connais parce que je m'assiste, j'assiste à Antonin Artaud[4]. »

Dans *Fragments d'un Journal d'Enfer*, il confia ces lignes qui sont un des fondements de sa pensée : « J'ai le culte non pas du moi mais de la chair, dans le sens sensible du mot chair. Toutes les choses ne me touchent qu'en tant qu'elles affectent ma chair, qu'elles coïncident avec elle, et à ce point même où elles l'ébranlent, pas au delà [*sic*]. Rien ne me touche, ne m'intéresse que ce qui s'adresse *directement* à ma chair[5]. » Trois pages plus loin, il précisa : « Quand je me pense, ma pensée se cherche dans l'éther d'un nouvel espace. Je suis dans la lune comme d'autres sont à leur balcon. Je participe à la gravitation planétaire dans les failles de mon esprit[6]. » Dans la « Lettre à la voyante », toujours dans la même œuvre, il confia :

> Et je suis comme nu devant vous. Nu, impudique et nu, droit et tel qu'une apparition de moi-même, mais sans honte, car pour votre œil qui court vertigineusement dans mes fibres, le mal est vraiment sans péché.
>
> Jamais je ne me suis trouvé si précis, si rejoint, si assuré même au delà [*sic*] du scrupule, au delà de toute malignité qui me vint des autres ou de moi, et aussi si perspicace[7].

---

1 *Ib.* (dans *L'Ombilic des Limbes*), p. 58.
2 *Ib.*, pp. 70-71.
3 *Ib.* (dans *Le Pèse-Nerf*), p. 103.
4 *Ib.*, p. 104.
5 *Ib.* (dans *Fragments d'un Journal d'Enfer*), p. 123.
6 *Ib.*, pp. 126-127.
7 « Lettre à la voyante », *ib.* pp. 138-139.

Il compléta son propos dans un long texte en bas de page (de nouveau appelé par un astérisque) dont voici l'extrait suivant :

> Je suis prêt à tout abdiquer devant elle [la voyante] : orgueil, volonté, intelligence. Intelligence surtout. Cette intelligence qui est toute ma fierté. Je ne parle pas bien entendu d'une certaine agilité logique de l'esprit, du pouvoir de penser vite et de créer de rapides schémas sur les marges de la mémoire. Je parle d'une pénétration souvent à longue échéance, qui n'a pas besoin de se matérialiser pour se satisfaire et qui indique des vues profondes de l'esprit[1].

Dans une lettre à Janine Kahn (1904-1972) – sœur de Simone Kahn, alors mariée à André Breton, elle deviendra l'épouse de Raymond Queneau (1903-1976) en 1928 – il définit sa grande versatilité : « D'un moment à l'autre et sous l'effet de la plus minime influence extérieure une transmutation totale s'opère dans mon esprit. Je suis brusquement et avec une puissance indicible l'homme d'hier, comme hier j'étais l'homme d'après-demain, et ainsi de suite sans espoir de commune mesure, sans qu'une commune mesure arrive à se manifester dans mon esprit[2] ? » Quelques mois plus tard, il envoya une lettre bouleversante à la même destinataire dont voici un extrait :

> Vous ne savez pas combien je me vomis, combien je condamne ma vie, combien je *me* condamne. On ne peut pas imaginer, se représenter l'horrible situation d'esprit où je me trouve, d'esprit, de corps, de nerfs. Si j'étais seulement capable d'être fidèle à moi, si je pouvais seulement formuler, traduire par le simple jeu de mon humeur ce que je sens, ce que je pense de moi je devrais n'être qu'un long cri[3].

Il confia dans une lettre à Yvonne Allendy qu'il était conscient que les autres pouvaient croire qu'il amplifiait « exagérément » ses maux et il reprit l'argument d'une absence de « commune mesure » déjà employé avec Janine Kahn trois ans plus tôt : « Je vous assure que je suis excusable de m'affoler aussi facilement. Je n'ai plus depuis longtemps de commune mesure[4]. »

Sans qu'il soit établi à quelle voyante il écrivait alors, voici trois extraits d'une lettre qu'il lui a adressée explicitant le ressenti de soi, tel qu'il le vivait à l'époque :

> 1) Eh bien, je n'ai plus ni émotion, ni passion, rien ne m'atteint, et c'est là que mon âme est brulée et que la matière de la plus élémentaire émotion, de la réaction la plus anodine me manque. Je ne peux plus faire une richesse de rien, car le dépôt des réactions émotives, *cette espèce de sédiment de l'âme a cessé de se constituer*. Je n'y vois plus clair et je ne peux me constituer des aspects et émouvants et scintillants des choses car *la réalité même* du monde interne a disparu[5].

---

[1] *Ib.*, p. 141.
[2] « Lettre à Jeanine Kahn, Paris (21/08/1926) », *Œuvres, op. cit.*, p. 214.
[3] « Lettre à Jeanine Kahn, Paris (13/11/1926) », *ib.*, p. 222.
[4] « Lettre à Yvonne Allendy, Nice (24/02/1929) » *ib.*, p. 315.
[5] « Lettre à une voyante, Paris (06/04/1931) », *ib.*, p. 327.

2) […] Le désespoir qui m'envahit est si atroce, si vaste qu'il occupe l'âme tout entière et à moins d'une lumière supérieure, et miraculeuse je ne puis voir le monde sous un autre aspect que celui de ce désespoir[1].

3) J'en suis à ce point d'esprit où l'âme ne plus progresser parce qu'elle ne peut pas se nourrir, qu'elle est incapable d'assimiler. Le monde moral m'est demeuré pendant longtemps fermé, et je n'ai pas cru à l'efficacité matérielle des vertus[2].

Dans une lettre à George Soulié de Morant, 1878-1955 (entre autres livres, il publia *Précis de la vraie acupuncture chinoise*, Mercure de France, 1934, rééd. 1971, 226 p.), il confiait : « Le néant et le vide, voilà ce qui me représente, et tout de même après quelques séances de piqûres mon scaphandre personnel est remonté au jour des idées. » ; et quelques lignes plus bas : « Je me trouve donc, perpétuellement hésitant, tâtonnant, dépourvu, et infirme quant à l'esprit, n'osant me lancer dans aucun entretien, avec cette sensation de plaie, de chose abîmée dans la partie la plus précieuse de l'esprit[3]. »

Alors qu'il avait réalisé, entre autres avec elle, des photos pour son projet d'adaptation cinématographique du *Moine*, Antonin Artaud écrivit à Juliette Beckers (état civil non trouvé : née Geneste, divorcée début 1937 de Robert Beckers, 1904-1980, ami d'enfance et collaborateur de Robert Denoël ; elle épousera en 1938 le réalisateur Jean Delannoy, 1908-2008) :

> Peut-être penserez-vous que je refais trop souvent le coup du malaise et de l'indisposition nerveuse. Pourtant cela est vrai : j'ai du mal à être. Ce mal, l'irritation, les luttes qu'il m'impose, me crée une personnalité fausse, empruntée, lointaine, la personnalité d'un homme endormi et qui marcherait avec une partie de son âme (la meilleure) ligotée, hors de cause[4].

Dans une lettre adressée à André Rolland de Renéville, Antonin Artaud ne se montrait pas dupe du regard que portaient les autres sur lui : « Il est certain que ma seule présence quelque part cause des remous, fait naître chez certains une irritation anormale, comme devant une monstruosité, un phénomène abject de la nature. Les gens, soit en me voyant, soit par certaines idées que j'agite sont poussés à sortir de leurs gonds[5]. »

À propos d'*Héliogabale*, dans une lettre adressée à Jean Paulhan, il confiait s'être projeté dans le personnage (à l'instar de Gustave Flaubert qui aurait déclaré, ce qui est une légende s'étant construite sur des ragots mais devenue vérité première, ressassée partout : « Madame Bovary c'est moi ! ») ; il exprimait dans la première partie de la citation qui suit tout le contraire de ce qu'il pensait vraiment ; en effet, tous ses écrits démontrent que la mémoire d'Antonin Artaud, s'il a pu

---

[1] *Ib.*, p. 328.
[2] *Ib.*, p. 329.
[3] « Lettre à George Soulié de Morant, Paris (07/09/1932) », *ib.*, p. 348.
[4] « Lettre à Juliette Beckers, Paris (07/01/1933) », *ib.*, p. 387.
[5] « Lettre à André Rolland de Renéville, Paris (08/04/1933) », *ib.*, p. 398.

défaillir en quelques occasions, a toujours été bonne (voir ses lettres depuis les HP), voire excellente, et qu'il n'oublia jamais rien, surtout ce qui concernait ce genre de choses touchant à son orgueil et à son narcissisme :

> Vous me jugez bien mal ! Voilà longtemps que j'ai oublié ce que vous avez pu me dire au sujet d'Héliogabale, et les réserves que vous avez faites sur le livre. Vous ne pouvez pas savoir combien tout cela m'est indifférent, et le livre, et ce qu'on en pense. Vous avez peut-être raison ; il se peut que ce livre soit moins vrai que d'autres œuvres que j'ai faites ; en ce sens qu'il est moins direct et que j'ai dû prendre un détour pour m'exprimer. Mais tout compte fait je crois que je m'y suis tout de même exprimé et que sous l'éloquence et sous les reconstitutions ma vraie nature apparaît tout de même et mon moi direct et pesant. Il y a une gangue, c'est sûr ; mais je finis tout de même par m'y rejoindre dans le détail de maints et maints passages, et dans la conception de la figure centrale où je me suis moi-même décrit[1].

Dans ce texte inachevé sur l'opium, Antonin Artaud exprima de manière très personnelle le sentiment d'un soi qui serait lesté par le destin : « Je sais donc que je n'en sortirai pas comme je reconnais en moi la fatalité qui m'a fait naître ce que je suis, tel que je suis, c'est-à-dire moi et pas un autre. Avec ce voile de différences intimes, mais désespérément résonnantes quand on y touche et qui rendent le son du moi[2]. »

Dans *Les nouvelles révélations de L'ÊTRE*, il écrivait : « C'est un vrai Désespéré qui vous parle et qui ne connaît le bonheur d'être au monde que maintenant qu'il a quitté le monde, et qu'il en est absolument séparé. Morts, les autres ne sont pas séparés. Ils tournent encore autour de leurs cadavres. Je ne suis pas mort, mais je suis séparé[3]. » Il reprendra ce sentiment intérieur d'être « séparé » dans les Cahiers écrits à Rodez (voir *infra*).

Dans une lettre à Marie Dubuc[4], il exprima cette sensation particulière des individus en cours de désintoxication, une analyse idiosyncratique étonnante :

> J'en suis au 33e jour de complète abstinence et si j'ai désespéré de me refaire sans drogue je sens tous les jours que je me refais et qu'un être mystérieux et terrible naît en moi que je n'avais jamais connu puisque je ne suis jamais resté sans drogue. Tout est surnaturel autour de moi jusqu'à l'obstination de ce destin d'épreuves.

---

[1] « Lettre à Jean Paulhan, Paris (20/08/1934) », *ib.*, p. 477.

[2] « Appel à la jeunesse. Intoxication-Désintoxication (fin 1934 ?) », *ib.*, p. 491.

[3] *Les nouvelles révélations de L'ÊTRE* (1937), *ib.*, p. 788.

[4] Décédée le 21 juin 1976, Marie Dubuc fut directrice de l'école de Montfort-en-Chalosse dans les Landes, par ailleurs voyante à ses heures et amie de Lise Deharme chez qui Antonin Artaud l'avait rencontrée lors de son séjour landais en août 1935 ; Georgette Dupouy a peint un portrait de son amie Marie Dubuc, visible au musée Georgette Dupouy de Dax ; enfin, *a priori*, il n'y a pas, de lien de parenté entre Georgette et Roger Dupouy qui a soigné Antonin Artaud à l'hôpital Henri-Rousselle.

Pourquoi ? Pour me mener à quoi. Sinon à me couper du monde afin que toute la force du monde puisse se rassembler en moi[1].

Après que son projet de mariage avec Cécile Schramme était compromis, il confia à Jean Paulhan : « Voyez un peu sous quel signe étrange sont mon Destin et toute ma vie. Tout est dans l'eau de ces projets de mariage. Et c'est juste ! Je ne suis pas fait pour ces compromissions-là – quels que soient les artifices par lesquels je puisse espérer les sauver[2]. » Quelques jours plus tard, toujours au même destinataire, il écrivit cette phrase qui sonne comme une prémonition : « Dans peu de temps je serai mort ou alors dans une situation telle que de toute façon je n'aurai pas besoin de nom[3]. »

À André Breton, il exprima la « fulmination perpétuelle » qui l'habitait : « Connaissez-vous encore un Homme dont l'indignation contre tout ce qui est actuellement soit aussi constante, aussi violente, et qui soit aussi constamment et désespérément en état de fulmination perpétuelle. Cette colère qui m'use et dont j'apprends tous les jours à user un peu mieux doit bien signifier quelque chose. » Cinq lignes plus bas, il poursuivait : « [...] Je sais que j'étais prédestiné à brûler, c'est pourquoi je crois pouvoir dire que peu de colères peuvent atteindre où ma colère pourra monter[4]. »

Il écrivit à Anne Manson ce qu'il pensait le caractériser : « Il vaut mieux que vous soyez avertie que je suis *certainement* un homme dangereux parce que je ne crains rien et que je *n'ai pas peur de perdre* mais on peut me perdre. On ne me perd pas d'un coup mais on me gagne d'un coup. M'ayant perdu c'est le Vide et je ne reviens plus[5]. »

Il écrivit à nouveau à Marie Dubuc pour lui faire ces confidences : « [...] Depuis 2 mois environ je suis entré dans l'extraordinaire, j'ai vu qui j'étais, ce que je faisais en ce monde et j'ai compris la torture de ma séparation de la vie, étant tout de même un homme et un vivant. Peu m'importe d'être au-dessus ou au-dessous des autres. Dans le monde où je suis il n'y a ni dessus ni dessous : il y a la Vérité qui est horriblement cruelle. C'est tout[6]. » La lettre s'acheva par un post-scriptum : « Mon état d'esprit actuel *usé* par une souffrance sans arrêt est de voir enfin me parler ce que j'appelle et ne puis dire ou de mourir d'ici 3 mois empoisonné. » S'il disait savoir qui il était à Marie Dubuc ci-dessus, il écrivit, l'avant-veille de son départ pour l'Irlande, tout le contraire à Anne Manson : « Je ne sais pas ce que je suis mais je sais que depuis 22 ans je n'ai pas cessé de brûler et j'ai déjà dit qu'on avait fait de moi un bûcher[7]. » Huit jours avant son arrestation en

---

[1] « Lettre à Marie Dubuc, Paris (25/05/1937) », *ib.*, p. 801.
[2] « Lettre à Jean Paulhan, Paris (27 ou 28/05/1937) », *ib.*, p. 804.
[3] « Lettre à Jean Paulhan, Paris (début juin 1937) », *ib.*, p. 805.
[4] « Lettre à André Breton, Paris (30/07/1937) », *ib.*, p. 810-811.
[5] « Lettre à Anne Manson, Paris ("Lundi 2 – 8 – 1937 = 12 = 3. Qui peut donner 4 par la lune excentrique du Jour") », *ib.*, p. 805.
[6] « Lettre à Marie Dubuc, Paris (08/08/1937) », *ib.*, p. 816 (p. 817 pour le P.-S.).
[7] « Lettre à Anne Manson, Paris (10/08/1937) », *ib.*, p. 818.

Irlande, il eut ce souci étrange de sa réputation en écrivant de nouveau à Anie Besnard (il évoque alors sa dernière adresse parisienne, 21 rue Daguerre, chez Henri Thomas) : « Si l'on vous demande quelque chose à mon sujet, qui que ce soit qui vienne vous voir, *vous ou la concierge*, n'oubliez pas de répondre et de faire répondre que *je ne suis* PAS *marié*, que je n'ai *jamais* été marié et qu'il n'a *jamais été question* que je me marie. C'est d'une importance capitale[1]. » Dans une lettre adressée le même jour à Anne Manson mais dont René Thomas est le co-destinataire, il insiste lourdement sur ce point : « [...] Si l'on vous demande *s'il a été question pour moi de mariage*, Répondez aussi *que NON*, *que je n'y ai jamais même pensé*. Mon existence, vous entendez, mon *EXISTENCE* dépend de votre réponse. Je ne puis pas vous dire encore de quoi il s'agit, mais c'est une affaire d'une redoutable gravité[2]. »

Il faudrait placer ici des extraits des lettres de l'internement dans lesquelles, pendant plusieurs années, il prétendait ne pas être celui que l'on croyait et se présentait comme une victime de la police qui agissait à son encontre sous la gouverne des Initiés. Il se vivait alors comme une victime que l'on tentait d'empoisonner. Plusieurs extraits ont été proposés dans la section consacrée à la « biographie délirante », d'autres vont être reproduits dans le chapitre suivant, cela explique le choix d'une ellipse sur les premières années d'internement.

Alors qu'il rédigeait ces lignes dans ses fameux Cahiers à l'HP de Rodez, il se percevait ainsi : « [...] Je suis une brute obscène, polie, chaste et racée[3]. » Il ajoutait : « [...] Je suis le maître absolu de ma conscience et de mon inconscient et je fais ce qui me plaît sans attendre d'ordre ou de conseil de quelque force, de quelque esprit, ou de quelque énergie ou sollicitation interne que ce soit[4]. » ; « Je suis ou bouillant ou très froid ou passionné ou oublieux mais je ne m'en vais jamais, je me refais dans ma volonté[5]. » ; « [...] Je suis un affectif absolu, c'est-à-dire non moral. Je sens et ne pense pas. Je veux par ce que je sens[6]. » ; « [...] Je suis une personne séparée qui n'a jamais rien eu à voir avec les autres, ni avec l'âme, ni avec la vie[7]. »

Vers le mois d'août 1945, il se résumait ainsi, non sans humour : « Je suis chaste un temps, baiseur un temps, christ [*sic*] un temps, antechrist [*sic*] un temps, vit un temps, être un temps, cu [*sic*] un temps, dieu [*sic*] tout le temps[8]. »

Au début de l'année 1946, il se présentait de cette manière : « J'étais un homme qui marchais sur une route, tout m'a trahi, je veux savoir pourquoi[9]. » ;

---

[1] « Lettre à Anie Besnard, Dublin (14/09/1937) », *ib.*, p. 832.
[2] « Lettre à Anie Besnard et René Thomas (14/09/1937) », *ib.*, p. 833.
[3] Cahier n° 17, HP de Rodez (juillet ? 1945), *Œuvres complètes*, t. XVII, *op. cit.*, p. 37.
[4] Cahier n° 18, HP de Rodez (juillet ? 1945), *ib.*, p. 44. Il a bien écrit « sollicitation *interne* » alors que l'on attend *externe*. Peut-on penser alors à un double avec lequel il serait en conflit ?
[5] *Ib.*, p. 77.
[6] *Ib.*, p. 78.
[7] *Ib.*, p. 94.
[8] Cahier n° 25, HP de Rodez (*circa* août 1945), *ib.*, p. 184.
[9] Cahier n° 47, HP de Rodez (janvier 1946), *Œuvres complètes*, t. XIX, *op. cit.*, p. 183.

« […] Je n'ai jamais péché mais j'ai toujours fait le mal et non le bien, faire le mal c'est tourmenter ma matière insondable, *or je n'en ai pas* et je ne tourmente que mon corps[1]. » ; « Mes œuvres sont de moi mais elles ne sont pas du tout ce que je pense ni mon style vrai, mes réactions sexuelles enfantines ne sont pas du tout de moi, ma gentillesse n'est pas de moi, ma bonté je ne sais pas […][2]. » ; « Mon être et mon moi sont une chose qui est mon corps, mes yeux bleus, mes cheveux bruns, ma taille, mes mains, ma queue, mon trou duc et mes pieds, avec un ton de déclamation, des goûts et des couleurs qu'on pourra toujours discuter afin de toujours se faire assommer. Car c'est ma peau qui est la loi[3]. » ; « […] Je suis de haine irascible, exigeante en soi, je ne supporte pas l'amour […][4]. » ; « […] Le bien qu'on m'a fait je l'ai rêvé mais en réalité on ne m'a fait que du mal[5]. »

Voici un bilan de vie, ou les bribes d'un éloge funèbre, dans lequel l'auteur semblait ne rien avoir voulu oublier :

> Aussi bien *dieu* que le bourgeois de Marseille s'en iront
> il ne restera que le bafoué dépucelé, le violé, le méningitique, l'écrivain, le *figurant* de cinéma, l'acteur, le metteur en scène, le voyageur, le sans-le-sou, l'épouvantable intoxiqué, l'empoisonné, l'interné, l'assassiné, *l'épuisé*, l'écorché des coups qu'il s'est portés pour faire cesser des nausées de haine.
> C'est-à-dire moi, Antonin Artaud, de Marseille 1896 à Espalion 1946, avec le même caractère, mais avec une autre nature non nouée sur le cœur par moelles et un autre tempérament.
> Car pour expliquer les choses, il ne faut pas regarder en arrière dans le destin mais avant dans la volonté[6].

Il recourut à un syllogisme humoristique pour exprimer comment il se percevait : « Couché, je suis salingue et cruel, debout je suis chaste et généreux, je suis donc salingue, cruel, chaste, généreux, et je le suis, comme mon expérience me le montre, aussi bien debout que couché[7]. »

Voici une des rares fois où il évoqua la solitude (rappelons qu'il était alors interné, et même s'il disposait à l'HP de Rodez d'une chambre individuelle pour

---

[1] Cahier n° 49, HP de Rodez (début 1946), *ib.*, p. 183.
[2] Cahier n° 52, HP de Rodez (fin janvier 1946), *ib.*, p. 298.
[3] Cahier n° 64, HP de Rodez (début mars 1946), *Œuvres complètes*, t. XX, *op. cit.*, pp. 261-262.
[4] *Ib.*, p. 265.
[5] Cahier n° 68, HP de Rodez (mi-mars 1946), *ib.*, p. 334.
[6] Cahier n° 74, HP de Rodez (vers mars 1946), *ib.*, p. 414.
[7] Cahier n° 91, HP de Rodez (vers le 25 avril 1946), *Œuvres complètes*, t. XXI, *op. cit.*, p. 152.
Le mot « salingue » ramène vingt ans plus tôt quand il évoquait (déjà) ses souvenirs : « Je couchais à l'époque dans un lit piteux dont le matelas se dressait toutes les nuits, se recroquevillait devant cette avance de rats que dégorgent les reflux des mauvais rêves […]. Mes draps sentaient le tabac et la morgue, et cette odeur nauséeuse et délicieuse que revêtent nos corps quand nous nous appliquons à les sentir[a]. »
[a] *L'Art et la Mort*, « La vitre d'amour », dans *L'Ombilic des Limbes*, suivi du *Pèse-Nerfs* et autres textes, *op. cit.*, p. 167.

travailler, il devait quand même subir les autres malades nocturnement dans le dortoir où il préférait passer ses nuits, malgré ce qu'il écrivait) : « J'aime la solitude. Je ne supporte pas la promiscuité ni la cohabitation[1]. »

« Il n'y a pas d'expression qui me caractérise jamais [...][2] » écrivit-il. Il compléta un peu plus loin (phrase ambiguë à connotation sexuelle ?) : « Je suis celui qui se nourrit et se touche lui-même et ne vit jamais que de soi[3]. » Pour être au clair avec lui-même, il ressent le besoin de préciser : « Je transpire, j'urine, je chie, je ne crache pas, j'avale ma salive pour la comprendre, je recueille mon urine, mes excréments, ma transpiration, je ne perds rien, je ne me mouche pas, ma tête est le sommet du feu[4]. »

Cette courte phrase montre qu'Antonin Artaud avait bien conscience de la réalité de son corps : « Je suis un homme, c'est moi, et mes filles sont des femmes vraies, c'est moi qui ai cette voix de vieille chèvre [...][5]. » En effet, comme on peut le constater à l'écoute des rares enregistrements qu'il a laissés (notamment celui de *Pour en finir avec le jugement de dieu*, voir chapitre précédent), il avait, à la fin de sa vie, une voix singulière, très haut perchée, aigre, grêle, psalmodiée et à tout dire inoubliable pour qui l'entend ; la métaphore caprine de « vieille chèvre » n'aurait pas été osée par nous, mais « tout prendre de toutes mes paroles et mes états sans rien nier ni rejeter[6] » écrivait-il à la même époque. Alors...

De retour à Paris, il confiait à l'un de ses cahiers un des fondements de sa pensée : « Je n'ai pas d'esprit mais un corps[7]. » Il reprit son habitude des bilans de sa vie : « Je n'ai que cinquante ans, je n'ai profité de rien, joui de rien et j'ai perdu mes dents et mes cheveux, ce n'est pas juste[8]. » Heureusement, d'autres sentiments de lui-même le traversent : « Je suis un génie, je ne peux y penser sans honte ni timidité, – devant les autres, avec orgueil au fond de moi[9]. » ; « S'il me plaît de me peindre en jeune homme et de n'avoir que les réactions du jeune homme j'en suis bien libre [...][10]. » On retrouve plus loin cette inclination pour la jeunesse, régulièrement présente dans ses cahiers : « [...] Je *marche* ma vie propre de mon pas propre d'homme jeune éternellement [...][11]. »

En fait, bien qu'il revendique « sa douleur » à longueur de textes, ces quelques lignes peuvent faire penser qu'Antonin Artaud aspirait au bonheur : « [...] Dire que mon âme en a assez de chercher à s'imposer une tenue et des sacrifices, elle a besoin de jouir tout simplement, jouir, être seule, sans problèmes, sans pensée,

---

[1] Cahier n° 96, HP de Rodez (début mai 1946), *Œuvres complètes*, t. XXI, *op. cit.*, p. 236.
[2] Cahier n° 99, HP de Rodez (vers les 10-11 mai 1946), *ib.*, p. 294.
[3] *Ib.*, p. 295.
[4] *Ib.*, p. 311.
[5] Cahier n° 104, HP de Rodez (vers les 20 et 21 mai 1946), *ib.*, pp. 445-446.
[6] Cahier n° 99, HP de Rodez (vers les 10 et 11 mai 1946), *ib.*, p. 385.
[7] Cahier n° 109 (mai-juin 1946), *Œuvres complètes*, t. XXII, *op. cit.*, p. 42.
[8] Cahier n° 116, Paris (vers les 26 et 27 juin 1946), *ib.*, p. 152.
[9] Cahier n° 120, Paris (fin juin-début juillet 1946), *ib.*, p. 229.
[10] *Ib.*, p. 259.
[11] Cahier n° 145, Paris (fin août 1946), *Œuvres complètes*, t. XXIII, *op. cit.*, p. 145.

libre, libre, obéie, respectée, reconnue, adulée, *gloriolée* [*sic*], vénérée, reconnue, admirée, comme étant le summum de la génialité, de l'intelligence [...][1]. »

Par ailleurs, il livra à ses Cahiers comment il réussissait à tenir dans sa vie d'interné : « [...] Ce qui me tient c'est mon énergie déployée depuis 1 an pour me tenir propre, pur, détaché et droit [...]. Jamais je n'ai été aussi fort qu'aujourd'hui ni aussi éclairé[2]. » Mais quid de l'estime de soi ? La réponse est ambiguë : « Haine de moi d'abord ou amour du crime d'abord, non, amour absolu de moi [...][3]. » La recette proposée par l'auteur est radicale : « [...] L'indispensable est d'être seul et de tout tuer pour être seul. Cela je le peux. Par mon souffle incendiaire et mon poing, mon corps de bois de fer[4]. » Finalement, Antonin Artaud optait par le repliement sur soi : « Aimer donc l'idée d'amour de laquelle est basée le sacrifice et le dévouement est fausse. *Je n'aime pas, je hais.* J'aime mieux haïr qu'aimer, cela me profite mieux, cela me remplit, l'amour me vide [...][5]. » Il confirma alors ce que ses lecteurs avaient deviné : « Je suis celui qui n'a jamais aimé le plaisir ni la joie ni le bonheur [..][6]. » Cependant, sera vu en aval qu'il ne dédaignait pas le plaisir sexuel.

On peut être surpris par la teneur masochiste de ces lignes : « J'aime être réprouvé, honni, humilié mais pas par les choses ni par les gens. J'aime travailler contre mon intérêt mais je ne supporte pas de ne pas travailler[7]. »

Dans les lignes qui suivent, il renoua avec l'immodestie qui apparaît solidement ancrée dans sa perception de lui : « Je suis le Maître. Ce qui est la moindre de mes facultés. Car il n'y a que moi et je suis seul, en face de rien[8]. » Dans le cahier suivant, il enfonça le clou de sa virile domination dans le langage cru qu'il affectionnait et avec une attaque de phrase régulièrement utilisée par l'auteur : « Moi, Antonin Artaud, j'encule et je hais *le vieillard*, race de microbes particulièrement nauséabonds et prétentieux et qui n'ont trouvé d'autres moyens pour se donner un motif d'exister que de ramasser les défroques de mes douleurs [...][9]. » C'est un des rares textes où il s'en prend au « vieillard », sans qu'on n'y voie de rapport avec sa prédilection pour la jeunesse. Il est d'ailleurs assez étonnant qu'il n'ait pas évoqué plus souvent le vieillard, tant les HP étaient peuplés de séniles et autres PG (Paralysés Généraux, stade trois de la dégénérescence syphilitique) qui finissaient leur pauvre existence dans ces antichambres de la mort. Peut-être avait-il une sorte de compassion à leur endroit.

Toujours dans la quête de se circonscrire, il déclara : « Mon moi est pour toujours. Je n'en changerai jamais. Ce n'est pas mon estomac, mon foie, ma rate, mes

---

[1] *Ib.*, pp. 146-147.
[2] Cahier n° 151, Paris (début septembre 1946), *ib.*, p. 231.
[3] Cahier n° 155, Paris (mi-septembre 1946), *ib.*, p. 295.
[4] Cahier n° 157, Paris (vers le 20 septembre 1946), *ib.*, p. 333.
[5] Cahier n° 162, Paris (vers le 22 septembre 1946), *ib.*, p. 400.
[6] Cahier n° 173, Paris (mi-octobre 1946), *Œuvres complètes*, t. XXIV, *op. cit.*, p. 95.
[7] Cahier n° 176, Paris (vers le 22 octobre 1946), *ib.*, p. 148.
[8] Cahier n° 180, Paris (tout début novembre 1946), *ib.*, p. 222.
[9] Cahier n° 181, Paris (début novembre 1946), *ib.*, p. 235.

poumons, mes intestins, ma queue, mon trou duc, c'est moi sans rien de tout cela[1]. » Formulée différemment, il réaffirma ici la suprématie du corps sur l'esprit : « Je ne crois pas en des valeurs spirituelles, parce que je ne crois pas avoir d'esprit mais un corps, et ma conscience c'est mon corps, mon intelligence c'est mon corps et rien de plus. [...] Je pense que la pensée doit disparaître, j'en parle dans un corps, avec des organes faux, fait pour l'esprit et par l'esprit, j'en changerai comme d'un sale vêtement[2]. »

Aveu à tout le moins cynique, il écrivit : « La cruauté me fait plaisir, la joie des autres me fait horreur quels qu'ils soient[3]. » Autre regard sur lui, au moment où il préparait sa conférence au Vieux-Colombier en faisant un bilan de sa vie : « J'ai toujours eu une vie bizarre, anormale, hors cadres, pourquoi ? / d'un côté c'est mirobolant, de l'autre je suis un paria. Et la question est que moi, Artaud, j'ai besoin de me battre, parce que je suis un combattant-né. Étant dieu et le maître des choses, ce ne sont pas les choses qui pourront quelque chose pour moi[4]. » Il constatait, quelques pages plus loin : « [...] Le vieil Artaud que je suis a été poignardé, incarcéré, empoisonné, endormi à l'électricité pour m'empêcher d'ouvrir la bouche, sur une certaine chose que je sais, et qui est que la vie est truquée, un vieux guignol machiné de la tête aux pieds [...][5]. » ; « Sorti de 9 ans d'asile d'aliénés et rentré dans la vie normale, je me suis aperçu que je ne comprenais plus rien et que je ne supportais plus rien[6]. » Autre constat : « Il y a une chose qui n'a cessé de bouillir en moi depuis que je suis au monde, cette chose est l'idée du sort infligé, par la machine, cette sempiternelle anonyme machine appelée société, à tous ceux qui ne pensent pas comme elle, et qui çà et là, à travers et depuis l'histoire, ont tous tenté de faire tomber le cadre, et qui en sont morts[7]. »

Sa prise de sédatifs et autres drogues ne semblait pas altérer la lucidité d'Antonin Artaud qui écrivait alors : « Je m'avance chaque jour de plus en plus dans la mort et ils ne le voient pas, / les vivants ne voient pas où je suis et que je suis seul à savoir et <u>seul</u> à voir[8]. » Ou : « Je suis une catastrophe vivante[9]. »

Ce portrait d'Antonin Artaud par lui-même, va se conclure par ces quelques lignes poignantes qui, au moment de son anniversaire (né un quatre septembre, il prenait alors « cinquante-et-une piges » comme l'aurait écrit l'auteur, friand de ces saillies familières) montrent tout à la fois son désir d'en finir, son extrême solitude et son besoin d'amitié : « Je ne pensais pas voir le 4 septembre 1947 /

---

[1] Cahier n° 187, Paris (fin novembre 1946), *ib.*, p. 340.
[2] Cahier n° 195, Paris (vers le 1er décembre 1946), textes préparatoires à la séance du Vieux-Colombier, *Œuvres complètes*, t. XXVI, *op. cit.*, p. 40.
[3] Cahier n° 199, Paris (vers le 7 décembre 1946), *Œuvres complètes*, t. XXV, *op. cit.*, p. 63.
[4] Cahier n° 202, Paris (vers la mi-décembre 1946), textes préparatoires à la séance du Vieux-Colombier, *Œuvres complètes*, t. XXVI, *op. cit.*, pp. 60-61.
[5] *Ib.*, p. 66.
[6] Cahier n° 206, Paris (entre les 19 et 27 décembre 1946), *ib.*, p. 89.
[7] Cahier n° 214, Paris (vers le 23 janvier 1947), *ib.*, p. 139.
[8] Cahier n° 347, Paris (août 1947), *Cahiers d'Ivry*, tome 2, *op. cit*, p. 1683.
[9] Cahier n° 353, Paris (août 1947), *ib.*, p. 1770.

j'espérais que ce malheur me serait évité. » ; « J'espère bien en tout cas n'être plus là le 4 septembre 1948 et que le monde sera enfin parti de moi et rentré dans sa propre incoercible nuit[1]. » ; « Il m'aurait fallu un document et un plat réconfortant apportés par une main amie[2]. » Il fut bien seul, ce soir-là. Sans « document » ni « plat réconfortant ». Mais son vœu sera exaucé. Il ne sera pas là le 4 septembre 1948.

II. Une clinique du soi : mots-maux d'Artaud le Mômo

L'option diachronique retenue pour la composition de cet ouvrage s'imposait particulièrement dans cette partie. Elle est privilégiée car elle donne au lecteur une vision ordonnée du ressenti de la douleur chez l'auteur (à dessein est écarté le terme « évolution » car la douleur a connu des origines et manifestations très diverses) tout au long de sa vie et, ce faisant, paraît plus parlante : le choix des mots n'est jamais anodin chez l'auteur. De surcroît, pour une lecture pathologiste, compte tenu du caractère stable, séquellaire, progressif, ou guérissable des maladies et de l'importance de l'étiologie, la chronologie facilite aux médecins l'établissement d'un diagnostic (qui, dans le cas d'Antonin Artaud, n'apparaît jamais aux yeux du profane et peut-être bien non plus à ceux du patient, voire non plus à ceux des médecins eux-mêmes !).

Il ne s'agit pas d'être ici exhaustif et de reproduire tous les textes dans lesquels Antonin Artaud décrit ses maux, d'autant qu'il se répète continûment et, dirait-on, inlassablement. A donc été opérée une sélection d'extraits qui semblent archétypiques, même s'il ne sera pas toujours possible d'échapper à des répétitions inhérentes aux textes de l'auteur qui ne cesse de se plagier tout au long de cette autoclinique exacerbée. Les lettres constituent la première source principale de cette section. La deuxième source principale est constituée par les Cahiers dans lesquels l'auteur se décrit à outrance à la fin de sa vie.

Par ailleurs, une subdivision en trois parties a été opérée. La première partie concerne les écrits de douleur d'Antonin Artaud jusqu'à son internement (1937) ; la seconde partie s'intéresse aux écrits de douleur produits par l'auteur pendant ses neuf ans d'internement (1937-1946) ; quant à la dernière partie, elle rassemble les écrits de sa sortie de l'HP de Rodez à sa mort (1946-1948). De cette accumulation et de cette confrontation de textes jaillit l'évidence d'une constance de la

---

[1] Cahier n° 358, Paris (septembre 1947), *ib.*, p. 1822.

[2] *Ib.*, p. 1823. Il faut entendre par « document » des stupéfiants (ou une ordonnance avec une prescription de laudanum), même si, dans le large corpus sur lequel nous avons travaillé, c'est un emploi inusité chez Antonin Artaud ; en effet, le nom de code utilisé avec Jacques Prevel était « épreuves », plus précisément pour le laudanum ; ainsi, Prevel reçut-il un télégramme depuis Sainte-Maxime où séjournait Antonin Artaud et dont le texte était (comprendre Auberge du Sans souci) : « Expédier épreuves auberge souci […]. » (Jacques PREVEL, *op. cit.*, p. 104) Afin d'écarter les soupçons de la maréchaussée, quoi de plus naturel, pour un écrivain, que de se faire expédier des épreuves, mais aussi un document.

douleur et des thèmes dits délirants d'Antonin Artaud, et surtout, le fait que cet internement de neuf ans n'avait rien guéri, malgré toutes les tentatives d'une psychiatrie impuissante, certes, mais particulièrement acharnée à vouloir guérir quelqu'un qui ne voulait pas l'être, peut-être tout simplement parce qu'il n'y avait rien à guérir.

1) Jusqu'à l'internement

Antonin Artaud évoqua chichement les troubles dont il souffrit pendant son enfance. Aussi, est-il paru intéressant de démarrer cette sélection des écrits de douleur de l'auteur par l'évocation qu'il en fit dans une lettre à George Soulié de Morant en 1932. En effet, Antonin Artaud, évoquant une « sensation de dureté et d'horrible fatigue physique de la langue quand [il] parle, *l'effort de la pensée* retentissant toujours sur l'ensemble de [sa] musculature, et le bégaiement dont [il] souffre à des degrés variables », décrivit ainsi les troubles dont il souffrait enfant puis jeune homme :

> J'ai noté depuis ma plus tendre enfance (6 à 8 ans) ces périodes de bégaiement et d'horrible contraction physique des nerfs faciaux et de la langue, succédant à des périodes de calme et de facilité parfaite, tout cela se compliquant de troubles psychiques correspondants et qui n'ont apparu *avec éclat* que vers l'âge de 19 ans.
> Il y a une certaine sensation de vide dans les nerfs faciaux, mais un vide actif si j'ose dire et qui physiquement se traduisait par une sorte d'aimantation vertigineuse du devant de la figure. Ce ne sont pas des images et il faudrait prendre cela presque au pied de la lettre. Car ce vertige physique était horriblement angoissant et cette sensation que je décris est apparue à son paroxysme deux ou trois ans après le début de mon mal. Cette sensation était remplacée quelquefois par une sorte de spasme moral, une angoisse virulente qui me roulait comme dans une vague de détraquement, qui, où que je fusse, me donnait envie non pas de pleurer mais de sangloter en tremblant, de hurler de désespoir[1].

Mais prenons à présent le fil chronologique annoncé. Avant que, en 1923, il ne s'ouvrit à Jacques Rivière des troubles neuropsychiques qui entravaient son écriture, il s'en plaignait constamment dans des lettres à Génica Athanasiou. Ces lettres, écrites entre 1921 et 1940 ont été réunies en un volume en 1969 (*op. cit.*) : elles ont été volées à l'intimité et n'auraient peut-être pas dû être publiées[2] mais convenons néanmoins qu'elles offrent à notre propos des témoignages essentiels sur la manière dont Antonin Artaud vivait ses souffrances. Le jeune homme avait alors vingt-cinq ans, en traitement depuis plus de cinq ans ; il consommait des

---

[1] « Lettre à George Soulié de Morant, Paris (17/02/1932) », *Œuvres*, *op. cit.*, pp. 336-337.

[2] L'extrait ci-après montre bien qu'Antonin Artaud ne souhaitait pas forcément retrouver toutes ses lettres « de ménage » sur la place publique : « [...] Je n'ose malgré tout pas trop en écrire sur cette lettre, mais garde-la si tu peux, fourre-la dans une doublure, je t'y dis trop de choses pour que tout cela se perde. Mais j'ai une idée, *sitôt lue remets-la à la poste et renvoie-la moi* [sic]. Ce sera plus sûr et moins dur pour toi et pour moi. » « Lettre de Saint-Malo (29/07/1924) », *Lettres à Génica Athanasiou*, *op. cit.*, pp. 151-152.

produits opiacés, notamment le laudanum, objet de discorde avec sa maîtresse. Il lui écrivait, en 1921 : « [...] J'avais beaucoup de choses à dire. Mon esprit ne voulait pas les penser. Si tu savais comme je souffre. J'ai l'impression de quelque chose d'IRRÉMÉDIABLE[1]. » C'est ici l'un des invariants des souffrances que l'auteur ressentait : le manque d'aptitude de son esprit. Il réitéra la description de cet état en 1922 dans deux lettres, en avançant dans la deuxième la piste médicale d'une névropathie, rare fois où il nommait ses maux en termes nosographiques :

> 1) Je retrouve seulement aujourd'hui mes pensées. Hier et avant-hier j'étais incapable d'écrire. Je n'avais que de vagues images dans mon cerveau, des images malades, comme des images de crépuscule ou de fin d'automne. Toi-même, ton image était faible dans mon cerveau, et cela m'occasionnait une souffrance de plus. J'étais écrasé de fatigue. Il me semblait que je devais tomber par terre, j'ai beaucoup souffert[2].
> 2) J'ai eu l'esprit très malade pendant cinq jours, un retour de névropathie, où l'expression sensible de ma conscience m'était enlevée, je ne pouvais plus lire, ni écrire, ni penser, je n'avais pas de pensée matérielle si l'on peut dire, car en dedans j'étais plus profond, mais incapable de m'exprimer, paralysé, maintenant mon âme matérielle est revenue, et dire que la folie fait perdre même l'âme spirituelle. Difficile problème[3].

En 1923, il délivra à Génica une information surprenante – mais pas forcément inventée – concernant un fort amaigrissement en trois jours : « J'ai beaucoup maigri en trois jours, très visiblement maigri. J'ai remarqué une relation étrange entre mes dispositions mentales et la consistance de ma chair. En ce moment ma vie est arrêtée et lente, le cerveau mort, l'âme qui se cherche, aiguille affolée et hors d'elle-même, sans substance. Tout ceci se traduit physiquement[4]. » Le lendemain, il termina brutalement sa lettre ainsi : « Permets-moi de te laisser un instant, j'ai très mal à la tête. Je vais me coucher[5]. » C'est la première fois qu'il évoquait une céphalée, sans toutefois en livrer l'origine qu'il devait ignorer.

Dans une autre lettre, il attira l'attention de son amie sur les caractéristiques de son écriture. Cette observation est intéressante car des commentaires exégétiques relient souvent l'écriture tremblée d'Antonin Artaud à la prise de drogues. S'il semble indiscutable que cela se vérifie parfois, il faut cependant se garder de relier trop systématiquement l'effet à la cause ; l'explication peut se trouver ailleurs car même lorsqu'il était sevré, à l'HP de Rodez, il lui arrivait d'écrire « tremblé » : « Remarque la différence d'écriture entre le premier paragraphe de la lettre et celui-ci. Ils ont été écrits à quelques heures d'intervalle mais marquent bien les oscillations de mon état nerveux : Ne te semble-t-il pas. Regarde comme l'écriture

---

[1] *Ib.*, p. 20. La lettre n'est pas datée.
[2] « Lettre de Marseille (20/07/1922) », *ib.*, pp. 24-25.
[3] « Lettre de Cavalaire (17/08/1922) », *ib.*, pp. 42-43.
[4] « Lettre de Paris (08/05/1923) », *ib.*, pp. 24-25.
[5] « Lettre de Paris (09/05/1923) », *ib.*, p. 49.

d'en haut est plus tremblée, plus filiforme et moins sûre[1]. » Outre le fait d'être à l'affût de ses sensations psychiques et de ses perceptions cénesthésiques, Antonin Artaud semblait obsédé par l'observation clinique de tout ce qui le touchait, y compris donc la forme de sa graphie, comme preuve indiscutable de sa maladie. Poussa-t-il son goût de la mise en scène jusqu'à parfois modifier volontairement son écriture ?

Au cours de cette année 1923, il franchit un pas en quittant les sentiers de l'intime pour la place publique car il fit part à un inconnu de son drame intérieur en la personne de Jacques Rivière à qui, en réponse à une lettre de refus de publication de deux poèmes, il écrivit, sans toutefois évoquer les douleurs physiques dont il se plaignait auprès de Génica : « Je souffre d'une effroyable maladie de l'esprit. Ma pensée m'abandonne à tous les degrés [...][2]. » La suite de la lettre révélait l'intensité des problèmes psychiques de l'auteur qui semblait vouloir « littérariser » sa douleur ; l'écriture serait ainsi le moyen d'éviter « une véritable déperdition » (p. 21) de l'esprit ; à cette époque, il s'agit pour lui non pas de faire une œuvre mais de révéler à lui-même « quelques manifestations d'existence spirituelle » (*ib.*) ; dans sa logique, il réclamait le droit à l'imperfection dans la mesure où il y avait authenticité dans l'acte d'écriture.

Dans cette lettre à Génica Athanasiou, outre un sombre tableau clinique, il réitéra le fait d'un amaigrissement sensible en trois jours : « Je vais en ce moment aussi mal que possible. Je me sens complètement égaré. La journée a été affreuse. Mon âme est mangée, partie. J'ai horriblement maigri en trois jours. Le mal me vide le corps et l'esprit, m'enlève la notion du moi, de l'être, la vie[3]. » L'extrait suivant se caractérise par le fait qu'Antonin Artaud décrivait, avec force détails, des maux purement physiques :

> Que mes jambes fussent si engourdies que j'aie la sensation de bouger une paire d'échasses, lourdes, et qui pèseraient que la même sensation d'engourdissement existât dans la poitrine, dans la tête, sur la face, – la même sensation d'engourdissement, de *séparation* de moi-même de chacun de mes membres, de mes organes, que ma mâchoire pendît comme une mâchoire attachée, et que lorsque je me touche, je n'aie pas le sentiment de ME toucher moi-même mais la sensation d'être un squelette sans peau ni chair, ou plutôt un vide vivant et dont j'aurais cependant conservé la direction, et que ceci fût en même temps une faiblesse et une atroce douleur, – voilà comment je pourrai caractériser les troubles profonds de la sensibilité qui m'affectent depuis quelque temps[4].

Dans les lettres suivantes, Antonin Artaud ne fait que gémir, pleurnicher, jérémiader. Il avait déjà placé la barre haut dans l'intensité de souffrances et pourtant,

---

[1] « Lettre de Paris (31/05/1923) », *ib.*, p. 71.

[2] « Correspondance avec Jacques Rivière », « Lettre du 05/06/1923 », dans *L'Ombilic des Limbes* suivi du *Pèse-Nerfs* et autres textes, *op. cit.*, p. 20.

[3] « Lettre de Paris (13/06/1923) », *Lettres à Génica Athanasiou*, *op. cit.*, p. 83.

[4] « Lettre de Marseille (vers le 09/07/1923) », *ib.*, p. 89.

on peut percevoir une amplification de ses maux physiques mais qu'il ne décrit plus : « Le lendemain de ton départ j'ai recommencé à souffrir comme un damné. C'est à croire que l'atmosphère de Marseille m'est néfaste. Je suis en ce moment comme hors de la vie. [...] Je ne fais que de rester couché et souffrir. [...] Excuse le décousu de cette lettre et de la faire si courte mais je n'en peux plus[1]. » ; « Je souffre le martyre depuis mon retour ici. J'arrive à de telles acuités de souffrance qu'il me semble que mon âme va se rompre, que je vais m'évanouir de douleur[2]. » ; « J'ai souffert ces jours derniers tout ce que l'on peut souffrir, la mort et bien au-delà. Si j'en avais les moyens je m'en irais au bout du monde. [...] Je suis d'ailleurs persuadé que ma santé ne pourra résister longtemps encore à tous ces coups. Je suis un haillon vivant, un tas d'ordures martyrisé. Tu ne peux pas t'imaginer ce qu'est ma vie. Plutôt la mort immédiate[3]. »

Cette accumulation de descriptions la plupart du temps vagues, parfois précises mais restant exemptes d'un diagnostic, ayant par ailleurs pour caractéristique principale d'avoir recours à un registre noir et d'user d'hyperboles afin de dramatiser le propos, autorise le lecteur à s'interroger s'il n'y avait pas de la part de leur auteur une intention d'attirer à lui la compassion de sa maîtresse (qui le sommait de cesser la prise de stupéfiants) pour qu'elle finît par admettre l'impérieuse nécessité d'y avoir recours afin d'atténuer l'intensité inhumaine de ses souffrances. D'ailleurs, matoisement, il écrivit qu'« après quatre jours et demi de patience [il s'était] résigné à prendre quelque chose, ce qui [lui] a permis de dormir et de passer une journée un peu meilleure qu'aujourd'hui[4] ». Pour lui, c'était bien sûr là *une preuve* aux yeux de sa maîtresse de la nécessité de s'« opiumiser » (néologisme usité par Antonin Artaud).

S'il avait le talent de mettre en scène ses douleurs, elles existaient pourtant. Dans l'extrait qui suit, on assiste au surgissement d'un mal jamais décrit jusqu'alors et que l'on pourrait peut-être qualifier de tachycardie : « J'ai eu hier un commencement de grippe avec fièvre et courbature, qui joint à mon état présent m'a fait souffrir d'une manière atroce. Je suis épuisé aujourd'hui. Mais la fièvre est tombée. J'ai en plus des battements de cœur violents et continuels[5]. » Le mois suivant, de retour à Paris, il fait de son état de santé un bilan humoristique (du fait de *l'accumulation*, celle-ci étant une des caractéristiques de son style) :

> Moi, je m'inonde le dos de teinture d'iode, je souffre, je gémis, je sens que je ne peux plus me porter, je me remets à marcher, je me couche, je me lève, je suis excité, je ne suis plus excité, je veille, je dors, je crains le repos, je crains la fatigue,

[1] « Lettre de Marseille (31/08/1923) », *ib.*, p. 94.
[2] « Lettre de Marseille (02/09/1923) », *ib.*, p. 96.
[3] « Lettre de Marseille (14/09/1923) », *ib.*, p. 103.
[4] « Lettre de Marseille (02/09/1923) », *ib.*, p. 96.
[5] « Lettre de Marseille (16/09/1923) », *ib.*, p. 105.

> je crains le bruit, je crains le silence, mes membres s'en vont, mes membres reviennent, je demeure ainsi dans une instabilité effroyable, dépouillé de moi-même, dépouillé de la vie, désespérant d'en sortir, et je continue à me soigner[1].

De plus en plus en conflit, à cause de l'opium, avec Génica – alors en Roumanie – il franchit un cran supplémentaire dans la dramatisation de son état :

> Moi je souffre comme un damné, j'ai dépassé toute souffrance, et cependant JE VIS et je patiente. [...] Pour moi, il n'y a plus de bons moments dans ma vie. Chaque seconde est une *éternité* d'enfer, SANS ISSUE, sans espoir. Il est étrange, étrange que tu ne te plaignes pas de mon mal, et que tu persistes malgré tout à te plaindre des moyens que je prends pour soulager ce mal. Quant aux déductions que tu fais sur les conséquences de ce soulagement, il y a longtemps que j'ai renoncé à les discuter. Il n'est pas question ici de médecine. Comprends enfin, une fois pour toutes, que je considère ma vie comme perdue, que [...] les douleurs où je vagis sont si épouvantables que je renoncerais à vivre tout de suite pour m'en débarrasser, et qu'une seule heure de soulagement est pour moi sans prix. Tout le reste m'importe peu[2].

Le problème de l'opium qui gâtait sa liaison avec Génica, resurgissait et pourrissait leur liaison. Il alla jusqu'à écrire : « Tu es obsédée, Génica, il faut te décider à te guérir[3]. » Il usait là d'un procédé psychique classique, observable notamment chez les individus toxiques, et qui consiste à exporter chez l'autre ses problèmes, sa vision du monde, et à tenter de le convaincre, fût-ce de l'absurde. Voici comment, dans la même lettre, Antonin Artaud justifiait son recours à l'opium :

> Comprends enfin que la chose primordiale, la chose qui est la question est L'INTENSITÉ de la souffrance. Tu me parles toujours de ma vie, de guérison future, mais comprends que *l'idée de la souffrance* est plus forte que l'idée de la guérison, l'idée de la vie. Et la question pour moi est de soulager cette souffrance, l'intensité même de cette souffrance *m'empêche* de penser à autre chose. Tu n'as jamais soupesé l'intensité de cette souffrance. Tu me parles d'attendre, de patienter comme si l'horreur de ma vie pouvait me permettre d'attendre. Ton cerveau bien portant, ton corps qui ne sent pas la douleur te laissent croire que je pourrais attendre, mais mon corps tordu, mon corps coupé, mon cerveau scié ne me donnent pas le temps d'attendre[4].

[1] « Lettre de Paris (12/10/1923) », *ib.*, p. 96.
[2] « Lettre de Paris (22/10/1923) », *ib.*, pp. 113-114. Il va de soi que les « moyens » en question sont les opiacés que consomme Antonin Artaud.
[3] « Lettre, s. l. (24/10/1923) », *ib.*, p. 117.
[4] *Ib.*, p. 118.

Deux mois plus tard, dans une lettre à Jacques Rivière, il n'était plus vraiment question de douleur à proprement parler mais plutôt d'une anomalie psychique[1] due à un défaut de concentration débouchant sur l'insaisissabilité de fixation de la pensée, fugace, versatile et fulgurante :

> Cet éparpillement de mes poèmes, ces vices de formes, ce fléchissement constant de ma pensée, il faut l'attribuer non pas à un manque d'exercice, de possession de l'instrument que je maniais, de *développement intellectuel*, mais à un effondrement central de l'âme, à une espèce d'érosion, essentielle à la fois et fugace, de la pensée, à la non-possession passagère des bénéfices matériels de mon développement, à la séparation anormale des éléments de la pensée (l'impulsion à penser, à chacune des stratifications terminales de la pensée, en passant par tous les états, toutes les bifurcations de la pensée et de la forme). Il y a quelque chose qui détruit ma pensée ; un quelque chose qui ne m'empêche pas d'être ce que je pourrais être, mais qui me laisse, si je puis dire, en suspens [...][2].

Il ajoutait dans le post-scriptum de cette lettre :

> Je suis un homme qui a beaucoup souffert de l'esprit, et à ce titre j'ai le droit de parler. [...] Je sais qu'il y aurait à penser plus loin que je ne pense, et peut-être autrement. J'attends, moi, seulement que change mon cerveau, que s'en ouvrent les tiroirs supérieurs. Dans une heure et demain peut-être j'aurai changé de pensée, mais cette pensée présente existe, je ne laisserai pas se perdre ma pensée[3].

Trois jours plus tard, dans une lettre à Génica qui voulait le quitter et dans laquelle il promettait qu'il allait changer (c'est la phase classique des ruptures et Antonin Artaud n'hésitait pas à recourir piteusement au cliché sans doute le plus éculé : prendre la posture de l'amant pénitent, contrit et marri afin d'apitoyer l'autre), le ton se voulait dramatique et tranchait avec celui des lettres à Jacques Rivière :

> Je ne peux pas vivre avec la pensée qu'il me faut vivre sans toi. Je sens que mon esprit s'en va, le délire me gagne, on va venir m'enfermer dans une maison de fous. Laisse-moi te revoir au moins de temps en temps. J'ai pleuré en wagon à chaudes larmes devant tout le monde. SAUVE-MOI. Je vais perdre ma situation au théâtre. Je suis un homme perdu. Je me retiens de toutes mes forces. Mais il y a quelque chose qui va exploser en moi[4].

---

[1] Au début de cette longue lettre, dans le deuxième paragraphe, il écrivait d'ailleurs : « Je m'étais donné à vous comme un cas mental, une véritable anomalie psychique [...]. », « Correspondance avec Jacques Rivière », « Lettre du 29/01/1924 », dans *L'Ombilic des Limbes* suivi du *Pèse-Nerfs* et autres textes, *op. cit.*, p. 24.

[2] *Ib.*, pp. 25-26.

[3] *Ib.*, p. 28.

[4] « Lettre de Marseille (01/02/1924) », *Lettres à Génica Athanasiou*, *op. cit.*, p. 137.

Le même jour (le cachet atteste qu'elle a été postée le soir), il envoya une nouvelle lettre où il dramatisait encore plus son état et n'hésitait pas à exercer un chantage :

> Sauve ma vie. Sauve mon âme, Génica. Je vais me livrer au désespoir. Je vais crier jusqu'à ce que les démons m'entendent, que les morts viennent me chercher. Je suis en enfer pour toute la vie si tu n'écris pas. Tu veux avoir ta vie libre, tu l'auras, mais ça ne te portera pas bonheur de la commencer avec la vie d'un homme ruinée à son seuil, et qui est moi. [...] Je pleure. Je pleure. *Reviens à moi* et je m'arrangerai pour ne pas embarrasser ta vie. Mais ne me désespère pas définitivement[1].

Le lendemain, il poursuivit la description de ses maux et exerça ce qu'il convient d'appeler un chantage au suicide :

> J'étais bien ces derniers temps. Mon esprit se délivrait. Maintenant c'est fini. Je suis comme paralysé. J'ai été frappé par un cataclysme sans nom et j'en demeure tout médusé. Mon chagrin m'entoure *physiquement*. Je sens toute ma tête engourdie comme si on l'avait frappée à coups de matraque. Ce qui s'est passé entre nous me roule sans cesse par le cerveau. Dans une maladie comme la mienne un chagrin pareil est terrible. Je sens que je ne vais pas le supporter. Oh Génica, ne t'effraie pas. Ne crois pas que je vais tenter moi-même quelque chose. Bien au contraire.
> Pourquoi ne m'as-tu jamais cru. Pourquoi ne crois-tu pas que mon vieux mal est à lui seul capable de me mettre dans les dispositions d'esprit dont tu as si peur. Je suis sûr que si tu pouvais arriver à croire que ces dispositions mauvaises proviennent uniquement de mon mal tu les supporterais mieux.
> Je résiste même à mon immense chagrin. Je suis depuis trois jours comme mort mais je résiste. Mais par grâce ne m'abandonne pas, ce jour-là ma mort ne sera plus bien loin[2].

Il attendit le 25 mai 1924 pour enfin confier à Jacques Rivière sa souffrance physique, même s'il y évoquait principalement le leitmotiv de sa correspondance avec lui, à savoir les limites de sa psyché :

> Je me rends parfaitement compte des arrêts et des saccades de mes poèmes, saccades qui touchent à l'essence même de l'inspiration et qui proviennent de mon indélébile impuissance à me concentrer sur un objet. Par faiblesse physiologique, faiblesse qui touche à la substance même de ce que l'on est convenu d'appeler l'âme et qui est l'émanation de notre force nerveuse coagulée autour des objets.
> [...] Je souffre, non pas seulement dans l'esprit, mais dans la chair et dans mon âme de tous les jours. Cette inapplication à l'objet qui caractérise toute la littérature, est chez moi une inapplication à la vie[3].

---

[1] *Ib.*, p. 139.
[2] « Lettre de Marseille (01/02/1924) », *ib.*, pp. 141-142.
[3] « Correspondance avec Jacques Rivière », « Lettre du 25/05/1924 », dans *L'Ombilic des Limbes* suivi du *Pèse-Nerfs* et autres textes, *op. cit.*, pp. 38-39.

Dans une lettre conflictuelle adressée à Génica, il résuma ainsi sa vie *sub signo doloris* : « Moi, il y a DIX ans que je souffre, je connais mes maux, j'en connais tous les symptômes et je ne plains pas d'autres choses que des douleurs que j'ai toujours souffertes, douleurs pas seulement du corps mais de l'âme, les plus graves de toutes, les plus implacables, les plus impossibles à supprimer [...][1]. »

Dans sa réponse fort courte, une dizaine de lignes, à une enquête sur les rêves et la psychanalyse lancée par *Le Disque vert* (n° 2, 3e année, 4e série, 1925) – les revues d'avant-garde des années folles goûtaient ce genre journalistico-littéraire – , Antonin Artaud glissa cette phrase que nous surinterprétons peut-être mais qui, à nos yeux, marque le fait que l'auteur avait une forme de nostalgie de la prise en charge, tout à la fois médicale et matérielle (les séjours dans les cliniques et autres maisons de repos), dont il avait fait l'objet depuis une dizaine d'années : « [...] Je ne demande qu'une chose, c'est qu'*on m'enferme définitivement dans ma pensée* [s. p. n.][2]. » Définition de la folie ? Appel à la folie ? Désir d'asile ?

Avec la publication de sa correspondance avec Jacques Rivière, Antonin Artaud avait donc rendu publique sa souffrance. Il allait poursuivre dans cette publicité de ses maux avec *L'Ombilic des Limbes*, *Le Pèse-nerfs*. En fait, il ne s'arrêtera jamais de mêler son intimité dolente à ses productions et en fit sa marque de fabrique. Ainsi, dans *L'Ombilic des Limbes*, il produisit un texte, « Description d'un état physiologique », dont la teneur des descriptions très pointues font penser aux symptômes du zona : « Une sensation de brûlure acide dans les membres, des muscles tordus et comme à vif, le sentiment d'être en verre et brisable, une peur, une rétraction devant le mouvement, et le bruit. Un désarroi inconscient de la marche, des gestes, des mouvements. Une volonté perpétuellement tendue pour les gestes les plus simples[3]. »

Dans *Le Pèse-nerfs* (1927), il résuma ainsi son entreprise poétique : « Je n'ai visé qu'à l'horlogerie de l'âme, je n'ai transcrit que la douleur d'un ajustement avorté[4]. » Il poursuivit la description inlassable de ses états physiques et psychiques : « Se retrouver dans un état d'extrême secousse, éclairée d'irréalité, avec dans un coin de soi-même des morceaux du monde réel[5]. » ; « Une espèce de déperdition constante du niveau normal de la réalité[6]. »

Toujours dans le même recueil, il établit le lien entre son état physico-psychologique et sa production littéraire :

---

[1] « Lettre de Paris (06/12/1924) », *Lettres à Génica Athanasiou*, *op. cit.*, pp. 166-167.

[2] « Textes de la période surréaliste » : « Le mauvais rêveur », 1925, dans *L'Ombilic des Limbes* suivi du *Pèse-Nerfs* et autres textes, *op. cit.*, p. 183.

[3] « Description d'un état physique », 1925, dans *L'Ombilic des Limbes* suivi du *Pèse-Nerfs* et autres textes, *op. cit.*, pp. 62-63.

[4] *Le Pèse-nerfs*, 1925, *ib.*, p. 90.

[5] *Ib.*, p. 93.

[6] *Ib.*, p. 95.

> Chers amis, Ce que vous avez pris pour mes œuvres n'était que les déchets de moi-même, mes raclures de l'âme que l'homme normal n'accueille pas. Que mon mal depuis lors ait reculé ou avancé, la question pour moi n'est pas là, elle est dans la douleur et la sidération persistante de mon esprit. Me voici de retour à M... [Marseille], où j'ai retrouvé la sensation d'engourdissement et de vertige, un besoin brusque et fou de sommeil, cette perte soudaine de mes forces avec un sentiment de vaste douleur, d'abrutissement instantané[1].

Il poursuivit : « Je suis imbécile, par suppression de pensée, par mal formation de pensée, je suis vacant par stupéfaction de ma langue[2]. » ; « Il est si dur de ne plus exister, de ne plus être dans quelque chose. La vraie douleur est de sentir en soi se déplacer sa pensée. Mais la pensée comme un point n'est certainement pas une souffrance[3]. »

Dans l'extrait suivant, avec une certaine immodestie, il déclara : « Je suis celui qui a le mieux senti le désespoir stupéfiant de sa langue dans ses relations avec la pensée. Je suis celui qui a le mieux repéré la minute de ses plus intimes, de ses plus insoupçonnables glissements. Je me perds dans ma pensée en vérité comme on rêve, comme on rentre subitement dans sa pensée. Je suis celui qui connaît les recoins de la perte[4]. »

Dans la lettre qu'il écrivit à Génica, il décrivit, sans le nommer, ce qui ressemble à un syndrome dépressif :

> Génica, j'ai plus besoin que jamais de secours et de pitié ; J'ai eu une scène terrible chez moi après quoi je suis entré dans une espèce de convulsion avec des sanglots qui m'obligeaient à me couper en deux. Je suis mort, mort, je n'en puis plus. Et impossible cette fois de supprimer le L. [Laudanum] dont j'ai fini par prendre des doses énormes. Si je viens à Menton [pour voir Génica] c'est pour tenter un effort dans ce sens. Mais c'est trop dur car ma maladie ne veut plus me lâcher. Je souffre le martyre jour et nuit dans un état de suffocation morale qui ne cesse jamais. Et tout cela accompagné de cet écrasement physique et de ce flottement de l'esprit qui est comme paralysé[5].

L'extrait suivant, tiré des *Fragments d'un Journal d'Enfer*, œuvre publiée en 1926, reflète la volonté de l'auteur d'aller plus avant dans la description, unique à ses yeux, de ses maux, mais aussi de montrer que ceux-ci évoluaient : « Ce problème de l'émaciation de mon moi ne se présente plus sous son angle uniquement douloureux. Je sens que des facteurs nouveaux interviennent dans la dénaturation de ma vie et que j'ai comme une conscience nouvelle de mon intime perdition[6]. »

---

[1] *Ib.*, p. 100.
[2] *Ib.*, p. 102.
[3] *Ib.*, p. 103.
[4] *Ib.*, p. 104.
[5] « Lettre de Marseille (25/01/1926) », *Lettres à Génica Athanasiou*, *op. cit.*, pp. 235-236.
[6] *Fragments d'un Journal d'Enfer*, 1926, dans *L'Ombilic des Limbes* suivi du *Pèse-Nerfs* et autres textes, *op. cit.*, p. 119.

Il précisa plus loin : « Ma pensée ne peut plus aller où mon émotion et les images qui se lèvent en moi la poussent. Je me sens châtré jusque dans mes moindres impulsions. » ; « Je suis définitivement à côté de la vie. Mon supplice est aussi subtil, aussi raffiné qu'il est âpre[1]. »

Deux pages plus loin, il expliquait à propos de « cet effritement qui atteint [sa] pensée » que ce ne serait pas tant son esprit qui serait directement affecté mais « le trajet nerveux de la pensée que cet effritement atteint et détourne ». Il ajoutait que « c'est dans les membres et dans le sang que cette absence et ce stationnement se font particulièrement sentir[2] ».

Comme s'il parlait d'un genre littéraire, il écrivit : « J'ai choisi le domaine de la douleur et de l'ombre comme d'autres celui du rayonnement et de l'entassement de la matière[3]. »

Parallèlement à l'exhibition publique de ses maux, devenus donc des objets littéraires, il poursuivit sa correspondante plaintive avec Génica Athanasiou ; la lecture de ces lettres étonne tant leur auteur parvient encore à y renouveler la description de ses maux. Dans la longue missive d'août 1926 dont quatre extraits sont proposés, il écrivait :

> Je suis las, je suis affreusement las. Je suis torturé, tiraillé par cette maladie plus forte que moi-même, plus forte que toute la vie, et où tout ce qu'il y a de vivant en moi, d'émouvant, de personnel, se dissout[4].
>
> [...] Je sais que toute ma vie est ruinée et qu'il n'y a pour moi pas d'espérance que perce jamais mon esprit. Je me sens trop impitoyablement atteint[5].
>
> Je me sens à de certains moments n'être plus qu'une masse de vie qui vient se broyer la tête contre des murailles inattendues. Ah à ces moments-là j'en ai assez de vivre. Je suis pris, mais pris sans espoir. Pris dans toutes mes réserves. Il n'y a plus d'arrière-plan, ni de refuge pour ma pensée. Le monde n'a plus de communications. Imagine l'état du noyé pour qui vivre c'est respirer. Ainsi pour moi vivre c'est penser et tout mouvement de ma pensée m'est impossible, mes nerfs sont à jamais plombés. Il n'y a d'ailleurs pas de mots pour cette horreur, et toutes les images sont grossières. Je suis impuissant mais d'une impuissance qui engage ce qu'il y a de plus clair, en moi, de plus libre, de plus subtil et volatil par essence[6].
>
> Je sais que je penserai plus, que mon esprit n'atteindra plus qu'une part très réduite des choses, que je me donnerai plus l'impression de réfléchir la réalité, que je me sentirai sans fin au-dessous de moi-même, mais que par-dessus tout je sentirai toujours ce vide physiologique et nerveux de mon âme, de mon intelligence[7].

---

[1] *Ib.*, p. 121.
[2] *Ib.*, p. 123.
[3] *Ib.*, p. 127.
[4] « Lettre de Paris (22/08/1926) », *Lettres à Génica Athanasiou*, *op. cit.*, pp. 259-260.
[5] *Ib.*, p. 261.
[6] *Ib.*, p. 263.
[7] *Ib.*, p. 264.

Voilà comment il résumait son état, en 1927, dans un texte littéraire : « Physiquement je ne suis pas, de par ma chair massacrée, incomplète, qui n'arrive plus à nourrir ma pensée. Spirituellement je me détruis moi-même, je ne m'accepte plus vivant. Ma sensibilité est au ras des pierres, et peu s'en faut qu'il n'en sorte des vers, la vermine des chantiers délaissés[1]. »

On peut considérer avec le long extrait suivant, tiré d'une lettre à son amie Yvonne Allendy, que l'état clinique produit par Antonin Artaud est celui qu'il subira, *mutatis mutandis*, jusqu'à la fin de sa vie :

> [...] Je suis bien frappé à la tête et incapable de me livrer à quelque activité intéressante que ce soit. Et cela quoi qu'en disent et en pensent tous les docteurs de la planète. Je suis atteint, très atteint. *Il n'y pas à sortir de là.* J'écris en même temps au docteur pour essayer de m'expliquer mais j'ai besoin de son secours effectif. Je vois bien avec le temps écoulé que mon état est indépendant des drogues. Ce serait autrement trop facile à expliquer. J'ai besoin que l'on me comprenne de près, car je dois une bonne fois être délivré, sinon ma vie est foutue. Je vous assure que je n'exagère pas. Ma vie pour l'instant est un long tournant. Je sais à quoi je suis en butte. Et croyez-moi, mais c'est affreux malgré les apparences. Si ce n'était qu'une question d'activité en moins ce serait en somme peu de chose mais il y a la souffrance en plus. Cette tête grosse, enflée, ces nerfs perpétuellement à nu, cette vitalité coincée, le jeu des membres dur, plein de gênes, d'obstacles physiques intérieurs. On ne peut pas imaginer le supplice que ça peut être. Et la pire est que ne pouvant de l'extérieur réaliser un état semblable on est tenté de n'y pas ajouter foi ou de croire que j'amplifie exagérément[2].

Dans une autre lettre envoyée de Nice à la même destinataire, il brossa l'une des descriptions les plus impressionnantes de ses maux :

> Vraiment ce que j'endure est monstrueux. Si cela continue encore peu de temps certainement j'y cèderai, je flancherai. Je crèverai comme un chien avec derrière moi ma vie ratée. Personne ne peut imaginer le supplice affreux *et de tous les instants* que j'endure. La violence ou la force de mes douleurs n'est rien, c'est leur nature profonde, totale, qui attaque l'être dans son sens, qui *pompe* la vie dans un sentiment d'ASPIRATION PHYSIQUE au centre du moi, qui absorbe, digère ou coupe ou déforme la sensibilité. L'être est devenu une sorte de magnétisme, détraqué, solide qui envoie au hasard ses décharges. C'est affreux. Et j'ai l'air en bonne santé. Et on me félicite sur ma mine en se demandant pourtant quel chagrin me ronge. Alors que je n'ai pas de chagrin et que c'est la puissance de mon écrasement phy*sic*o-spirituel qui opprime et stupéfie les muscles de ma face à cause de ma tête prise dieu sait dans quel piège qui ne lâche guère sa proie[3].

---

[1] « Correspondance de la momie » (*La NRF*, n° 162, 01/03/1927), *Œuvres*, *op. cit.*, p. 183.
[2] « Lettre à Yvonne Allendy (24/02/1929) », *ib.*, p. 315.
[3] « Lettre à Yvonne Allendy, Nice (03/04/1929) », *ib.*, pp. 317-318.

Les écrits de douleur – qui commençaient à être répétitifs, ce pourquoi ils ne sont plus présentés ici pour cette période d'avant l'internement – s'espacèrent, sans toutefois jamais s'interrompre ; ils furent peu à peu remplacés par les écrits de délire (voir chapitre suivant). Il faut dire aussi qu'Antonin Artaud se trouvait alors dans une période féconde sur le plan artistique. Mais avec les neuf années de son internement au long desquelles les souffrances subies lui fournirent un abondant matériau, les textes sur la souffrance reprirent la place centrale qu'ils avaient occupée dans les écrits qui viennent d'être abordés.

Aux lecteurs qui trouveraient l'auteur parfois excessif dans la clinique du désespoir qui va suivre (on a vu que lui-même avait anticipé cette réaction chez l'autre), il faut rappeler que ces excès supposés sont à l'aune de la souffrance subie, laquelle ne peut pas être soupçonnée d'être inventée ou délirante (même si sa manière délirante de l'évoquer s'en emparera parfois). Antonin Artaud, comme toutes les personnes internées en institution psychiatrique dans ces années-là, a souffert pendant sa réclusion, et particulièrement pendant la Seconde Guerre mondiale, notamment à l'HP de Ville-Évrard (relire en amont les éléments biographiques sur cette époque).

2) Pendant l'internement

Dans ses écrits de délire, Antonin Artaud donnait souvent une origine démoniaque à ses souffrances. Quelles qu'en fussent les origines, elles existaient, même si, comme souvent, il les exagérait. La nouveauté consistait pour l'auteur d'insérer ses douleurs dans ses descriptions délirantes, voire d'en faire des preuves de la persécution dont il se disait victime. Ainsi, moins de trois mois après son internement, voici comment il commença à se plaindre de ses maux dont il dressa tout un catalogue :

> […] Les troubles que je ressens et qui m'empêchent de me tenir debout me paraissent appartenir à la catégorie des symptômes classiques de plusieurs sortes d'empoisonnement :
> névrites, gastralgies, diarrhée violente par saccades, sueurs nocturnes, crampes faciales, douleurs térébrantes dans les jambes, douleurs fulgurantes dans la colonne vertébrale, vertèbres craquantes, vomissements, vertige, faiblesse extrême, pouls ralenti, états de stupeur et de tristesse extraordinaire, côtes serrées comme prises dans un étau, ballonnement du ventre et de l'estomac, aérophagie,
> ME PARAISSENT ÊTRE les symptômes de l'empoisonnement par l'arsenic et le cyanure de potassium mélangés[1].

Dans la même lettre : « J'accuse la pharmacienne de l'Asile d'avoir mélangé un poison violent sur l'ordre d'un agent de la Sûreté, à la potion d'Elixir parégorique et de Bismuth, que vous m'aviez prescrite, ce qui fait que cette potion n'a

---

[1] « Lettre à Mlle Morel, médecin-chef à l'HP de Sotteville-lès-Rouen (Rouen, 07/01/1938) », *Lettres 1937-1943*, *op. cit.*, p. 49.

fait qu'augmenter ma diarrhée. Sans compter les symptômes de demie paralysie [*sic*] qu'elle provoquait[1] ! »

On ne retrouve trace de descriptions de souffrance que dans une lettre non datée mais que l'on peut raisonnablement dater de fin octobre 1938 (ainsi que l'ordonnancement des *Lettres 1937-1943*, opéré par l'éditrice, l'induit). Très longue, elle est adressée au docteur Chapoulaud qui aurait été empêché « sur les ordres du n°6 de la sûreté » de lui « donner du laudanum ou du Sedol[2] qui [l'] aurait tiré d'un état de douleurs affreuses *qui a duré plusieurs semaines* et où le cyanure de potassium [l]'avait mis[3] ».

À la même époque, il écrivit une longue lettre revendicatrice au professeur Henri Claude (1869-1945) dans laquelle il aborda le thème obsédant, récurrent et fondateur de sa posture d'aliéné, le thème d'empoisonnements dont il était la victime : « Le Dr Vercier a apporté lui-même une poudre de charbon et de bismuth dans laquelle il avait fait mélanger une forte dose de cyanure de potassium. Cela m'a obligé à garder le lit près de 2 mois. Et je ne suis pas encore remis. J'ai eu une fièvre de 40°,5 pendant 3 jours et une diarrhée et des coliques atroces + [*sic*] des névralgies et qui perdurent encore[4]. »

Après son transfèrement à l'HP de Ville-Évrard, il poursuivit sa pratique épistolaire, notamment à destination du corps médical, mais, comme depuis le début de son internement, peu de lettres font état de ses souffrances ; leurs thèmes ma-

---

[1] *Ib.*, p. 50.

[2] À propos du Sedol, nous avons trouvé deux entrées principales sur le web. La première renvoie sur un ouvrage de L. VIDAL et M. DAREAU, *Dictionnaire de spécialités pharmaceutiques*, Paris : Office de vulgarisation pharmaceutique, 1928 (870 p.) p. 634, et qui donne la définition suivante : « SÉDOL : Association Scopolamine-Morphine. Mode d'emploi et dose. — 1° Ampoules 1 à 2 injections Hypodermiques par 24 heures ; 2° Suppositoires 1 à 2 "supposédol" par 24 heures. Propr. Thér. — Beaucoup plus actif que la morphine à dose égale. Indications. — Phénomènes douloureux. Insomnies douloureuses. Cancers. Spasmes. Crises tabétiques. Anesthésie chirurgicale. Accouchements, etc. » La deuxième entrée renvoie sur le Sedol (sans accent comme transcrit dans le texte d'Antonin Artaud) du laboratoire américain Pfizer, présentant le médicament comme un anticancéreux (testicules, poumons...) et donne comme composition : « Caffeine, Etoposide, Propyphenazone, Isometheptene, Mucate, Dipyrone, Isometheptene Hydrochloride Or Isometheptene Mucate. » : *Pill in trip* (page consultée le 06/01/2024), <https://pillintrip.com/fr/medicine/sedol>.

Dans leur thèse, deux auteures signalent que « pour obtenir une solution injectable à partir de suppositoires, il faut les faire fondre dans de l'eau chaude puis filtrer la solution obtenue après refroidissement » et que « les suppositoires de Supposésol® [« chlorhydrate de morphine + bromhydrate de scopolamine + spartéine », p. 110] faisaient souvent l'objet d'une telle utilisation [a] » ; est précisé (p. 103) : « Le Supposédol® qui contenait 22,5 mg d'extrait d'opium par suppositoire a été retiré du marché en décembre 1991. Son utilisation détournée était très importante. »

[a] Claire BOISSIER, Véronique FROSSARD GERVASONI, *Le pharmacien d'officine face aux toxicomanies médicamenteuses* ? Sciences pharmaceutiques.1992. Dumas-04000511, p. 89.

Rien dans notre corpus laisse entendre qu'Antonin Artaud ait usé de cette pratique.

[3] « Lettre au Dr Chapoulaud, HP de Sainte-Anne (s. d., fin octobre 1938) », *Lettres 1937*-1943, *op. cit.*, p. 84.

[4] « Lettre au Pr Henri Claude, HP de Sainte-Anne (27/10/1938) », *ib.*, p. 91.

jeurs sont constitués d'une part par sa revendication du droit à l'opium et à l'héroïne (qu'il réclame comme une impérieuse nécessité à sa survie) et, d'autre part, par la lutte du destinateur contre les initiés et de la réécriture du passé, revisité par le postulat de la domination du monde par les initiés diaboliques. L'auteur livrait alors une vision d'un monde animé par une magie conquérante, occulte et violente qui envoûtait tout sur son passage, dans le feu, le sang et le meurtre.

Il semble pertinent de donner ici un extrait de la lettre qu'il remit en mai 1939 au docteur Fouks qui le soignait alors à l'hôpital et qui révélait son état de souffrance psychologique :

> Vous trouverez ci-contre la liste de mes œuvres puisque vous avez bien voulu me le demander. Mais si vous saviez comme tout cela me paraît loin de moi maintenant et comme ma littérature et toute littérature qui ne serait pas agie et manifestée immédiatement ne me semblent plus que lettre morte. D'ailleurs je suis las, même de la manifestation, je ne crois absolument plus à rien. Je me sens dans l'état d'esprit d'un homme au sortir d'une vie de fatigue, de labeur, de déception, d'abandon, et qui n'aspire plus qu'au repos de la Tombe. Et c'est la seule chose qui me semble refusée. J'ai besoin d'éternel sommeil et j'en suis à ne plus pouvoir croire même que l'Éternité dure, ma vie est comme une agonie qui n'a plus de fin [...][1].

Hors la persécution des initiés envoûteurs (qui l'obligeaient parfois à se « branler », se plaignait-il dans plusieurs lettres, mais on a connu pire souffrance), il commença à se plaindre de la faim en 1940 (comme précédemment vu, c'est l'époque où commencèrent les restrictions drastiques dont les HP furent les premières victimes). Ainsi, la lettre adressée au docteur Barat commence, sans autre préambule par : « **J'AI FAIM** et il est urgent / dans l'état où vous / me savez que je m'alimente un peu mieux qu'ici[2]. » Dans une lettre écrite à Balthus, il écrivit : « VOUS SAVEZ DE QUOI JE SOUFFRE ICI DEPUIS LONGTEMPS ET QUE LA SOUS-ALIMENTATION ICI DEPUIS PLUS D'UN AN ½ ONT FAVORISE DEHORS UNE EPOUVANTABLE FLORAISON DU MAL[3]. » Plus loin dans cette longue lettre (il bascule au milieu d'une phrase de la graphie en capitales à celle en minuscules) : « Et vous savez aussi que je lutte par tous les moyens contre l'emprise généralisée du mal. Mais mes forces s'épuisent et je n'en puis plus de maladie et de souffrance. [...] Venez me voir et si vous pouvez apporter du chocolat et des biscuits ne doutez pas qu'ils ne soient les bienvenus ici. »

Trois semaines plus tard, dans une lettre à Jean Paulhan, il réitérait l'état d'inanition dans lequel il se trouvait : « Le pain est rare ici et la nourriture horriblement rationnée, et vous savez d'autre part où est le mal et combien les manœuvres des Initiés m'affaiblissent et m'affament. Je ne puis travailler dans l'état où je suis[4]. » À René Thomas, le même jour, il décrivait sa souffrance autrement, mais comme

[1] « Lettre au docteur Fouks, HP de Ville-Évrard (15/05/1939) », *ib.*, p. 183.
[2] « Lettre à Melle Barat, HP de Ville-Évrard (1er juillet 1940) », *ib.*, p. 370.
[3] « Lettre à Mr Balthus, HP de Ville-Évrard (26/09/1940) », *ib.*, p. 373 et 375.
[4] « Lettre à Jean Paulhan, HP de Ville-Évrard (17/10/1940) », *ib.*, pp. 376-377.

pour la lettre envoyée à Jean Paulhan, elle impliquait les initiés : « [...] Je ne puis rester ici en proie aux assauts du mal, et dans l'état de faiblesse épouvantable où m'ont mis pendant 3 ans la faim, les poisons et les supplices des *Initiés* de tous ordres qui n'ont cessé d'affluer de tous les côtés de la terre ici à Ville-Évrard[1]. »

Procédé souvent utilisé par Antonin Artaud, il se déculpabilisait de ses activités sexuelles sur les autres et quoi de plus pratique que d'accuser les initiés ? Ainsi, dans la même lettre adressée à René Thomas, dans la marge, il se lamentait : « Sentir sur moi les forces du mal est affreux mais sentir physiquement les têtes des Initiés s'introduire obscènement dans votre ventre et sous votre anus dans des tentations sans fin est d'une inqualifiable horreur[2]. »

Dans une lettre à Annie Besnard, il espérait une sortie prochaine (comme il en forma l'espoir dans d'autres lettres de la même époque) et mettait en avant son calvaire : « Ma douleur maintenant a dépassé toute limite et il n'est pour l'instant pas encore question que je sorte d'ici. – Et il faut tout de même que cela cesse et cette douleur devient de plus en plus la douleur de tous[3]. »

Dans une lettre à Jeanne Paulhan (en réalité, elle se prénommait Sala, dite Germaine) qu'il signa Antonin Nalpas (à partir de là, il continuera à signer Antonin Nalpas jusqu'en 1943), il se plaignit à nouveau de la faim :

> Maintenant autre grave question. Je meure [*sic*] de faim ici avec 210 grammes de ration journalière de pain et ma famille ne m'alimente plus.
> Par grâce trouvez-moi du sucre, du chocolat, des gâteaux, des noix, des noisettes, des figues, des dattes et apportez-les-moi ici d'urgence car je m'en vais en faiblesse ; Venez n'importe quel jour et le plus tôt possible. – Et trouvez-moi aussi du pain du bon pain car c'est ce dont je manque le plus avec le sucre et les noisettes[4].

Cette obsession du pain ne faisait pas d'Antonin Artaud un artolâtre[5] mais le pain était à l'époque un des aliments de base de la population pauvre (d'une certaine manière, il l'est resté aujourd'hui).

Dans une lettre à Roger Blin, comme si le fait de décrire les aliments tant convoités était une façon de les consommer quand même, il revenait sur ce qui fut l'une de ses grandes souffrances à l'HP de Ville-Évrard :

---

[1] « Lettre à René Thomas, HP de Ville-Évrard (17/10/1940) », *ib.*, p. 379.

[2] *Ib.*, pp. 380-381.

[3] « Lettre à Annie Besnard, HP de Ville-Évrard (15/11/1940) », *ib.*, p. 400.

[4] « Lettre à Jeanne [Germaine] Paulhan signée Antonin Nalpas, HP de Ville-Évrard (s. d., fin 1941) », *ib.*, pp. 443-444.

[5] « Artolâtre » a disparu de nos dictionnaires modernes mais Antonin Artaud le connaissait puisqu'il est forgé à partir de la racine grecque « *artos* », le pain. Émile Littré en donne la définition suivante : « s. m. Terme d'histoire religieuse. Adorateur du pain, terme de dénigrement par lequel les calvinistes et autres sectes ont désigné les catholiques, qui croient à la présence réelle dans l'hostie. » ; dans le *Dictionnaire de Trévoux* (écrit par les Jésuites), on trouve celle-ci : « S. m. & f. Adorateur du pain. Si l'Orient avoit toûjours cru que l'invocation postérieure aux paroles de J. C. est essentielle à la forme de l'Eucharistie, au jugement de cette grande Eglise, les Latins seroient des idolâtres ou des artolâtres, puisqu'ils adorent immédiatement après la prononciation des paroles de J. C. »

> Voilà un an et demi Roger Blin que je n'ai pas mangé un aliment sain et de qualité et que je n'ai pu manger à ma faim qui est dure avec les traitements que je subis ici.
> Il faut vous décider à venir me voir et m'apporter quelque chose de chaud à manger quelque chose comme des petits pâtés feuilletés chauds, des brioches, des croissants, des pains au chocolat des gâteaux au miel et une crème chaude très dense quoique légère et un gâteau au fromage et ce sera cette pâte feuilletée fondue croustillante et soufflée au fromage qui me fera revenir[1].

Dans son habitude d'écrire à ses médecins, il fit parvenir au docteur Barat une lettre mais qui, contrairement à ses habitudes, ne paraît pas avoir été écrite d'une encre trempée dans l'hybris :

> […] Vous ne pouvez plus douter de mon horrible état et […] je ne tiens plus debout que par un effort constant et épuisant de volonté. En tant que médecin vous ne pouvez plus ne pas intervenir pour faire cesser mon horrible souffrance en me mettant d'abord dans un quartier où je sois à l'abri *des coups* et des brimades des malades et des infirmiers, *ensuite en précipitant* ma sortie et ma libération, enfin et surtout pour l'instant en me faisant envoyer sans plus attendre et *aujourd'hui même* les quelques aliments que je vous demande aussi instamment et depuis plusieurs jours. – Je vous l'ai déjà écrit [si elle existe, lettre non retrouvée], mon cœur m'abandonne et je suffoque et je ne puis plus me soutenir, envoyez-moi, je vous prie, ce que vous aurez pu rassembler mais évitez-moi aujourd'hui les affres de la faim qui provoquent en moi un état maladif intolérable[2].

Dans cette lettre de mars 1942 écrite à sa mère (qu'il interpellait par son prénom, Euphrasie) mais qui fut retenue par l'administration de l'hôpital et ne parvint jamais à sa destinataire, il modéra ses propos délirants, au moins dans la première partie de la lettre, pour l'informer de son état :

> Je vous ai écrit il y a 10 jours une lettre *désespérée* [si elle existe, lettre non retrouvée] et où je vous exposais mon lamentable état et vous demandais un secours d'urgence car je m'en vais de désespoir, de faiblesse, de fatigue, d'inanition, et surtout de *mauvais traitements*. Si je suis encore vivant, Euphrasie, c'est à cause [*sic*] d'une constitution anormalement résistante et aussi d'un miracle perpétuel de Dieu mais en réalité Euphrasie je ne suis plus qu'un condamné vivant et qui se veut survivre à lui-même et je vis ici avec les angoisses de la mort[3].

---

[1] « Lettre à Roger Blin signée Antonin Nalpas, HP de Ville-Évrard (14/02/1942) », *ib.*, p. 447.
[2] « Lettre à Mlle Barat signée Antonin Nalpas, HP de Ville-Évrard (13/03/1942) », *ib.*, p. 451.
[3] « Lettre à Euphrasie Artaud signée Antonin Nalpas, HP de Ville-Évrard (23/03/1942) », *Œuvres*, *op. cit.*, p. 869. Cette lettre a été reproduite par Thomas MAEDER, *Antonin Artaud*, *op. cit.*, pp. 227-228, avec plusieurs mentions de mots « illisibles » cependant décryptés par Évelyne Grossman.

Le reste de cette longue lettre est une demande d'aliments divers (dont il fit des listes détaillées) qu'il suppliait sa mère de lui envoyer, allant jusqu'à affirmer qu'il était « absolument faux que les vivres manqu[aient] dans Paris. Tous les autres *internés* reçoivent des vivres en abondance[1] » ajoutait-t-il, deux affirmations absolument fausses mais qui avaient pour but de culpabiliser sa mère afin qu'elle cédât à ses demandes d'aliments dont certains étaient quasiment introuvables à l'époque, fût-ce au marché noir ou alors à des prix absolument inabordables pour les maigres revenus d'Euphrasie Artaud. À sa décharge, il avait beaucoup maigri et, à l'instar de ses compagnons de misère, il crevait de faim. Il acheva sa lettre par un appel au secours : « Et venez le plus tôt possible me chercher car je suis sans cesse agressé et *frappé* par les fous et je suis trop malade pour me battre. De tout cœur avec vous[2]. » Il avait visiblement oublié qu'il était interné d'office et que pour permettre sa sortie, il fallait l'accord du préfet sur avis médical ce qui, en pleine période d'Occupation et compte tenu de la politique de l'époque de délaissement (pour ne pas écrire d'extermination) des malades mentaux, n'était guère envisageable, sauf à corrompre d'aucuns.

Son internement à l'HP de Rodez n'interrompit pas ses plaintes. N'est pas reproduit l'extrait qui aurait eu sa place ici – déjà donné dans la section « La biographie délirante » – de sa lettre au docteur Jacques Latrémolière du 15 février 1943 et qui contient une partie de vérité quant aux souffrances subies dans le traitement d'une syphilis dont il contestait véhémentement, à raison, le diagnostic, même si la thèse d'un empoisonnement policier était bien entendu délirante.

À la mi-décembre 1943, il se mit à rédiger un long texte, le *Rite du peyotl chez les Tarahumaras* (qui sera publié au printemps 1947 dans *L'Arbalète* n° 12) dans lequel il ne peut s'empêcher, comme il l'avait fait dans des œuvres précédentes et comme il refera dans des œuvres suivantes, d'évoquer sa propre souffrance :

> On ne peut pas reprocher à un homme enfermé depuis six ans dans un asile d'aliénés et qui depuis trois ans ne mange plus à sa faim un fléchissement *occulte* de la Volonté. Il m'arrive de rester des mois sans manger un morceau de sucre ou de chocolat. Quant au beurre, je ne sais plus depuis combien de temps je n'y ai plus goûté.
> Je ne me lève jamais de table sans une impression de faim parce que les rations, vous le savez, sont trop réduites.
> Et le pain surtout est insuffisant. Avec le morceau de chocolat qui m'a été donné avant-hier vendredi je n'avais plus mangé de chocolat depuis huit mois. Je ne suis pas homme à me laisser détourner de faire mon devoir par quoi que ce soit, mais au moins qu'on ne me reproche pas une absence d'énergie dans une époque comme celle-ci où les éléments indispensables au renouvellement de l'énergie n'existent plus dans la nourriture qui nous est donnée à tous. Et surtout qu'on ne me passe plus à l'électro-choc pour des défaillances dont on sait fort bien qu'elles ne sont

---

[1] *Ib.*

[2] *Ib.*, p. 870.

pas hors du contrôle de ma volonté, de ma lucidité, de mon intelligence propres. Assez, assez et assez avec ce traumatisme de punition[1].

Outre la reprise d'une activité littéraire structurée (du 17 au 24 janvier 1944, il rédigea des textes complémentaires au *Voyage au Pays des Tarahumaras*) et poursuivit une activité épistolaire qu'il n'avait jamais interrompue pendant ses années d'internement, bien qu'une partie de ses lettres aient été perdues ou volées par des tiers. *Mutatis mutandis*, les lettres consultables se ressemblent.

Dans cette lettre à Anne Manson, tel un condamné au malheur, il écrivait : « Je passe mon temps à ramener mon âme dans mon corps, parce qu'elle me quitte à force de désolation, de souffrance et d'horreur. » Puis, quelques lignes plus loin : « [...] Voilà 7 ans que je souffre et que j'en ai assez. Moi aussi, figurez-vous, j'ai besoin d'un peu de bonheur *terrestre*. Mais cette terre-ci n'a jamais pu me le donner[2]. » Dans la suite de la lettre, il ressassait son aversion pour la faiblesse des hommes enclins au péché de la chair et le fait « que l'amour n'est de l'amour que quand il est chaste[3] » mais avant tout, il se plaignait du manque de nourriture et surtout de pain (on retrouve par instant le ton des lettres à Génica) : « Il faut que cette lutte épuisante cesse car je n'en peux plus » ; quelques lignes plus loin : « Pour lutter il me faut du pain et une bonne nourriture. Et je n'ai plus depuis 7 ans que la nourriture minable des Asiles d'Aliénés. Et depuis bientôt quatre ans, je *n'ai plus assez de pain*[4]. » Dans l'avant-dernier paragraphe de cette longue lettre, il ajoutait : « Si devant toutes ces luttes épuisantes et horribles mon esprit a gagné une lumière et une terrible Volonté, mon corps, lui, n'a cessé de dépérir intérieurement. Tous mes os me font de plus en plus mal, et sans ma Volonté spirituelle mes nerfs m'abandonneraient. Et je crois que *maintenant* sans un secours urgent de bien-être, et *de nourriture* je mourrai[5]. »

Dans une lettre à sa mère, il se plaignit d'un état de faiblesse générale sur fond de névralgies dentaires et de mystérieuses pertes de sang qu'il mettait sur le dos d'envoûteurs : « [...] J'ai depuis fort longtemps des pertes de sang qui se sont accrues ces jours-ci et des rages de dent insupportables à la mâchoire supérieure et inférieure. Et je dis que cela n'est pas normal et que si la sous-alimentation explique en partie cet état de faiblesse qui s'apparente peut-être à une sorte de scorbut [...][6]. » Il réitéra ses plaintes deux jours plus tard dans une autre lettre : « J'ai eu ces temps-ci des rages de dent effroyables aussi bien à la mâchoire supérieure qu'inférieure et tous les os de la face me faisaient mal, et de terribles pertes de sang des intestins pendant la nuit [...]. » ; « [...] Mon âme à la fin s'en

[1] *Les Tarahumaras*, « Le rite du Peyotl chez les Tarahumaras » (mi-décembre 1943), *op. cit.*, pp. 40-41.
[2] « Lettre à Anne Manson, HP de Rodez (21/02/1944) », *Œuvres*, *op. cit.*, p. 943.
[3] *Ib.*, p. 944.
[4] *Ib.*, p. 945.
[5] *Ib.*, p. 946.
[6] « Lettre à Euphrasie ARTAUD, HP de Rodez (23/08/1944) », *ib.*, p. 952.

va à force d'être cloîtré et de ne pas avoir tout le nécessaire et que bientôt je ne pourrai plus résister à cette éternelle douleur[1]. »

A déjà été signalé en amont qu'Antonin Artaud, à l'HP de Rodez, commença à coucher dans des cahiers d'écolier des pensées, des notes (c'est d'ailleurs ainsi qu'il qualifie ses cahiers), des projets de lettres, voire des fragments de textes qu'il réutilisait parfois. Les extraits qui vont suivre sont donc tirés des Cahiers.

Ainsi, dans son premier cahier, il écrivait : « [...] Je suis seul, seul dans la lutte de mes angoisses propres. – Je n'ai ni théâtre ni scène, que le théâtre de mon inconscient et de mon cœur[2]. » Deux mois plus tard, sans qu'il la qualifiât précisément, il évoquait cette douleur qui l'habita toute sa vie et dont il fit un objet littéraire si particulier : « Je suis toute la douleur possible et celle-ci ne cesse pas, je n'y assiste pas, je la vis, il n'était pas nécessaire de trouver un être qui la supporte car c'est cette douleur même qui est mon être[3]. » À nouveau deux mois plus tard, il martelait : « Ma seule terreur c'est moi. Je ne me connais jamais, c'est mon gouffre, mais je n'ai pas peur de moi[4]. » Alors qu'il avait tendance à magnifier le corps et à déprécier l'esprit, il écrivit alors : « Je ne suis pas un corps. Je suis une conscience qui explose lorsque son corps lui fait trop mal. – Et d'où la conscience est-elle donc allée à un corps aussi abject[5]. »

Le mois suivant, poignait son indignation de l'enfermement sous contrainte : « Je ne suis qu'un homme révolté contre l'existence de tout, surtout du problème d'être ici[6]. » Serait-ce la douleur qu'il ressentait qui lui aurait permis de tenir le coup, laquelle le protègerait du mal (dans le sens religieux) ? En tout cas, il assénait : « [...] Rien ne doit se faire que par la douleur, savoir souffrir du côté où il faut pour que le mal ne vienne pas[7]. » D'ailleurs, il s'agissait pour plus qu'une résignation mais une adhésion délibérée : « Je suis une souffrance et ma volonté de souffrir la douleur et la souffrance est un mystère[8]. » Il précisait le mois suivant : « Je ne me souviens que de la douleur et de la tentation, je ne me souviens pas du péché[9]. » On remarquera que c'est là une posture confortable et peu catholique (à cette époque, il était pourtant un fervent pratiquant), laquelle lui permettait de se livrer à des excès de chair sans culpabiliser puisqu'ils étaient gommés de sa mémoire.

On peut interpréter l'extrait suivant, toujours dans le même cahier, comme une révolte contre les traitements (les électrochocs) infligés à l'HP de Rodez : « Je ne vais pas continuer à me faire émasculer de douleur sous prétexte que je suis in-

---

[1] « Lettre à Euphrasie ARTAUD, HP de Rodez (25/08/1944) », *ib.*, p. 953.

[2] Cahier n°1, HP de Rodez (février 1945), *Œuvres complètes*, t. XV, *op. cit.*, p. 12.

[3] Cahier n° 8, HP de Rodez (début avril 1945), *ib.*, p. 248.

[4] Cahier n° 13, HP de Rodez (mai 1945), *Œuvres complètes*, t. XVI, *op. cit.*, p. 122.

[5] Cahier n° 14, HP de Rodez (début juin 1945), *ib.*, p. 190.

[6] Cahier n° 15, HP de Rodez (mi-juin 1945), *ib.*, p. 235.

[7] *Ib.*, pp. 236-237.

[8] Cahier n° 16, HP de Rodez (fin juin 1945), *ib.*, p. 301.

[9] Cahier n° 18, HP de Rodez (juillet 1945 ?), *Œuvres complètes*, t. XVII, *op. cit.*, p. 61.

compréhensible et que cette douleur suffocante fut le principe de mon insondabilité[1]. » Il précisa dans le cahier suivant un des fondamentaux de sa manière de se vivre : « Je ne crois pas au sublime ni à la poésie mais à la nécessité, dans mon monde il n'y a pas de chant ni de mélodie du cœur ni de rêve mais des cris éternels d'agonie, il n'y a ni bien ni mal mais le besoin et la nécessité de la douleur […][2]. » Deux pages plus loin, lui que l'on décrivait gourmand, voire glouton, il poussa ce cri du ventre : « J'ai besoin de manger. » On observera qu'il continuait de se plaindre de la faim alors qu'il était à Rodez relativement bien nourri par rapport à la « famine légale » qu'il avait subie à l'HP de Ville-Évrard (voir chapitre I et, ci-dessus, les extraits de lettres écrites dans cet HP).

Voici un autre point de vue récurrent dans les textes d'Antonin Artaud, celui de louer la maladie en dédaignant la bonne santé, voire en la fustigeant : « L'horreur de la mort pour en faire une horreur plus grande et qui me fasse du mal, c'est-à-dire vivre en bonne santé[3]. » ; « Méningite, blépharite, salpingite, la douleur rend fort sans indulgence ni faiblesse[4]. » ; « La douleur est dignité, le mal indignité, la mort le repos de la douleur dans un état entièrement assuré qui n'est pas de l'inconscience mais une entière sécurité de force pour procéder à sa propre recomposition sur un autre plan[5]. » ; « […] La douleur est heureuse, c'est la juste mesure du moi sans creux[6]. » ; « Bénie soit toute maladie, car la maladie sonde l'être, et le force à sortir en vie[7]. » ; « […] J'en sais plus long maintenant, malade, que quand je savais en bonne santé […][8]. »

Ici, Antonin Artaud continua à vanter la douleur et mit en relief la dichotomie douleur physique-douleur morale : « Je sais qu'il faut toujours souffrir pour être mais je ne sais jamais jusqu'où, à moi de supérer [*sic*] ma douleur et à ne jamais m'avouer vaincu. En tout cas contre la douleur physique il y a l'opium caca et contre la douleur morale, qu'y a-t-il contre l'affliction des esprits[9] ? »

Par ailleurs, il donna dans la première citation suivante une définition personnelle de la guérison et dans la seconde, il forgea un aphorisme, certes obvie, mais

---

1 *Ib.*, p. 106.

2 Cahier n° 19, HP de Rodez (vers juillet 1945), *ib.*, p. 113.

3 Cahier n° 26, HP de Rodez (vers août 1945), *ib.*, p. 205.

4 Cahier n° 27, HP de Rodez (vers août 1945), *ib.*, p. 256. Cette citation montre la culture médicale de l'auteur que nous avons déjà signalée ; il la rappellera incidemment dans un cahier ultérieur : « […] Je n'ai étudié la médecine que pour étudier les médecins. », *in* « Cahier n° 89, vers le 20 avril 1946, *Œuvres complètes*, t. XXI, *op. cit.*, p. 104.

Par ailleurs, cette citation permet à Antonin Artaud de réaliser une belle homéotéleute avec cette suite improbable de maladies (la première touchant le cerveau, la deuxième les paupières et la troisième les trompes de Fallope, ce qui, pour cette dernière pathologie, est une curiosité chez un individu de sexe masculin...

5 Cahier n° 28, HP de Rodez (septembre 1945) », *Œuvres complètes*, t. XVIII, *op. cit.*, p. 9.

6 Cahier n° 32, HP de Rodez (septembre 1945), *ib.*, p. 95.

7 *Ib.*, p. 115.

8 Cahier n° 36, HP de Rodez (mi-octobre 1945), *ib.*, p. 210.

9 Cahier n° 46, HP de Rodez (janvier 1946), *Œuvres complètes*, t. XIX, *op. cit.*, p. 151.

Utilisation récurrente de « supérer » pour surmonter, sublimer, subsumer.

qui atteste d'une grande lucidité dans cet esprit qui savait pourtant si aisément sortir du sillon (*delirare*) : « Il est obscène et non héroïque mais cynique et lâche de vouloir être guéri sans en passer par la fièvre de la guérison[1]. » ; « On est l'addition de toutes les douleurs qu'on a supportées et c'est tout[2]. »

Dans la phrase suivante, Antonin Artaud, en permanence sous tension, confirma non sans la véhémence crue qu'il affectionnait, qu'il serait « grotesque » de l'entendre dire (ou d'entendre dire à son endroit) qu'il était heureux : « Je suis la souffrance de l'opium, le bonheur qui souffre d'être heureux et veut chier sur son bonheur parce qu'il le trouve grotesque[3]. » D'ailleurs, quelque vingt jours plus tard, il déclara : « Je ne peux plus supporter la vie. Qui suis-je ? Qu'est-ce que j'ai fait[4] ? »

Antonin Artaud jouait beaucoup avec la polysémie, ce qui rend la lecture de certains textes sujette à des interprétations parfois divergentes. Ainsi, le mot *mal* que l'on va lire ici dans deux extraits est à comprendre au sens de *péché*. Bien qu'il eût renié la religion catholique, il continuera à employer ce terme religieux qui avait profondément marqué sa jeunesse. Si l'on écarte le sens religieux, il faut donc le comprendre dans le sens de faute, faute morale contre soi-même, contre la pureté sexuelle revendiquée par l'auteur. Quant au mot *être* (un invariant des écrits dits délirants de l'auteur), il faut ici le comprendre dans le sens de *démon* : « Je vais toujours à la douleur, au poison, au sommeil, c'est-à-dire aux difficultés et aux ténèbres, et le mal m'a servi et ne m'a rien imposé, il ne fut jamais que le pantin de mes états d'âme, le degré de douleur qu'il faut pour supporter la tentation *sans périr*[5]. » ; « La chose est que le mal infectait mes actes pour me dégoûter de les faire et les accomplir à ma place. Et il m'a empêché par emprise magique de frapper les êtres que je haïssais et qui sont parvenus à me faire enfermer dans un asile d'aliénés[6]. »

On ne peut être plus explicite dans le constat – tout en délicatesse – qu'il fit début mai : « Le néant et la mort m'enculent, c'est ma douleur de leur résister […][7]. » Mais l'origine de cette douleur a une explication : « [La douleur] ne m'est jamais venue que d'une insuffisance de commandement sur moi-même par manque de nourriture et d'opium […][8]. » D'ailleurs, il ajouta quelques jours plus tard dans un autre cahier : « J'aurais dû toujours avoir du pain et de l'héroïne[9]. » Toujours cette obsession de la nourriture. Un peu surprenant sous la plume de l'auteur, la phrase suivante associe à la nourriture, le sexe comme antidote à la

---

[1] Cahier n° 47, HP de Rodez (janvier 1946), *ib.*, p. 184.
[2] Cahier n° 49, HP de Rodez (début 1946), *ib.*, p. 264.
[3] Cahier n° 77, HP de Rodez (fin mars 1946), *Œuvres complètes*, t. XX, *op. cit.*, p. 457.
[4] Cahier n° 88, HP de Rodez (vers le 20 avril 1946), *Œuvres complètes*, t. XXI, *op. cit.*, p. 74.
[5] Cahier n° 89, HP de Rodez (vers le 20 avril 1946), *ib.*, p. 103.
[6] *Ib.*, p. 111.
[7] Cahier n° 98, HP de Rodez (vers le 9 mai 1946), *ib.*, p. 268.
[8] *Ib.*, p. 286.
[9] Cahier n° 100, HP de Rodez (mi-mai 1946), *ib.*, p. 320.

souffrance : « [...] Manger n'est pas une opération capitale mais un supplément pour ne pas souffrir, et le sexe un médicament[1]. »

Dans l'extrait suivant, Antonin Artaud revint sur le péché, lié à la sexualité (tout aussi bien sur la tentation que sur le passage à l'acte, essentiellement masturbatoire) : « [...] Je n'ai rien de refoulé parce que je sors tout, donc je ne me prive de rien, je cours après tout péché non pour me satisfaire mais pour souffrir, je n'aime que la douleur car je sais ce que c'est[2]. » La douleur artaldienne, initiatique, fait penser au chamanisme dont la pratique exige que le futur chaman ait vécu l'expérience paroxystique de la maladie et de la douleur aux frontières de la mort pour accéder à son statut.

Dans le dernier cahier entièrement écrit à l'HP de Rodez, il écrivit, tel un aveu quelque peu bravache, cette phrase noire avec laquelle se concluent les extraits choisis des écrits de douleur composés par Antonin Artaud pendant son internement : « La joie de vivre mais pour moi celle de mourir[3]. »

3) Après l'internement

Les écrits de douleur sont omniprésents dans les productions des deux dernières années de la vie d'Antonin Artaud, deux années qui « seront parmi les plus riches et plus productives de son existence littéraire[4] ». Inlassable, pugnace et véhément, l'auteur reviendra toujours sur les souffrances injustement endurées lors de ses neuf années d'internement. Là encore, les Cahiers tiennent une place centrale dans ce qui va suivre.

Le premier extrait proposé est emblématique de la pensée d'Antonin Artaud à propos de la douleur et des médecins : « Je pense à ma douleur parce que j'en ai une et elle me fait comprendre que c'est moi le docteur et non le docteur qui ne sait pas me soulager. C'est moi qui fais ma douleur moi-même, nul ne me la donne et qui ne me la donne pas ne peut pas non plus me soulager[5]. » Dans le cahier suivant, il lâcha plusieurs phrases qui tentent de définir cette douleur : « Je voulais hier après-midi dans les chiotes [*sic*] me lancer vivant dans cette douleur affreuse mais le père et son fils m'en ont retenu [...][6]. » ; « Hier dans les chiotes [*sic*] j'ai voulu chier, n'ai pas pu et ça m'a donné l'affre [*sic*] du tombeau [...][7]. » ; « Je me

---

[1] *Ib.*, p. 329.

[2] Cahier n° 103, HP de Rodez (20-21 mai 1946), *ib.*, p. 397.

[3] Cahier n° 105, HP de Rodez (22-23 mai 1946), *ib.*, p. 473.

[4] Évelyne GROSSMAN, *Œuvres*, *op. cit.*, p. 1080.

[5] Cahier n°109, Paris (mai-juin 1946), *Œuvres complètes*, t. XXII, *op. cit.*, p. 42.

[6] Cahier n° 110, Paris (début juin 1946), *ib.*, p. 45.

Les chiottes (que l'auteur orthographie toujours avec un seul « t ») reviennent souvent dans ses Cahiers, comme l'allégorie d'une condition humaine réduite à sa seule dimension corporelle ; elles ont vraisemblablement eu une grande importance lors de son internement car elles étaient le seul endroit où il pouvait espérer une certaine intimité.

[7] *Ib.*, p. 46.

Un des effets connus du thébaïsme est le ralentissement du transit intestinal ; or, dès son retour, Antonin Artaud avait replongé, alors qu'il était sevré depuis neuf ans : l'organisme a dû réagir à la

suis frappé dans la douleur elle-même. Je ne le ferai pas à chaque seconde parce que ça m'ennuie et que je raterai mon coup, ça ne veut pas dire que je choisis le café noir avec une goutte de lait. Ça veut dire que je ne veux pas souffrir au point de perdre le contrôle de m[oi]-m[ême]. Je suis celui qui dans la douleur au lieu de la fuir entre[1]. »

Les textes présentés maintenant, probablement écrits le 7 juin 1946, un peu moins de deux semaines après son retour à Paris, l'ont été à la suite de la demande du Club d'essai de la radio. Antonin Artaud reprit son idée des aspects positifs de l'état de malade (voir *supra*) ; à noter que c'est la seule fois qu'il laisse entendre que lui aurait été « imposé[e] » l'insulinothérapie ce qui, dans l'état actuel du corpus, n'a pas été établi et semble exclu[2] :

> La maladie est un état. La santé n'en est qu'un autre, plus moche. Je veux dire plus lâche et plus mesquin. Pas de malade qui n'ait grandi. Pas de bien portant qui n'ait un jour trahi, pour n'avoir pas voulu être malade, comme tels médecins que j'ai subis. J'ai été malade toute ma vie et je ne demande qu'à continuer. Car les états de privation de la vie m'ont toujours renseigné beaucoup mieux sur la pléthore de ma puissance que les crédences petites bourgeoises de : LA BONNE SANTÉ SUFFIT. […]
> Guérir une maladie est un crime[3].

Explicit du texte (signé Antonin Artaud) :

> C'est ainsi que je considère que c'est à moi, sempiternel malade, à guérir tous les médecins, nés médecins par insuffisance de maladies, – et non à des médecins ignorants de mes états affreux de malade, à m'imposer leur insulinothérapie, santé d'un monde d'avachis[4].

Dans le cahier suivant, il résumait de manière poignante sa misérable vie d'aliéné. Avec des variantes, il réécrira à plusieurs reprises ce texte, décrivant ce que fut cette longue période d'internement :

> Qu'est-ce que c'est que cette histoire d'un homme enfermé dans un asile d'aliénés, rejeté par sa famille, abandonné de ses amis et de ses proches, mis au rencart comme un vieux cheval, qui a à lui toute sa conscience, mais qui a à peine une

---

brutalité de la reprise des opioïdes avec la même intensité. De surcroît, on ne peut écarter les premières manifestations de son cancer au rectum, lequel favorise la constipation organique.

[1] *Ib.*, p. 52.

[2] L'insulinothérapie reposant sur le choc insulinique et la perte de connaissance, Antonin Artaud aurait forcément relaté à plusieurs reprises dans ses écrits un tel traitement, certes moins spectaculaire mais tout aussi terrible que la sismothérapie par électrochocs. En outre, rien dans son dossier médical n'en fait état. Par « imposé » il faudrait alors lire « proposé ».

[3] « Les malades et les médecins », *Œuvres*, *op. cit.*, p. 1086. Évelyne Grossman précise en note de bas de page que le directeur artistique du Club d'essai était Jean Tardieu, que l'émission fut enregistrée le 8 juin et diffusée le lendemain à 20h30.

[4] *Ib.*, p. 1087.

> chemise sur lui, car on le retient d'autre part sans pantalon, encamisolé [*sic*] sur une paillasse, avec comme repas sa ration journalière d'acide prussique et de cyanure de potassium [voir *infra*, chapitre VII, section « Traitements »]. – Or je m'appelle Antonin Artaud, né à Marseille le 4 septembre 1896, et c'est à moi que cette histoire est arrivée.
> Il fait froid, certes, d'être nu sur une paillasse dans une cellule d'asile d'aliénés, mais le froid est de n'avoir jamais perdu un atome de sa conscience, et de penser comme je n'ai cessé de le penser pendant six ans qu'il était enfin [...] devenu contraire à l'ordre naturel des choses que la vie puisse m'offrir un moyen de me sortir de tout cela.
> L'absence d'amis, la réprobation de la famille, l'empoisonnement à perpétuité, sous la dictature désormais assise, oui, plus inviolablement que jamais assise de la police. Plus de nouvelle et plus nourri. Savoir qu'on ne retournera jamais plus à la vie normale [...][1].

Il compléta quelques jours plus tard les souvenirs asilaires par ce raccourci saisissant : « Avoir dormi 9 ans dans le bruit et l'odeur des pets de fous est d'un immense enseignement que nul docteur n'a jamais connu[2]. »

Dans le même cahier, Antonin Artaud précisa sa définition de la douleur : « La douleur est une qualité de corps, chaque corps une qualité de douleur vraie, dans la mesure où un corps est qualité de douleur vraie il est absolument inexpugnable. Qu'est une douleur ? L'absence de compromission, n'avoir pas voulu se laisser aller à une demi-mesure[3]. »

Un des effets de la douleur serait d'avoir développé chez l'auteur une hypersensibilité qu'il exprima à sa façon si personnelle : « Encamisolé [*sic*], mis en cellule, intercepté de toutes manières, empoisonné, paralysé à l'électricité, je ne dirai pas que j'ai conservé un vieux fond d'apitoiement humain, mais je dirai que j'ai vu se surexciter ma sensibilité humaine de telle manière que je ne puis plus voir passer un mutilé sans sentir en moi je ne sais quelle vieille électrique crinière se révulser de la tête aux pieds[4]. »

Il reformula son antienne de la santé *versus* la maladie : « Les médecins veulent m'imposer leur santé alors que pour m[oi] c'est une maladie et que ce sont les bien-portants qui sont malades et non les malades vrais[5]. » D'ailleurs : « [...] Il ne faut pas avoir peur de s'exposer à souffrir et à risquer la douleur [...][6]. » ; « Il faut s'enfoncer dans la douleur pour tuer ce qui la donne : le désir du toujours

---

[1] Cahier n° 111, Paris (début juin 1946), *Œuvres complètes*, t. XXII, *op. cit.*, pp. 82-83.
[2] Cahier n° 114, Paris (17/06/1946), *ib.*, p. 101.
[3] *Ib.*, p. 114.
[4] *Ib.*, p. 131.
[5] Cahier n° 117, Paris (29/06/1946), *ib.*, p. 139.
[6] Cahier n° 123, Paris (1re quinzaine de juillet 1946), *ib.*, p. 310.

plus haut[1]. » ; « Toujours plus de douleur [...] pour sauver et sublimer toute servitude[2]. » ; « Souffrir toujours plus veut dire garder conscience de sa douleur[3]. » Enfin : « [...] Je suis le malade qui ne guérit jamais et progresse de jour en jour, c'est tout. Là où je suis la santé n'est que mon chié qui me remonte au cu [*sic*] de l'âne[4]. » Le 12 juillet, Jacques Prevel notait : « – Vous ne pouvez pas savoir ce que je souffre, monsieur Prevel, me dit-il. Je ne peux m'exprimer que par le sarcasme. Autrement je ne trouve que le chaos[5]. »

Quant au bénéfice de la douleur, il fut ainsi formulé par Antonin Artaud : « Je suis le roi des saligauds et la reine des putes, une pute d'infernal honneur. Que ma douleur m'ait au moins servi à éteindre en moi le désir des choses et à ne plus vivre que pour le salut de mon mal[6]. » Les fameuses glossolalies (qui surgissent dans ses écrits dès le deuxième cahier écrit à l'HP de Rodez) auraient ainsi indirectement pour origine la douleur : « Je suis seul, je n'ai jamais cessé de chanter en petit nègre, c'est une de mes langues principales, je retrouverai les langues de toutes mes vies[7]. » ; « Quand je parle le mieux depuis 7 ans et quand je donne mes ordres vrais, c'est en charabié [*sic*][8]. » ; « Le jour viendra où je pourrai écrire entièrement ce que je pense dans la langue que depuis toujours je ne cesse de perfectionner comme venant de moi par ma douleur[9]. » Plus que jamais, chez l'auteur, la souffrance est vocabulaire.

Une souffrance d'Antonin Artaud, qui remonte à la fin de son adolescence très tardive, est à présent exprimée ; il s'agit du diagnostic de l'hérédosyphilis qu'il n'a jamais accepté et pour lequel il dût supporter des traitements lourds : « [...] Je ne veux plus être syphilisé [*sic*] de naissance, je ne veux pas être un criminel-né[10]. » Antonin Artaud faisait ainsi savoir qu'il connaissait la théorie, mondialement connue, du criminologiste turinois Cesare Lombroso (1835-1909), professeur de médecine légale, développée dans *L'homme criminel, criminel-né – fou moral – épileptique* (1876, cinq éditions successives jusqu'en 1897).

Dans l'extrait suivant, il réaffirma l'ancrage de la douleur dans son être et sa volonté de la supporter, en fait de la dominer : « [...] Je n'ai pas si ignoblement souffert que je l'ai fait pendant 50 années en tout mon corps et de tout mon corps pour lâcher pied à la dernière minute devant la douleur [...][11]. » Et de rappeler que

---

[1] Cahier n° 124, Paris (mi-juillet 1946), *ib.*, p. 322.
[2] *Ib.*, p. 323.
[3] *Ib.*, p. 325.
[4] Cahier n° 129, Paris (vers le 21/07/1946), *ib.*, p. 400.
[5] Jacques PREVEL, *En compagnie d'Antonin Artaud*, *op. cit.*, p. 75.
[6] Cahier n° 130, Paris (fin juillet 1946), *Œuvres complètes*, t. XXII, *op. cit.*, p. 411.
[7] *Ib.*, p. 415.
[8] *Ib.*, pp. 415-416.
[9] *Ib.*, p. 416.
[10] Cahier n° 132, Paris (fin juillet 1946), *ib.*, p. 427.
[11] Cahier n° 153, Paris (mai-juin 1946), *Œuvres complètes*, t. XXIII, *op. cit.*, p. 42.

« la douleur est insensible, invisible, imprenable, intouchable, imperméable[1] ». « Je veux souffrir[2] », clama-t-il quelques pages plus loin.

La citation suivante aurait pu constituer l'épigraphe de ce chapitre consacré à la douleur d'Antonin Artaud : « [...] J'ai souffert, je souffrirai toujours, je n'ai jamais quitté la douleur, mais il m'a fallu me battre pour la conserver [...][3]. »

Assez rare dans ses cahiers, l'auteur donna ici un détail, précis et daté, d'un fâcheux désagrément corporel : « Vendredi 15 novembre 1946. Nuit de chiasse hideuse, salopé 1 chemise et 1 caleçon, / le mal ayant réussi à m'approcher de plus près que le près et le croyant[4]. » Là encore, il faut vraisemblablement comprendre « mal » au sens de péché, démon de la chair : la « chiasse hideuse » serait-elle alors une conséquence punitive du défaut de résistance à la tentation ? Cette tentation omniprésente dans le quotidien de l'auteur ; d'ailleurs : « [...] Ayant passé depuis des années par le stade de la tentation, je ne pardonnerai jamais à certaines crapules de m'avoir contraint quelques instants à reprendre une attitude de petit jeune homme pieux[5]. »

Lors de la préparation de sa conférence au Vieux-Colombier (qui eut lieu le 13 janvier 1947), il écrivit de nombreux textes dans ses cahiers. Il s'agissait alors pour lui de régler ses comptes. Un extrait a déjà été donné en amont, dans lequel il résumait sa vie asilaire ; celui-ci est plus détaillé :

> J'ai sur le dos 9 ans d'internement, de cellules, de camisoles avec les pieds attachés au lit, ça se passait à l'hôpital général du Havre, et quand je voulais aller quelque part l'infirmier continuait à tenir en mains les liens qui m'attachaient les pieds, et j'ai aussi sur le dos 3 ans d'empoisonnement. Car mes 9 années d'internement ont été compliquées au début de 3 ans de séquestration totale pendant lesquels je n'étais plus Mr Antonin Artaud, né à Marseille le 4 septembre 1896, mais une espèce de hideux suspect que l'on avait le droit d'encamisoler [*sic*], de mettre en cellule, d'affamer et d'empoisonner comme on le voulait [...][6].

Il compléta cette biographie du malheur par cet avertissement – qui n'est pas sans rappeler la mise en garde de Jean-Jacques Rousseau (1712-1778) aux lecteurs des *Confessions* – : « Et pour rocambolesque, voire ubuesque, qui sait, que soit mon histoire, pour caractéristique aussi d'un délire médicalement catalogué, je prie d'abord qu'on s'interdise d'en juger avant[7]. »

---

[1] Cahier n° 155 (mi-septembre 1946), *ib.*, p. 296.
[2] *Ib.*, p. 309.
[3] Cahier n° 170, Paris (début octobre 1946), *Œuvres complètes*, t. XXIV, *op. cit.*, p. 43.
[4] Cahier n° 183, Paris (15 novembre 1946), *ib.*, p. 297.
[5] Cahier n° 188, Paris (fin novembre 1946), *ib.*, p. 345.
[6] Cahier n° 205, Paris (2e quinzaine de décembre 1946), textes préparatoires à la séance du Vieux-Colombier », *Œuvres complètes*, t. XXVI, *op. cit.*, p. 87.
[7] Cahier n° 209, Paris (fin décembre 1946), *ib.*, pp. 111-112.

Pascal Pia[1] (1903-1979) alors directeur du journal *Combat* (organe du mouvement de résistance éponyme que Pia avait rejoint à la mi-1943 sous le pseudonyme de Pontault ; il avait alors pris la direction de la publication et il la conservera jusqu'en 1947) aurait refusé de publier un encart de quinze lignes pour « affirmer l'opportunité et l'intérêt » (dixit l'auteur) de la conférence du Vieux-Colombier, ce qui avait provoqué la fureur d'Antonin Artaud qui rédigea ce projet de lettre qu'il n'envoya cependant pas. L'extrait proposé montre que l'auteur ne craignait pas de rendre publics des maux aussi intimes que ceux dont il souffrait au moment de la conférence, en l'occurrence un « eczéma suppurant » du scrotum pour lequel le docteur Thévenin lui avait fait des bandages :

> La société actuelle m'a gardé 9 ans interné, puis elle m'a relâché après m'avoir fait empoisonner de telle sorte que physiquement je ne me remets plus jamais, et que je passe sans arrêt d'entéro-colite en grippes ou pleurites, de pleurite en eczéma suppurant du sexe, d'eczéma suppurant du sexe en gastro-entérites, de gastro-entérites en amygdalites, sinusites et mastoïdites, sans compter des douleurs d'os et de nerfs qui depuis mon dernier empoisonnement en mars 1938 à l'asile Sainte-Anne ne se sont jamais arrêtées[2].

L'extrait suivant est troublant s'il était indiscutablement établi qu'Antonin Artaud ait été réellement atteint d'un cancer du rectum qui l'aurait emporté un peu plus d'un an après avoir écrit ces lignes, et qui aurait donc commencé de se développer au moment où il les écrivait : « Ce qui te caractérise d'être ce n'est pas le point noir recherché que tu portes dans la faute de la langue mais le mal blanc de pus d'accès que tu portes dans la paroi gauche du cu et que tu ne savais *pas* ou plus[3]. »

Dans la lettre qu'il envoya à Maurice Saillet (1914-1990) pour le remercier de l'article qu'il avait fait paraître dans *Combat* le 24 janvier 1947 afin de rendre compte de la soirée du Vieux-Colombier, Antonin Artaud analysait entre autres le spectacle de la douleur chez autrui (le mot spectacle, en l'occurrence, convient car l'auteur se trouvait sur une scène devant plus ou moins sept cents personnes) :

> Qu'Antonin Artaud se déchire lui-même pour faire sauter le théâtre et vienne *souffrir* devant le public trois poèmes qu'il a écrits sous l'effet des plus ignobles envoûtements, ce n'est pas le fond qui a frappé le public : la *douleur* et ses causes, mais la forme, l'atrocité de la voix, le tourment réel des attitudes. Mais je n'étais

[1] De son vrai nom Pierre Durand, Pascal Pia est un homme de lettres qui, outre ses activités journalistiques, préfaça divers ouvrages, écrivit deux monographies (consacrées l'une à Baudelaire et l'autre à Apollinaire), des feuilletons littéraires (regroupés en deux volumes) et, dans la suite des travaux de Guillaume Apollinaire (1880-1918), Louis Perceau (1883-1942) et Fernand Fleuret (1883-1945), publia un remarquable ouvrage : *Les Livres de l'enfer, bibliographie critique des ouvrages érotiques dans leurs différentes éditions du XVI*[e] *siècle à nos jours*, 1978, deux volumes réunis en un seul volume mis à jour par les éditions Fayard (1998).

[2] « Projet de lettre à Pascal Pia, Paris (14/01/1947) », *Œuvres*, *op. cit.*, p. 1196.

[3] Cahier n° 224, Paris (vers le 23 janvier 1947), *Œuvres complètes*, t. XXV, *op. cit.*, p. 235.

> pas venu là en cabotin donneur de transes, et je crois d'ailleurs que le public est allé plus loin que le cabotin et que c'est la douleur de l'homme, vraiment la douleur de l'homme qui l'a ému, mais non ses causes dont il s'est toujours refusé à savoir exactement ce qu'elles étaient[1].

Les deux extraits suivants sont les débuts des longues lettres qu'il adressa à André Breton au mois de mars 1947. Dans le premier, les propos d'Antonin Artaud laissent présager un bouleversement salvateur (la suite de la lettre explicite le propos : il s'agit d'un des thèmes de son délire : une déflagration révolutionnaire à base de bombes) et dans le deuxième (moins d'un an avant sa mort), il montre qu'il était conscient de son lamentable état de santé ; d'ailleurs, à partir de cette époque, il évoquera à plusieurs reprises l'échéance fatale qui se rapprochait :

> 1) Je ne peux plus du tout vous cacher que je m'enfonce tous les jours un peu plus dans une espère de gouffre, que ni l'art, !!! ni la poésie, ni une activité morale ou physiologique quelconque, intellectuelle ou sexuelle, ni la vie même enfin, ne peuvent plus combler. – Et je me suis décidé, absolument décidé à ne pas supporter plus longtemps le carcan de l'être ou de la loi.
> Je l'ai toujours dit.
> Mais je ne savais pas comment en sortir.
> Je le sais parfaitement bien, maintenant, et l'action qui ne sera plus l'exercice d'une activité routinière, viendra[2].
> 2) Je vous écris du fond de mon épouvantable état de santé, ce drame qui a été toute ma vie et qui redouble maintenant, comme si cette fois j'en étais arrivé, vraiment arrivé aux portes de la mort, à la décision de ce qui fut mon affre [*sic*] pendant toute mon existence, et dont vous avez connu bien des morceaux (*écrits !*) et je ne vous dirai même pas que c'est le non-écrit qui compte, parce que *assez* est maintenant plus que trop, en dehors et au-delà[3].

Dans cette lettre à Jean Dequeker, il fit le compte rendu clinique d'un choc anaphylactique dont il fut victime :

> Dans l'espace d'une minute me trouvant à table dans un restaurant, ma tête a enflé comme une énorme citrouille, j'ai eu des poches sous les coudes, sur le foie, dans les reins, grosses comme des pommes ou des bananes, avec un épouvantable échauffement interne et l'impression d'être devenu une usine électrique où tous mes nerfs et muscles lançaient des décharges infectieuses enflammées. Des démangeaisons érotisantes [*sic*] m'ont saisi par tout le corps, comme au milieu de la courbature d'une fièvre de 40 degrés. Puis j'ai été saisi de vomissements, de dysenterie et surtout d'une faiblesse si intense qu'elle en était devenue un poids de mort encastré en moi et indétachable[4].

---

[1] « Lettre à Maurice Saillet (29/01/1947) », *Œuvres*, *op. cit.*, p. 1199.
[2] « Lettre à André Breton, Paris (1er ou 2 mars 1947) », *ib.*, p. 1218.
[3] « Lettre à André Breton, Paris (24 mars 1947) », *ib.*, p. 1222.
[4] « Lettre à Jean Dequeker, Paris (12/03/1947) », *Cahiers d'Ivry*, tome 1, *op. cit.*, note [1], p. 279…./…

Dans le début de cette lettre à Paule Thévenin, il résumait à nouveau ce qu'avait été sa vie dolente : « Aussi loin dans le souvenir de moi, mes muscles, mes nerfs, mon sang, sont un calvaire, mon squelette un billot, un étal, un échafaud, jamais la perception de ce que je suis ne s'ouvre sur un état de paix ou de bonheur ou ne me permet pas de m'ignorer moi-même, de demeurer hors de la propre question[1]. »

Antonin Artaud s'est plaint plusieurs fois de ses névralgies dentaires et de la perte de ses dents. Dans une lettre du 18 mai 1943 au docteur Ferdière, il écrivait qu'il lui restait « exactement 8 dents sur 33 [*sic*] », ce qui est par ailleurs attesté par le certificat établi lors de son transfèrement le 11 février à l'HP de Rodez. Outre le préjudice esthétique, cette denture défectueuse causait dommage au gourmand qu'il était. Dans le court extrait suivant, on voit que ces douleurs perduraient : « Rage de dents *merde* / aspirine / voilà 50 ans que je ne peux pas manger et que j'ai des tics[2]. »

Conscient de la tension permanente sous la domination de laquelle il vivait (« Mon corps est une terrible usine de forces[3] »), il éprouvait parfois le besoin de se relâcher (mais n'en était-il pas incapable ?) : « J'ai encore trop de forces et je ferais bien de ne pas les sortir ainsi tout le temps et de laisser pisser un peu le mérinos[4]. » Il reviendra sur ce point dans un cahier ultérieur : « [...] Je ne sais pas en quoi consiste la *misère* de la détente – de *commencer* un trait ou un point, de mettre un souffle à un instant plutôt qu'à un autre[5]. »

Dans le cahier n° 295 constitué de dessins, Antonin Artaud rédigea un brouillon de lettre au docteur Delmas dans lequel on peut à nouveau constater dans le court extrait proposé la précision clinique des informations délivrées : « Dr Delmas, ça ne va pas – je suis congestionné – mes gencives sont douloureuses mes mains sont violacées j'ai des chatouillements – un prurit comme pendant l'œdème de Quincke[6]. »

Il confiait à son cahier : « Je m'avance chaque jour de plus en plus dans la mort et ils ne le voient pas, les vivants ne voient pas où je suis et que je suis seul à savoir

---

On peut s'étonner « des démangeaisons érotisantes » évoquées : d'une part, elles ne cadrent pas avec le tableau clinique dans lequel elles s'inscrivent et, d'autre part, les « démangeaisons érotisantes » semblent incompatibles chez un sujet submergé par l'angoisse provoquée par l'œdème de Quincke. Une fois de plus, il ne faut pas prendre le texte au pied de la lettre, bien que l'auteur puisse dire vrai (la proprioception varie d'un individu à l'autre...). Toutefois, l'effet décrit s'apparente plus à ce que les junkies appellent le « flash », dont on peut avoir un effet ressemblant lorsque que, pour faciliter l'imagerie médicale, on se fait injecter une dose de produit de contraste à base d'iode : une chaleur s'empare alors de tout le corps et chauffe particulièrement l'anus et les parties génitales. Mais l'acmé ne dure que quelques secondes et le flash s'atténue assez vite, comme après une injection d'héroïne ou de morphine.

[1] « Lettre à Paule Thévenin, Paris (10/03/1947) », *Œuvres*, *op. cit.*, p. 1596.
[2] Cahier n° 278, Paris (avril 1947), *Cahiers d'Ivry*, *op. cit.*, tome 1, *op. cit.*, p. 633.
[3] Cahier n° 287, Paris (avril 1947), *ib.*, p. 787.
[4] Cahier n° 289, Paris (fin avril 1947), *ib.*, p. 835.
[5] Cahier n° 310, Paris (juin 1947), *Cahiers d'Ivry*, tome 2, *op. cit.*, p. 1187.
[6] Cahier n° 295, Paris (mai 1947), *Cahiers* d'Ivry, tome 1, *op. cit.*, p. 935.

et <u>*seul*</u> à voir[1]. » « Les vivants » étaient bien sûr nombreux à voir la dégradation tellement flagrante de l'état de santé d'Antonin Artaud mais ils ne lui disaient pas, et, ce qui peut leur être reproché, n'intervenaient pas (mais tous les agissements humains ne laissent pas forcément des traces et il est trop facile de porter un jugement *a posteriori*).

Dans l'extrait de lettre suivant, on peut supposer qu'il dramatisa un peu ses souffrances afin que sa sœur se débrouillât de lui procurer une ordonnance « pour 30 à 40 grammes de laudanum de Sydenham », cette potion opiacée qu'il prenait depuis son adolescence mais que la guerre avait rendu plus rare : « […] Ces derniers temps mes maux ont atteint une si terrible intensité qu'il m'a été absolument impossible de quitter le lit ; et non pas de quitter le lit mais *simplement* de me lever. » ; il ajouta transversalement dans la marge de gauche de la dernière page : « Voilà 3 jours que je suis PARALYSÉ sur mon lit, incapable de bouger[2]. »

Il confia à la mère de Colette Thomas, madame Gibert, ses souffrances et l'échéance probablement proche de sa mort (tout est dans le « peut-être »…) : « Je suis moi-même très malade, aux ¾ paralysé […]. Je vais peut-être bientôt mourir […][3]. »

Cet extrait d'un cahier de décembre 1947 est déconseillé aux quinquagénaires et plus âgés. L'auteur redonnait alors, s'il en était encore besoin, sa vision déprimée et déprimante de la vie :

> […] J'ai perdu la santé depuis l'âge de 19 ans [soit en 1915] / j'en ai 52 et à moins d'un miracle il n'y a pas de chance que je la retrouve jamais. 52 ans pour un homme dans les conditions ordinaires c'est le commencement du déclin, les portes du tombeau. Qui n'a pas vécu avant cet âge ne peut plus penser qu'il vivra[4].

Dans cet extrait de lettre à la fille du galeriste Pierre Loeb, alors âgée de dix-huit ans (on peut s'interroger sur les motivations d'envoyer une lettre aussi violente à une si jeune fille), il relatait à nouveau ses souffrances :

> Après avoir terminé mon travail rue des Beaux-Arts j'aurais voulu venir vous voir, dîner avec vous, mais vous demandez à Paule Thévenin (qui m'accompagnait parce qu'elle recopie mes textes et prend mes notes sous dictée) j'avais le dessous des yeux noirs et le visage plombé tant je souffrais, je n'avais plus d'autre désir, d'autre idée que de regagner mon lit et d'y prendre les calmants qui me sont refusés.
> Vous avez 18 ans et vous ne pouvez savoir ce que c'est que d'avoir à charrier son propre corps comme un cadavre, et puis il n'y a qu'Antonin Artaud au monde pour avoir toujours senti son corps sur soi comme le cadavre d'un étranger […].

---

[1] Cahier n° 347, Paris (août 1947), *Cahiers d'Ivry*, tome 2, *op. cit.*, p. 1693.
[2] « Lettre à Marie-Ange Malausséna, Paris (10/09/1947), *Œuvres*, *op. cit.*, p. 1628.
[3] « Lettre à madame Gibert, Paris (21/09/1947) », *ib.*, p. 1432.
[4] Cahier n° 388, Paris (décembre 1947), *Cahiers d'Ivry*, tome 2, *op. cit.*, p. 2132.

Dans le dernier paragraphe (avant une simple phrase : « Je vous embrasse ») : « [...] Il y a crime de cruauté à ne pas comprendre que je ne suis pas fait comme les autres et que chez moi la DOULEUR *est* dans tout ce qu'on peut me demander de normal et de naturel[1]. »

Une dizaine de jours avant sa mort, il confia à son cahier : « J'aime mieux ne plus manger et ne plus boire que d'être obligé d'aller faire caca une fois par jour et pipi mille fois par nuit[2]. » ; « Il n'y a pas de corps humain au monde qui soit plus infecté que le mien. D'où vient cette infection ? De ma volonté enracinée de ne jamais pécher / de ne jamais accomplir l'ombre du plus minime des péchés[3]. »

Dans une lettre à Paule Thévenin, dans laquelle il s'épanchait sur la déception des « gens » à propos de sa « radio-émission », il écrivit : « Paule, je suis très triste et désespéré, mon corps me fait mal de tous les côtés [...][4]. » ; « Il y en a qui mangent trop et d'autres qui comme moi ne peuvent plus manger sans cracher[5]. »

III La tentation du suicide

Le suicide est presque toujours motivé par plusieurs causes, même si l'on évoque le plus souvent la plus voyante. Parmi elles, figure souvent le fait, pour des malades, notamment chroniques, de mettre fin à leurs souffrances. Par ailleurs, certains considèrent que les toxicomanes – ce qu'était Antonin Artaud – sont des gens qui se suicident « à petit feu » (à ce compte-là, nous sommes tous des suicidés en sursis). On peut objecter qu'il y a une grande différence entre quelqu'un qui passe à l'acte en se supprimant d'un coup, quel que soit le procédé utilisé, et celui qui va pendant des années et des années consommer des substances qui finiront par avoir raison de son corps (cela vaut pour les drogues mais aussi pour certaines nourritures). Dans le premier cas, il faut du courage, dans le second cas, il faut en manquer si l'on a vraiment envie de mourir. Enfin, entre ces deux postures extrêmes, et c'est peut-être le cas d'Antonin Artaud, existe l'attitude de ceux qui, pour échapper à la réalité dolente du quotidien, vont se droguer, sans s'inscrire dans la dynamique d'un suicide lent : ils ne se vivent pas comme des suicidaires car ils n'en sont pas (Antonin Artaud considérait qu'il avait déjà été suicidé par la société). Ils aiment la défonce ou ils ont besoin de leur drogue mortifère pour échapper à eux-mêmes, à leur douleur, à l'existence, aux autres. C'est leur manière à eux d'aimer la vie, ou de la fuir, ou de la détester. C'est tout simplement leur manière de vivre, dans une marge ombreuse et désolée de la société,

---

[1] « Lettre à Florence Loeb, Paris (14/12/1947) », *Œuvres*, *op. cit.*, p. 1634.

[2] Cahier n° 401, Paris (21/02/1948), *Cahiers d'Ivry*, tome 2, *op. cit.*, p. 2294.

[3] *Ib.*, p. 2298.

[4] « Lettre à Paule Thévenin, Ivry (24/02/1948) », *Œuvres*, *op. cit.*, p. 1676.

[5] *Ib.*, p. 1677.

et c'était celle d'Antonin Artaud. Cette courte section va montrer comment l'auteur a, entre 1923 (il avait alors vingt-sept ans) et 1948, évoqué cette possibilité ultime de finir sa vie.

Chez Antonin Artaud, le désir de suicide le plus ancien trouvé dans notre corpus se trouve dans une lettre à Génica Athanasiou de mai 1923 : « Aujourd'hui, j'ai eu envie de me pendre. Je dis ENVIE. Je veux dire que je serais assez disposé à disparaître si ça pouvait se faire sans dommage ni tracas. Il fait un temps lamentable. Mais mes mauvaises dispositions d'esprit m'affligent encore beaucoup plus que le temps. […] Je n'en puis plus[1]. » Dans une lettre du mois d'octobre de la même année, dans laquelle il se révélait être un personnage odieux, proche du tyran domestique, il écrivait : « Je serai capable de me suicider immédiatement si tu m'écris une seule fois dans les mêmes termes[2]. »

Un an et demi plus tard, d'une part il répondait ainsi à une enquête sur le suicide pour le n° 2 de *La Révolution Surréaliste* (« Enquête. On vit, on meurt, quelle est la part de volonté en tout cela ? Il semble qu'on se tue comme on rêve, ce n'est pas une question morale que nous posons : le suicide est-il une solution ? ») et d'autre part, donnait son point de vue pour le premier numéro de l'année 1925 du *Disque vert* portant pour titre « Le suicide » :

> 1) *La Révolution surréaliste*
> […] L'état proprement dit du suicide est pour moi incompréhensible.
> […]
> Je souffre affreusement de la vie. Il n'y a pas d'état que je puisse atteindre. Et très certainement je suis mort depuis longtemps, je suis déjà suicidé. ON m'a suicidé, c'est-à-dire. Mais que penseriez-vous d'un *suicide antérieur*, d'un suicide qui nous ferait rebrousser chemin, mais de l'autre côté de l'existence, et non pas du côté de la mort. Celui-là seul aurait pour moi une valeur. Je ne me sens pas l'appétit de la mort, je sens l'appétit *du ne pas être*, de n'être jamais tombé dans ce déduit d'imbécilités, d'abdications, de renonciations et d'obtuses rencontres qui est le moi d'Antonin Artaud, bien plus faible que lui.
> […]
> Personne comme lui n'a senti sa faiblesse qui est la faiblesse principale, essentielle de l'humanité. À détruire, à ne pas exister[3].
>
> 2) *Le Disque vert*
> Avant de me suicider je demande qu'on m'assure de l'être, je voudrais être sûr de la mort.
> […]
> Si je me tue, ce ne sera pas pour me détruire, mais pour me reconstituer, le suicide ne sera pour moi qu'un moyen de me reconquérir violemment, de faire brutalement irruption dans mon être, de devancer l'avance incertaine de Dieu. Par le suicide, je

[1] « Lettre de Paris (11/05/1923) », *Lettres à Génica Athanasiou*, *op. cit.*, p. 51.
[2] « Lettre de Paris (22/10/1923) », *ib.*, p. 116.
[3] « Enquête sur le suicide », *La Révolution surréaliste*, n° 2, janvier 1925, *Œuvres*, *op. cit.*, p. 124

réintroduis mon dessin [dessein ?] dans la nature, je donne pour la première fois aux choses de la forme de ma volonté. Je me délivre de ce conditionnement de mes organes si mal ajustés avec mon moi, et la vie n'est plus pour moi un hasard absurde où je pense ce que l'on me donne à penser.
[…]
Il est certainement abject d'être créé et de vivre et de se sentir jusque dans les moindres réduits, jusque dans les ramifications les plus *impensées* de son être irréductiblement déterminé. Nous ne sommes que des arbres après tout, et il est probablement inscrit dans un coude quelconque de l'arbre de ma race que je me tuerai un jour donné.
[…]
Même pour en arriver à l'état de suicide, il me faut attendre le retour de mon moi, il me faut le libre jeu de toutes les articulations de mon être. Dieu m'a placé dans le désespoir comme dans une constellation d'impasses dont le rayonnement aboutit à moi. Je ne puis ni mourir, ni vivre, ni ne pas désirer de mourir ou de vivre. Et tous les hommes sont comme moi[1].

Un an et demi plus tard, il précisa sa position sur le suicide dans un article, « Lettre à personne » :

> La vérité est que je ne comprends pas le suicide. J'admets qu'on se sépare violemment de la vie, de cette espèce de promiscuité obligée des choses avec l'essence de notre moi, mais le fait lui-même, le caractère aventuré de ce détachement m'échappe.
> Depuis longtemps la mort ne m'intéresse pas. Je ne vois pas très bien ce que l'on peut détruire de conscient en soi : même en mourant volontairement.
> […]
> Je ne sens la vie qu'avec un retard qui me la rend désespérément virtuelle.
> […]
> Ce qui me fait le plus peur dans la mort, ce n'est pas ce rapprochement avec Dieu, ce retour à mon centre, c'est la nécessité d'une rentrée définitive en moi-même comme terminaison de mes maux[2].

Trois ans plus tard (il avait alors trente-quatre ans), il envoyait une lettre désespérée au docteur Toulouse dont voici deux extraits :

> […] Je n'en puis plus. Les angoisses que j'éprouve sont dévorantes. En rentrant chez moi ce matin j'étais secoué de sanglots nerveux, d'étouffements qui *me pliaient* en deux.
> Je suis de plus en plus hanté par l'idée du suicide, d'autant plus terrible que c'est pour moi la seule *issue* LOGIQUE.
> Si je n'en suis pas à la mort, moralement je suis à la mort.
> […]

[1] « Sur le suicide », *Le Disque Vert* (3e année, n° 1, janvier 1925), *ib.*, pp. 124-126.
[2] « Lettre à personne », *Cahiers du Sud* (n° 81, juillet 1926), *ib.*, pp. 184-185.

Je vous assure que je suis excédé et que je suis déterminé à chercher une issue par tous les moyens[1].

Interné à l'HP de Ville-Évrard, parmi les nombreuses lettres qu'il adressa au docteur Fouks, il écrivit le 3 juin 1939 : « Il me faut de l'héroïne. DE L'HÉROÏNE OU UN REVOLVER. Avec de l'héroïne je brise tous les envoûtements et je vous libère tous de la magie sur laquelle vous butez à chaque pas et à chaque tournant [...]. Avec un revolver je sors d'ici et j'assassine les envoûteurs, à moins que je décide de m'assassiner moi-même, car cette situation (cela fait 101 fois que je le répète) ne plus durer[2]. » « Si la délivrance n'arrive pas, Dr Fouks, *je me suiciderai par n'importe quel moyen parce que ça ne m'intéresse plus d'arranger cette affaire*[3]. » C'est *a priori* la première fois qu'il faisait ce chantage au suicide depuis son internement. Il ne le réitèrera pas.

Il faut attendre 1945 et le début de l'écriture des Cahiers pour retrouver la thématique du suicide : « Le moment où je me serai senti assez né pour avoir la force de tout briser, moi-même et sans secours, approche tellement que bientôt je n'aurai plus besoin de ce qu'on appelle sur terre héroïne pour prendre *force* et me suicider[4]. » ; « Il faut se suicider et c'est une gloire de se révolter contre la vie imposée par Dieu et le contraire de ne pas obéir au vieux calcul du cœur de retenir toujours le cœur par l'idée de la soumission au cœur et du péché [...][5]. » ; « Le suicide a été un péché mortel sous le règne de Lucifer, de Satan et de Dieu. Mais en vérité il est un crime de Dieu contre un être malheureux[6]. » ; « J'ai pitié de l'honnêteté du cœur, cela me scandalise le cœur et j'ai envie de me tuer[7]. » ; « Je pensais, disant qu'il ne me manquait que la force, que la force ne me suffisait pour expliquer ce qui me manque, ce qui me manque c'est d'avoir la force de me tuer pour échapper à mon corps actuel, et retrouver mon état foncier. – Le *sans* douleur[8]. » ; « Ce fut une idée que j'eus de me suicider / où je pensais comment mourir moi qui vivais toujours[9]. »

Enfin, Antonin Artaud ne pouvait pas ne pas aborder le thème du suicide dans le petit livre qu'il consacra à Van Gogh : « J'ai passé 9 ans moi-même dans un asile d'aliénés et je n'ai jamais eu l'obsession du suicide, mais je sais que chaque conversation avec un psychiatre, le matin, à l'heure de la visite, me donnait l'envie

---

1 « Lettre au docteur Toulouse (vers le 26/01/1930) », *ib.*, p. 320.
2 « Lettre au docteur Fouks, HP de Ville-Évrard (03/06/1939) », *Lettres 1937-1943*, *op. cit.*, pp. 215-216.
3 « Lettre au docteur Fouks, HP de Ville-Évrard (06/06/1939) », *ib.*, p. 227.
4 Cahier n° 7, HP de Rodez (début avril 1945), *Œuvres complètes*, t. XV, *op. cit.*, p. 214.
5 Cahier n° 11, HP de Rodez (début mai 1945), *Œuvres complètes*, t. XVI, *op. cit.*, pp. 42-43.
6 Cahier n° 13, HP de Rodez (mai 1945), *ib.*, p. 104
7 Cahier n° 18, HP de Rodez (juillet 1945 ?), *Œuvres complètes*, t. XVII, op. cit., p. 71.
8 Cahier n° 63, HP de Rodez (vers mars 1946), *Œuvres complètes*, t. XX, *op. cit.*, p. 71.
9 Cahier n° 271, Paris (mars 1947), *Cahiers* d'Ivry, tome 1, *op. cit.*, pp. 549-550.

de me pendre, sentant que je ne pourrais pas l'égorger[1] » ; « [...] On ne se suicide pas tout seul. Nul n'a jamais été seul pour naître. Nul non plus n'est seul pour mourir. Mais, dans le cas du suicide, il faut une armée de mauvais êtres pour décider le corps au geste contre nature de se priver de sa propre vie. Et je crois qu'il y a toujours quelqu'un d'autre à la minute de la mort extrême pour nous dépouiller de notre propre vie[2]. » Un retour sur le sujet du suicide sera opéré dans le chapitre VI consacré à l'usage immodéré qu'Antonin Artaud faisait de diverses drogues.

*

* *

Pour conclure ce chapitre et pour le résumer d'une façon sans doute un peu trop schématique, on a pu voir que les premiers écrits de douleur d'Antonin Artaud tentaient d'éclairer sa souffrance, ce qu'il vivait comme un blocage de son esprit, en quelque sorte un dysfonctionnement de ses neurotransmetteurs ou de ses synapses[3], ce qui affectait son travail d'écriture. Mais ses problèmes neurologiques affectaient aussi son corps (tics, migraines...), un corps de surcroît soumis aux traitements antisyphilitiques, souffrances auxquelles il faut ajouter des algies diverses qui l'assaillaient et que, selon lui, seules les drogues pouvaient atténuer. On retiendra également qu'Antonin Artaud considérait que cet état de douleur donnait un sens à sa vie et qu'il était préférable à l'état de bonne santé.

Au mitan des années 1930, les écrits de douleur – qui se faisaient répétitifs – firent cependant peu à peu place aux écrits de délire ; toutefois, l'internement psychiatrique (1937-1946) réactiva les écrits de douleur, les deux étant de plus en plus enchâssés. La douleur est alors principalement focalisée sur l'inanition et les électrochocs. Puis, les écrits des deux dernières années de sa vie sont principalement centrés sur la douleur physique et, plus généralement, sur la théorisation de la douleur, voire sa littérarisation. Enfin, une des caractéristiques de ces écrits de douleur est que l'on ne sait jamais si Antonin Artaud dit vrai ou, à tout le moins, s'il n'est pas dans l'exagération des symptômes qu'il décrit. Il semble qu'il faille toujours lui donner le bénéfice du doute et que, même s'il a poussé cette clinique dolente à son paroxysme, jusqu'à en faire un genre littéraire, trempé dans l'hybris,

---

[1] *Van Gogh le suicidé de la société*, Paris : Gallimard, 1974, 2001 pour l'Avant-propos et la présente édition, coll. « L'imaginaire » (96 p.), pp. 58-59.

[2] *Ib.*, pp. 90-91.

[3] Ce dont souffrent par exemple les personnes atteintes de TDC (Trouble Développemental de la Coordination, nouvelle dénomination internationale de la dyspraxie) : la transmission au cerveau est distordue et la réalité reçue par lui est anamorphosée. Nonobstant une certaine ressemblance (la neurotransmission), le problème décrit le plus souvent par Antonin Artaud n'est pas tout à fait le même car il décrit un phénomène endogène, sans réception d'informations externes : c'est l'accès à certaines zones du cerveau qui lui seraient empêchées, lestant son potentiel en l'empêchant de s'épanouir.

explosé d'hyperboles, panaché d'impudicités, il n'a pas inventé de toutes pièces les maux dont il disait souffrir.

A été évoqué l'enchâssement de la douleur et du délire, à tel point que, sans minimiser les souffrances terribles qu'endura Antonin Artaud, on peut se demander si, par instants, il ne l'utilisa pas pour en parer ses délires. Le texte suivant, extrait d'un cahier de septembre 1947, montre bien cet emmêlement douleur/délire et il permet de faire une transition avec le chapitre suivant, consacré aux écrits de délire du poète :

> Pour l'instant je suis couvert de bubons, d'eczémas, d'œdèmes, d'inflammations, de prurits dermiques de toutes sortes et je voudrais bien que cette horrible histoire ne finisse pas par un *herpès* d'abord, ensuite, et définitivement cette fois par un ZONA.
> Pour cela il me faut parvenir à atteindre et à tuer L'ÊTRE lequel s'appelle JÉSUS-CHRIST et à m'en débarrasser une fois pour toutes ; afin que les peuples médusés voient et apprennent clair comme l'eau du Gave de Pau
> Qui si on savait humainement bien l'employer serait capable de débarrasser le corps humain de bien des dermatoses bénignes qui sont en réalité à l'origine des plus graves et des plus « impardonnables » maladies[1].

---

[1] Cahier n° 359, Paris (septembre 1947), *Cahiers d'Ivry*, tome 2, *op. cit.*, p. 1833.

Chapitre IV / Les écrits de délire d'Antonin Artaud

Le lecteur a déjà pu se familiariser avec la prose singulière de l'auteur, notamment à la lecture de sa biographie dite délirante au chapitre I. Les textes qui suivent vont donner à lire l'univers halluciné dans lequel il avait choisi de vivre et qu'il fit partager non seulement à ses amis (les lettres) mais à ses lecteurs (ses œuvres). L'auteur utilise souvent le procédé qui consiste à partir de faits réels mais dont il fait une interprétation personnelle qualifiée de délirante. Il faut admettre que la lecture de ces textes déconcerte car le rationnel s'entremêle à l'irrationnel, lequel, généralement hyperbolique, fait douter de la sincérité du propos et se demander si l'auteur ne se joue pas de nous. Ce procédé est utilisé dans de nombreux écrits (qui dans les œuvres, qui dans les Cahiers), lesquels seront présentés en aval (dans les chapitres consacrés à la sexualité et aux rapports à la médecine du poète). Dans ses textes, Antonin Artaud force en permanence la frontière ténue entre inspiration et délire, vérité et mensonge, rêve et réalité ; ce faisant, il contraint ses lecteurs à s'y confronter. Georges Charbonnier a tenté une explication : « Artaud n'applique pas une objectivité à une réalité. Artaud cherche une confirmation de sa réalité dans une autre réalité. Il cherche un modèle incarné de sa réalité en même temps qu'une *réponse* à l'interrogation fondamentale que lui impose sa propre réalité[1]. »

Il se montrait convaincu d'être victime de magie noire, laquelle prenait la forme d'envoûtements, et que son corps était habité, manipulé, voire violé par ce qu'il appelait, selon les moments, les êtres, les démons, les initiés, les esprits, les larves, les parasites, les envoûteurs, les spectres, les bêtes, les créatures, les succubes et les incubes, étant entendu que « les êtres » sont ceux qui rencontraient le plus sa faveur (« les initiés » valent plus pour la période asilaire). Compte tenu de sa maîtrise de l'argot et autre langage vert, il est impossible qu'il n'ait pas connu ce sens d'homosexuel accolé au mot « être » rappelé par François Buot[2], une acception à ne pas oublier pour suivre la pensée tortueuse et sibylline de l'auteur, le contexte ne faisant pas toujours sens. Antonin Artaud se plaisait à jouer avec virtuosité sur tout le nuancier de la polysémie et de l'équivoque.

Avant d'aborder les écrits de délire, il a semblé pertinent, dans un premier temps, de sélectionner quelques textes dans lesquels Antonin Artaud évoque explicitement le double dans ses écrits de délire. Même s'il ne le nomme pas expressément, il n'est jamais bien loin dans les méandres de son cerveau, dupliqués dans ses textes : en fait, les doubles grouillent partout, en lui, sur lui, autour de lui. Ils hanteront la seconde partie de ce chapitre consacrée aux différentes formes prises

---

[1] Georges CHARBONNIER, *Antonin Artaud*, Paris : Seghers, coll. « Poètes d'aujourd'hui », 1959-1970, 6e éd., rééd. 1980 (220 p.), p. 143.

[2] François BUOT, *Gay Paris, une histoire du Paris interlope entre 1900 et 1940*, Paris : Fayard, 2013 (294 p.), p. 22.

par « le délire » dans ses écrits. En corollaire, cela amènera à s'interroger sur la réalité médicale de ce délire mis en avant par les psychiatres et si l'internement d'Antonin Artaud n'a pas reposé sur une mystification engendrée par lui-même.

I. Les doubles incessants

La notion de double est présente chez nombre d'écrivains mais aussi d'individus qui ne sont pas pour cela des écrivains ou des malades mentaux. Chez Antonin Artaud, le double (il faudrait écrire *les* doubles) est presque toujours maléfique. Ainsi, écrivait-il à l'HP de Rodez dans un de ses cahiers : « Quant à moi, je me contenterai de rentrer en moi car c'est lui [Lucifer] qui s'est fait enfermer dans un asile d'aliénés afin d'expier ses péchés et qui s'est fait envoûter pour passer à l'électro-choc afin de retrouver au bout de cinquante sommeils le Secret de Dieu et l'imposer en être, mais lui-même avec son corps ici présent[1]. » ; ou encore : « C'est Mr Antonin Artaud Jésus-christ [*sic*] Lucifer qui vit ici à ma place et je le hais[2]. »

S'il n'est pas maléfique, le double est en tout cas négatif : « Il y a peut-être en moi un homme qui retient mon âme et l'empêche de vivre avec moi. Je suis un homme et je souffre et l'âme c'est ma vie externe et non pas un être interne[3]. » La présence du double n'aurait été possible que parce que le moi était perdu : « Le drame qui est arrivé a été la perte du moi et il aurait fallu de la pitié et de la charité pour le rendre mais personne n'a voulu en avoir, la perte du moi a été la captation du moi par l'être. L'épouvantable douleur nécessaire était au contraire une épouvantable pitié[4]. »

Dans l'extrait suivant, Antonin Artaud personnalisait son délire héautoscopique :

> C'est bien moi qui ai poussé les choses à bout cet après-midi sur le banc sous le platane et qui me suis décidé à m'excorier non pour comprendre l'être et me *résigner*, résigner à lui pardonner, mais pour le forcer à lâcher les âmes qu'il tenait encore. Je n'ai pas d'idées éternelles, celui qui dans l'éternité a eu les idées que moi ici j'ai trouvées avec la douleur et le temps n'est qu'un double, l'Antonin Artaud qu'on a vu dans un asile d'aliénés n'est qu'un double partout[5].

Voici deux manières d'évoquer ce double qui le hantait : « Je suis enveloppé d'un homme qui n'est pas moi, / les coups portés par ma force en moi font sauter

---

[1] Cahier n° 15, HP de Rodez (mi-juin 1945), *Œuvres complètes*, t. XVI, *op. cit.*, p. 195.
[2] Cahier n° 18, HP de Rodez (juillet 1945 ?), *Œuvres complètes*, t. XVII, *op. cit.*, p. 64.
[3] Cahier n° 21, HP de Rodez (vers juillet-août 1945), *ib.*, p. 143.
[4] Cahier n° 26, HP de Rodez (vers août 1945), *ib.*, p. 228.
[5] Cahier n° 33, HP de Rodez (fin septembre-début octobre 1945), *Œuvres complètes*, t. XVIII, *op. cit.*, p. 116.

et scindent l'homme mauvais[1]. » ; « J'ai sur moi un vampire qui me mange depuis plus de 30 ans et qui m'empêche de voir les choses comme elles sont et qui me fait penser avec le corps, ce qui fait que les choses tombent car le corps c'est la volonté et non l'intérieur de la conscience où tous les imbéciles peuvent entrer[2]. »

Comme l'atteste cet extrait, la cohabitation n'était pas toujours facile et l'on croirait assister à une scène de ménage : « Il n'est pas normal que chaque fois que j'ai eu une idée cette idée se présente à moi *en être* et me dise : C'est moi qui suis cette idée et qui l'ai eue et non pas toi[3]. »

Ici, la notion de « double interne » est introduite : « J'ai toujours pris le corps des autres avec le mien depuis la naissance pour *remplacer* une opération, ici, celle de Nanaqui [rappel : diminutif affectif donné par les siens pendant son enfance] que tout le monde voulait faire naître à Marseille le 4 septembre 1896, et je suis sorti à sa place avec mon corps pénétré et *imbibé* par un autre que j'achève d'expulser : c'est un double interne[4]. »

Le double peut aussi être hypocrite : « On ne pleure jamais sur soi-même, quand on se croit pleurer sur soi-même c'est qu'il y a quelqu'un d'autre en vous qui vous pleure hypocritement[5]. »

Antonin Artaud ajouta qu'il avait le pouvoir de créer des êtres dont il donna la définition : « Il n'y a pas, du fait que je suis Artaud et que je *crée* des êtres, de doubles de mon esprit qui seraient ces êtres nés par *engendrement*[6]. »

Dans l'extrait suivant, il précisa ce qu'étaient les êtres : « Il n'y a que des êtres dans la vie, nommés ou réprouvés, c'est tout. Ce sont les *doubles* qui se sont installés esprits parce que c'était tout ce qui leur restait, c'est ce qu'on a appelé les anges, les tronchés de *fait*[7]. »

Antonin Artaud offre ici une héautoscopie en écho si l'on peut dire ; ce n'est plus lui qui est situé en dehors de son corps mais le double. Jusqu'à présent, le double était « interne » ou créé par lui, ou l'incarnation d'Antonin Artaud était en fait un double : « [...] Tu auras la tête fixée sur cette idée que tu as un double et qui te regarde[8]. » ; « C'est moi qui me le suis dit, pustule d'ex-traction [*sic*], qu'écrivant comme l'Antonin Artaud que je suis maintenant, cet Antonin Artaud se reconnaît comme retenu par un double de lui *soufflé* sur lui par tous les êtres et qui n'a jamais rien eu à voir avec lui, même pas la chair malade, et qui n'aurait jamais pu pondre l'ombre d'aucun de ses écrits[9]. »

---

[1] Cahier n° 34, HP de Rodez (début octobre 1945), *ib.*, p. 161.
[2] Cahier n° 47, HP de Rodez (janvier 1946), *Œuvres complètes*, t. XIX, *op. cit.*, p. 64.
[3] Cahier n° 51, HP de Rodez (janvier 1946), *ib.*, p. 245.
[4] Cahier n° 90, HP de Rodez (23 avril 1946), *Œuvres complètes*, t. XXI, *op. cit.*, p. 136.
[5] Cahier n° 91 (vers les 24-25 avril 1946), *ib.*, p. 154.
[6] Cahier n° 111, Paris (1re quinzaine de juin 1946), *Œuvres complètes*, t. XXII, *op. cit.*, p. 73.
[7] Cahier n° 122, Paris (juillet 1946), *ib.*, p. 300.
[8] Cahier n° 124, Paris (mi-juillet 1946), *ib.*, p. 338.
[9] Cahier n° 161, Paris (septembre 1946), *Œuvres complètes*, t. XXIII, *op. cit.*, p. 378.

La plupart du temps, le double (comme les êtres, les initiés) est une entité lascive : « Un double est con lubrique, une épluchure repoussée de la vie et qui s'y colle éperdument pour exister, sachant qu'il ne peut exister par lui-même[1]. »

Antonin Artaud savait aussi entrer dans les détails :

> Il y a déjà une quinzaine d'années qu'il y avait quelque chose d'anormal dans ma façon de me sentir moi et être, de me percevoir organiquement et sensuellement.
> Je me suis vu dans un état qui était pour moi un abaissement et une gêne sans nom, et qui faisait que par exemple je ne pouvais me livrer à la simple opération d'avaler sans avoir comme le sentiment d'une duplicité et d'une compromission indicible, car avaler me paraissait être l'acceptation en moi d'un double, d'un autre esprit, non seulement chargé de m'accompagner dans cette fonction, alors que je peux fort bien m'y livrer tout seul, mais qui par le fait se livrerait sur moi à une sorte d'épouvantable copulation, à moins que je ne consente alors à copuler avec lui, où à objecter avec lui tout ce théâtre des choses que je ne vis que pour défendre et pour aimer.
> J'ai interrogé sur ce point depuis des années bien des êtres, et je sais maintenant que cet état est devenu un état général, et qu'il est celui de la conscience même laquelle l'ignore et s'y complait[2].

Le double aurait-il, *in fine*, quelque chose de rassurant ? : « Tant que je me *sentirai suivi* par un double ou un spectre ce sera le signe que je suis[3] » écrivait-il en octobre 1947. Il continuera d'être car ce double le suivra encore pendant quelques mois, jusqu'en mars 1948.

II. Les écrits de délire

On connaît la thèse selon laquelle Antonin Artaud aurait toujours eu des problèmes d'ordre psychiatrique et que peu à peu, il aurait basculé dans le délire. Les textes proposés ci-après pourraient l'étayer. À l'inverse, ils peuvent être lus comme la production d'un auteur qui a endossé l'image d'un délirant pour produire des écrits de délire, en se façonnant un personnage d'écrivain fou.

Cette présentation va être découpée en trois séquences : avant, pendant et après l'internement.

1) Avant l'internement

Il signalait déjà sa déraison en 1925 dans son « Manifeste en langage clair » : « Mon esprit fatigué de la raison discursive se veut emporté dans les rouages d'une nouvelle, d'une absolue gravitation. C'est pour moi comme une réorganisation souveraine où seules les lois de l'Illogique participent, et où triomphe la

[1] Cahier n° 178, Paris (octobre 1946), *Œuvres complètes*, t. XXIV, *op. cit.*, p. 192.
[2] Cahier n° 329, Paris (juillet 1947) : ce cahier ne fait partie du fonds BNF, *Œuvres*, *op. cit.*, p. 1540.
[3] Cahier n° 365, Paris (octobre 1947), *Cahiers d'Ivry*, tome 2, *op. cit.*, p. 1728.

découverte d'une nouveau Sens. » ; « *Ma déraison lucide* ne redoute pas le chaos[1] [s. p. n.]. » Cet énoncé oxymorique rappelle le concept psychiatrique de la « folie raisonnante » ou « folie lucide », locutions forgées, au milieu du XIXe siècle par Philippe Pinel pour la première, et par Ulysse Trélat pour la deuxième et que, eu égard à sa culture psychiatrique, Antonin Artaud connaissait.

Les phénomènes qu'il évoquait dans les lettres adressées à la belle-sœur d'André Breton ne sont-ils pas ceux du délire ? : « Je suis le lieu d'une série de phénomènes violents qui me mettent dans une situation à part, mais si terrible, si compliquée, si brutale et si réelle, que *personne* n'en peut admettre ou seulement réaliser avec la continuité qu'il faudrait, la portée[2]. » ; « [...] Il ne faut pas que vous preniez ma pensée et mon sentiment réel ce qui est le résultat d'une sorte de conspiration démoniaque attachée à me perdre. Je suis une curieuse ruine, Janine, un drôle de squelette, je vous assure[3]. »

Dans *Héliogabale ou l'Anarchiste couronné* (composé en 1933), Antonin Artaud présenta une biographie hallucinée du jeune tyran. Le premier chapitre, intitulé « Le berceau de sperme », commence ainsi : « S'il y a autour du cadavre d'Héliogabale, mort sans tombeau, et égorgé par sa police dans les latrines de son palais, une intense circulation de sang et d'excréments, il y a autour de son berceau une intense circulation de sperme[4]. » À la fin du chapitre II, il justifia ainsi sa démarche : « La vie d'Héliogabale me paraît être l'exemple type de cette sorte de dissociation de principes ; et c'est l'image dressée en pied, et portée au plus haut point de la manie religieuse, de l'aberration et de la folie lucide, l'image de toutes les contradictions humaines, et de la contradiction dans le principe, que j'ai voulu décrire en lui [...][5]. » Comme si l'auteur se décrivait lui-même (ce qu'il affirmera par ailleurs) ?

Dans un texte manuscrit datant vraisemblablement de 1934, il écrivait : « Oui, je suis fait de la même matière organique que les anges, mais j'aime cette supériorité sur eux de ne pas me croire éternel dans cette forme de la matière, de savoir qu'elle n'est pas moi, et de pouvoir me payer le luxe de cracher sur cette charogne que j'habite et qui m'habite[6]. »

La lecture de son texte « Un athlétisme affectif » (faisant partie du *Théâtre et son double*), écrit en 1935, peut sembler à d'aucuns de facture principalement délirante. En effet, il affirmait que « pour se servir de son affectivité comme le lutteur utilise sa musculature, il faut voir l'être humain comme un Double, comme

[1] « Manifeste en langage clair », *La NRF* n° 147 (01/12/1925), *Œuvres, op. cit.*, p. 148.
[2] « Lettre à Janine KAHN, Paris (22/09/1926) », *Œuvres, op. cit.*, p. 221.
[3] « Lettre à Janine KAHN, Paris (13/11/1926) », *ib.*, p. 222.
[4] *Héliogabale ou l'Anarchiste couronné* (1933), *op. cit.*, p. 11.
[5] *Ib.*, p. 67.
[6] « Appel à l'esprit aristocratique des Français (1934 ?) », *Œuvres, op. cit.*, p. 490.

le Kha[1] des Embaumés de l'Égypte, comme un spectre perpétuel où rayonnent les forces de l'affectivité[2] », mais aussi que :

> On peut physiologiquement réduire l'âme à un écheveau de vibrations.
> On peut, ce spectre d'âme, le voir comme intoxiqué des cris qu'il propage, sinon à quoi correspondraient les *mamtrams* [*sic*] hindous, ces consonances, ces accentuations mystérieuses, où les dessous matériels de l'âme traqués jusque dans leurs repaires viennent dire leurs secrets au grand jour.
> La croyance en une matérialité fluidique de l'âme est indispensable au métier de l'acteur[3].

Dans la fébrilité de son prochain départ pour le Mexique (début janvier 1936), il rédigea en octobre un long texte, ressemblant à sa feuille de route, qui fut publié dans *La Bête noire* au début du mois suivant (n°6, 1er novembre 1935) et dans lequel il évoqua la folie en ces termes :

> Pour les Mexicains le fou est celui qui a retrouvé le divin et qui rentre dans la nature, celui dont l'inconscient a retrouvé le mouvement de la nature. Pour eux, le fou est dans le vrai, et le vrai comme la mort ne leur fait pas peur. Nous montrerons pour finir comment l'ancienne civilisation du Mexique savait dompter les catastrophes célestes, et reconnaître dans la folie et les crimes terrestres les paroles d'un mystérieux inconnu[4].

Jusqu'alors, Antonin Artaud se contentait de décrire son dysfonctionnement psychique mais c'est au mitan des années trente qu'il va commencer à passer du stade descriptif à celui de la mise en œuvre. Toutefois, malgré un tropisme flagrant tourné vers le délire avant son départ pour l'Amérique centrale, il produisit au Mexique des textes tout à fait cohérents et pertinents, gonflés souvent de révolte et d'une saine exaltation. Le sevrage auquel il fut soumis pendant la traversée (puis les difficultés à se fournir sur place) en serait-il l'explication ? La réponse doit être plus complexe que cela. Les démarches qu'il entreprit pour préparer son voyage au Mexique démontrent en tout cas son habileté tenace et une certaine efficacité, bien loin du comportement d'un homme délirant.

Il considéra son voyage au Mexique (où il resta presque un an) comme un échec : « Je suis venu au Mexique pour fuir la civilisation européenne, issue de

---

[1] Kha est un architecte qui supervisa les tombes royales de Thèbes au Nouvel Empire (XVIIIe dynastie). « La tombe de Kha demeure la sépulture non royale la plus fournie de l'Égypte ancienne [a]. » Elle fut préservée du pillage grâce à l'intelligence de Kha qui prit « la peine de cacher la sépulture [a] ». La tombe de Kha se visite au foisonnant Musée égyptien de Turin (Italie).

[a] Eleni VASSILIKA, *La tombe de Kha*, trad. Anne BRUANT, Florence : Scala Group, 2010 (112 p.), pp. 7, 8.

[2] « Un athlétisme affectif » (1935), *Le théâtre et son double*, *op. cit.*, p. 201.

[3] *Ib.*, p. 202. Les « mamtrams » sont en fait les mantras (ou mantrams), formules sacrées du brahmanisme : le son y prédomine le sens.

[4] « Le Réveil de l'Oiseau-Tonnerre (1935) », *Œuvres*, *op. cit.*, p. 676.

sept ou huit siècles de culture bourgeoise, et par haine de cette civilisation et de cette culture. J'espérais trouver ici une forme vitale de culture et je n'ai plus trouvé que le cadavre de la culture de l'Europe, dont l'Europe commence déjà à se débarrasser[1]. » Ce fut à son retour, en novembre 1936, qu'il commença à produire des textes et des lettres empreintes d'un délire manifeste et incontestable, comme s'il avait franchi un cran, ou plutôt comme si la partie intacte de son cerveau s'était réduite sous la poussée du délire et que plus rien ne le retenait dans l'exhibition de soi, fût-ce de sa folie (on en a déjà eu un aperçu dans sa biographie délirante au chapitre I). Pourtant, on se doit d'afficher une certaine prudence dans l'interprétation de ce fait. Antonin Artaud a toujours œuvré pour inscrire son nom au panthéon des artistes fous. Il lui fallait donc produire des œuvres de fou et incarner le personnage du fou. Nous avons affaire à un poète, certes, mais aussi à un comédien, et les deux étaient soucieux de leur postérité.

Les Nouvelles Révélations de l'ÊTRE, une plaquette de 32 pages qui parut chez Denoël sans nom d'auteur hors celui de, rappelons-le, « Le Révélé », qui signait le recueil, sont un des témoignages du délire, ici prophétique (basé sur l'interprétation des tarots à laquelle il venait d'être initié), qui habitait alors son auteur. Le texte finit d'être imprimé le 28 juillet 1937, soit deux semaines avant son départ pour l'Irlande où il se rendit dans la peau d'un prophète, ce qui fut la source principale de tous ses ennuis. En voici trois extraits significatifs :

> 1) Et je sais comment les morts tournent autour de leurs cadavres depuis exactement trente-trois Siècles que mon Double n'a pas cessé de tourner.
> Or, n'étant plus je vois ce qui est.
> Je me suis vraiment identifié avec cet Être, cet Être qui a cessé d'exister.
> Et cet Être m'a tout révélé.
> Je le savais, mais je ne pouvais pas le dire, et si je peux commencer à le dire, c'est que j'ai quitté la réalité[2].
> 2) [...] Les Masses vont retomber partout sous le joug, et qu'il est juste qu'elles soient sous le joug.
> Parce que les Masses par nature sont Femmes et que c'est l'Homme qui régente la Femme, et non le contraire.
> Et ce Mâle dominateur, les poètes l'ont jusqu'ici appelé : l'Esprit.
> Que veut dire maintenant cette insolence vaticination dont personne n'entendra le langage, sauf les illuminés ou les fous ?
> Cela veut dire que nous sommes menacés d'esclavage, parce que la Nature va retomber sur nous[3].
> 3) Tout ce qui ne sera pas brûlé par Nous Tous, et qui ne fera pas de Nous Tous des *Désespérés* et des *Solitaires*,

[1] *Messages révolutionnaires*, « Je suis venu au Mexique pour fuir la civilisation européenne... », texte écrit à Mexico pour une conférence dont on ne sait si elle fut donnée, 1936, *op. cit.*, p. 139.
[2] *Les Nouvelles Révélations de l'Être* (1937), *Œuvres*, *op. cit.*, p. 788.
[3] *Ib.*, p. 791.

C'est la TERRE qui va le brûler[1].

On se rappelle qu'il s'était approprié une canne chez René Thomas, vers avril 1937, et à laquelle il attribuait des vertus magiques (il l'évoqua dans *Les Nouvelles Révélations de l'ÊTRE*). Voici ce qu'il en écrivait à Jacqueline Breton trois mois plus tard :

> […] Vous comprendrez que ce n'est pas pour me justifier de ce qui a pu vous paraître une fugace erreur, mais parce que de même que chaque fois qu'il est touché à ma canne une épouvantable colère se lève en moi, de même chaque fois qu'il est touché même de loin et en passant *ou en plaisantant* à ce que fait ma seule raison d'être *et la dernière de ne pas quitter la vie*, une irritation ou une colère de fond se lève en moi que j'arrête par un effort horriblement pénible quand il s'agit de quelqu'un à qui je ne veux que du bien.
> Dites maintenant à Breton que cette canne contient des vertus physiques exceptionnelles dont j'ai eu et dont j'ai tous les jours des preuves de fait, que bien des gens déjà, trop peut-être, *ont vu ces preuves*, que personne ne la cassera, mais qu'elle cassera la tête à beaucoup de monde quand elle trouvera autour d'elle rassemblé beaucoup de monde.
> Tous ceux qui m'ont fait du bien seront merveilleusement protégés de ses sévices et d'autres sévices,
> les autres…
> et vous savez que sur cette croyance je joue absolument ma vie[2].

Quant à André Breton, il eut droit à sa propre lettre, deux jours après que son épouse avait reçu la sienne. Elle commençait ainsi :

> Je n'accepte encore de vivre que parce que je pense et que je crois que ce Monde dont la Vie m'insulte et Vous insulte mourra avant moi.
> Connaissez-vous encore un Homme dont l'indignation contre tout ce qui est actuellement soit aussi constante, aussi violente, et qui soit aussi constamment et aussi désespérément en état de fulmination perpétuelle.
> Cette colère qui m'use et dont j'apprends tous les jours à user un peu mieux doit bien signifier quelque chose.
> Dans ma colère je ne suis pas seul, croyez-le : il y a des gens autour de moi qui me parlent et qui me commandent comme ils ont toujours parlé et commandé à ceux qui ont voulu n'être plus de ce monde
> et qui l'ont voulu avec un cœur entier.
> Accepter de brûler comme j'ai brûlé toute ma vie et comme je brûle actuellement, c'est acquérir aussi le pouvoir de brûler […][3].

---

[1] *Ib.*, p. 798.
[2] « Lettre à Jacqueline Breton, Paris (28/07/1937) », *Œuvres*, *op. cit.*, p. 810.
[3] « Lettre à André Breton, Paris (30/07/1937) », *ib.*, pp. 810-811.

Après avoir repris les calculs prophétiques des *Nouvelles Révélations de l'ÊTRE*, il ajoutait :

> Je sais que tout ce que je dis dans cette lettre apparaîtra une folie et tient de la Nature d'un Rêve dont le Monde s'est dépossédé, je sais que devant ce Rêve il y aura encore des gens pour dire que l'apocalypse a depuis longtemps trépassé et que nous sommes dans la Réalité.
> Mais il suffit de regarder extérieurement autour de soi pour se rendre compte que la Réalité a déjà presque dépassé le Rêve et que dans peu toute la force du Rêve sera balayée par d'étonnantes Réalités.
> Pour moi, tout ce qui me reste d'espoir en ce monde que mon Esprit a déjà quitté est de voir s'y installer ce grand Rêve qui seul nourrit ma réalité[1].

Dans cette lettre à Anne Manson écrite début août 1937, il prit une posture christique :

> Vous n'avez pas su comprendre que j'avais fait le sacrifice absolu de moi-même, c'est-à-dire de tout bonheur, de tout repos, de toute jouissance et de toute satisfaction en ce monde. Et je sais que c'est la Vérité, et que c'est en définitive une lumière, mais qu'il faut payer ; et c'est le Sacrifice qui doit la payer. Je paye pour les autres, et pour que quelque chose soit changé. Je paye aussi pour en finir et avec moi et même avec le Sacrifice qui n'est lui aussi qu'une Voie[2].

On se rappelle qu'Antonin Artaud débarqua en Irlande le 14 août 1937 (voir en amont la biographie mais aussi la biographie délirante concernant cette époque où l'auteur commença à réinventer sa vie mais aussi à la projeter dans un futur improbable dans lequel il propulsait également ses connaissances). Ainsi, écrivit-il à André Breton depuis l'Irlande : « Êtes-vous sûr maintenant que vous ne serez mêlé aux Grands Évènements du Monde que dans 3 ans, c'est-à-dire à partir de 1940. Vous le serez peut-être au vu et au su de tous. Mais il me semble que vous entrerez sous peu dans une Nouvelle Voie, qui sera d'ailleurs votre Voie véritable[3]. »

Ce fut en Irlande, en septembre 1937, qu'il commença à jeter sur papier des sorts (relevant selon les circonstances de la magie noire ou de la magie blanche), principalement dans le but de se protéger des envoûtements dont il se croyait l'objet. Celui qui concerne Lise Deharme (déjà évoqué) est particulièrement virulent : « Je ferai enfoncer une croix de fer rougie au feu dans ton sexe puant de Juive et cabotinerai ensuite sur ton cadavre pour te prouver qu'il y a ENCORE DES DIEUX[4] ! »

---

[1] *Ib.*, p. 812.
[2] « Lettre à Anne Manson, Paris (08/08/1937) », *ib.*, p. 815.
[3] « Lettre à André Breton, Kilronan, Aran Islands, Irlande (23/08/1937) », *ib.*, p. 821.
[4] « Sort à Lise Deharme, Irlande (05/09/1937) », *ib.*, p. 827.

Dans la longue lettre à André Breton qui accompagnait le sort (que Breton devait se charger de remettre à Lise Deharme), il révélait le délire mystique qui l'agitait : « Le christ [*sic*] était un Magicien qui a lutté dans le désert contre les Démons avec une canne. Et une tache de son propre sang est restée sur cette canne. Elle s'en va quand on l'efface avec de l'eau, *mais elle revient.* »

Il poursuivait un peu plus loin :

> Les dieux ne prennent pas le pouvoir car ils ne s'affirment, par destination et par nature, que pour détruire tous les pouvoirs. Or écoutez la Vérité Païenne. Il n'y a pas de Dieu, mais il y a des dieux. Et au sommet de la Hiérarchie des dieux le plus grand Dieu dont parle Platon, lequel comme tout ce qui est victime de la Nature. Ce n'est pas un criminel c'est la Nature, et la Nature elle-même qu'est-ce que c'est. En elle-même Rien. Elle est ce Rien dont parle Lao-Tseu, d'où pourtant est issue la Vie[1].

Trois jours plus tard, toujours dans sa haine de Lise Deharme, il écrivit une nouvelle lettre à André Breton dans laquelle on peut lire :

> En tous cas ceux qui […] prétendront ne vouloir croire qu'à ce qu'ils voient, ceux qui comme cette Riche Sinistre, fille sinistre des Banquiers juifs qui ont le Monde Moderne, prétendront qu'il n'y a pas de Dieu comprendront ce que c'est que Dieu en voyant étrangler le Monde Moderne. Je ferai rentrer l'idée de l'Éternel Dieu dans toutes les consciences, au milieu du craquement de toutes les consciences.
> Et cela sera en Vérité.
> Je quitte Galway et je vais vers mon Destin[2].

Dans cette lettre de septembre 1937 à Anne Manson, il confirma l'agitation mystique qui le ravageait : « La Voix du christ me découvre tous les jours la doctrine de la vie et de la mort, le mystère de la naissance et celui des Incarnations.

---

[1] « Lettre à André Breton, Irlande (05/09/1937) », *ib.*, p. 825.

[2] « Lettre à André Breton, Irlande : Galway (08/09/1937) », *ib.*, p. 828. L'auteur reprend ici un des clichés antisémites des plus anciens et des plus éculés : les juifs dominent le monde car ils possèdent les banques, un présupposé particulièrement présent dans la littérature du XIXe siècle et dans celle de la première moitié du XXe. On trouvera un exemple archétypique de cette fausse croyance dans *Les Rougon-Macquart* et plus particulièrement dans *L'Argent*, un volume dans lequel Zola fait tenir à Saccard, le protagoniste principal du roman, des propos (récurrents, à plusieurs endroits du livre) d'une telle violence à l'encontre des Juifs que son auteur serait condamné aujourd'hui par les tribunaux français. Comme s'il était conscient de leur virulence, Zola se rachètera à bon compte (mais avec quel talent !) en faisant passer par l'une des protagonistes principales, Madame Caroline, le message suivant : « Pour moi, les juifs, ce sont des hommes comme les autres. S'ils sont à part, c'est qu'on les y a mis [a]. »

[a] Émile ZOLA, *L'Argent*, Paris : Bibliothèque Charpentier, 1891, 446 p. ; rééd. Paris : Fasquelle Éditeurs, préfaces de Henri Guillemin, illustrations de Tim, distrib. Cercle du Bibl., s.d. (*c.* 1970) (472 p.), p. 451.

Je sais, *hélas*, comment le monde a été fait et j'ai reçu *Mission* de le découvrir à tout le Monde [...][1]. »

Dans les deux lettres suivantes écrites le même jour, toujours depuis l'Irlande, il se fait à nouveau clairvoyant. On remarquera dans l'extrait de la première lettre que, sans que le rapport avec le reste du texte soit évident, ce qui est coutumier chez Antonin Artaud, il confirme son aversion de la sexualité (qu'il conservera jusqu'à la fin de sa vie, même s'il faut nuancer cette aversion très – trop ? – ostensiblement revendiquée dans moult lettres et textes). Par ailleurs, il évoque le « Bâton même de Jésus-Christ » en lequel on reconnaître la fameuse canne qu'il s'était appropriée chez René Thomas et que celui-ci ne lui avait jamais donnée, contrairement à l'affirmation effrontée dans la deuxième lettre (c'est là encore un des traits de caractère d'Antonin Artaud, capable d'affirmer des contre-vérités pourtant évidentes).

> *Première lettre (adressée à Anne Manson)*
> Je dois maintenant vous révéler, Anne, que dans quelques jours (20 Environ) je parlerai publiquement Au Nom de Dieu lui-même, car il y a un secret dans ma Vie et dans ma Naissance, Anne.
> [...]
> Je tiens le *Bâton même* de Jésus-Christ et c'est Jésus-Christ qui me commande tout ce que je vais faire et l'on verra que son Enseignement était fait pour les Héros Métaphysiques et non pour des idiots[2].
>
> *Deuxième lettre (adressée à Annie Besnard et René Thomas)*
> La vérité, ma chère Annie [graphie peu courante car il écrit presque toujours Anie], mon cher Thomas, est que je suis entré dans les mystères du Monde avec la *canne de Jésus-Christ* que mon ami René Thomas m'a donnée. Car la canne que je possède est celle même de Jésus-Christ,
> et vous deux savez fort bien que je ne suis pas fou, vous me croirez si je vous dis que Jésus-Christ me parle maintenant tous les jours, *me découvre tout* ce qui va se passer, et m'ordonne de faire ce que je vais faire.
> Je suis donc venu ici en Irlande pour obéir aux ordres même de Dieu, le Fils, incarné en Jésus-Christ.
> C'est inspiré par Jésus-Christ que Marie-Anne a laissé cette canne 21 rue Daguerre, à Thomas, pour que Thomas me la donne et qu'elle fasse son œuvre.
> C'est parce que cette canne a séjourné rue Daguerre que tous les Êtres qui ont joué un rôle prépondérant dans ma vie sont passés par la rue Daguerre.
> [...]
> Bientôt je ne m'appellerai plus Antonin Artaud, je serai devenu un autre, et le Devoir qui m'incombe est redoutable. Il est redoutable, Annie, de découvrir tout d'un coup qui l'on est et qu'en réalité on était un autre, et que cet autre a été Ramsès II en Égypte, *réellement*, Annie, *réellement*, et qu'il a été d'autres hommes dans le

---

[1] « Lettre à Anne Manson, Irlande (13/09/1937) », *ib.*, p. 831.
[2] « Lettre à Anne Manson, Irlande (14/09/1937) », *ib.*, p. 833.

temps, tous chargés de responsabilités terribles soutenues par des pouvoirs, eux aussi terribles peut-être, mais écrasants[1].

La dernière lettre irlandaise que l'on connaisse de lui a été écrite de Dublin et adressée à Jacqueline Breton. Elle est aussi délirante que les extraits donnés ci-dessus. Après son rapatriement forcé, ainsi que vu en amont, il fut débarqué au Havre le 30 septembre 1937 et aussitôt interné à l'Hôpital de la ville. Les écrits qui suivent seront donc des écrits de l'enfermement.

2) Pendant l'internement

Il n'y a pas de rupture apparente entre les écrits produits avant puis ceux produits au début de l'internement. Par la suite, et notamment avec les Cahiers qu'il a commencé à écrire à Rodez, les thèmes délirants s'enrichiront.

Ce qui frappe le lecteur des lettres écrites alors qu'il était interné d'office (seules traces écrites d'Antonin Artaud jusqu'à ce que l'on a appelé abusivement son « retour à l'écriture » à l'HP de Rodez), c'est, dès sa première lettre (retrouvée), adressée au consul grec du Havre, le ton sans appel avec lequel il imposa sa biographie réinventée (voir en amont la biographie délirante). Ce faisant, il accomplissait un plan préétabli (voir ci-dessus : « Bientôt, je ne m'appellerai plus Antonin Artaud, je serai devenu un autre. »). Mais surtout, ce qui ne laisse d'étonner, c'est l'omniprésence de la revendication, la protestation, la menace et l'insistance à s'enferrer dans l'extravagance, ce qui n'autorisait pas les médecins à douter de l'insanité mentale de leur auteur ; bien que ce terme n'apparût pas dans les différents certificats médicaux, il forgea de lui l'image d'un délirant, bien sûr, mais aussi celle d'un « processif quérulent », autrement dit, un être cherchant querelle, déposant plainte, faisant (ou espérant) des procès : jusqu'à la fin de sa vie, il se vivra comme une victime (de la société, des initiés…, de Dieu ?) devant se battre pour survivre. En substance, il était victime d'un complot de la police, on voulait le tuer (et pour cela, quoi de mieux que l'empoisonnement ?) et tous ceux qui l'approchaient étaient forcément des indicateurs et des empoisonneurs. Il endossa caricaturalement le rôle du persécuté, un grand classique de la psychiatrie. Alors que sa mère lui rendit visite en décembre à l'HP de Sotteville-lès-Rouen, il refusa de la voir en prétendant qu'elle n'était pas sa mère et dans une lettre au procureur de la République datant de décembre 1937, il déposa plainte contre elle : « [Elle] ose se faire passer pour ma mère, alors que je suis orphelin de père et de mère depuis l'âge de sept ans[2]. » L'hypothèse d'une folie simulée d'Antonin Artaud s'étaye avec les extraits proposés ici, tant il s'évertua à endosser, avec force clichés, la posture d'un délirant : il fallait que son attitude fût crédible et qu'on le diagnostiquât bien comme un malade mental. Ainsi, dans l'épisode re-

---

[1] « Lettre à Anie Besnard et René Thomas, Irlande (14/09/1937) », *ib.*, p. 834.

[2] « Lettre à Mr le Procureur de la République, HP de Sotteville-lès-Rouen (16/12/1937) », signée Antoneo Arlanapulos, A. Arland », *Lettres 1937-1943*, *op. cit.*, p. 45.

laté, il n'était pas Antonin Artaud et, logiquement, il ne pouvait accepter de rencontrer une inconnue qui s'appelait Euphrasie Artaud et se faisait passer pour sa mère.

Mais cela ne suffisait pas. Dans l'hypothèse examinée, outre la famille (sa mère) qui était persuadée de la folie de son fils, il fallait que l'information de son internement psychiatrique fût connue du milieu artistique afin qu'il pût entrer dans le petit cercle des artistes maudits et fous, selon son dessein. Il commença (mais peut-être avait-il écrit à d'autres correspondants avant, sans que les lettres soient accessibles ou qu'elles aient disparu) par retourner une lettre à Anne Manson (Georgette Dunais) : « Madame / Je vous retourne votre lettre / ~~Monsieur Antonin ARTAUD / ROUEN~~ [rayé par Artaud] / qui m'a certainement été envoyée ici par erreur / Je tiens à ce que les *faux* amis de Mr Artaud me laissent définitivement la paix / Antoneo Arland[1]. » Cependant, il avait eu connaissance de la lettre touchante d'Anne Manson qui annonçait sa visite pour le dimanche suivant car il fit une réponse (retenue par l'administration) au dos de la lettre. Entre autres élucubrations, il écrivait : « Assez de comédies ! Il y a longtemps que j'ai percé à jour votre jeu perfide d'empoisonneuse et d'agent marron de la Sureté Générale. » ; « J'ai un compte à régler avec vous ma fille pour avoir tenté par 2 fois de m'empoisonner : une fois chez vous et une fois aux 2 Magots l'avant-veille de mon départ pour l'Irlande. Le billet de 5 livres anglaises que vous m'avez donné comme aumône n'était qu'un traquenard, et vous paierez aussi pour cela. Je ne vous ai pas encore dénoncée mais je vous dénonce aujourd'hui. Et ne venez plus m'emmerder ici [...][2]. » Cette lettre est, à nos yeux, d'une grande provocation car, alors qu'il nie être Antonin Artaud, il fait allusion à des épisodes précis de sa vie.

Confusion mentale, délire ou simulation ? Étant donné sa bonne connaissance et de la psychiatrie, et des psychiatres, et de la vie en institution, il savait pertinemment que ses lettres seraient lues par les psychiatres. Il faisait ainsi d'une pierre deux coups : si la lettre passait, il avait atteint son but ; si elle ne passait pas, il fournissait aux psychiatres une preuve tangible de sa folie et il atteignait aussi son but : pas de doute, il était bien délirant, à maintenir ! Il est donc plausible qu'il se jouait d'eux. Dans le contexte asilaire, son exubérance naturelle pouvant s'exprimer avec une ampleur inédite, sous couvert du délire : plus de médiation éditoriale, plus de fines bouches, de moues dubitatives, de hochements de tête circonspects. Il pouvait tout se permettre puisqu'il était fou, même d'insulter ceux qu'il n'aimait pas, fussent-ils ses médecins, mais aussi ceux qu'il aimait, par exemple (d'autres exemples figurent en aval) : « CETTE AFFREUSE PETITE LOPE MIMÉTISTE [*sic*] DE J. L. BARRAULT[3]. » Il a mis tout son art de comédien dans ce rôle de fou (fût-il mauvais comédien car pour ce triste rôle, même un mauvais est bon : tous les faits et gestes du patient s'interprètent à partir du

---

[1] *Ib.*, p. 61.

[2] « Lettre à Anne Manson, HP Sainte-Anne (s.d., fin juin 1938), signée Antoneo Arland », *ib.*, pp. 64-65.

[3] « Lettre à Assia, HP de Ville-Évrard (04/07/1939) », *ib.*, p. 300.

diagnostic ; en conséquence, un diagnostiqué délirant ne peut dire et agir que comme un délirant, même et surtout quand il dit qu'il ne l'est pas). Il a pris soin de laisser des traces, épistolaires, comme preuve irréfutable qu'il avait bien sombré dans la folie.

Il endossa donc le rôle du fou en le surjouant. Grand classique des internés, il réclama qu'on le libérât, clama qu'il était interné abusivement, etc. Voici une démarche forcément vouée à l'échec mais qu'il entreprit quand même auprès de deux de ses médecins :

> Vous m'avez dit à plusieurs reprises que ma sortie dépendait de la Préfecture. *Je me décide* justement à vous communiquer deux ou trois choses qui seront de nature à intéresser *vivement* la Préfecture de Police en général et Mr Langeron[1] en particulier. *Celui-ci* d'ailleurs ne pourrait manquer de vous en savoir gré. Je me permets d'insister sur la responsabilité grave que vous encourriez en face des autorités compétentes en ne prenant pas au sérieux mes assertions[2].

Il ne manquait pas d'humour quand il adressa cette lettre au docteur Chapoulaud : « Et de deux choses l'une ou vous n'avez lu ces journaux ou vous m'avez menti par ordre. Qu'on n'essaye donc pas de m'avoir par le mensonge. Moi aussi je sais fort bien mentir[3]. » Qui en douterait ? Plus loin, dans la même lettre, il força le trait :

> N'oubliez pas que je suis *Initié* et que j'ai les plus redoutables moyens de me libérer de cet internement *à partir d'une certaine date*. [...] J'espère que vous n'aurez pas l'enfantillage de prendre cette lettre pour une élucubration délirante. [...] Si je ne sors pas d'ici intégralement libre je vous avertis que je me *révolterai* avec tous les moyens dont je dispose c'est assez d'ignominies comme cela. Vous qui êtes un homme intelligent et un homme de cœur qui m'avez sauvé à un moment donné faites donc comprendre à la Préfecture de police qu'il s'agit d'une affaire grave et que non seulement la vie du régime *mais celle du pays est en jeu* [...][4].

C'était la première fois qu'Antonin Artaud introduisait le concept de l'initié qu'il allait, en l'usant jusqu'à la corde, s'évertuer à servir à ses psychiatres comme source de tous ses malheurs. Mais qu'il fût délirant ou non, la qualité du style et

---

[1] Roger LANGERON (1882-1966) fut préfet de police de Paris de mars 1934 à juin 1940, date de son arrestation par les services de sécurité allemands.

[2] « Lettre aux docteurs Nodet et Chapoulaud, HP Sainte-Anne (09/07/1938), », *ib.*, p. 69. Lettre étonnamment signée Antonin Artaud.

[3] « Lettre au Dr Chapoulaud, HP de Sainte-Anne (22/08/1938), signée A. Arland », *op. cit.*, *ib.*, pp. 70-71.

[4] *Ib.*, p. 71.

de la syntaxe de ces lettres laisse pantois : Antonin Artaud savait écrire[1] ! Il déploya d'ailleurs tout son talent dans la lettre qu'il adressa à ce fameux monsieur Langeron :

> Le Dr Nodet médecin chef a reconnu, ce sont ses propres termes : « que mon état d'esprit lui paraissait aussi étranger à la médecine que les hautes mathématiques pouvaient l'être ». On m'a dit d'autre part que seules certaines accusations que j'ai portée [*sic*] contre diverses personnes (comme celle d'avoir subi plusieurs tentatives d'empoisonnement) pourraient donner à croire aux médecins aliénistes que je suis ce qu'on appelle un « *persécuté* ». [...] J'y renoncerai complètement si l'on veut enfin se décider à me rendre ma liberté.
> [...] À part certaines histoires plus ou moins féériques que je raconte et qui sont de l'ordre de celles que l'on trouve dans les livres de Pol [2], de Novalis[3], de Swedenborg[4], d'Hoffmann[5], de Gérard de Nerval etc., nul ne peut prétendre que mon état mental soit celui d'un déséquilibré.
> [...] Je sais fort bien que parmi mes anciennes relations littéraires, artistiques ou politiques, la plupart m'ont revu. [...] Toutes ces personnes [parmi lesquelles André Gide, Pablo Picasso, André Malraux...] savent fort bien que je ne suis ni aliéné, ni déséquilibré. Si elles n'aiment plus mes idées littéraires ou religieuses, ou métaphysiques, rassurez-les et dites que je renonce à toute propagande en faveur des sectateurs de Shiva ou de Vichnou, que toutes ces affaires de sectes et d'initiation ne m'intéressent plus et que je leur serai *reconnaissant* d'intervenir pour me permettre de sortir de l'asile St Anne [*sic*], et *d'en sortir libre de prendre immédiatement le train pour la frontière*[6].

Outre son efficacité, la lettre fait habilement passer le message que ses écrits se plaçaient dans la lignée des auteurs qu'ils citent ; pourquoi n'a-t-il pas introduit, en place de Novalis qui détonne dans ce compagnonnage (ce génie mourut *a priori* sain d'esprit à l'âge de vingt-huit ans, emporté vraisemblablement par la

---

[1] La qualité d'écriture ne saurait toutefois être prise comme une preuve de la salubrité mentale du poète ; en effet, on peut la constater chez certains malades cultivés (par exemple, chez le Président Schreber, cité au chapitre II : mais Schreber était-il vraiment un malade mental et dans l'affirmative, à quel degré ?).

[2] Sans doute l'auteur allemand Johann Paul Friedrich RICHTER dit (1763-1825) dit JEAN PAUL. Antonin Artaud avait dû lire certains ouvrages de cet auteur fécond, plein d'humour, qui écrivit notamment *Titan*, un (trop !) long roman onirique dont le héros, d'origine espagnole, le jeune et forcément beau comte Albano, à la chasteté scrupuleuse, n'a pas dû le laisser insensible (s'il a lu l'ouvrage...). JEAN PAUL, *Titan*, t. 1, traduit de l'allemand sous la direction de Geneviève ESPAGNE, Suisse, Lausanne : Bibliothèque de l'Âge d'Homme, 1990, 472 p.

[3] L'auteur allemand Georg Philipp Friedrich, baron von HARDENBERG dit NOVALIS (1772-1801).

[4] Emanuel SWEDENBORG (1688-1772), théologien suédois dont les théories sont présentées à travers le personnage de Louis Lambert dans le roman de Balzac (voir *supra*).

[5] Ernst Theodor Wilhelm, dit Ernst Theodor Amadeus HOFFMANN (1776-1822), écrivain et compositeur allemand.

[6] « Lettre à Mr le Préfet de Police (M Langeron), HP de Sainte-Anne (27/08/1938), signée A. Arland », *Lettres 1937-1943*, *op. cit.*, pp. 72-74.

tuberculose), son compatriote Hölderlin (qui lui, était bien « fou » et passa la fin de sa vie à tourner en rond dans un moulin), qu'il cite par ailleurs dans plusieurs textes ? ; il aurait pu aussi citer Jacques Cazotte mais sans doute cet auteur manquait-il de prestige. Si la lettre n'avait pas été retenue par les médecins, qu'eut pensé le préfet de police, en lisant une telle lettre ? Lui aurait-elle paru comme celle d'un délirant « à maintenir » interné ou à libérer ?

Antonin Artaud joua avec cette lettre une partie délicate. Avec l'effort qu'il se disait consentir à fournir, une sortie était probablement envisageable. Cela faisait huit mois qu'il était interné et il aurait pu sortir, auréolé de son statut de fou. Mais en ne voulant rien concéder de ce statut auprès des médecins, et ne voulant pas renoncer à cette fresque littéraire, ce fameux délire, il n'aura vraisemblablement pas vu le piège se refermer sur lui, trop sûr qu'il était de son stratagème et d'une possible sortie quand bon lui semblerait. Il ne sortira donc pas, malgré ses amis influents, et cette lettre au préfet Langeron, la seule où il condescendait ainsi à renoncer à une grande partie de son histoire avec les initiés et les sectateurs de tous poils. Cette lettre a peut-être irrité certains membres de l'équipe soignante qui ont quand même dû s'interroger sur l'hypothèse de la simulation. Ou d'autres, s'apercevant qu'ils s'étaient fait jouer et qu'ils étaient manipulés par cet écrivain hautain qui se moquait ouvertement d'eux, décidèrent de se venger en le maintenant ? Que d'hypothèses ! Mais aussi quel comportement déroutant que celui d'Antonin Artaud. Il devait sincèrement en avoir assez de cet internement, entre autres à cause de la drogue qui lui manquait cruellement et pourtant, il ne faisait pas un minimum d'effort pour favoriser sa libération. Il fit le choix de s'enferrer dans ce que nous considérons comme une simulation de la folie.

Dans cette nouvelle lettre au docteur Chapoulaud, il persista dans le rôle du persécuté :

> Vous me dites qu'*on* me reproche des idées de persécution. Je voudrais bien connaître ce *on* et je vous redis une fois de plus qu'*on* veut vous rendre complice d'une saleté, *on* veut se servir de votre réputation d'honnêteté pour obtenir votre adhésion dans cette répugnante affaire de brimades et d'internement mais ce *on* je le connais, moi, Dr Chapoulaud, ce n'est pas le Pr Claude, ce n'est pas la Préfecture de Police, c'est toute une Secte d'Initiés qui vous envoie ses émissaires au Dôme afin d'influencer votre jugement en ma défaveur. Cette Secte a des affiliés partout, elle *tient* la police de Sureté [*sic*] générale et même le gouvernement et voilà des années que je suis en lutte avec elle[1].

Il se livra alors à une longue énumération des « principaux membres » de ladite secte « dont certains furent à un moment donné [ses] amis ». Puis il enchaîna : « Pour comprendre leur action il faut connaître la Prophétie de St Patrick, qui a été imprimée dans le Dictionnaire d'Hagiographie. […] / Et en m'accusant de

[1] « Lettre au Dr Chapoulaud, HP de Sainte-Anne (20/10/1938), signée Antoneo Arland », *Lettres 1937-1943*, *op. cit.*, p. 75.

persécuté alors que je n'ai fait que réaliser la prophétie en me laissant interner, ils réalisent eux aussi la prophétie qui dit qu'ils se conduiront à mon égard comme de faux-frères, des traitres et des amis félons[1]. » S'il fallait prendre au sérieux cette lettre, la suite – non reproduite ici – est un modèle du genre et vaudrait d'être étudiée par les étudiants en psychiatrie.

Comme s'il n'avait pas été assez clair, il adressa à ce médecin une nouvelle lettre non datée mais qui doit suivre de près la précédente : « Je n'ai pas pu introduire dans ma dernière lettre un certain nombre de détails très importants et qui jouent un rôle primordial dans mon histoire[2]. »

Quels sont donc ces détails ? Mais auparavant, il a semblé nécessaire à l'auteur de faire cette mise au point en usant d'un procédé dialectique bien classique et récurrent chez lui : « Des faits comme ceux dont je vous ai entretenu ne peuvent étonner qu'un ignorant, un imbécile ou un naïf. »

> La vérité est que le Réel vous échappe et le Réel c'est l'Autre monde. Les Autres mondes, la Magie, et les autres Mondes, il y en a beaucoup. Il y a beaucoup plus de mondes qu'on ne croit. Les Initiés en connaissent la force et l'importance et ils se servent des forces redoutables qu'ils contiennent pour servir leurs desseins criminels. Car aujourd'hui Dr Chapoulaud les initiés sont *tous* peu ou prou des criminels. C'est parce que je les ai traqués *et frappés de toutes parts en toutes circonstances* et *en tous lieux* qu'ils me poursuivent et me font détenir ici contre tout droit[3].

Toujours dans cette lettre, il décrivit, dix ans avant George Orwell (1903-1950) et son célèbre *1984* (écrit en 1948), comment « on » se chargeait de réécrire l'histoire : « Des événements capitaux de ces dernières années ont été purement et simplement supprimées des journaux et même de l'histoire [...]. On a assassiné, empoisonné, fait disparaître ou envoyé dans des Asiles d'aliénés des hommes qui ont été mêlés à ces événements. Mais si on a supprimé le souvenir de ces événements on n'a pu en supprimer les conséquences [...][4]. » Il reprendra cette idée à plusieurs reprises, par exemple dans une lettre d'août 1939 (petit chef-d'œuvre d'humour, elle mériterait d'être reproduite intégralement) : « Le coup des journaux qui continuent à paraître et qui maintiennent par leurs mensonges l'illusion d'un monde à jamais disparu EST LA BASE MEME DE LA FARCE[5]. »

Comme le devine son auteur, le Dr Chapoulaud dut en effet être quelque peu étonné du statut que lui confère son patient :

---

[1] *Ib.*

[2] « Lettre au Dr Chapoulaud, HP de Sainte-Anne (s.d. : fin octobre 1938), signée Antoneo Arland », *ib.*, p. 81.

[3] *Ib.*

[4] *Ib.*, pp. 81-82.

[5] « Lettre au Dr Fouks, HP de Ville-Évrard (s.d. : fin octobre 1938) », *ib.*, p. 351.

> Je sais d'ailleurs qui vous êtes, vous-même Dr Chapoulaud et vous occupez un rang très élevé dans la hiérarchie des Esprits du ciel. Vous êtes l'incarnation sur terre du Dieu nommé El-Hyacin qui est celui qui a créé les fleurs. Et ceci correspond à la 23e opération du Grand œuvre alchimique et c'est pourquoi dans la hiérarchie des Esprits occultes vous occupez le 23e rang. […] Vous êtes donc le 23e parmi les grands Dieux. Cela peut vous étonner mais c'est ainsi[1].

Dans cette lettre-fleuve, l'auteur évoque ensuite les batailles qu'il a menées contre les initiés, puis l'éventualité de retrouver le patronyme d'Antonin Artaud à la suite d'explications abracadabrantesques :

> De ces batailles, l'une des principales a été en 1927 *devant* le théâtre des Champs-Élysées, Avenue Montaigne et Place de l'Alma, la bataille des Épées où je me suis battu seul avec *l'Épée même de Roland* contre tous les initiés armés de glaives. Que cela vous paraisse du Roman c'est possible mais du Roman vécu et vrai comme toute mon existence qui a toujours été une Fable et un *mythe en réalité*[2].
> [Les initiés] sont des menteurs et des illusionnistes un beau jour ils se font transplanter d'un corps dans un autre et un nouveau personnage est né.
> Pour moi d'ailleurs un mystère analogue s'est produit. Je suis l'être qui étais [*sic*] dans le corps d'Antonin Artaud mais je n'ai plus le corps d'Antonin Artaud *qui a été changé*. Les Irlandais trouvant mon histoire étonnante m'ont donné des papiers au nom d'Antoneo Arland. Mais je peux très bien assumer *civilement* la personnalité d'Antonin Artaud, bien que cet Antonin Artaud m'aparaisse [*sic*] un peu idiot de s'être laissé interner sans résistance. Si l'on veut que je m'appelle pour [l'] état civil Antonin Artaud qu'on me donne mes papiers et qu'on me foute la paix. Si l'on me laisse sortir sans m'inquiéter je quitterai immédiatement la France[3].

On remarquera que, après le soi-disant futur abandon de « toutes ces affaires de sectes et d'initiation » (voir *supra*, la lettre au préfet Langeron,), c'était la deuxième concession (de taille) que faisait là l'auteur : reprendre l'identité d'Antonin Artaud. Aucune trace n'a été trouvée d'une explication à cette mutation identitaire mais on a pu remarquer dans les extraits ci-dessus, qu'il avait préparé ses correspondants à ce changement. Il n'empêche, on ne peut exclure qu'il se moquait avec cynisme des psychiatres et de la psychiatrie, vilipendés par lui en

---

[1] « Lettre au Dr Chapoulaud, HP de Sainte-Anne (s.d. : fin octobre 1938), signée Antoneo Arland », *ib.*, p. 84. On rencontre plus généralement une légende qui fait naître l'hyacinthe « du sang du jeune Laconien *Huakinthos,* aimé d'Apollon qui le tue involontairement avec son disque ». *Le Grand Robert*, 2016.

[2] *Ib.*, p. 88.

[3] *Ib.*, p. 89. Dans la marge, l'auteur écrivit « après six mois d'internement » ; il faut comprendre six mois d'internement *à Sainte-Anne* où il était arrivé le 1er avril 1938 ; en tout, cela faisait un an qu'il était interné lorsqu'il écrivit cette lettre.

d'autres temps, notamment dans *La Révolution surréaliste*, n° 3, 15 avril 1925, « Lettre aux Médecins-Chefs des Asiles de fous[1] », p. 31.

À partir de ce moment, à l'instar de Joseph Vacher (voir chapitre II), il va pratiquer le harcèlement épistolaire et poursuivra continûment sa manie d'écrire à ses médecins, parfois de très longues lettres, et ce jusqu'à la fin de son internement. Quitte à jouer au fou, autant s'en donner toute l'apparence, et notamment scripturaire, une trace sûre.

Ainsi, il envoya une lettre au professeur Henri Claude qui pourrait caractériser le délire d'interprétation (que l'auteur, bien sûr, connaissait bien) :

> Ce sont les Initiés aujourd'hui qui sont derrière la Police et qui mènent les évènements. Nier cela c'est ne pas connaître les dessous psychologiques de la vie. Or le Professeur Henri Claude auteur d'un monumental traité de psychologie[2] que j'ai eu en main et où toutes ces questions sont traitées, les connaît ces dessous et il ne pourra que traiter d'ignorants et d'imbéciles ceux qui feindront encore de croire que je suis un persécuté. Il faut d'ailleurs croire que les Initiés vous *aient enlevé la mémoire à tous* avec leurs pratiques habituelles d'envoûtement pour que vous ayiez [*sic*] oublié la scène (qui est dans la Prophétie de St Patrick) et où Vous le Pr Claude [il cite d'autres médecins], vous êtes rencontré au Dôme le 28 juillet 1937[3] avec moi [locution encadrée] vers 11 heures du matin. [...]
> Je ne rêve pas – croyez-le. <u>*Je ne rêve pas*</u>. J'essaie de réveiller votre mémoire *magiquement endormie*[4] !

Après la signature, il ajoutait le post-scriptum suivant :

> Relisez de grâce la Prophétie de St Patrick, dans le Dictionnaire d'Hagiographie, à l'article St Patrick, et vous admettrez enfin mon histoire d'empoisonnement prolongé. On n'empoisonne pas et on n'interne pas un homme au nom d'un imprimé. Cette prophétie a été imprimée et c'est la dessus [*sic*] qu'on m'enferme et qu'on me juge. Pour moi elle ne m'intéresse pas. Je ne renâcle pas devant l'ouvrage mais je veux la paix et la liberté. Qu'on ne se préoccupe donc pas des prophéties et qu'on me fasse sortir d'ici. J'ai assez d'argent pour gagner l'étranger au plus tôt. J'espère que vous m'y aiderez.
>
> <u>*A.A.*</u> <u>*Tout ceci est confidentiel*</u>[5].

---

[1] Paule Thévenin émet l'hypothèse plausible mais non étayée, que ce texte n'aurait pas été écrit par Antonin Artaud, mais par Théodore Fraenkel et Robert Desnos [a] ; en tant que responsable de ce numéro de *La Révolution surréaliste*, Antonin Artaud avait forcément approuvé le contenu de la lettre ; il serait toutefois étonnant que ce sujet le touchant de près, il n'y ait pas apporté sa contribution.

[a] *Œuvres complètes* I**, Paris : Gallimard, 1976, (312 p.) note[1] pp. 293-294.

[2] Antonin Artaud se trompe car, au contraire de ses confrères très féconds en ouvrages et articles, Henri Claude a peu publié (surtout des articles, la plupart du temps en coécriture).

[3] Date de parution des *Nouvelles révélations de l'Être*, *op. cit.*

[4] « Lettre au Pr Henri Claude, HP de Sainte-Anne (27/10/1938), signée Antonin Arland », *Lettres 1937-1943*, *op. cit.*, p. 91.

[5] *Ib.*, p. 93.

Trois jours plus tard, il adressa une nouvelle lettre à l'un de ses docteurs, vraisemblablement le professeur Claude, et voici ce qu'il écrivait dans un post-scriptum après la signature :

> Je me permets de vous communiquer un modèle des trigrammes auxquels je travaille actuellement. Vous aurez ainsi et pourrez fournir la preuve médicale que je suis fou. Mais seuls les imbéciles et les crapules du Dôme pourront dire que les Sorts que je jette sont de l'enfantillage. Les Initiés et leur Police doivent savoir par vous que les Sorts que je lance depuis les environs du 9 octobre sont la cause des ennuis qu'ils ont éprouvés ces jours derniers[1].

Si l'on accepte l'hypothèse de faire de cet internement une mise en scène, un vrai théâtre de la cruauté, ce post-scriptum est un élément de plus pour la nourrir. Nous le redisons : s'il réussissait à faire cesser son internement (qui se prolongeait alors depuis plus d'un an), ce serait une sortie avec l'auréole du fou au-dessus de sa tête, il n'en démordrait pas ; mais on peut voir aussi une manière de se moquer ouvertement de ses médecins dans une sorte de divertissement littéraire pour ce patient si particulier : a-t-on déjà trouvé un fou assez fou pour donner volontairement et ouvertement par écrit à ses psychiatres des preuves tangibles de sa folie ?

À propos de saint Antoine, il semble pertinent de citer l'auteur d'une monographie sur Jérôme Bosch, Larry Silver qui donne des éléments hagiographiques dans lesquels Antonin Artaud aurait pu puiser l'inspiration de certains détails de ses délires, et nourrir certains écrits où il a planté son TAU :

> On s'adressait surtout à lui pour guérir une maladie de la peau appelée le « mal des ardents » ou « feu de Saint-Antoine » [on ne peut s'empêcher de penser aux génitoires enflammés du poète], que la médecine moderne identifie habituellement à l'ergotisme […], mais aussi à l'érysipèle (causé par une bactérie). Les hallucinations constituent un autre symptôme de cette maladie (que certains historiens de l'art ont cru pouvoir déceler dans l'imagination délirante de BOSCH). Un ordre hospitalier avait été fondé, celui des antonins.
>
> Né au IVe siècle dans une famille riche de Haute-Égypte, Antoine, selon la légende, proclama sa foi à l'âge adulte et renonça à ses possessions terrestres pour se faire ermite. Il mortifia sa chair dans le désert pendant trente ans et y fut tourmenté par les démons tout en subissant des tentations luxurieuses nées de visions de femmes nues. Antoine est l'un des pères fondateurs du monachisme et il est habituellement représenté en robe de moine. […] Saint Antoine a pour compagnon un cochon, personnification de la gloutonnerie et de la complaisance envers soi-même, peut-être pour marquer qu'il sort triomphant de ce type de désirs. Ses autres attributs sont un bâton en « T » et la lettre *tau* marquée sur sa tunique[2].

---

[1] « Lettre s. n. de destinataire hors "Docteur" (vraisemblablement, Pr Claude), HP de Sainte-Anne (30/10/1938), signée Antonéo Arland », *ib.*, p. 95.

[2] Larry SILVER, *Bosch*, trad. de l'américain par Sylvie BARJANSKY *et al.*, Paris : Citadelles & Mazenot, 2006 (424 p.), pp. 220-222. …/…

Il s'agit à présent d'un fulgurant et fécond épisode de quérulence acharnée. En effet, le 1er novembre (avec la signature « Antonin Artaud »), il adressa une lettre à Gaston Gallimard pour l'informer qu'il déposait plainte contre lui pour « détournements de fonds[1] », une autre au professeur Claude qui contenait une plainte « auprès du Procureur de la République » à l'encontre des docteurs Vercier et Nodet accusés de l'empoisonner[2], une autre au procureur de la République[3] à l'encontre de Robert Denoël et de Gaston Gallimard (pour des malversations) et de Jean Paulhan (pour « altération » et « falsification volontaire de texte »), et enfin, une lettre à Robert Denoël dans laquelle il lui demandait de lui verser ses droits d'auteur[4].

On ne trouve plus de trace écrite pendant un mois mais on découvre une lettre datée du 12 décembre rédigée à l'attention du président du Conseil. Avec Antonin Artaud, on n'est jamais surpris quand arrivent les choses en grand :

> [...] Je pense que la prolongation de mon internement apparaîtra à tous et vous apparaîtra comme un déni de justice manifeste, et que vous voudrez bien donner des ordres afin de le faire immédiatement cesser.
> [...]
> Je suis assez connu et j'ai assez d'argent pour sortir sans qu'on m'impose plus longtemps les brimades des règlements qui ne doivent plus jouer pour un homme dans ma situation.
> [...]
> C'est parce que j'en sais trop long sur leurs répugnantes manœuvres et parce qu'ils m'ont toujours considéré comme un gêneur au temps où j'étais celui que les journaux appelaient Saint-Artaud [*sic* : saint Artaud], qu'ils ont cherché à se débarrasser de moi et qu'ils vous pressent maintenant de maintenir un internement que rien n'a jamais justifié[5].

La lettre retrouvée suivante détonne dans la série de ce corpus en ce sens que, douce et miséricordieuse, diablement chrétienne, elle s'adressait à une jeune

---

Les sources données par l'auteur sont Jacques de VORAGINE, *La légende dorée*, *op. cit.*, et Louis RÉAU, *Iconographie de l'art chrétien.* Pourtant, le texte de *La légende* n'est pas aussi détaillé que ce que Larry Silver donne à lire (sans doute a-t-il puisé dans l'ouvrage de Louis Réau que nous n'avons pas consulté). Or, ces détails, on les trouve dans l'ouvrage de l'abbé Pétin. Voir : Jacques de VORAGINE, « Antoine », *La légende dorée*, *op. cit.*, pp. 128-132, et PÉTIN (M. l'abbé), « Antoine », *Dictionnaire hagiographique*, tome premier, Paris : Aux Ateliers catholiques du Petit-Montrouge, 1850 (1440 p.), pp. 208-216.

Par ailleurs, le « T » et « la lettre *tau* » mentionnés à la fin de l'extrait sont repris dans de nombreux textes par Antonin Artaud, on comprend pourquoi.

[1] « Lettre à Gaston Gallimard, HP Sainte-Anne (1er/11/1938), signée Antonin Artaud », *Lettres 1937-1943*, *op. cit.*, p. 96.

[2] « Lettre au Pr Claude, HP de Sainte-Anne (1er/11/1938), signée Antonin Artaud », *ib.*, p. 97.

[3] « Lettre au procureur, HP de Sainte-Anne (1er/11/1938), signée Antonin Artaud », *ib.*, p. 99.

[4] « Lettre à Robert Denoël, HP de Sainte-Anne (1er/11/1938), signée Antonin Artaud », *ib.*, p. 101.

[5] « Lettre à Édouard Daladier, Président du Conseil, HP de Sainte-Anne (06/12/1938), signée Antonin Artaud et Antonin Arland », *ib.*, p. 102-104.

femme poète (portraiturée en 1937 par Sonia Mossé), aux yeux du poète une incarnation de l'ange de la Résurrection ; c'était une lettre d'amour : « J'envoie à l'Ange de la Résurrection ce message d'éternel Amour[1]. » ; « Si je n'ai plus compté pour vous depuis un an et plus que *je me suis livré* en expiation des crimes et des péchés de ceux pour qui le crime et le péché sont un bien, le souvenir des deux ou trois rencontres où vous vous êtes révélée si grande a compté et compte éternellement pour moi[2]. »

Il choisit le peintre Yves Tanguy pour confier le calvaire qu'il vivait. Tanguy pourrait ainsi témoigner auprès de la faune des Deux-Magots de l'état du poète. Comme la plupart des lettres, celle-ci fut retenue par les médecins. En voici deux passages qui laissent entendre un internement psychiatrique prédéterminé :

> Je vous rappelle la conversation que nous avons eue chez vous en juillet 1937, au sujet de Patrice Mac Art, du Grand Monarque[3] et de la prophétie de St Patrick, pour la réalisation *intégrale* de laquelle j'ai accepté pendant tant d'années de me laisser martyriser. Je vous ai dit ce soir là [*sic*] que j'irai jusqu'au bout, et ~~quand~~ que j'accepterai tant qu'il le faudrait, *mais pas plus qu'il ne faudrait*, de laisser s'user sur moi la haine des Initiés, une haine qui servait mes desseins. Aujourd'hui la situation se retourne et mon internement MET LE POINT FINAL aux sacrifices que j'ai longtemps consentis. *Mon épreuve doit prend[re] fin* !
> J'ai payé tout ce que je devais à la vie et à la durée universelle, car c'est bien de cela qu'il s'agit maintenant[4].
> [Après la signature] P.S demandez à Sonia Mossé ce qu'elle a fait du portrait qu'elle crayonna de moi le 28 juillet 1937, le jour où mon internement fut décidé, et qu'est devenu le merveilleux portrait-rêvé, qu'elle fit d'après l'« Ange de la Résurrection » ?
> [Écrit en marge à l'encre violette] « Les nouvelles Révélations de l'Être » sont de moi – M - T - C[5]

---

[1] « Lettre à Poupette, HP de Sainte-Anne (13/12/1938), signée Antonin Artaud », *ib.*, p. 105.

[2] *Ib.*, p. 106.

[3] Une notule précédente a signifié qui était « Mac Art ». Quant au « Grand Monarque », selon des prophéties catholiques, il s'agirait d'un roi français dont l'avènement interviendrait au même moment que celui d'un nouveau pape et à eux deux, ils feraient régner la paix sur Terre.

[4] « Lettre Yves Tanguy, TANGAËL, HP de Sainte-Anne (23/12/1938), signée Antonin Arland », *Lettres 1937-1943*, *op. cit.*, p. 107.

[5] *Ib.*, p. 108. Si « MTC » est d'usage chez les joueurs vidéo en réseau (traduction : « Mange Ton Clavier »), il faut bien chercher la signification ailleurs. Antonin Artaud a-t-il voulu évoquer la Médecine Traditionnelle Chinoise que l'on voit parfois désignée par ces trois initiales dans la littérature médicale (il fréquenta le sinologue Georges Soulié de Morand – voir *supra* – et avait dû lire des traités de MTC, notamment d'acupuncture) ?

Par ailleurs, rappelons que *Les nouvelles Révélations* avaient été publiées anonymement (et confidentiellement) ; en se dévoilant ainsi, il voulait peut-être que Tanguy prit cette confidence comme une marque d'amitié et de confiance (mais dans le petit milieu artistique parisien que fréquentait Antonin Artaud, le nom de l'auteur du petit livre n'était pas un secret ! ce qu'une personne internée pouvait difficilement apprécier).

Ce fut la veille de Noël qu'Antonin Artaud prit la plume pour écrire au directeur une lettre qui n'ajoutait rien de plus à la conspiration des initiés mais qui vaut d'être évoquée car c'était la dernière fois qu'il utilisait la signature d'Antonéo Arland dans les lettres (retrouvées) écrites à l'HP de Sainte-Anne, avec ce prénom que tantôt il accentuait, tantôt pas (sa graphie a été respectée). Était-ce à dessein ? Était-ce une étourderie ?

En revanche, ce fut bien sous le nom d'Antonin Artaud qu'il écrivit à sa mère le jour de Noël 1938) la lettre la plus terrible qu'un fils peut écrire à sa mère (heureusement retenue par l'administration). Au contraire de la posture affichée jusqu'à présent où il tenait sa mère pour une usurpatrice et refusait de la voir, il assumait là d'être son fils mais lui rappelait que « *touts* [*sic*] *rapports étaient définitivement rompus entre moi et l'abominable marâtre que vous n'avez jamais cessé d'être pour moi*[1] ». Outre d'avoir des amants dont il donne la liste, il lui reprochait d'être « une *empoisonneuse* et une criminelle ». Il l'accusait par ailleurs d'avoir tué sa fille Germaine âgée de sept mois devant lui qui était alors âgé de sept ans, mais aussi d'avoir commis d'autres assassinats ; à la fin de la lettre, il lui disait : « Gardez vos journaux, vos publications et vos gâteaux pour vous, qu'ils soient ou non empoisonnés[2]. » Aux yeux des médecins, cette lettre était forcément un marqueur indiscutable du délire qui habitait leur patient.

Il en est de même pour la lettre adressée à René Allendy, tout début 1939 qu'il accusait tout de go d'avoir tué sa femme Yvonne mais aussi trois autres personnes. Le docteur Vercier est devenu un de ses séides et le docteur Dupouy un « vieil imbécile » :

> Pour ce crime révoltant [celui de sa femme] et pour tous les autres vous serez divisé et déchiqueté en autant de morceaux que vous avez fait souffrir d'êtres, et chacun de ces morceaux souffrira cent fois et mille fois cent fois ce que chacun de ces êtres a souffert. J'espère que cette lettre tombera en beaucoup d'autres mains que les vôtres avant de vous parvenir mais qu'elle vous parviendra[3].

Ce écrivant, il se moquait à nouveau des médecins censeurs de ses lettres (le post-scriptum était signé « Patrice Mac Art » alors que la lettre était bien signée Antonin Artaud).

Une autre lettre clôture les lettres écrites à l'HP de Sainte-Anne et retrouvées. Adressée au surveillant-chef de Sainte-Anne, M. Ilias, elle est tout aussi délirante que les précédentes. Un large extrait en est proposé, chef-d'œuvre d'humour qui trouve son intérêt dans la biographie exubérante qu'Antonin Artaud inventait à ce monsieur Ilias et le rôle qu'il se donnait, tel un super-héros :

---

[1] « Lettre à Euphrasie Artaud, HP de Sainte-Anne (25/12/1938), signée Antonin Artaud », *ib.*, p. 112.
[2] *Ib.*, p. 113.
[3] « Lettre au docteur René Allendy, HP de Sainte-Anne (04/01/1939), signée Antonin Artaud », *ib.*, p. 117.

> Vous êtes venu en 1933 seulement au mois de juin ou de juillet, *dans le corps que vous occupez actuellement*. Vous n'êtes pas *né* dans le corps que vous occupez et dont vous avez fini par croire que c'était le vôtre. Vous n'êtes pas le véritable Ilias (tout ceci est entre nous bien entendu) mais l'esprit *ILION*[1] entré dans le corps d'Ilias en 1933. [...] Et le plus étrange de l'histoire c'est que c'est moi qui ai fait l'opération et qui vous ai fait entrer dans ce corps, *sur votre consentement*. La chose s'est passée le jour où je fis découvrir à Louveciennes dans le placard de Mr Guiler le cadavre du Ministre d'Irlande[2]. J'étais à Louveciennes et *je vis* de là bas [*sic*] le Dr Genil-Perrin[3] frapper Mr Ilias. Je sortis de mon corps et m'élevai dans le ciel et j'arrivai juste pour voir le Dr Genil-Perrin frapper au cœur Mr Ilias d'un coup de revolver – Vous n'étiez pas à ce moment là [*sic*] incarné, vous n'étiez pas Mr Ilias, vous étiez Ilion et vous étiez dans l'outre tombe [*sic*]. C'est à ce moment que Genil-Perrin se mit à faire le Mufti, à vous appeler amoureusement vous *Ilion* qui étiez dans l'outre tombe, et à vous inviter à entrer dans le corps d'Ilias. Il ne put réussir l'opération car l'amour qu'il vous porte égale celui que vous lui portez. – Je vous appelai à mon tour et vous montrai la route brillante qui vous menait d'ILION à Ilias, et vous consentîtes à la suivre et vous descendîtes dans le corps d'Ilias et vous fûtes de ce jour le nouvel Ilias, celui que j'ai connu ici[4].

Cette lettre est en date du 9 janvier 1939 alors qu'Antonin Artaud sera transféré à Ville-Évrard le 27 février suivant. On ne peut pas croire qu'il ait subitement cessé d'écrire ces lettres enflammées si particulières, à moins d'avoir été privé de papier ou d'encre, ou de s'être trouvé dans l'incapacité physique de s'y livrer : il a donc dû continuer à écrire et ces lettres et autres textes hypothétiques réapparaîtront peut-être un jour au détour d'une salle des ventes comme, depuis sa mort, on en voit de temps à autre attrister les catalogues.

Le « Certificat immédiat du 27 février 1939 » rédigé par le docteur Chanès stipulait : « Syndrome paranoïaque avec idées de persécution. Ancien toxicomane. On cherche à l'empoisonner : tentatives multiples. Par envoûtement on agit sur sa pensée. Dédoublement de la personnalité. Excitation psychique. Grande richesse imaginative. Impression de déjà vu [*sic*]. À observer[5]. » Le 28 février, en

---

[1] Ilion : en grec ancien, nom de la cité imaginaire et mythique « Troie ». Elias (ou Élias) est aussi la forme gréco-latine de Elie (ou Élie) : bien entendu, il n'aura pas échappé à Antonin Artaud que se nommait ainsi le prophète Élie, si important dans les deux Testaments.

[2] Anaïs Nin épousa le 3 mars 1923 le banquier d'origine irlandaise Hugh Parker Guiler (1898-1985) et le couple vint s'installer à Paris l'année suivante. Il acheta la propriété de Louveciennes, vers 1931. Antonin Artaud y vint au moins deux fois. Si « Mr Guiler » était bien d'origine irlandaise, il était, semble-t-il, citoyen américain et nous n'avons pas trouvé trace dans nos recherches qu'il fût « Ministre d'Irlande ». L'auteur poursuivait la fabrique de son roman fantastique.

[3] Georges Genil-Perrin (1882-1964), médecin aliéniste, est connu pour avoir porté un coup fatal à la théorie de la dégénérescence avec sa thèse de doctorat en médecine, *Histoire des origines et de l'évolution de l'idée de dégénérescence en médecine mentale*, 1913.

[4] « Lettre à Mr Ilias, HP de Sainte-Anne (09/01/1939), signée Antonin Artaud P.M.A. [Patrice Mac Art] », *Lettres 1937-1943*, *op. cit.*, p. 119-120.

[5] « Certificat immédiat du 27 février 1939, Dr Chanès », *ib.*, p. 123.

remplissant la « Fiche de renseignements », à la question « Quelles maladies (nerveuses ou autres) avez-vous eues ? », il répondit : « Aucune maladie. Subi plusieurs tentatives d'empoisonnement médicalement reconnues par les Dr Toulouse, Borel, Gilbert, Robin, Lacan, Freté, etc. etc.[1] » Sans le savoir (ou en le sachant fort bien), outre le fait qu'il mentait, il collait à la première partie du diagnostic « On cherche à l'empoisonner » (même si globalement, la réalité scientifique ne lui donne pas tort car les traitements qu'il fut contraint de suivre pour sa présumée hérédosyphilis constituaient un véritable empoisonnement, notamment au mercure, voir *infra*). Mais quant à la question « Vous sentez-vous malade physiquement ou moralement ? », on peut être réservé tant la réponse qu'il fit, fut mesurée et correspondait mal au « dédoublement de la personnalité », à l'« excitation psychique » et à la « grande richesse imaginative » du diagnostic (là encore, on peut imaginer que, espérant toujours qu'il obtiendrait sa sortie, il réfréna son « délire ») :

> Je me sens en parfaite santé morale et physique, un peu déprimé par cette longue période d'internement. J'éprouve un vif désir de liberté, un grand besoin d'expansion physique de grand air de vie libre, loin des villes et des histoires de sorciers, de magiciens et d'Initiés. Mes intentions sont de travailler, d'occuper mes mains plutôt que mon esprit, et d'occuper mon esprit à des choses de tous les jours. Et cela au loin. Cela est possible si mes éditeurs me rendent l'argent de mes droits d'auteur sur mes livres[2].

La première lettre retrouvée écrite à l'HP de Ville-Évrard (déjà évoquée en amont) date du 1er mars et s'adresse au comédien Roger Karl. Cette lettre répétait une histoire que le lecteur connaît à présent aussi bien que son auteur :

> […] Ma situation est insoluble à moins d'un miracle, puisque la Police joue depuis deux ans sur l'étrangeté de mon histoire, pour la faire passer au compte d'un délire soi-disant agressif et dangereux. Un homme agressif l'est contre tout le monde. […] Et en fait d'homme agressif *c'est moi qui ait* [*sic*] *été agressé*, et empoisonné depuis des années pour le compte et au sujet de cette Sacro-Sainte Prophétie maudite de Saint-Patrick[3].

Dans la marge supérieure de la cinquième page, il ajouta : « UNE DATE A ÉTÉ FIXÉE POUR LE RETOUR INÉLUCTABLE DE MES POUVOIRS DE HAUTE MAGIE[4]. »

---

[1] « Fiche de renseignements destinée au médecin (28/02/1939) », *ib*., p. 124.
[2] *Ib*.
[3] « Lettre à Roger Karl, HP de Ville-Évrard (01/03/1939), signée Antonin Artaud », non retenue par l'administration, *ib*., p. 129.
[4] *Ib*., p. 131.

Si, en la personne de Roger Karl, il avait choisi un de ses anciens confrères qui pourrait colporter son internement (et la triste réalité de son esprit vraiment dérangé), en jetant son dévolu sur Adrienne Monnier, destinataire de la lettre suivante, Antonin Artaud tapait nettement plus haut car il était sûr que la publicité de sa folie et de son internement serait entre de bonnes mains, en ce sens que cette libraire (et sa librairie, sise en plein sixième arrondissement de Paris, rue de l'Odéon) était un des moteurs de la vie littéraire germanopratine. A été évoquée en amont, dans la biographie, une réponse qu'Antonin Artaud lui envoya en la tutoyant (la formule d'adresse, « Ma chère Adrienne », laissait penser à des relations amicales établies), laquelle assura dans un article ne lui avoir jamais écrit et n'avoir jamais eu de relations amicales avec lui. On imagine la stupeur de la destinataire quand elle lut ces lignes, lesquelles, dans le deuxième extrait, montrent que leur auteur suivait attentivement l'actualité (qu'il tordait et détournait pour l'insérer dans la vision d'un monde inventé par lui) :

> 1) Oui, cette histoire des sosies est vieille comme les siècles, et tous les grands personnages à travers l'histoire se sont trouvés des doubles, réels, qu'ils leur ressemblassent physiquement ou non, et qui jouaient leur rôle à leur place, pour le commun du peuple, et seuls les Initiés connaissaient le personnage réel. Tout cela, pour les non-Initiés qui ne savent pas que la vie est entièrement truquée tient du roman et de la fable. C'est ainsi que j'ai entendu dire chez les Initiés cette énormité incroyable que ce n'est pas le véritable Nicolas II qui aurait été assassiné[1] à Ekaterinenburg par les Bolcheviks et que le Tzarévitch serait encore vivant. C'est ainsi qu'on alimente les rêves des concierges. Mais pour qui sait que la vie est entièrement truquée par les Initiés, celui-là trouvera que les concierges n'ont pas tort. [...]
> 2) C'est ainsi que tous les Initiés savent que von Ribbentrop[2], le ministre des Affaires étrangères d'Allemagne a été assassiné à Paris dans la nuit du 7 au 8 décembre 1938 et que Mr Édouard Daladier[3] est le seul à ne pas le savoir. Et c'est un sosie de lui qui a pris son nom et qui s'est fait réexpédier en vitesse de Varsovie à Berlin par R. Beck[4], lors de son voyage en Pologne. – Tu n'avais pas besoin de confirmer le fait. Il y a longtemps que je suis au courant de cette histoire, que tout le monde connaît d'ailleurs mais que personne n'a eu le droit de dire, paraît-il, sous peine de se voir exécuter par la police des Initiés[5].

---

[1] Le dernier empereur de Russie (il régna de 1894 à 1917), Nicolas II, dernier de la dynastie des Romanov, né en 1868, fut bien assassiné le 17 juillet 1918 et le lieu mentionné par A. Artaud est exact.

[2] Joachim von Ribbentrop (1893-1946) était effectivement à l'époque ministre des Affaires étrangères mais il mourut à Nuremberg, pendu le 16 octobre 1946 après le jugement du Tribunal militaire international de Nuremberg.

[3] Édouard Daladier (1884-1970). En tant que président du Conseil, il signa en septembre 1938 les accords de Munich. Au moment où Antonin Artaud écrivait sa lettre, il était toujours président du Conseil. Il déclarera la guerre à l'Allemagne le 3 septembre 1939.

[4] Il s'agit en fait de Józef Beck (1894-1944), ministre des Affaires étrangères polonais.

[5] « Lettre à Adrienne Monnier, HP de Ville-Évrard (04/03/1939), signée Antonin Artaud », lettre non retenue par l'administration, *Œuvres*, *op. cit.*, pp. 853-854.

Jusqu'à son transfèrement à l'HP de Rodez, Antonin Artaud rédigea de nombreuses lettres que l'on peut lire dans *Lettres 1937-1943, op. cit.* Elles peuvent toutes être considérées comme « délirantes », trempées dans l'encre de la verbigération, avec des hordes d'initiés, empoisonneurs et comploteurs de toutes espèces qui les peuplent ; aussi, ne seront proposés ci-dessous que les extraits les plus significatifs d'inflexions du délire ou de nouvelles obsessions de l'auteur.

Dans cette lettre adressée à l'« agent n°1 de la Sûreté nationale », marquée par le goût de la conspiration et de la divination, on remarque que la guerre imminente ne laissait pas indifférent le poète et que, deux ans après lui avoir envoyé un sort depuis l'Irlande, il n'avait pas oublié Lise Deharme (d'ailleurs, il n'oubliait rien ni personne, et son potentiel mnésique ne laisse d'étonner) :

> Ne cherchez pas plus loin l'auteur de l'attentat contre le vaisseau Paris[1] : cet attentat a une instigatrice : Madame Robert Hardion du Quai d'Orsay, laquelle comme par hasard est une Initiée et elle a fini par en être *l'animatrice directe* : les coups de revolver tirés contre les hublots pourraient bien aussi avoir été des coups de mitrailleuse : comptez donc le chiffre des disparitions au moment du tohu-bohu de l'incendie. [...]
> De même si le général Gamelin[2] qui n'est pas un imbécile ne parvient pas à trouver le corps de troupe allemand qui se dissimule du côté du Grand Couronné[3] qu'il attende patiemment sous l'orme du côté de Sarreguemines[4], il le verra s'en retourner. Et s'il le rate... il ne faut pas le rater, vous ! – Il ne serait pas étonnant non plus que vous puissiez rencontrer le corps de troupe Italien de la Princesse de Piémont[5] du côté de Briançon. –
> Je sais que vous êtes allé habiter l'ancien appartement occupé par Lise Hitz[6], présentement Lise Deharme, Avenue du Bois de Boulogne, afin de prouver le moment venu que les histoires que je raconte concernant la présence de machines infernales dissimulées à cet endroit-là sont fausses : qui vivra verra.

---

[1] Il doit s'agir de l'hydravion « Lieutenant de Vaisseau Paris » qui effectua son premier vol en 1935 et dont le nom de série était Laté 521 (Latécoère). N'a pas été trouvée trace d'un attentat contre cet avion non plus de l'existence de Madame Robert Hardion (ni de Monsieur) citée à la suite.

[2] Maurice Gustave Gamelin (1872-1958), chef d'état-major de la Défense nationale en 1939, sera démis en mai 1940.

[3] Le Grand Couronné évoqué par Antonin Artaud fait sans doute partie de ses souvenirs : en effet, il s'agit du nom de collines dominant la plaine à l'est de Nancy (Meurthe-et-Moselle) et qui furent le lieu d'une bataille (du 4 au 13 septembre 1914) dont la France sortit victorieuse.

[4] Sarreguemines (Moselle) est une ville située à la frontière avec l'Allemagne, en avant de la ligne Maginot et qui fut évacuée à partir du 1er septembre 1939. Antonin Artaud écrivait sa lettre au mois d'avril : faisait-il référence à la Première Guerre mondiale ou à la Seconde, ou réalisait-il un improbable fondu entre les deux guerres ?

[5] L'auteur fait sans doute référence à la princesse Marie José de Belgique (1906-2001), fille d'Albert I et d'Élisabeth, roi et reine des Belges, qui épousa le 8 janvier 1930 à Rome le prince héritier Umberto d'Italie, fils du roi Victor Emmanuel III et de la reine Elena d'Italie.

[6] Il s'agit bien du nom de jeune fille de Lise Deharme.

J'ai fait mon devoir en vous avertissant[1].

Antonin Artaud devait aimer la compagnie des jeunes gens en blouse blanche. Hors une éventuelle attirance physique, les trouvait-il plus ouverts intellectuellement, plus influençables et malléables ? Il tenta de séduire l'interne Léon Fouks (comme il l'avait déjà fait avec d'autres et comme il le fera à Rodez avec l'interne Latrémolière) et lui adressa en un peu plus de quatre mois, soixante-trois lettres (en moyenne, une tous les deux jours !). Est donné un extrait de la première lettre, laquelle accompagnait un exemplaire du *Théâtre et son double* portant la dédicace suivante : « À Mr le docteur Fouque [*sic*] cette image reflet de mes Avatars le plus cruel pour moi ! avec mon regret de ne pouvoir lui offrir pour l'instant l'image vraie de ce livre, qui n'existe pas qu'en image mais dont le texte authentique est ailleurs pas dans les limbes mais en réalité. Merci à lui de m'avoir compris. Antonin Artaud[2]. » Être « compris », c'était bien la quête d'Antonin Artaud qui commençait à n'en plus pouvoir de croupir dans ces hôpitaux psychiatriques et notamment celui de Ville-Évrard qui était un lieu de désolation (et allait devenir un enfer avec les restrictions drastiques engendrées par la guerre).

Dès cette première lettre retrouvée écrite à Ville-Évrard (ce n'est donc pas forcément la première lettre écrite par lui), Antonin Artaud donna le ton (il s'y montrait aussi « délirant » que dans les autres lettres adressées aux médecins de Sainte-Anne) ; paradoxalement, il donnait sensément les clés de sa posture (seuls sont donnés deux extraits du début de cette longue lettre, au cours de laquelle l'auteur cita plusieurs extraits des *Nouvelles révélations de l'Être*) :

> Je vous adresse un exemplaire du « Théâtre et son Double » que je viens de recevoir hier, pensant que malgré les incorrections et les lacunes de cette Édition vous aimerez tout de même à retrouver une image du grand effort que je fis à travers toutes les années qui précédèrent mon internement pour me rapprocher de certaines idées et de certains principes, et ~~rejoindre les~~ retrouver les sources des Mythes essentiels ! Je n'irai pas jusqu'à dire certes que cet effort m'a rendu fou, mais il m'a placé dans une attitude de rébellion telle en face du monde tel qu'on le conçoit que tous les profiteurs patentés de ce monde, n'ont trouvé d'autre moyen de se débarrasser de mon agressivité philosophique (et je dirais même métaphysique contre

---

[1] « Lettre à V. G. agent n° 1 de la Sûreté Nationale, HP de Ville-Évrard (21/04/1939) », lettre retenue et conservée par le docteur Fouks. *Lettres 1937-1943*, *op. cit.*, pp. 147-148.

Sauf quand mentionné, les écrits produits à Ville-Évrard et auxquels sont faits référence ensuite, ont très majoritairement été usurpés, en dépit du règlement et des usages, par l'interne Fouks, y compris les textes dont il n'était pas le destinataire. Dans le répertoire des « Personnes citées », en fin d'ouvrage, Simone Malausséna le présente comme « médecin psychiatre et collectionneur ». Cela explique peut-être son acharnement à ne jamais vouloir céder sa « collection Artaud » en ne livrant que quelques lettres après la mort de celui à qui il a fait accroire qu'il était son ami. L'éditrice ajoute : « Il ne prendra jamais de ses nouvelles, considérant qu'Antonin Artaud comme définitivement aliéné, allant même jusqu'à dire qu'il n'aurait jamais dû être libéré. » : *Lettres 1937-1943*, pp. 476-477.

[2] « Dédicace au docteur Fouks du *Théâtre et son double*, HP de Ville-Évrard (25/04/1939) », note[1], *ib.*, p. 148.

eux) que de dire que j'étais fou. Et je ne me suis pas contenté de parler ou d'écrire Dr Fouks, *j'ai agi.* Je ne sais pas si l'atmosphère des cours extérieures des Asiles d'Aliénés est tellement propice à l'oubli mais il est tout de même étrange que tous ceux qui viennent me voir et me parler aient oublié comme par enchantement que je ne suis pas seulement l'auteur de quelques livres dont la « littérature » me fait maintenant mal au cœur mais que je suis aussi l'authentique possesseur de la Canne de Saint Patrick, avec laquelle je me suis promené à Paris dans l'été de 1937 (fin mai à mi août [*sic*]) et avec laquelle j'ai foudroyé en divers endroits les foules lancées contre moi par les Initiés.
[…]
Ces discours [faits aux foules] que j'ai prononcés joints à d'autres qui furent recueillis sur place et au moment où je les prononçais dans toutes les circonstances où j'ai eu affaire avec la foule et où la foule m'appelait Saint-Artaud, ont été rassemblés dans un livre qui a du [*sic*] paraître en Avril 1938 sous le titre de « Discours du Grand Monarque », et dont j'ai remis le manuscrit à hélas à une Initiée du nom de Germaine Meyer[1] le 5 ou le 6 août 1937[2].

Antonin Artaud commença alors un harcèlement épistolaire à l'encontre de l'interne. Dès le lendemain, il lui écrivit une autre longue lettre dans la lignée de ses précédentes lettres d'internement et où il se plaignait donc des envoûtements lancés contre lui à toute heure du jour et de la nuit par les initiés. Il ressassait. Il aborda cependant une première fois un sujet qui allait devenir récurrent, celui de la sexualité : « Les Initiés qui sont la féodalité moderne de l'argent sont aussi et surtout la féodalité du coït, et de la fornication débordante. Et c'est à ce sujet qu'ils veulent tout garder pour eux[3]. »

Deux jours plus tard, il envoya une lettre à Jacqueline Breton qui ne semble pas avoir été retenue, lettre empreinte de tous les ingrédients délirants permettant à la destinataire d'assurer qu'Antonin Artaud était devenu fou :

> Vous vous êtes dévouée pour moi quand j'étais prisonnier au Havre, en cellule et encamisolé et que la police tirait à coup de mitrailleuses sur la foule qui venait me délivrer ; j'ai conservé un souvenir à la fois torturant et insigne de cette période véritablement épique, avec les cloches de toutes les églises qui sonnaient à toute volée et les hurlements exaspérés de la foule, qui criait mon nom et les 4 infirmiers damnés qui entraient plusieurs fois par jour dans ma cellule et qui s'approchaient de mon lit dans le geste de m'étrangler et que je chassais avec le regard, etc. etc[4].

---

[1] Vraisemblablement Germaine Meyer, état civil non trouvé ; pianiste classique, elle épousa le 7 juillet 1921 le peintre d'origine russe Leopold Sturzvage dit Survage (1879-1968) dont la peinture était probablement connue par A. Artaud.

[2] « Lettre au docteur Fouks, HP de Ville-Évrard (25/04/1939) », *ib.*, *cit.*, pp. 148-149. Il faisait référence à un ouvrage qui, sous bénéfice d'inventaire, n'existait pas.

[3] « Lettre au docteur Fouks, HP de Ville-Évrard (26/04/1939) », *ib.*, p. 154.

[4] « Lettre à Jacqueline Breton, HP de Ville-Évrard (28/04/1939) », *ib.*, pp. 156-157.

C'était un film, tels les blockbusters produits aujourd'hui, bourrés d'effets spéciaux pour renforcer les tirs, les explosions, les foules. Toute la lettre est du même baril. Comme déjà observé dans la biographie délirante, Antonin Artaud partait souvent de faits réels puis il les anamorphosait, les métamorphosait et les exacerbait. Voici, dans ce deuxième extrait de la lettre à Jacqueline Breton, un exemple qui montre comment l'auteur pouvait se surpasser :

> Rappelez-vous Montfort les Landes[1] [*sic*] dans le jardin de Lise [Deharme] quand vous redécouvriez que vous étiez la fille de Merlin l'Enchanteur, avec Nush[2] (qui se rappelait avoir été Sainte Odile et nous assommait avec sa théologie). Rappelez-vous le fameux repas ou [*sic*] vous refusâtes de manger et on nous avait servi des ortolans et je ne pus manger d'ortolans, et vous vîntes m'avertir à la fenêtre qu'une attaque se ~~prép~~ déclenchait contre moi ; et votre misérable époux tira sur moi à bout portant – et je ne lui avais rien fait, et Madame Deharme aussi essaya de m'assassiner : *mais les revolvers ne partent pas contre moi* :
> Et il y eut ce jour-là, miracle sur miracle, et je vous fabriquai un char de feu et de pierres précieuses mais vous refusâtes de partir dedans, et le char était au coin de la rue un peu en avant de la voiture où vous étiez allée vous réfugier, et revenu [revenue ?] ensuite de cela dans la pièce où le repas avait été interrompu vous vous mîtes à me tutoyer et à me parler comme à un fantôme, directement, car j'étais monté au plafond […][3].

Quelques lignes plus bas (p. 158), il écrivait que « le merveilleux […] restera pour [lui] à jamais le seul Réel et la *réalité* [qu'il les voit] vivre *tous*, [il] la barre et [il] n'en [veut] plus ». Dans l'extrait suivant de cette même lettre, un texte écrit en marge de la troisième page, outre qu'il déniait à nouveau le fait qu'Euphrasie Artaud fût sa mère, il employait pour la deuxième fois dans la lettre la locution « né de la sueur » : « LA PERSONNE QUI EST VENUE ME VOIR HIER EN SE FAISANT PASSER pour Madame E. Artaud – Nalpas EST UNE NÉE DE LA SUEUR. ELLE A AU PLUS 50 ANS – et Euphrasie Artaud qui ne fut jamais ma mère, en aurait dans les 70[4].– »

Les « nés de la sueur » firent ainsi leur entrée dans les textes de l'auteur et ils firent partie de son bestiaire. On trouve plusieurs occurrences de cette locution péjorative dans la littérature mystique (des hommes nés de la sueur d'un dieu ou d'autres hommes). En sanscrit, l'expression « né de la sueur » signifie « vermine » et c'est vraisemblablement moins vers l'araméen que vers le sanscrit qu'Antonin Artaud se tourna : « संस्वेद *saṃsveda* [*sam-sveda*] m. sueur, transpiration ; *saṃsvedaja* [*ja*] m. ["né de la sueur"] vermine[5]. »

---

[1] Antonin Artaud s'était rendu dans la propriété landaise de Lise Deharme fin août 1935 (voir chapitre I).
[2] Nusch, Marie Benz (1906-1946), alors femme de Paul Éluard qu'elle avait épousée le 21 août 1934.
[3] *Ib.*, p. 157.
[4] *Ib.*, p. 159.
[5] Site de l'*INRIA*, Gérard HUET, « Portal to Sanskrit Resources », (page consultée le 01/6/2017), <http://sanskrit.inria.fr/DICO/66.html>.

Dans cette lettre écrite à Anne Manson le 2 mai, *a priori* reçue par sa destinataire, il annonçait (mais ne l'avait-il pas déjà proclamé auparavant ?) que c'en était fini de la Prophétie de saint Patrick et des Initiés : « Je n'accepte plus les épreuves de la Prophétie de Saint-Patrick. Je n'accepte plus aucune espèce d'épreuve. D'ailleurs la Prophétie est finie. Et c'est moi qui mène la Prophétie. Et cette Prophétie il faut la brûler[1] ! » Dans la même lettre, il informait Anne Manson : « Et il y a tant de Nés-de- la sueur [*sic*] qui se baladent en ce moment à Paris[2]. » ; après avoir évoqué l'« érotisme noir » qui sévissait « du côté du Parc Montsouris », il écrivait : « Les scènes de stupre public de Paris ont mis le monde à deux doigts de l'abîme. Il faut en finir. Je suis ligoté par une histoire qui vient du Paradis terrestre[3]. »

Deux jours plus tard, Antonin Artaud reprit la pratique de la « lettre-sort » à l'encontre du docteur René Allendy (le sort, chez l'auteur, était matérialisé généralement par un [des] trou[s] de cigarette ou un motif dessiné ou des formules lapidaires maléfiques)[4]. Trois thèmes récurrents se mariaient alors dans cette lettre violente : d'abord, la drogue frelatée (notamment au « cyanure de potassium ») par Allendy et dont l'usage empoisonnait son consommateur, ensuite, l'assassinat de sa femme, et enfin, les initiés dont René Allendy faisait forcément partie. Le ton, accusateur, infâmant et insultant, provient d'une plume trempée dans une encre vitriolique :

> Tu es plein d'adipositès vieux René, et ce sont les pires que tu dissimules. Elles constituent en toi la boursouflure morale et psychologique de tes remords.
> […]
> Et c'est parce que j'ai percé à jour ton sale jeu depuis bien des années que tu me poursuis de ta haine morbide, car cette haine est la haine d'un fou. Et tu es complètement fou
> pauvre vieux psychanalyste des crimes qui vas [*sic*] pérorer en public devant les jurés sur la criminologie[5].

Dans la lettre adressée au docteur Fouks le 8 mai, l'auteur évoquait surtout les envoûtements dont il était la principale victime bien que son correspondant n'y échappât pas, mais aussi la sexualité (c'est la deuxième fois qu'Antonin Artaud évoque l'érotisme noir) :

> *Toutes les histoires étranges de mes lettres ce sont ces personnes là* [*sic*] *qui les ont vécues*, et qui y ont montré leur démence délirante, leur hystérie, leur exhibitionnisme, leur goût du stupre et de la perversité érotique noire, leur phobie enfin

---

[1] « Lettre Anne Manson, HP de Ville-Évrard (02/05/1939) », *Lettres 1937-1943*, *op. cit.*, p. 163.
[2] *Ib.*
[3] *Ib.*, p. 164.
[4] « Lettre-sort à René Allendy, HP de Ville-Évrard (28/04/1939) », *ib.*, pp. 165-167. On peut voir dans cette édition, pp. 168, 169, le fac-similé en couleurs du recto et du verso de la lettre-sort.
[5] *Ib.*, p. 166.

de toute pureté ! – Et je sais qu'elles sont venues de livrer jusque dans la cour de cet asile à des scènes de masturbation eructante [*sic*] sur mon image, dans l'idée que cela aidera à me faire crever. Car c'est le but universellement visé[1] !

Le même jour, dans un autre « envoi », Antonin Artaud adressa à l'interne une lettre-sort qui contenait le sort (talismanique cette fois) qu'il lui avait promis, écrit-il : « Et vous êtes, mon cher Dr Fouks, un grand poète qui s'ignore peut-être, mais qui écrira l'œuvre qu'il a rêvée. Aussi grande qu'il l'a rêvée. — Cette œuvre d'ailleurs vous l'avez déjà écrite. Car vous êtes Jean de l'Apocalypse et c'est vous qui écrivîtes il y a plus 20 siècles ce livre que je puis relire sans pleurer. » Après la signature, il ajouta : « Gardez ce Sort sur votre cœur. Et en cas de danger touchez votre cœur avec l'Index et le Médius de la Main Droite *ET LE SORT S'ÉCLAIRERA*[2]. »

Il envoya une nouvelle lettre-sort (maléfique cette fois) à Sonia Mossé le 14 mai[3] puis, dans le même mois, à Grillot de Givry[4], celle-ci paraissant plus talismanique car servant à briser les envoûtements[5], et à Roger Blin (à qui elle a pu être remis en mains propres), cette dernière étant clairement maléfique[6]. S'ajoute à cette série de lettres-sorts celle qu'il conçut à l'adresse de « HITLER[7] Chancelier du Reich Allemagne » (transcrite *in extenso* ci-après), qu'il prétendait avoir rencontré lors de son troisième séjour berlinois à l'occasion du tournage du film de Serge de Poligny (voir chapitre I), épisode vraisemblablement inventé de toutes pièces ; ce faisant, Antonin Artaud, outre l'énormité de la farce, jarrienne, osait menacer vaillamment le chef des nazis, la terreur de l'Europe (en interpellant des « personnalités, n'augmentait-il pas ainsi son prestige de Grand Délirant ?) :

> Je vous avais montré en 1932 au café de l'Ider à Berlin, l'un des soirs où nous avons fait connaissance et peu avant que vous ne preniez le pouvoir, les barrages [que j'av]ais établis sur une carte qui n'était pas qu'une carte de géographie, contre une action de force dirigée dans un certain nombre de sens que vous me désigniez.
> –
> Je lève aujourd'hui, Hitler, les barrages que j'avais mis !
> Les Parisiens ont besoin de gaz.

---

[1] « Lettre-sort au docteur Fouks, HP de Ville-Évrard (08/05/1939) », *ib.*, p. 172.

[2] *Ib.*, p. 174. Les quatre pages de la lettre-sort sont chichement proposées en fac-similé couleur p. 174.

[3] « Lettre-sort à Sonia Mossé, HP de Ville-Évrard (14/05/1939) », *ib.*, pp. 180-181 (fac-similé couleur des quatre pages de la lettre p. 182).

[4] Jules Émile Grillot, dit Grillot de Givry, auteur d'écrits occultistes, déjà cité au chapitre II.

[5] « Lettre-sort à Grillot de Givry, HP de Ville-Évrard (mai 1939) », *ib.*, p. 185 (fac-similé couleur des quatre pages de la lettre p. 186). L'éditrice précise que « Michel Lubsansky, jeune interne à cette époque, l'a retenue et gardée à titre personnel » (*Ib.*, note[1], p. 185). Rappelons qu'avec Grillot de Givry, l'auteur écrivait à un mort.

[6] « Lettre-sort à Roger Blin, HP de Ville-Évrard (mai 1939) », *ib.*, p. 197 (fac-similé couleur en pleine page du recto et du verso de la lettre p. 198 et p. 199).

[7] Adolf HITLER (1889-1945), chancelier du IIIe Reich à partir de janvier 1933.

Je suis vôtre.

Antonin Artaud

P.S. Bien entendu, cher Monsieur, ceci est à peine une invitation : c'est surtout un avertissement.
S'il vous plaît, comme à tout Initié, de ne pas en tenir compte, à votre aise. Je me garde.

Gardez-vous !

La purulence des Initiés Français a atteint au paroxysme du spasme, d'ailleurs vous le savez[1].

Les lettres qui suivent, notamment au docteur Fouks, suggèrent qu'Antonin Artaud tenait, *mutatis mutandis*, le même discours « délirant » à ses médecins que dans ses lettres, lors de rencontres interpersonnelles au cours desquelles il devait généralement se montrer d'un commerce agréable, friand qu'il était d'échanges intellectuels (mais cela n'exclut pas qu'il fit à plusieurs reprises la forte tête et se retrouva en quartier disciplinaire). On devine qu'il réclamait aux blouses blanches de l'opium et de l'héroïne. Il conclut d'ailleurs une lettre au docteur Fouks par « Et j'ai quelque chose à vous demander et ce n'est pas de l'héroïne[2] ». Il devait terriblement s'ennuyer. Aussi, délirer fut une occupation, qui plus est littéraire puisqu'il transcrivait ses délires dans des lettres-fleuves : il avait le temps de fignoler ses histoires, écrites d'un trait (il serait surprenant qu'il ait pu faire des brouillons) et pratiquement sans rature et avec peu de fautes, le tout rédigé dans un style aiguisé, élégant (dans l'ensemble) et très efficace. Si tous les délirants écrivaient ainsi, la lecture de leurs écrits, souvent si fastidieuse, se ferait plaisir.

L'extrait proposé maintenant est un autre fragment d'une lettre adressée au docteur Fouks, déjà présentée dans le chapitre précédent (il reprend à l'exacte suite, mais cette fois dans un registre raccord avec le lieu où il se trouvait) ; les psychiatres diraient qu'on y voit l'emprise d'un délire caractérisé quand l'auteur réclame l'autodafé de son œuvre :

> […] Il se peut d'ailleurs que dans peu de temps le crime abominable qui est perpétré depuis longtemps et exécuté à toute heure contre moi, soit définitivement consommé, et tandis que je vous parlais j'ai senti qu'à l'impression de soulagement que j'avais eue se mêlait une force mauvaise qui était une force d'épuisement, des

---

[1] « Lettre-sort à Hitler, HP de Ville-Évrard (mai 1939 ?) », *Œuvres*, *op. cit.*, p. 855.
L'entrée en guerre de la France le 3 septembre 1939 a remis Hitler au-devant de l'actualité et il semble plausible de situer l'élaboration du sort en septembre comme le suggère l'éditrice des lettres ; pourtant, comme le propose Évelyne Grossman, la date de mai 1939, retenue ici, semble plus vraisemblable car c'est une époque à laquelle l'auteur a réalisé *une série* de lettres-sorts, une pratique sur laquelle il ne reviendra pas (même si certaines pages de ses futurs Cahiers s'apparenteront aux lettres-sorts). On peut voir un fac-similé (en noir & blanc, réduit et de mauvaise qualité) du sort à Hitler dans *Œuvres*, p. 856. On préférera le consulter recto et verso, en pleine page et en couleurs, *in Lettres 1937-1943*, *op. cit.*, pp. 363-364.

[2] « Lettre au docteur Fouks, HP de Ville-Évrard (24 mai 1939) », *Lettres 1937-1943*, *op. cit.*, p. 201.

forces innombrables travaillent contre moi à toute heure et à tout instant qui visent à épuiser ma vie et je vois venir avec angoisse le moment où il me deviendra impossible de réagir.
[…]
Les envoûteurs n'ont qu'à continuer à me débarrasser de l'existence, nous réglerons nos comptes là-Haut. Je vous donne la liste de mes écrits, pour qu'on les brûle, le monde n'a pas besoin de ça[1].

La lettre qu'il écrivit à la comédienne Solange Sicard (1902-1969) pourrait être considérée comme archétypique des lettres de délire alors rédigées par Antonin Artaud qui réunit là tous les ingrédients de l'histoire délirante qu'il narrait depuis son internement : la drogue, le sexe, la Prophétie (dont il avait annoncé la fin), ses super-pouvoirs, la police l'administration et le gouvernement comploteurs, et bien sûr, les initiés. Après la signature, il en dressa une liste composée de cent-un noms, un bottin mondain, le *Who's who* germanopratain des « initiés » d'avant-guerre. Dans cette lettre, il raconte donc qu'une femme qui était venue le voir et à qui il avait demandé de lui apporter de l'héroïne « a été <u>*massacrée*</u> à la porte de l'Asile et les Initiés Germaine Meyer et le Dr Chanès en tête se sont branlés sur son cadavre[2] ». Quant aux super-pouvoirs, ils laissent le lecteur abasourdi :

[…] J'ai déjà *brûlé* des milliers de personnes dans Paris depuis 48 heures, j'ai fait sauter le Pont d'Austerlitz hier après midi [*sic*] vers 5^{hres} ½, j'ai envoyé des feux sur le Dôme, j'ai fait sauter le carrefour Montparnasse Raspail, j'ai disloqué de Bd Haussmann ce matin, et ce n'est qu'un commencement […].
Paris tout entier brûlera pour le crime commis sur Anne Manson qui est la première et la seule qui ait un geste de pitié envers moi. […] Je suis dans un Asile d'Aliénés et je suis fou. MAIS voilà plus de six mois que *j'exécute* les menaces que je ne cesse de pisser sur vous et que votre obstination négative me sert[3].

Antonin Artaud précisa sa demande auprès du docteur Fouks qu'il abreuva de lettres : il voulait de l'héroïne. Cette requête se faisait bien sûr dans un contexte d'envoûtements, de coups tordus, de menaces, etc. Et de se demander comment, dans le cadre d'entretiens quasi quotidiens, réagissaient ces médecins quand leur patient leur racontait, après qu'ils aient reçu ses lettres interminables, ses histoires fantastiques (sans doute une resucée de celles des lettres) et les suppliait de lui fournir de l'héroïne tout en leur demandant de mettre fin à son internement ? Sur un mode qui devait convenir aux deux parties puisque l'on comprend à travers les lettres que les rencontres interpersonnelles se réitéraient fréquemment.

---

[1] « Lettre au docteur Fouks, HP de Ville-Évrard (15/05/1939) », *Œuvres*, *op. cit.*, p. 858.
[2] « Lettre à Solange Sicard (26/05/1939) », *Lettres 193-1943*, *op. cit.*, p. 204. Rien ne permet d'affirmer que cette lettre ait été retenue, même si c'est probable.
[3] *Ib.*, pp. 204-205.

Fin mai, il écrivit une lettre à l'interne dont les extraits suivants résument notre propos : « Très cher ami, / Tant que vous ne m'aurez pas apporté de l'héroïne ou un révolver cette situation ne s'arrangera pas. / HIER LES ENVOÛTEMENTS ONT RECOMMENCÉ ET JE ME SUIS BATTU SANS ARRÊT DE 6[HRES]1/2 DU MATIN À HUIT HEURES DU SOIR[1]. » Ou encore :

> Ceux qui sont parvenus à vous rouler en vous faisant croire que je briserai tout quand j'aurai pris de l'héroïne et qu'il ne faut pas m'en donner pour m'empêcher de tout briser, sont les mêmes qui vous ont *envoûté*, vous, afin d'extraire de vous un Double qui me hait de faire de vous un Né-de-la-Sueur ; et ils savent très bien, ~~que cela~~ ceux-là, qu'ayant repris toutes mes forces *je les briserai* eux, sûrement, mais que j'arrangerai les choses d'autre part[2].

Après la signature, dans un post-scriptum : « Je suis seul en mesure de vous délivrer de ce Double qui vous *gène* [*sic*], comme je suis seul en mesure de vous libérer d'une Prophétie qui désagrège toutes les consciences et empêche la vie du monde de retrouver son unité. Mais il me faut de l'héroïne[3]. » Après la signature du post-scriptum, il en fit un second dans lequel on peut remarquer le recours à des propos orduriers, dont il parsèmera de plus en plus ses écrits. Ainsi : « Méfiez-vous de Mr Gayés. C'est une pute à s'essuyer les pieds dessus. Je crois en votre amitié pour moi et je crois que vous saurez brûler en vous celui qui ne me supportait pas. – Pour que les choses deviennent simples et que l'existence redevienne vivable et supportable, aidez-moi. Je suis affectueusement vôtre[4]. » Quelques jours plus tard, dans une lettre qui, retenue par Fouks, n'aura pas été remise à son destinataire, le docteur Chanès, il choisit à nouveau le registre ordurier : « Vous êtes un enculé, un dégonflé et un lâche. Vous êtes un lâche définitif / Vous n'êtes qu'un mannequin enfoiré entre les mains du Prince de Ligne[5] qui vous passe toutes ses idées lesquelles ne font que doubler les miennes dans le mal. / Vous êtes un con. / Et je vous baffe la gueule[6]. »

On sait que plusieurs tentatives eurent lieu de faire passer de l'héroïne à Antonin Artaud. Le fait qu'un paquet, d'après lui apporté par Anne Manson, ne lui ait pas été remis, va déclencher une colère épistolaire chez l'interné qui, obsessionnellement et inlassablement, va revenir à la charge dans plusieurs lettres : « Vous avez de l'héroïne Dr Fouks. Un paquet de pure héroïne, sans aucun mélange a été apporté ici et vous a été remis à vous-même au moins 4 fois et vous ne

---

[1] « Lettre au docteur Fouks, HP de Ville-Évrard (24 mai 1939) », *ib.*, p. 211.

[2] *Ib.*, pp. 214-215.

[3] *Ib.*, p. 215.

[4] *Ib.*, p. 217. Précisons que le docteur Gayés (état civil non trouvé) était alors directeur de l'HP de Ville-Évrard.

[5] Parmi les quatorze Princes de Ligne recensés, on peut supposer qu'Antonin Artaud évoquait Charles-Joseph de Ligne (1735-1814), le plus littéraire d'entre eux, auteur assez prolifique (notamment *Contes immoraux*, *Mémoires*…). Sans doute une connaissance littéraire de l'auteur.

[6] « Lettre au docteur Fouks, HP de Ville-Évrard (8 juin 1939) », *Lettres 1937-1943*, *op. cit.*, p. 234.

vous êtes jamais décidé à me l'apporter. Est-ce que mon incroyable torture que vous connaissez du reste ne vous est donc de rien ? Vous n'êtes pas insensible à ce point[1] !!! » Après la signature, il ajoutait la proposition de guérir son thérapeute : « Avec ce que je demande [de l'héroïne] je suis en mesure de vous guérir et de vous délivrer et de débarrasser le monde de tous les phantasmes attardés de mal qui y traînent, sans cela vous serez tous pris et asphyxiés par le mal : il faut faire vite[2]. » Dans la deuxième lettre qu'il lui adressait ce jour-là, il réitéra ses reproches :

> Vous connaissez le torride besoin où je suis de prendre de l'héroïne, et que l'héroïne m'aurait rendu la vie, et vous avez voulu me prendre la vie afin que je crève et que je disparaisse, PARCE QUE DANS LE FOND, VOUS ME HAÏSSEZ Vous avez gardé par devers vous depuis huit jours et plus un paquet d'héroïne, un livre et une lettre, et m'avez envoûté en même temps pour me brûler et m'arrêter le cœur. En hululant de joie érotique et magique, tout comme le Dr Chanés devant le désespoir que vous mettiez en moi[3].

Toutes les lettres qui suivront porteront la réclamation d'une lettre, d'un livre et d'un paquet de cigarettes (contenant de l'héroïne). Dans celle du 16 juin, il menaçait son thérapeute : « SEULEMENT SOYEZ AVERTI QUE SI VOUS NE RAPPORTEZ PAS VOUS-MÊME *LA LETTRE, LE LIVRE, ET LE PAQUET DE CIGARETTES* J'IRAI VOUS OUVRIR LA GORGE POUR VOUS LES FAIRE RENDRE[4]. » ; après la signature, il mélangea le vouvoiement et le tutoiement : « Je suis votre irréconciliable ennemi / Rapporte le paquet et l'héroïne pourceau ou je te brûle à jamais[5]. » Le lendemain, il poursuivit dans l'insulte et la menace : « TU COMMENCES À ME FAIRE CHIER AVEC LES HISTOIRES DE DIEU. DIEU C'EST MOI ET TU N'AS JAMAIS ÉTÉ QU'UNE MERDE PRÉTENTIEUSE ET LA MERDE D'UN PETIT CHIEN : FOUKS LE CHIEN[6] ! » ; l'*explicit* de la lettre se passe de commentaire : « [...] JE T'AI BRÛLÉ HIER QUAND TU ÉTAIS PLACE DU THÉÂTRE FRANÇAIS ET QUE TU M'Y AS LANCÉ DES ENVOÛTEMENTS DE DÉSESPOIR, AVANT DE TE FAIRE ENCULER PAR DES SPECTRES DE GROGNARDS. / LA LETTRE D'ANNE MANSON, LE LIVRE ET LE PAQUET DE CIGARETTES, ET VITE / VOLEUR[7]. »

---

[1] « Lettre au docteur Fouks, HP de Ville-Évrard (6 juin 1939) », *ib.*, p. 230.

[2] *Ib.*, p. 231.

[3] « Lettre au docteur Fouks, HP de Ville-Évrard (9 juin 1939) », *ib.*, p. 239. On ne sait pas si l'interne haïssait son patient, mais Antonin Artaud avait dû ressentir qu'il n'intéressait pas son médecin qui, de son côté, simulait une « amitié » : *in fine*, cela arrangeait leurs affaires et ils se supportèrent jusqu'à la mobilisation de Fouks.

[4] « Lettre au docteur Fouks, HP de Ville-Évrard (16 juin 1939) », *ib.*, p. 261.

[5] *Ib.*, 262.

[6] « Lettre au docteur Fouks, HP de Ville-Évrard (17 juin 1939) », *ib.*, p. 262.

[7] *Ib.*, p. 263.

Dans une autre lettre, Antonin Artaud introduisit une variante dans les menaces et les insultes ; notamment, il reprit le même nombre d'années que dans une lettre précédente (« 439 milliards d'années » : pourquoi ce nombre entier premier ?) : « *FOUKS*, TU RENDRAS, *TU RAPPORTERAS ICI TOI MÊME LE* PAQUET, LE LIVRE ET LA LETTRE *D'ANNE MANSON*, DUSSÈS JE [*sic*] METTRE 439 MILLIARDS D'ANNÉES À TE FAIRE TRANSPIRER DE TORTURES COMME LA NUIT DERNIÈRE JE T'AI TRAÎNÉ DERRIÈRE MOI EN TE *CROCHETANT* PAR LES CAVITÉS DES YEUX MA HAINE POUR TOI NE SERA JAMAIS ASSOUVIE[1]. » ; puis, après la signature :

> L'HÉROÏNE DE MANSON N'EST [PAS] POUR TOI JEUNE MERDEUX ! ELLE EST POUR MOI PARCE QUE JE SUIS TOUT ET QUE TU N'ES RIEN. / VOUS AUREZ CETTE NUIT LA PLUS EFFROYABLE CATASTROPHE COSMIQUE QUE L'ÉTERNITÉ AIT JAMAIS VUE, ET VOUS SEREZ TOUS TROP BÊTES POUR VOUS EN SOUVENIR DEMAIN MATIN. IL EST VRAI QUE VOUS AUREZ SOUFFERT SI LONGTEMPS (439 milliards d'années)[2].

Antonin Artaud mêlait donc souvent l'insulte et la violence à son délire comme on peut à nouveau le voir dans cet extrait d'une lettre (signée « Antonin Artaud Dieu / Le Néant »), truffée de références hétéroclites, écrite en lettres capitales ; destinée à son ami Balthus afin qu'il ne revînt pas le voir : il fut ainsi remercié – mais cela doit être de l'humour – d'une visite à l'HP de Ville-Évrard que, *a priori*, il ne fit pas :

> SERF TU ES, MON SERF. TU N'ES DEVANT MOI QUE L'OMBRE D'UN MORPION, TA GUEULE EST VERTE ET PUANTE COMME TA SUEUR ET TU ES NÉ TOI-MÊME DE LA SUEUR DE MIKAËL ARCHANGE[3] *SUR LEQUEL JE CHIE* EN STUPRE AVEC ANONAÏ[4] ET DE CE STUPRE EN COLLAPSUS AVEC LE CUL, LE MAL ET LA MERDE EST NÉ KRISHNA-VICHNOU QUI TE FIT, COMME L'ANTI-STROPHE[5] DE SONIELA, LAQUELLE ENVOYA UNE OMBRE *SUR* TA NAISSANCE.
> […]

---

[1] « Lettre au docteur Fouks, HP de Ville-Évrard (24 juin 1939) », *ib.*, p. 272.

[2] *Ib.*

[3] « Dans la tradition chrétienne et juive, Michel (en hébreu, *mi-ka-El*, "qui est comme Dieu ?") est le plus grand des anges, lesquels sont classés selon une hiérarchie ordonnée. Le Livre de Daniel est le seul livre de l'Ancien Testament qui le connaisse (X, 13, 21 ; XII, 1) ; Michel y apparaît avec les fonctions et les qualités principales — qu'il conservera dans toute la littérature apocalyptique, à laquelle il est très cher — de représentant, de patron et de protecteur d'Israël […]. » André PAUL, « MICHEL, saint, archange », DVD *Encyclopædia Universalis*, 2014.

[4] En hébreu ancien (« mon maître), Anonaï est « un des noms de Dieu dans la Bible » (Émile Littré).

[5] Antistrophe : « Dans la métrique antique, seconde stance du chœur lyrique, contrepartie de la strophe (dans la triade *strophe, antistrophe, épode*). », *Le Grand Robert*, 2014. Quant au personnage (?) de Soniela, il n'a pas été identifié mais ont été trouvées quelques traces de ce rare prénom (qui existe aussi comme patronyme entre autres dans les Balkans). Il devrait s'agir d'un dérivé de Sonia, Sophia en grec (*Σοφία*), la sagesse.

> COMME J'AI FAIT SAUTER PARIS L'AUTRE SEMAINE J'AI FAIT SAUTER L'AGARTHA[1] CET APRÈS-MIDI, ET JE VOUS CARBONISERAI DANS LA MERDE TOI ET TES AGARTHIENS CETTE NUIT, SI VOUS AVEZ LE MALHEUR DE REVENIR ICI. VOUS N'AUREZ JAMAIS À RECEVOIR DE MOI QUE DES COUPS PARCE QUE JE N'AIME PAS LES CHOSES SALES ET JE N'AURAI JAMAIS RIEN D'AUTRE À AVOIR AVEC VOUS QUE LES COUPS QUE JE FERAI PLEUVOIR SUR VOUS[2].

Antonin Artaud n'était décidément pas avare d'insultes à l'encontre de son « cher ami » Léon Fouks (qu'il prénomma à plusieurs reprises « Jean ») :

> Dr FOUKS TU N'ES QU'UN BAS POURCEAU, JE CHIE SUR TA GUEULE DE CON IGNARE ET NON ÉCLAIRÉ CAR TOUT COMME LUBSANSKY TU AS VOULU PÉTER PLUS HAUT QUE TON CUL DANS CETTE AFFAIRE, ET TON CUL EST PUANT CAR TU BAISES TROP.
> ET MAINTENANT JE TE DONNE UN ORDRE !
> APPORTE-MOI ~~CE SOIR~~ CET APRÈS-MIDI LES PAQUETS DE CIGARETTES CONTENANT L'HÉROÏNE D'ANNE MANSON QUI EST *POUR MOI*, ET ÇA NE TE REGARDE PAS OU JE TE FAIS TRONÇONNER CETTE NUIT MÊME ET JE LAISSE TON CADAVRE EXPOSÉ SUR UN POTEAU ICI MÊME POUR QUE TOUT L'ASILE LE VOIE DEMAIN.
> *À TOUT À L'HEURE*[3].

Voici un large extrait de la lettre à André Gide que le docteur Fouks a eu la mauvaise idée de « retenir » (de voler) ; en effet, cela dénote un manque de culture de cet interne qui ignorait que Gide aurait tant aimé recevoir une telle lettre d'injures, *a fortiori* d'Antonin Artaud qu'il aimait beaucoup (il en aurait pleuré de rire et de joie) :

> BOUGRE DE SALE VIEUX MASTURBATEUR TU ES VENU CE MATIN DANS MA CHAMBRE À LA SUITE DE DEUX PUTAINS [...], ME REFAIRE LE COUP DE LA PLANCHE [*sic*] BLANCHE AVEC JAQUES [*sic*] RIVIÈRE EN 1925,
> ÇA N'A PAS COLLÉ ET ÇA NE COLLERA PLUS PARCE QUE TU ES DÉCOUVERT.
> ECRIVAIN PLAGIAIRE DE SALAUD SANS IDÉES, QUE TU ES, TU AS TOUJOURS ESBROUFFÉ [*sic*] TOUT LE MONDE AVEC TON ~~SA~~ STYLE, MAIS C'EST ARTHUR RIMBAUD QUI T'AS APPRIS À ÉCRIRE ET QUI A

---

[1] « [...] L'Agarttha (ce nom s'écrit parfois, selon les textes, Agartha, Agarthi, Agardhi ou encore Asgartah) est une immense étendue située sous la surface de la Terre, un véritable pays composé de villes reliées les unes aux autres, un monde dépositaire de connaissances extraordinaires ; il abrite le détenteur d'un pouvoir suprême, le Roi du monde, que ses facultés prodigieuses mettent en mesure d'influencer tous les événements du globe. » Umberto ECO, *Histoire des lieux de légendes,* Paris : Flammarion, 2013 (480 p.), p. 375.

[2] « Lettre à Balthus, HP de Ville-Évrard (01/07/1939) », *Œuvres*, *op. cit.*, p. 861.

[3] « Lettre au docteur Fouks, HP de Ville-Évrard (05/07/1939) », *Lettres 1937-1943*, *op. cit.*, p. 302.

ÉCRIT D'AILLEURS LES CAHIERS D'ANDRÉ WALTER QUE TU AS SIGNÉS DE TON NOM DE CON.
CAR TU N'AS JAMAIS ÉTÉ QU'UN VIEUX CON INCISIF À FORCE DE MÉCHANCETÉ ET DE BAVE RENTRÉE. ARTHUR RIMBAUD NE T'A PAS PASSÉ MAIS TU LUI AS VOLÉ UN SECRET DE MAGIE TRANSCENDANTALE ET C'EST TOI QUI ES AU FOND DE L'INFERNALE HISTOIRE QUI A DÉSESPÉRÉ CE GÉNIE.
ET C'EST AVEC CE SECRET QUE TU FAIS SEMBLANT DEPUIS CINQUANTE ANS QUE TU PUES L'URINE NAUSÉABONDE ET LE RANCE DE TES DENTS CARIÉES PAR TROP DE 69 AVEC DES HOMMES (ET DES FEMMES AUSSI, TU ES TROP VIEUX ET TU NE CHOISIS PLUS)
[...]
TU ES VIDE, GIDE. VA-T-EN[1].

En se faisant ordurier et menaçant, Antonin Artaud espérait-il quelque chose des deux lettres suivantes, envoyées le même jour respectivement aux docteurs Fouks et Menuau ? De guerre lasse, par exemple, obtenir sa libération ? « Démerdez-vous et grouillez-vous pour m'apporter les paquets d'héroïne d'Anne Manson (dûment cachetés et authentifiés) parce que mes mains commencent à me démanger Dr Fouks si votre queue vous démange à force de baiser avec Cécile Schramme et Sonia Mossé, – Nina Braün / Je vous attends[2]. » ; « Vous êtes un assassin. Et il faut vous décider à démissionner car moi je vais me décider à vous foutre sur la gueule à l'heure de la visite [. Q]uand aux [*sic*] malades d'ici il n'y a qu'à les faire évacuer. Vous m'avez trop emmerdé avec vos envoûtements et vos mensonges Dr Menuau et vous avez assassiné mon amie Anne Manson le dimanche 21 mai 1939. [écrit dans la marge] Si mon langage ne vous plaît pas vous n'avez qu'à emmener ici 50 camisoles de force, on s'expliquera[3]. »

Dans la même veine délirante et violente, voici l'extrait d'un « Avis joint » à une lettre au docteur Fouks où il lui demandait d'aller lire ledit « Avis joint » publiquement au Dôme. Était jointe à la fin du texte une longue liste de quarante-quatre initiés (*mutatis mutandis* toujours les mêmes), non reproduite ici :

AUX MASSES
JE SUIS VOTRE IRRÉCONCILIABLE ENNEMI.
J'AI FAIT UN MILLION SEPT CENT MILLE MORTS DANS PARIS AU COURS DES CINQ DERNIÈRES SEMAINES ÉCOULÉES.
[...]

---

[1] « Lettre au docteur Fouks, HP de Ville-Évrard (05/07/1939) », *Lettres 1937-1943*, *op. cit.*, pp. 310-311. André Gide fut la première personne qu'Antonin Artaud, libéré, visita lors de son retour à Paris.
[2] « Lettre au docteur Fouks, HP de Ville-Évrard (19/07/1939) », *ib.*, p. 319. Antonin Artaud avait déjà fait allusion à Nina Braün dans des lettres précédentes. D'après l'éditrice de ces lettres, elle était « d'origine autrichienne, amie de Sonia Mossé et de Cécile Schramme, habituée des cafés de Montparnasse, notamment du Dôme. Déportée, elle mourut dans un camp d'extermination » (*in* « Personnes citées », *ib.*, p. 472).
[3] « Lettre au docteur Menuau, HP de Ville-Évrard (19/07/1939) », *ib.*, p. 320.

> J'AI FAIT SAUTER SEPT FOIS LES CLAVICULES SOUTERRAINES DU DÔME, ET VOUS N'AVEZ PAS MÊME SÛ [*sic*] BRÛLER LES NOYÉS QUE JE VOUS AVAIS FAITS. –
> VOUS AVEZ VÉCU DEPUIS LORS SOUS LA DICTATURE EXCLUSIVE DES SPECTRES QUI VOUS ONT FAIT CROIRE QU'ILS RAPPELAIENT VOS MORTS ET QU'ILS AVAIENT RELEVÉ VOS MAISONS.
> J'AI DÉJÀ BRÛLÉ TROIS FOIS LES HALLES CES JOURS DERNIERS.
> ET J'AI DÉCIDÉ DE NE PLUS VOUS LAISSER VIVRE JUSQU'À CE QUE VOUS M'AYEZ LIVRÉ ICI LES INITIÉS DONT LA LISTE SUIT[1].

Très en verve, Antonin Artaud inventa un nouvel envoûtement : « LES EFFROYABLES ENVOÛTEMENTS GIVRÉS EN SUCION POLAIRE[2]. » Par ailleurs, il se fit menaçant, mais cela ne devait guère impressionner son destinataire : « [...] JE SENS QUE JE VAIS ÊTRE SAISI DEMAIN OU APRÈS-DEMAIN D'UN DE CES ACCÈS DE COLÈRE IRRÉSISTIBLES QUI FONT QUE JE FAIS VOLER LES PORTES EN ÉCLATS, QUE JE PULVÉRISE LES MAISONS ET LES ARBRES ET QUE JE METS EN DÉROUTE DES ARMÉES / ET ÇA VOUS PEND AU NEZ POUR DEMAIN SAMEDI[3]. »

Il avait cessé d'écrire aux autorités mais il le refit dans une lettre au Procureur de la République en dénonçant « cet internement arbitraire qui est le [sien][4] » et les affaires d'envoûtements et d'assassinats.

Antonin Artaud introduisit un nouveau groupe humain, les « avant-nés », un hapax : « CE REPAS A EU LIEU EN 1937 AVEC DES AVANT-NÉS ET TOUS CEUX QUI Y PARTICIPERONT CE SOIR DEVIENDRONT IMMÉDIATEMENT DES NÉS-DE-LA-SUEUR ET L'ILLUSION VÉCUE Y LAISSERA DES TRACES RÉELLES[5]. »

Toutes les lettres qui suivent dans ce corpus des lettres d'internement de 1939 sont en majeure partie adressées au docteur Fouks et dans chacune d'elles, Antonin Artaud réclamait infatigablement le sachet d'héroïne glissé dans un paquet de cigarettes, retenu par l'administration. Dans une lettre non datée mais qui contenait « un petit mot » que l'auteur demandait au docteur Fouks de lire aux initiés, daté du 4 août 1939, il ne s'agissait soudain plus d'un paquet d'héroïne *mais de deux*. Le lendemain, il adressait au directeur de l'hôpital, qu'il détestait, une lettre, bien sûr retenue par Léon Fouks[6] : « [...] JE CHIE SUR TES CAMISOLES DE FORCE, TES CHANGEMENTS DE QUARTIER ET TES TRANSFERTS. JE CHIE SUR LES REGLEMENTS INTERIEURS DE L'ASILE. ET SUR TON

---

[1] « Avis aux masses, HP de Ville-Évrard (20/07/1939) », *Œuvres*, *op. cit.*, p. 862.
[2] « Lettre au docteur Fouks, HP de Ville-Évrard (21/07/1939) », *Lettres 1937-1943*, *op. cit.*, p. 324.
[3] *Ib.*, pp. 324-325.
[4] « Lettre au procureur de la République, HP de Ville-Évrard (23/07/1939) », *ib.*, p. 325.
[5] « Lettre au docteur Fouks, HP de Ville-Évrard (23/07/1939) », *ib.*, p. 329.
[6] Malgré l'antipathie que peut inspirer cet interne, bien sûr pour avoir volé les lettres d'Antonin Artaud, le fait qu'il ne remît pas certaines lettres à ses collègues et ne les reversât pas dans le dossier du malade comme il se doit, pourrait, à sa décharge, s'interpréter comme une manière de protéger le malade de l'équipe soignante.

ADMINISTRATION DE POURCEAUX VOLEURS, ET SUR TES MEDECINS ASSASSINS, TOUS. [Après la signature] P.S Si tu as des couilles au cul viens ici t'expliquer avec moi [...][1]. »

Très en verve en cet été 1939, il déclara au docteur Fouks : « [...] Vous êtes devenu fou, Dr Fouks ! Et à toutes ces vomissures de spectres que j'ai rejetés de moi et qui vous tétanisent tous, voilà que s'est ajouté hier un revenant du nom d'Harbiri, lequel ne vaut même pas la fleur de lys qui fut imprimée un jour sur son cul de pute pour qu'on le reconnaisse entre les enculés. Exécutez-vous ou, moi, *je vous exécute*[2]. » Il termina sa lettre en lettres majuscules (et, par manque de place en marge des pages 2 et 1) :

> ON NE M'AURA JAMAIS / DR FOUKS. ET JE VOUS BRÛLERAI VOUS COMME AMI FÉLON, ENVOÛTEUR ET TRAÎTRE [...] JUSQU'À CE QUE VOUS M'AYIEZ [*sic*] APPORTÉ ICI LES *DEUX* (JE DIS *DEUX*) PAQUETS D'HÉROÏNE PRÉPARÉS PAR ANNE MANSON ET INTRODUITS DANS DEUX PAQUETS DE CIGARETTES ET QUI EXISTENT PUISQUE C'EST MOI QUI LES AIT FAIT PRÉPARER, QUE JE LES AI VUS [...][3].

Il ne voulait sans doute pas perdre la main et après avoir écrit une semaine auparavant une lettre au préfet Langeron, il se paya dans celle-ci la tête du président de la République : « J'AI DONNÉ HIER SOIR A DALADIER L'ORDRE DE DÉMISSIONNER. ET J'EXIGE QUE TA DEMISSION SUIVE IMMEDIATEMENT LA SIENNE. JE NOIERAI PARIS DANS LE FEU ET LE SANG JUSQU'À CE QUE CET ORDRE SOIT OBEI ET QUE VOUS SOYIEZ [*sic*] TOUS PARTIS POUR DES CAMPS DE CONCENTRATION[4]. »

Cependant, le destinataire principal restait le docteur Fouks, à qui il ne cessait d'adresser la même revendication lancinante :

> VOUS AVEZ EU HIER QUELQUES PETITS ENNUIS. VOUS AVEZ ÉTÉ ATTAQUÉ PAR DES RATS QUI VOUS ONT MANGÉ LE SEXE : *C'EST MOI QUI VOUS LES AI ENVOYÉS* DR FOUKS ET JE VOUS AI EN PLUS BRÛLÉ ET REBRÛLÉ.
> Et il ne faut pas me demander de pitié à moi.–
> SI VOUS NE ME RAPPORTEZ PAS ICI LE 2 PAQUETS DE CIGARETTES CONTENANT DE L'HÉROÏNE ET *DÛMENT AUTHENTIFIÉS* JE VOUS

[1] « Lettre au docteur Gayès, HP de Ville-Évrard (23/07/1939) », *ib.*, p. 339.
[2] « Lettre au docteur Fouks, HP de Ville-Évrard (07/08/1939) », *ib.*, p. 340. Nous n'avons pas trouvé qui était Harbiri (prénom, voire patronyme, d'origine indienne semble-t-il).
[3] *Ib.*, p. 341.
[4] « Lettre au président Albert Lebrun (1871-1950), HP de Ville-Évrard (14/08/1939) », *ib.*, p. 349. Si la locution « camps de concentration » renvoie aujourd'hui aux camps nazis, ces camps ont été une triste invention humaine du début du XXe siècle. Il en existait sur le territoire français (on les appelait « camps d'internement »). Par exemple, Arthur Adamov fut interné en 1938 au camp de concentration d'Argelès-sur-Mer où l'on entassa les Républicains espagnols ayant fui le fascisme. Par ailleurs, Antonin Artaud devait savoir que des camps de concentration avaient été ouverts par les nazis en Allemagne dès 1933 pour y interner la population « défaillante ».

METS EN MORCEAUX AVEC LES FEUX QUE JE LANCE D'ICI SUR TOUT LE MONDE DONT ET QUI VOUS FRAPPERONT AVEC UNE MALIGNITÉ TOUJOURS ACCRUE.
Tant que je n'aurai pas pris d'héroïne vous ne pourrez plus vivre, ET C'EST L'HÉROÏNE D'ANNE MANSON QU'IL ME FAUT : *JE VOUS ATTENDS* [1].

Changement de stratégie ? Réaction sentimentale au départ du docteur Fouks ? Toujours est-il que les lettres aux soignants de l'HP de Ville-Évrard se tarirent (seulement quatre lettres retrouvées jusqu'à son départ pour Rodez) au profit de lettres à ses relations artistiques, essentiellement. On ne note pas de changement pertinent dans ces missives que l'on peut toujours qualifier de délirantes : Antonin Artaud y mettait systématiquement en scène des personnages réels (et souvent le destinataire de la lettre) dans des situations extraordinaires, en donnant moult détails (dates, lieux, horaires) comme si cette pléthore épuisante accréditait ses dires, toujours la même rhétorique. Pas de doute, ses correspondants devaient croire qu'il était bel et bien fou.

Il se plaignit dans une lettre qui parvint au poète Monny de Boully (1904-1968) de l'action charnelle des initiés à son encontre, un des grands thèmes de son délire et dont des exemples ont déjà été donnés : « [...] Je ne puis en attendant de sortir demeurer sans secours exposé aux coups et aux manœuvres de magie obscène des Initiés abominateurs [*sic*] de Satan qui cernent Ville-Évrard et me tiennent prisonnier de leurs chaînes depuis plus d'un an et demi que la bataille dure [...]. » ; « Chaque nuit mon lit est amené dans un centre "initiatique" !!! différent et j'y subis quelques mutilations de plus et me réveille chaque matin un peu plus asphyxié et titubant avec des grappes de femmes suspendues à mon cou, à ma tête, à mon ventre, à mes membres, et des légions de démons enfants et femmes qui déferlent sur moi en ondes et par courants[2]. »

Le même jour, il écrivit au fidèle Roger Blin (qui le visita plusieurs fois) en introduisant dans sa lettre l'idée d'un départ avec ses amis, idée qu'il reprendra ultérieurement : « Quand je partirai vous êtes de ceux que je veux emmener avec moi hors de ce monde de misères avec les quelques rares amis que je me suis connus autrefois et dont quelques-uns sont déjà venus me voir ici. – Mais je suis trop malade et sans forces pour frayer un chemin aux Mages et je ne puis demeurer ici sans abri contre la torsion épouvantable du Péché[3]. » Dans cette lettre à Génica Athanasiou parvenue à sa destinataire, il réitéra cette idée de départ : « Il ne faut pas attendre jusqu'à la semaine prochaine, Génica, pour chercher et pour trouver car je ne crois pas que les Bohémiens attendent jusqu'à l'autre semaine

[1] « Lettre au docteur Fouks, HP de Ville-Évrard (23/08/1939) », *ib.*, p. 354.
[2] « Lettre à Monny de Boully, HP de Ville-Évrard (09/11/1940) », *Œuvres*, *op. cit.*, p. 864.
[3] « Lettre à Roger Blin, HP de Ville-Évrard (09/11/1940) », *Lettres 1937-1943*, *op. cit.*, p. 392. Cette lettre a dû être envoyée (ou remise) à son destinataire.

pour venir me chercher ici. Et la question se pose et de façon urgente de partir, et de quitter ce côté du monde et je vous invite à partir avec moi[1]. »

Bien que l'extrait suivant d'une lettre à Jean Paulhan de novembre 1940 eût pu figurer dans le chapitre VI consacré aux narcoleptiques, il montre avec plus d'acuité que dans l'extrait précédent, cet acharnement charnel ininterrompu et cruel dont il se vivait victime et dont la conséquence majeure était que cet état de souffrance risquait de le faire basculer dans le « Mal » (entendre bien sûr pensées salaces, masturbation, voire rapports sexuels) ; on remarquera au passage ce qu'on peut interpréter comme une rouerie d'Antonin Artaud qui dramatisait et hyperbolisait son propos pour apitoyer son correspondant afin qu'il lui apportât son narcotique viatique (après trois ans d'hospitalisation et de sevrage forcé, il avait toujours tout d'un toxicomane invétéré ; six mois plus tard, il réitèrera le même stratagème dans deux lettres à Anie Besnard écrites le même jour, le 26 juin 1941) :

> [...] Vous ne pouvez pas me laisser ici en proie aux larves des damnés qui me mutilent chaque nuit un peu plus la tête et dont le défilé incessant me mange le ventre et l'anus nuit et jour au prix pour moi du plus affreux tourment. – Il me faut de *l'héroïne*, Jean Paulhan, et il m'en faut *à tout prix*, et tout de suite pour me mettre à l'abri des envoûtements du Mal et du Péché et pour me tirer de cet état de souffrance affreuse, qui est impie et qui va finir par devenir lui-même un Péché. Venez me voir sans attendre un jour de visite car je ne peux absolument plus attendre et vous avez vu par vision que toutes les cavernes de l'enfer étaient maintenant ouvertes et que le Mal avait tout gagné[2].

On imagine la tête de Jean Paulhan (qui avait financé au moins deux cures de désintoxication de son protégé) à la réception d'une telle lettre (mais l'a-t-il seulement reçue ?). Antonin Artaud savait très bien que Jean Paulhan, malgré toute l'indéfectible amitié qu'il lui témoignait, ne lui aurait jamais apporté d'héroïne.

Dans une lettre datée du même jour que la précédente et adressée à Yvonne Gilles (une peintre qu'il avait rencontrée à Divonne-les-Bains en 1917 et avec qui il avait continué de correspondre), il mit en scène les Bohémiens (qui tournaient autour de l'hôpital sans pouvoir parvenir jusqu'à lui) et surtout, il lança l'idée qu'il allait développer par la suite (déjà introduite dans la lettre ci-dessus à Roger Blin), à savoir que l'on partît avec lui. Les Bohémiens, ils sont à nouveau présents dans cette lettre adressée à Génica Athanasiou. Le poète expliquait : « Pour que les Bohémiens entrent en *nombre* dans ce monde-ci comme on passe de bateau à quai il me faut de l'héroïne pour leur ouvrir toutes les portes occultes et faire sauter les envoûtements de Satan qui les retiennent dehors et me retiennent prisonnier ici[3]. »

---

[1] « Lettre à Génica Athanasiou, HP de Ville-Évrard (10/11/1940) », *ib.*, p. 395.

[2] « Lettre à Jean Paulhan, HP de Ville-Évrard (17/11/1940) », *Œuvres*, *op. cit.*, p. 865.

[3] « Lettre à Génica Athanasiou, HP de Ville-Évrard (24/11/1940) », *Lettres 1937-1943*, *op. cit.*, p. 407. Cette lettre est parvenue à sa destinataire.

On remarquera dans la lettre qu'il envoya à André Breton (l'a-t-il reçue ?) le même jour que celle envoyée à Génica, lettre qui reprenait les grands thèmes du « délire » (avec les récents venus dans l'épopée, les Bohémiens « qui étaient mardi soir au Palais de justice et qui l'ont incendié après avoir massacré les juges ») et se terminait par une supplication pour qu'on lui apportât de l'héroïne, il fit une allusion à l'Occupation allemande : « Le mal a fait donner toutes ses forces et la Gestapö [*sic*] aussi bien que la police française bannissent *l'héroïne* pour m'empêcher de retrouver mes forces et me maintenir ici prisonnier dans le désespoir et la douleur[1]. » Il y fit à nouveau allusion dans cette lettre adressée au docteur Toulouse et, pour le coup, avec une grande lucidité, bien qu'il parlât des démons : « Vous savez qu'ils [les démons] sont tous autour de Ville-Evrard de tous les côtés de la terre et qu'ils ne prennent même plus la peine maintenant de se dissimuler, bien qu'ils fassent répondre par la voie des services de la Préfecture ou de la gestapo que je suis un héroïnomane qui a besoin de vider ses poisons et que ma *gesticulation* risquerait de me faire arrêter de nouveau si on me remettait en liberté[2]. » La lettre s'achevait, après la signature, de cette manière : « […] L'heure est venue pour nous tous de quitter ce monde et de partir avec les Bohémiens[3]. » Dans l'idée de partir en groupe (sans doute escorté par les Bohémiens, c'est plus théâtral), il termina ainsi sa lettre au galeriste Daniel-Henry Kahnweiler (comme si ce patronyme n'était pas assez difficile à écrire, Antonin Artaud, qui écorchait souvent les noms propres, rajoutait un « h » après le « w ») : « Et je ne doute pas que dès le reçu de cette lettre vous ne balancerez pas une minute pour tout quitter et me suivre avec toute votre famille, et que vous allez venir me voir tout de suite comme on vient voir un ami malade avec qui l'on va partir pour un voyage définitif[4]. » Dans cet extrait d'une lettre au comédien Alain Cuny (à qui il adressa plusieurs lettres pendant son internement), il introduisit une métaphorique membrane (que l'on retrouvera en aval) et surtout cette vision d'une ville qui « repousserait » d'elle-même après avoir été détruite :

> J'ai une armée de démons Cuny, qui ~~ont~~ me mangent jour et nuit les testicules et le monde entier les a vus sortir avec mon sang, et qui ont fait de tout mon corps une plaie. Tout le monde ne les sent pas mais ils gagnent de plus en plus sur le principe de mon essence et peu à peu tout ce qui est bon parmi les bons sentira en soi cette épouvantable gangrène non comme l'agression d'un jour mais comme la plaie de toute vie possible.
> Chaque soir Paris est détruit et chaque nuit en grattant et en faisant sauter la membrane de mon existence le Mal fait ressortir les maisons et rétablit tant bien que mal une figure approximative de Paris et rares sont ceux qui remarquent que tout de même chaque jour sa figure est un plus corrodée[5].

---

[1] « Lettre à André Breton, HP de Ville-Évrard (24/11/1940) », *ib.*, p. 410.
[2] « Lettre au docteur Toulouse, HP de Ville-Évrard (13/12/1940) », *ib.*, p. 416.
[3] *Ib.*
[4] « Lettre à Daniel-Henry Kahnweiler, HP de Ville-Évrard (14/12/1940) », *ib.*, p. 416.
[5] « Lettre à Alain Cuny, HP de Ville-Évrard (29/12/1940) », *ib.*, pp. 425-426.

Parmi les lettres retrouvées, deux d'entre elles, dont on ne sait si elles sont parvenues aux destinataires (Annie Besnard, le 11 janvier et René Thomas, le 2 mars 1941), sont signées Nanaqui (petit nom déjà rencontré en amont) : c'était la première fois qu'Antonin Artaud envoyait une lettre depuis l'hôpital ainsi signée. Dans la lettre à René Thomas, christique, il écrivait : « Je sortirai d'ici *en tuant* mais je sortirai tout de suite car nous n'en pouvons plus de sacrilèges et d'horreurs. Je mourrai d'ailleurs en sortant mais c'est là que je serai enfin libre car je ne veux pas rester une heure de plus *emprisonné* ici et ma mort vous donnera à tous la Vie Eternelle[1] ».

Il décrivait là la posture adoptée par les terroristes kamikazes qui ne craignent pas la mort (appelée pour des raisons diverses) qui les frappera au moment de leur passage à l'acte. Mais c'était bien dans la symbolique chrétienne qu'Antonin Artaud inscrivait sa geste. D'ailleurs, il demanda à Annie Besnard, dans une lettre de juillet 1941 dont on ne sait si elle l'a reçue, de lui apporter trois livres de Victor Hugo (1802-1885), *Dieu*, *La Fin de Satan* et *Choses vues*, trois livres posthumes : les deux premiers sont des recueils de poèmes dont les titres sont explicites et le troisième une sorte de journal. Il lui disait de ne se « sépare[r] à aucun prix des troupes de Marie Mère de Dieu » et ajoutait : « Pour moi, vous êtes le THUMIM [*sic*], et rien d'autre [...][2]. » On peut remarquer que les lettres écrites recèlent de plus en plus de références explicites aux Écritures.

C'est précisément parce qu'il s'agit d'une lettre complètement « normale », qui tranche avec toutes les lettres délirantes, qu'elle tient toute sa place dans les écrits de délire du poète. Elle avait pour destinataire le médecin pour qui Antonin Artaud a éprouvé des liens quasi filiaux, en tous cas extrêmement amicaux, le docteur Toulouse (la formule d'appel était d'ailleurs « Mon très cher ami[3] », même s'il en usait très fréquemment dans ses missives aux médecins). Cette lettre démontre, une fois de plus, qu'Antonin Artaud contrôlait son délire. Mais sur le plan médical, on peut aussi considérer que le délire n'était pas permanent et que le malade était sujet à des *épisodes* hallucinatoires (mais dans cette hypothèse, on peut trouver curieux qu'il n'écrivît que lors d'épisodes délirants).

---

[1] « Lettre à René Thomas, HP de Ville-Évrard (02/03/1941) », *ib.*, p. 428.

[2] « Lettre à Annie Besnard, HP de Ville-Évrard (13/07/1941) », *ib.*, p. 436.

L'Urim et le Thummim : « Pierres ou objets sacrés que les Hébreux employaient pour connaître le sort, et qui faisaient partie du pectoral du grand prêtre. » Claude AUGÉ (dir.), *Larousse universel en 2 volumes*, vol. 2, Paris : Librairie Larousse, 1923, p. 1176.

Pour en savoir plus, notamment sur les douze pierres qui composaient le Thummim, il faut lire l'ouvrage de l'historiographe romain, de confession juive, originaire de Judée, Flavius JOSÈPHE (*circa* 37- *circa* 100), *Les Antiquités juives*.

[3] « Lettre au docteur Toulouse, HP de Ville-Évrard (28/10/1941) », *Lettres 1937-1943*, *op. cit.*, p. 439. Aucun extrait n'est proposé car la lettre, sur un mode discursif, est structurée au cordeau, et il aurait fallu la reproduire *in extenso*. Par ailleurs, la missive est-elle parvenue à son destinataire ? Elle était accompagnée d'une autre lettre qu'Antonin Artaud demandait au docteur Toulouse de remettre à son cousin Joseph Nalpas. Dans celle-ci, il invitait Joseph à venir le visiter « de nuit comme de jour avec toute [sa] famille » (*ib.*, p. 440).

Dans une lettre non datée de 1941, que l'éditrice des *Lettres 1937-1943* a estimé écrite en novembre, on constate qu'Antonin Artaud signa Antonin Nalpas : on peut partager ce choix éditorial car les lettres suivantes, datées, seront signées de ce patronyme. Dans ce courrier adressé à l'épouse de Jean Paulhan (qu'il appelle Jeanne alors qu'on la prénommait Germaine, son vrai prénom étant Sala), il réclamait de l'argent et de la nourriture. Juste avant la signature, il prenait congé ainsi : « Je vous embrasse, vous et Denys[1]. » C'est que, à ses yeux, Jean Paulhan n'était autre que le célèbre *Denys l'Aréopagite (circa fin Ve - début Ve s.).*

Dans la lettre qu'il adressa à sa mère en mars 1942, retenue par l'administration, toute la première partie (qui porte sur une demande pathétique de nourriture), est « normale » mais, soudainement, elle dérape :

> Vous m'avez envoyé il y a quelques semaines quelques chocolats pralinés, vous devez avoir le moyen d'en trouver d'autres et en plus grande quantité, et au besoin glissez la pièce à un marchand pour qu'il vous en passe une trentaine et ensuite exécutez-le. C'est ainsi qu'il faut agir, Euphrasie, car tous vos fournisseurs sont des démons qui mettent toute leur mauvaise volonté à vous empêcher de me nourrir et ils en sont parfaitement conscients et se concertent entre eux dans ce sens[2].

Avait-il appris la mort de celui qui fut son ami (et qu'il a pourtant tellement vilipendé dans ses lettres de délire), le 10 juillet 1942 à Montpellier, mort d'avoir trop mangé pendant que lui se mourrait d'inanition[3] ? Il n'en fait pas état.

Dans cette lettre au Préfet de la Seine reproduite *in extenso*, on voit comment Antonin Artaud parvenant à envoyer une lettre presque cohérente (même s'il donne du cher ami à ce fonctionnaire méprisable qui ne leva pas le petit doigt en faveur des malades des hôpitaux psychiatriques) mais l'auteur, en signant « Antonin Nalpas » compromettait les chances que son courrier fut pris au sérieux. Des exemples ont été donnés de cette attitude déconcertante d'Antonin Artaud qui mélangeait des propos sensés à des propos insensés : communication paradoxale semant le doute sur sa maladie mentale, sauf pour les psychiatres (« À maintenir »…) ; par ailleurs, ce faisant, il s'ôtait sciemment la perspective d'une libération dans le contexte psychiatrique de l'époque, qui proscrivait, hors les murs asilaires, le droit au délire (mais ce droit au délire n'est-il pas toujours entravé aujourd'hui ?).

---

[1] « Lettre à Jeanne [sic] Paulhan, HP de Ville-Évrard (s. d., nov. 1941 ?) », *ib.*, p. 444.

[2] « Lettre à Euphrasie Artaud, HP de Ville-Évrard (23/03/1942) », *ib.*, p. 453.

[3] René Allendy écrivait le 17 février 1942 : « C'est sans doute ici, au seuil de la mort, que cesse le voile d'illusions qui nous a fait croire à nous-mêmes. Il faudra nous dissoudre dans les grandes eaux grisâtres, sous le ciel sans illusions. […] Il me semble que je suis à la lisière du paysage où ce désir s'éteint [a]. »

[a] René ALLENDY, *Journal d'un médecin malade ou six mois de lutte contre la mort*, Paris : Éditions Denoël, 1944 (188 p.), p. 6.

Et, quatre jours avant sa mort : « Et de nouveau le spectre de la mort, avec tout son cortège de sentiments désespérés. » *Ib.*, p. 186.

Monsieur Bouffet

Préfet de la Seine
17 octobre 1942

Cher Monsieur et ami,
Comme je vous l'ai écrit il y a quelques jours je me trouve actuellement à l'Asile de Ville-Évrard où je suis interné depuis le 27 février 1939, après transfert de Ste-Anne.
Je vous envoie Euphrasie Artaud ma plus proche parente sur terre qui me réclame et à qui je vous demande instamment de faciliter enfin ma sortie attendue depuis 5 ans.

Antonin Nalpas

P.S. Je vous rappelle que je suis l'auteur de plusieurs livres et articles sur le théâtre publiés par la N.R.F. sous le nom d'*Antonin* Artaud[1].

La lettre suivante, reproduite également *in extenso*, outre son extrême cruauté à l'encontre de sa destinataire, Euphrasie Artaud, qui avait fait tout ce qu'elle avait pu non seulement pour faire sortir son fils de l'HP mais pour adoucir la vie qu'il y menait en lui procurant des colis (que de démarches et de privations pour cela), met en avant un autre fondamental de cette saga (qui resurgira de manière plus exubérante encore à Rodez avec l'invention de ses filles), à savoir le reniement de sa famille et la réinvention de l'histoire familiale ; on peut comprendre la réaction ulcérée d'Antonin Artaud dont on semble disposer sans le concerter (mais il est difficile de partager sa grande cruauté à l'encontre de sa génitrice !) :

Madame,
Je ne partirai en aucune façon pour Rodez ni pour la province car ma véritable famille est à Paris *et vous n'en faites pas partie.*
La mère de Nanaqui est morte et son âme a quitté ce monde et vous n'êtes plus que le démon qui m'a *empoisonné* dans son corps.
D'ailleurs et *je vous l'ai déjà dit* : la mère de Nanaqui, Euphrasie Nalpas est ma fille, car je ne peux avoir de mère, et se dire ma mère en ce monde-ci c'est m'insulter. Je n'ai d'autre mère que la Vierge Marie. Et jamais Euphrasie Nalpas ma fille ne chercherait en ce moment à *m'éloigner d'elle* comme vous le faites *crapuleusement*. –
Ma fille Euphrasie m'aurait déjà fait sortir d'ici en toute liberté alors que vous faites exprès de perdre les lettres de sortie qui vous sont remises par le Préfet.

Antonin Nalpas – J-C.

Il n'est question que d'envoûtement et vos mensonges répétés en sont une preuve.
Vous êtes une envoûteuse et un démon.
Ma fille Euphrasie m'enverra des colis de nourriture du monde révolutionnaire des Bohémiens et elle viendra me voir en chair et en os ici et *à votre place*[2].

---

[1] « Lettre à monsieur Bouffet, HP de Ville-Évrard (17/10/1942) », *Œuvres*, *op. cit.*, p. 864.
René Bouffet (1896-1945) fut effectivement Préfet de la Seine du 21 septembre (ou du 19 août) 1942 au 19 août 1944. Il avait bien sûr été nommé par Vichy.
[2] « Lettre à Euphrasie Artaud, HP de Ville-Évrard (31/12/1942) », *ib.*, p. 872.

Après son arrivée à l'HP de Rodez (le 11 février 1943), il poursuivit son habitude d'écrire des lettres à ses médecins (généralement très longues, « à la Joseph Vacher »). En le docteur Latrémolière, qui partageait avec lui la foi chrétienne, il trouva un interlocuteur avec qui il eut de longues discussions théologiques (qui lui permirent ainsi d'entretenir son délire mystique) dont voici un extrait :

> […] Le Monde ne s'est pas amendé bien que le Sacrifice du sang de Jésus-christ [*sic*] ait fait corps avec la Parole Céleste et lui ait donné un corps dans l'âme de tous les gens, et après le Sacrifice du Père pour que la Rédemption soit vraiment consommée. Et cela, Dr Latrémolière, est le Mystère de la Rédemption. – Il a été dit que Jésus-christ reviendrait à la Fin des Temps, et qu'il reviendrait sous la Figure du Père, mais le Père aussi reviendra avec son Fils. Et si le Père doit revenir pour achever de consommer le Sacrifice de son Fils c'est que malgré le Sang et le Sacrifice du Calvaire les hommes, Dr Latrémolière, n'ont pas compris et n'ont pas encore voulu admettre le Message de Jésus-christ[1].

C'est dans cette lettre (un extrait a déjà été donné dans la « biographie délirante ») qu'il déclara qu'un homme nommé Antonin Artaud était mort à l'HP de Ville-Évrard en août 1939. Dans les deux extraits suivants, c'était donc Antonin Nalpas qui fusionnait délire mystique et réinvention de l'histoire familiale : « Pourtant Dr Ferdière j'ai une autre famille composée d'un père qui s'appelle Joseph, d'une Mère qui s'appelle Marie et dont le nom de famille est Nalpas. J'ai en plus une sœur dont le nom est Germaine Nalpas. Je ne sais pas du tout où ils sont et je vous demande instamment de m'aider à les retrouver car eux aussi me recherchent. » ; « Il serait important maintenant de montrer cette lettre-ci à Madame Ferdière, parce que Madame Ferdière est en réalité un Ange et qu'il y a eu dans l'histoire une Sainte de Mytilène avec qui elle a de grands rapports et qui a parfaitement connu la famille Nalpas de Smyrne, d'Asie Mineure, d'Anatolie et de Jérusalem en Judée[2]. »

Dans ce large extrait d'une très longue lettre (encore adressée au docteur Ferdière et toujours signée Antonin Nalpas), le lecteur pourra apprécier la subtilité d'Antonin Artaud[3] qui, dans l'hypothèse qu'il souffrît d'une pathologie mentale, renvoie à la notion de « folie lucide » développée en amont :

> Nous avions parlé avec vous des Trigrammes chez Robert Desnos en 1935 Mr Ferdière, et vous y aviez trouvé une base concrète réelle de l'occultisme et de la Magie

[1] « Lettre à Jacques Latrémolière, signée Antonin Nalpas », HP de Rodez (05/04/1943) », *ib.*, p. 886.

[2] « Lettre au docteur Ferdière, signée Antonin Nalpas, HP de Rodez (12/07/1943) », *ib.*, p. 892.

Mytilène est la capitale de l'île grecque Lesbos. Quant à Germaine Artaud, on sait qu'elle est morte à l'âge de sept mois (voir biographie). Imagoïque, sa sœur Germaine resurgira de manière régulière dans les Cahiers.

[3] Rappel : Gaston Ferdière – qui n'était pas à un mensonge près – nia toujours avoir eu des échanges avec lui chez Robert Desnos : rien n'est établi sur ce point mais il est fort probable que, effectivement, il rencontrât Antonin Artaud, lors des soirées hebdomadaires organisées par Robert Desnos, chez lui, rue Mazarine, à Paris, dans le VIe arrondissement.

et je vous avais averti qu'un jour vous seriez vous-même tenté, sous des influences étrangères à vous-même, de me trouver malade mentalement et de me soigner, et vous m'aviez demandé vous-même de vous faire penser *alors* aux Trigrammes parce que c'est une Théorie que vous aviez beaucoup aimée et qui ressemblait étrangement à toutes les idées mystiques qu'Antonin Artaud vous manifestait. Et dont je n'ai fait que prendre la suite actuellement et en fait quoique pas toujours adroitement. Il ne vous reste plus maintenant que de voir un syndrome morbide condamnable et curable dans le fait que je prétends être Antonin Nalpas et non Antonin Artaud. Et on peut alors me reprocher un phénomène de dédoublement de personnalité qui n'est pas du tout dans ma conscience car ma présence sur terre est fonction d'un Miracle qui s'est produit en Août 1939 mais que je ne peux pas vous prouver puisqu'il faudrait que par magie vous soyez retransporté dans le Passé et que vous puissiez voir de vos yeux tout ce qui s'est passé à ce moment-là.
Près de la moitié de « la Jérusalem Délivrée » du Tasse est consacrée à la description des manœuvres occultes à l'aide desquelles les Démons barrèrent pendant longtemps aux Croisés la Route de Jérusalem.
Et le fait que Le Tasse ait fini ses jours dans un Asile d'Aliénés n'a cessé de scandaliser la terre, je ne suis pas Le Tasse mais mes idées sont les idées d'une conscience Religieuse et d'une conscience de Poète et une angoisse épouvantable me tord le cœur Mr Ferdière de voir que vous qui êtes venu à moi en ami me les reprochez, alors que les médecins de Ville-Évrard qui étaient de malhonnêtes gens n'ont jamais eu l'idée de m'en faire grief et qui pour cause puisqu'ils faisaient eux-mêmes partie de mes propres envoûteurs[1].

Sans reproduire d'extraits, trop difficiles à détacher sans dénaturer l'ensemble, il faut citer *Kabhar enis-kathar esti*, un texte mystico-délirant de quatorze pages, au titre glossolalique, qu'il rédigea début octobre 1943, signa Antonin Artaud (identité qu'il avait reprise depuis le 17 septembre) et envoya à Jean Paulhan le 7 octobre[2]. L'auteur y redéfinissait l'histoire de Dieu en le situant dans ses rapports à l'infini et à l'homme, texte que Pierre Bruno « qualifiera [...] volontiers [...]

---

[1] « Lettre au docteur Ferdière, signée Antonin Nalpas, HP de Rodez (13/08/1943) », *ib.*, p. 896.

Un trigramme est un mot composé de trois lettres ; l'auteur évoque peut-être les huit trigrammes divinatoires chinois sur lequel est basé le *Yi jing* (*Le livre des mutations*). Par ailleurs, rappelons qu'Antonin Artaud a écrit à plusieurs reprises qu'il était mort à l'HP de Ville-Évrard en août 1939.

Quant à Le Tasse (1544-1596), son œuvre majeure est bien *La Jérusalem délivrée* (composée entre 1566 et 1567). Mais Antonin Artaud se trompe (à dessein ?) quand il lui fait terminer sa vie dans un asile d'aliénés, ce qui, dit-il, aurait scandalisé la terre. La réalité apparaît autre et Jean-Michel GARDAIR (« Tasse (le) 1544-1596 », DVD *Encyclopædia Universalis*, 2014) explique que Le Tasse aurait intériorisé un « délire de persécution qui devait bientôt tourner à la manie en le jetant aux pieds de l'inquisiteur de Ferrare (1577) ». Il quitta Ferrare et n'y revint qu'en 1579. Le duc de Ferrare le fit alors enfermer en mars, « au terme d'une longue suite d'écarts et de violents éclats de la part du poète : sa détention à l'hôpital Sant' Anna de Ferrare devait durer sept ans, jusqu'en juillet 1586 ; après quatorze mois de ségrégation rigoureuse, Le Tasse put progressivement disposer d'un petit appartement, recevoir des visites, dont celle de Montaigne, et, à partir de 1583, sortir pour aller à la messe [...]. Le reste de sa vie n'est qu'une longue errance de cour en cour [...] », bien loin de l'hôpital Sant' Anna...

[2] « *Kabhar enis-kathar est*, HP de Rodez (début octobre 1943) », *Œuvres*, *op. cit.*, pp. 900-907.

d'*uchronie*, dont la visée est de réconcilier les antinomies liées à la temporalité de la génération (qu'est-ce qui est premier ?)[1] ».

Voici, en complément de ceux déjà donnés sur ce thème, un large extrait – tel un exemple archétypique du délire mystique qui habitait alors Antonin Artaud – d'une lettre envoyée en octobre 1943 à Irène Champigny, rencontrée en amont dans la biographie ; on observera, ce qui deviendra une pratique courante jusqu'à la fin de sa vie, que l'auteur a de nouveau recours aux glossolalies :

> Si maintenant vous voulez vous aussi voir Dieu Champigny il vous reste un tout petit effort à faire qui dans l'infini sera très grand. Vous avez depuis longtemps quitté le monde et vous êtes maintenant toute seule avec Dieu. Cet effort est de le lui dire « AVEC LE SIGNE DE LA CROIX »
>
> Kobar inta khantam
> Fartuts eni shelipta
> Kobam anu ta GHELIPTA
> Khanum elips ta Ghitam
>
> Car tout ce qui *est* c'est Dieu, en effet, et tout ce qui vaut quelque chose, c'est que c'est l'une de ses émanations, et si elle a cessé d'être Dieu sur terre, c'est à elle par mérite à redevenir Lui, car tout ce qui au fond d'elle tremble d'éternité, et d'existence, c'est qu'elle tremble encore de Dieu, et à elle maintenant, à elle de se trembler Dieu par amour et perte de soi-même, FILS ESPRIT – ET PÈRE-MÈRE, DANS LA TRÈS SAINTE TRINITÉ. Car la CROIX faite la Vierge Marie qui est Auprès de Dieu et Autour de Lui comme le principe de toute possibilité intervient[2].

Dans un autre extrait de cette même lettre, les thèmes s'entremêlaient (la conspiration mâtinée d'occultisme) ; Antonin Artaud évoquait une enquête menée par le Deuxième bureau et ajoutait (en se trompant de dix ans sur la date de décès de Grillot de Givry, mort en 1929, voir *supra*) :

> [...] Cette enquête après 2 ans d'internement avait abouti à un non lieu et [...] ma libération était décidée. Mais un groupe d'Initiés dirigé par Grillot de Givry qui avait son centre 5 Avenue Victor Hugo à Paris, au 1er étage, et qui m'avait toujours poursuivi de son inimitié, a payé le Dr Menuau, Médecin chef de Ville-Évrard, où je me trouvais à ce moment-là, pour faire un rapport médical tendancieux contre moi. Et [...] ce rapport a barré ma libération. Grillot de Givry était aussi connu sous un autre nom. Celui de L.L.D. Il est mort en 1939[3].

---

[1] Pierre BRUNO, « Grama tica », *Essaim* 1/ 2006 (no 16), p. 55-63 (page consultée le 31/06/2014), <www.cairn.info/revue-essaim-2006-1-page-55.htm>.

[2] « Lettre à Irène Champigny, HP de Rodez (13/10/1943) », *Œuvres*, *op. cit*., p. 909.

[3] *Ib*., p. 910. Le docteur Menuau – voir chapitre VII – fut effectivement médecin-chef à l'HP de Ville-Évrard. Quant aux autres personnes nommées, la note[3] en bas de la page 910 explicite que « [...] L.L.D. sont les initiales de Louis Louis-Dreyfus (1867-1940), banquier, homme politique et franc-maçon qu'Artaud assimile souvent dans ses lettres à Grillot et aux "Initiés" ».

Sans livrer d'extrait, doit être rappelé un long texte rédigé en janvier 1944, « Supplément au Voyage au Pays des Tarahumaras » (voir chapitre II).

Dans cette très longue lettre à Anne Manson (dont il écrit fréquemment le prénom Ane) de février 1944, Antonin Artaud se fit très pédagogue, à travers ces deux extraits, pour expliquer pourquoi l'Homme était disgracié par Dieu (on remarquera l'appariement de Dieu et la sexualité) :

> Nous respirons, nous allons, nous venons, mais en réalité nous ne pensons guère, nous ne pensons pas : nous ressassons comme des choses neuves ce qui autrefois fut pensé par les vivants. – Nous ne sommes plus que des spectres et des morts et c'est pourquoi le monde va si mal. – Il y a même pour les morts, hélas, un temps de décomposition et d'obscène, parce que le mal n'a pas pourri la terre seulement, il a pourri les sphères aussi.
> [...]
> Pour que la terre redevienne belle et soit neuve devant vos yeux, Anne Manson, pour que vous y retrouviez vos enfants avec leur âme, et que vous vous sentiez briller en âme, sur cette terre, devant eux il faut être chaste intégralement, en corps mais aussi en pensée, et en pensée aussi bien qu'en corps. – Alors en vous reparaîtra cet Ange, Ange du ciel qui n'est jamais tombé et que je sens dans votre amour pour moi. Parce que l'amour n'est de l'amour que quand il est chaste. – Et c'est une âme qu'on aime, un cœur, et non un corps. Ceux qui aiment un corps ne sont que des mangeurs de cadavres en vérité, le corps est la chose qui sue et pue. L'Amour de l'âme est absolument répulsif de tout ce qui est corps, et il se décompose dans l'attraction corporelle. Vouloir un corps c'est se perdre en esprit et c'est aussi perdre l'esprit. Et c'est ainsi que se sont formés les démons et les déments[1].

Dans cette lettre de mai 1944 adressée au docteur Ferdière, il analysa ses rapports avec son thérapeute avec cynisme et lucidité, et dans l'extrait proposé, il justifia ses états mystiques auxquels il déniait le nom de délire :

> Quelque chose de mon monde intérieur vous échappe et vous m'en voulez de m'en ouvrir à d'autres que vous. Or c'est le contraire de mes intentions. J'ai toujours voulu vous entraîner dans ma sphère poétique propre mais j'ai vu que vous ne vouliez pas y croire et c'est ce qui m'a fermé le cœur. Les états mystiques du poète ne sont pas du délire Dr Ferdière. Ils sont la base de sa poésie[2].

Entre autres sources, les Cahiers de notes qu'il commença à rédiger en février 1945 apparaissent. Ce fut dans le deuxième que figurent les premières glossolalies lisibles dans les Cahiers.

On ne peut considérer la phrase suivante, improbable, que comme un trait d'humour : « Je ne sais pas si ce n'est pas à force de rechercher mon style et mon verbe propre que j'ai perdu toutes mes dents[3]. » On notera ces deux affirmations,

[1] « Lettre à Anne Manson, HP de Rodez (21/02/1944) », *Œuvres*, *op. cit.*, p. 944.
[2] « Lettre au docteur Ferdière, HP de Rodez (vers le 20/05/1944) », *ib.*, p. 950.
[3] Cahier n° 2, HP de Rodez (début mars 1945), *Œuvres complètes*, t. XV, *op. cit.*, p. 35.

l'une avant son apostasie qu'il date au 1er avril 1945[1]) : « Le christ c'est moi…[2] » et l'autre après : « […] Je suis Dieu […][3]. » Le chapitre suivant montrera que cette date du Poisson d'avril n'est peut-être pas à prendre au pied de la lettre.

Voici un thème important dans les croyances d'Antonin Artaud, celui de l'auto-engendrement : « Je suis le Fils de moi-même et cela éternellement[4]. »

Le poète mêlait des connaissances et autres amis dans ses délires, certes, mais on se demande ce que vient faire André Breton dans cette fable où resurgissait la fameuse canne irlandaise et ce goût de l'auteur pour le catastrophisme si les choses ne tournaient pas comme il le souhaitait :

> Je n'ai jamais dit qu'André Breton était Jésus-christ, j'ai dit que j'avais *en* moi une force de pitié pour moi et que je la lui donnais parce que je n'ai jamais vu un homme sorti directement de moi-même qui fût capable de la tenir sans se croire moi,
> cet homme eut la canne de Lucifer entre les mains,
> c'était la canne de Jésus-christ, le seul, l'unique, volée par Lucifer qui voulait être son fils et qui prit un corps un jour pour aller se faire crucifier à Jérusalem pour tous les êtres, il fit une canne fausse sur terre malgré mon interdiction
> et je n'ai jamais pu avoir de canne,
> que cette force prenne un homme et vienne me rendre ma canne *ici*, alors elle sera peut-être pardonnée ou ce sera L'ENFER éternel[5].

Le thème de la filiation revient dans cet extrait bien confus :

> J'hésite à le transformer en Satan a dit Dieu dans les chiotes [*sic*], de l'homme que je suis et saint Antonin le Démiurge a dit : TU sais, toi, que je suis ton Père et que je te veux du bien.
> Que saint Antonin meure avec Dieu.
> Je suis le Christ Père et Fils et je n'ai pas à sortir de Fils de moi. Je n'ai pas de fils inné. Mon fils c'est moi et il restera en moi pour l'éternité.
> Je m'appelle Jésus-christ Père et Fils[6].

---

[1] Paule Thévenin, aux yeux de laquelle cette date est « d'une importance symbolique extrême », en veut témoignage par l'extrait d'une lettre qu'Antonin Artaud écrivit à Roger Blin le 23 septembre 1945 (par ailleurs publiée [a]) : […] depuis ce soi-disant dimanche de la Passion où j'ai jeté la communion, l'eucharistie, dieu et son christ par les fenêtres et me suis décidé à être moi, c'est-à-dire tout simplement Antonin Artaud un incrédule irréligieux de nature et d'âme qui n'a jamais rien haï plus que Dieu et ses religions, qu'elles soient du christ, de Jéhovah ou de Brahma, sans omettre les rites naturalistes des lamas. » (*Ib.*, note[1] p. 379)

[a] *Œuvres complètes*, t. XI, Paris : Gallimard, 1974 (370 p), pp. 118-121.

[2] Cahier n° 5, HP de Rodez (mi-mars 1945), *Œuvres complètes*, t. XV, *op. cit.*, p. 105.

[3] Cahier n° 7, HP de Rodez (début avril 1945), *ib.*, p. 215.

[4] *Ib.*, p. 233.

[5] Cahier n° 9, HP de Rodez (début avril-mai 1945), *ib.*, pp. 270-271.

[6] Cahier n° 10, HP de Rodez (fin avril 1945), *ib.*, p. 330.

Ou encore :

> Je n'ai jamais eu de parents nulle part que chez les morts, sauf encore en ce monde
> Euphrasie Artaud,
> une jeune fille,
> un jeune homme,
> un petit garçon[1].

Ce fut dans le Cahier n°9 (avril-mai 1945) qu'Antonin Artaud introduisit une filiation imaginaire en se faisant père de plusieurs filles (voir en amont la biographie délirante), une invention de poids que l'on retrouvera dans de nombreux textes.

On a vu que la menace de mort est souvent brandie par l'auteur ; en voici deux variantes : « Celui hors de moi qui se souviendrait avoir été moi-même mourra *assassiné*. Tous ceux qui se souviendront de quelque chose de moi hors du présent immédiat de ce qu'ils m'ont aidé à faire mourront, car moi, je ne me souviens de rien que de ce que je fais dans cette vie[2]. » ; « J'ai saisi une âme ici, il faut m'y tenir, / si la femme me renie je la tuerai, mais l'âme ne peut pas partir de ce corps[3]. »

Dans ce cahier, il fit un drôle de constat : « […] Le Dr Ferdière est devenu aveugle, en voulant s'émerveiller du Paradis, et le mal lui a enlevé les yeux et ne lui a plus laissé que des lunettes noires[4]. »

Voici à présent, dans un cahier de juin 1945, un amer constat, qui fait partie du ressentiment d'Antonin Artaud envers l'aspect charnel de sa naissance : « Je n'ai jamais participé au ciel, je n'ai jamais été dans l'éternité, je viens du cu [*sic*] et de la matrice, de la merde, du foutre et de la saleté, et je n'y retournerai jamais[5]. »

Quant à cette propension de l'auteur à mêler à sa vie et à ses écrits des personnages célèbres placés dans d'improbables situations, en voici encore deux exemples : « […] Si le roi et la reine d'Angleterre ne font pas balayer immédiatement toutes les rues de Londres et ne font pas détruire les maisons londoniennes à coups de canon je les ferai griller au cercueil pendant l'éternité[6]. » ; « […] L'assassinat de de Gaule [*sic*] place de la Concorde […][7]. »

À nouveau, Antonin Artaud entremêla dans ce cahier deux thèmes délirants, ici les thèmes du mysticisme et de la sexualité : « On ne se met pas du présent dans le passé, on ne retourne pas à un passé déjà vécu, il faut que j'aie été *enculé* par Jésus-christ et son Antonin pour *croire* être dans des états pareils que je ne

---

[1] Cahier n° 11, HP de Rodez (début mai 1945), *Œuvres complètes*, t. XVI, *op. cit.*, p. 30.
[2] *Ib.*, pp. 33-34.
[3] Cahier n° 12, HP de Rodez (mai 1945), *ib.*, p. 63.
[4] Cahier n° 14, HP de Rodez (début juin 1945), *ib.*, p. 175.
[5] Cahier n° 15, HP de Rodez (mi-juin 1945), *ib.*, p. 222.
[6] *Ib.*, p. 233.
[7] *Ib.*, p. 256.

voulais évoquer à aucun prix et qu'on m'a fait évoquer encore ce matin en me tenant par les fesses du cerveau et le phallus du front[1]. » ;

> Ma fille aînée m'aimera à condition que je l'aime,
> si je doute de son cœur elle me trahit, si j'y crois elle me sert à mort,
> c'est à moi à la soutenir contre les démons.
> C'est moi, Antonin Artaud, le maître, et j'attends ici Cécile Schramme et Annie Besnard.
> C'est moi qui souffre depuis 49 ans,
> c'est moi avec mon esprit d'homme qui ai fait tous les efforts,
> c'est moi, homme, avec mon âme qui ai vaincu le corps hideux que Dieu m'avait donné parce que je suis l'Homme des Aums [syllabe védique qui par homophonie veut dire homme]
> et Dieu avait gardé ma conscience au ciel et je me la suis rendue en ME MASTURBANT, alors Dieu m'a obéi et il a lâché mon âme d'homme chaste qu'il gardait pour se goberger l'esprit au Paradis[2].

Dans cette lettre de juin 1945 à René de Solier (1914-1974), jeune auteur qui avait publié en avril *La Larderie*, son premier ouvrage, dans la collection « Les Cahiers de Poésie » des éditions Confluences (créées à Lyon en 1942, sur la lancée de la revue éponyme, fondée en 1941), Antonin Artaud motivait son apostasie :

> On a dû vous dire qu'à un moment donné j'avais été repris par le rituel chrétien, mais voilà deux ou trois mois que je me suis rendu compte que j'obéissais ce faisant à d'abominables influences qui n'avaient jamais eu d'autre idée que de capter les forces de mon moi et de les amener à cette idée stupide de l'être, par les êtres appelée dieu et à laquelle je n'ai jamais cru, qu'on l'appelle christ, Jehovah ou Brahma. Je suis un homme et un corps, j'ai un cœur dedans venu de la moelle de mes os, ma douleur, et je ne supporte pas que les esprits me commandent, qu'ils viennent du ciel ou de l'enfer. Et j'ai été heureux de trouver enfin un homme qui veuille fesser le nombril de Dieu ! Car Dieu en effet ne s'en ira pas avec ses rites, ses communions, ses messes et son Saint chrême si l'on ne se décide pas à le fesser avec toute la brutalité d'une haine que les siècles ont accumulée[3].

Il confiait au même moment à son cahier que « la conscience morale est d'être succube et incube, c'est-à-dire de baiser et d'enculer Dieu. Je suis succube et j'ai toujours pitié des morts parce que je suis une âme et non cœur […][4] ». On voit qu'Antonin Artaud savait parfaitement gérer les niveaux de langage...

---

[1] Cahier n° 16, HP de Rodez (fin juin 1945), *ib.*, pp. 280-281.
[2] *Ib.*, pp. 316-317.
[3] « Lettre à René de Solier, HP de Rodez (26/06/1945) », *Œuvres*, *op. cit.*, p. 983.
[4] Cahier n° 16, HP de Rodez (fin juin 1945), *Œuvres complètes*, t. XVI, *op. cit.*, p. 321.

Dans le cahier suivant[1], il évoqua beaucoup ses filles, une des composantes fondamentales de sa fable : « ma fille Germaine », « ma fille Yvonne », « ma fille Cécile » (p. 10) ; il évoqua à nouveau ses filles dans la page suivante et ajouta « ma fille Neneka » (p. 11) ; « ma petite fille Germaine », « ma fille Cécile » (p. 15) ; à nouveau « ma fille Cécile » (p. 18) ; « « ma fille Cécile », « ma fille Neneka » (p. 18) ; « mes cinq filles » (p. 35) ; « ma fille Cécile », « ma petite fille Germaine » (p. 36) ; « ma fille Cécile » (p. 40).

Voici deux exemples supplémentaires de la présence de ses filles dans le cahier suivant : « Je suis ici tout entier mais toute ma conscience est bien loin d'être sortie en moi, mes filles s'en souviennent : Cécile, Yvonne, Anne, Catherine Chilé la mère, Catherine Chilé la fille[2]. » ;

> Des forces épouvantables se sont jetées sur moi cette nuit et ma fille aînée m'en a protégé, mais ces forces épouvantables, moi, je les dégage et comment se fait-il que ma fille ait dû se sacrifier une fois de plus pour me protéger.
> Elle a fait plus que son devoir et que sa vie,
> c'étaient les forces de la mort, de la chiote [*sic*], du macchabée, de l'empoisonné, de l'infecté, du décomposé, du délirant, du fiévreux, du purulent, du putrescent, du putréfié, du charnier, du pesteux, du syphilitique, de l'excorié, du succube et de l'incube que je suis[3].

Comme sa fille aînée, Cécile Schramme, ses filles cadettes ne sont pas de simples icônes ; elles participent activement à sa souffrance, sa lutte, sa folie. Ainsi : « Je mutilerai tous les êtres qui ont mieux aimer se donner à Satan que de périr pour moi. Je ne reconnais que ma fille Cécile qui n'a pas pu supporter de m'abandonner, même au risque de sa situation et de sa vie[4]. »

Tel un Gilles de la Tourette coprolalique, il déversait dans ses cahiers des tombereaux d'obscénités, comme s'il prenait une revanche dans cet espace de liberté intime que lui offraient ses cahiers (mais n'étaient-ils pas lus par les médecins et l'auteur n'en jouait-il pas ?) sur la manière policée dans laquelle il se contraignait dans ses rapports à autrui, notamment le corps médical :

> Le général de Gaule sera mis en cercueil cet après-midi même par les Irlandais avec de la terre, de la merde, du sperme, du lait de femme, de l'urine, des crachats, le tout masturbé dans des cons de femmes françaises avec du sang, du pain et du vin, le tout avec du fiel et du suc de rate et de la morve de nez, de la poudre de ses os, de sa chair à lui et le tout masturbé par incinération dans un cercueil de plomb que je trouverai pour y mettre dedans le résultat du travail des Irlandais[5].

---

[1] Cahier n° 17, HP de Rodez (juillet 1945 ?) », *Œuvres complètes*, t. XVII, *op. cit.*
[2] Cahier n° 18, HP de Rodez (juillet 1945 ?) », *ib.*, pp. 58-59.
[3] *Ib.*, pp. 59-60.
[4] *Ib.*, p. 84.
[5] Cahier n° 19, HP de Rodez (environ juillet 1945), *ib.*, p. 116.

Voici deux exemples d'une composante récurrente du délire d'Antonin Artaud, à savoir son désir de domination et de toute puissance, souvent assorti de violence : « [J'] ai toujours été le Roi des magiciens et j'ai retrouvé toute ma puissance sur tous les êtres, et le Roi de Dieu : ma queue, et tous les hommes lâcheront ma queue et toutes les femmes leur con parce qu'ils m'appartiennent de toute éternité et avant[1]. » ; « [...] Mon être interne ne sera pas cadastré suivant les concepts et spermes de quelques sacristains de synagogues. Un être est une machine ayant *vécu* dans la fournaise de mes coups et qui m'obéit[2]. »

Il s'agit à présent d'un exemple de délire onomastique que l'on retrouve souvent dans les cahiers où les corps transmigrent d'un être à l'autre : « La petite fille de soi-même d'Adrienne Régis s'appelle Ana Corbin et elle est dehors et s'appelle Ana Régis. Ana Corbin la pute du saint-esprit [*sic*] s'appelle Adrienne Corbin et elle est surveillante de l'asile de Rodez. C'est la petite Catherine Chilé en somme qui a tout vécu jusqu'au bout, d'Ana Corbin à Adrienne Régis[3]. »

Dans cet extrait de lettre, Antonin Artaud demandait à Henri Parisot de ne pas publier le « Supplément au Voyage au Pays des Tarahumaras » et de le lui renvoyer (voir *supra*) :

> [...] J'ai eu l'imbécillité de dire que je m'étais converti à Jésus-christ [*sic*] alors que le christ est ce que j'ai toujours le plus abominé, et que cette conversion n'a été que le résultat d'un épouvantable envoûtement qui m'avait fait oublier à moi-même ma nature et m'a fait ici à Rodez avaler sous couleur de communion un nombre épouvantable d'hosties destinées à me maintenir pendant le plus longtemps possible, et si possible éternellement dans un être qui n'est pas le mien[4].

Trois jours plus tard, il envoyait une longue lettre à Jean Paulhan dont voici un extrait qui résume une partie de l'activité délirante qu'il donnait de lui :

> [...] Je voudrais beaucoup que cette lettre vous rappelle que le monde ne continue qu'à cause de mes pertes de moelles et de sperme, et que les hommes ont fait le sinistre calcul de me maintenir dans cet état de perte en me sevrant de tout ce qui pourrait me rendre force [entre autres l'opium], et en me sous-alimentant pendant des années afin de me prendre tout ce que je perdrai. Le fond du corps est sexuel, vous le savez, mais on ne sait pas assez que la sexualité est à la base du souffle, parce qu'elle est l'âme des ossements, et que c'est de la sexualité qu'on a tiré le cœur pour faire être, et que le cœur par l'intervalle entre lui et le sexe compose une dimension de l'être [...][5].

[1] Cahier n° 20, HP de Rodez (environ juillet 1945), *ib.*, pp. 134-135.

[2] Cahier n° 21, HP de Rodez (environ juillet-août 1945) », *ib.*, p. 144.

[3] Cahier n° 28, HP de Rodez (septembre 1945), *Œuvres complètes*, t. XVIII, *op. cit.*, p. 19.

[4] *Les Tarahumaras*, « Lettre à Henri Parisot, HP de Rodez (07/09/1945) », *op. cit.*, p. 67.

[5] « Lettre à Jean Paulhan, HP de Rodez (10/09/1945) », *Œuvres*, *op. cit.*, p. 987.

L'auteur revient sur le thème de l'auto-engendrement mais cette fois-ci d'une manière inédite ; par ailleurs, on remarquera l'absurdité de son propos quand il dit qu'il n'a pas d'enfants mais des filles (les enfants seraient donc seulement de sexe masculin ?) : « Je n'aurai pas d'enfants d'une femme mais de moi, et d'ailleurs je n'ai pas d'enfants mais des filles d'un certain âge[1]. »

Dans cette lettre de fin octobre 1945 à Jean Paulhan, Antonin Artaud fit une demande étonnante à son ami à qui il fournissait par ailleurs des explications tellement alambiquées (mettant en scène Catherine Chilé, sa grand-mère paternelle) que l'on peut se demander si cette lettre ne procédait pas d'une stratégie de l'auteur pour éviter une nouvelle série d'électrochocs, tant redoutés par lui :

> Je voudrais maintenant vous en avoir assez dit pour vous faire comprendre qu'il est urgent de faire tout le nécessaire pour faire parvenir jusqu'à moi ma chère petite fille Catherine Chilé qui a l'âme d'une Turque du Turkestan et ne cesse de se battre avec moi toute la journée de tout son corps et de toute son âme, lesquels viennent de moi puisque je l'ai faite et refaite plusieurs fois dans tous ces moments occultes où la vie s'abolissait et dont les principaux ont eu lieu en 1927, 30, 31, 32, 33 et surtout 34, et c'est une âme que je n'ai cessé de voir flotter autour de moi en corps depuis que j'étais petit enfant rue Lacépède à Marseille, B^d de la Brancarde et B^d Longchamp, et qui a voulu être ma fille et maintenant elle vit sous le nom de Catherine Chilé, mais elle a été malade je ne sais où. – Cette jeune Catherine Chilé dont je vous parle est une poétesse, de son métier infirmière puis médecin et dont je vous ai un jour porté des poèmes admirables, d'une inspiration jusque-là jamais vue ni entendue chez un homme ou une femme et que vous avez publiés d'*enthousiasme* dans un n° de La Nouvelle Revue Française je ne sais plus de quelle année, probablement vers 1927 ou 1930, puis 34, et il y avait quelque chose dans le principe de leur langue qui vous avait saisi et paru comme un mystère mais j'ai subi dans ma vie tellement de comas et reçu de coups sur la tête que je viens à peine aujourd'hui de m'en ressouvenir[2].

Deux mois plus tard, il envoya une nouvelle lettre à Jean Paulhan où il dévoila l'identité de cette mystérieuse poétesse qui aurait publié par son entremise des poèmes dans *La NRF* :

> Comme je vous l'ai déjà écrit j'ai appris l'assassinat d'une de mes amies, Mlle Séguin qui fut infirmière à l'hôpital Saint-Jacques et dont vous avez en 1934 je crois ou 35 publié des poèmes dans La Nouvelle Revue Française sous le nom de Catherine Chilé. – Elle avait quitté Paris pour venir me rejoindre ici en juillet dernier et a été trouvée morte il y a quelques jours au bord d'un fossé. – Je n'ai pas d'autres nouvelles[3].

---

[1] Cahier n° 33, HP de Rodez (fin septembre-début octobre 1945), *Œuvres complètes*, t. XVIII, *op. cit.*, p. 130.
[2] « Lettre à Jean Paulhan, HP de Rodez (21/10/1945) », *Œuvres*, *op. cit.*, p. 993.
[3] « Lettre à Jean Paulhan, HP de Rodez (06/12/1945) », *ib.*, p. 1006. …/…

Antonin Artaud avait l'habitude de lister des noms dans ses cahiers sans que le contexte ne permît d'y donner sens. Il citait ici, par ordre alphabétique, quatre noms dont le premier lien explicite était qu'il les avait connus, le deuxième étant que les trois premiers étaient d'être morts jeunes (le premier, René Crevel, s'étant suicidé, le deuxième, René Daumal, 1908-1944 étant mort de tuberculose et le troisième, Roger Gilbert-Lecomte mort du tétanos ; quant à Pierre Unik, on ne savait pas ce qu'il était devenu à l'époque mais en fait, il était prisonnier dans un stalag) ; enfin, René Daumal et Roger Gibert-Lecomte furent cofondateurs du groupe Le Grand Jeu et de la revue homonyme (qui ne connut que trois numéros) : « René Crevel, René Daumal, / Roger Gilbert Lecomte, / Pierre Unik[1]. » La mise en page a été respectée mais elle aurait eu un sens si l'auteur avait associé René Daumal et Roger Gilbert-Lecomte sur la même ligne.

Voici une variante (voir *supra*) de phrases obscènes, coprolaliques et délirantes dont les Cahiers sont truffés : « Moi, Artaud, j'ai branlé tous les chrétiens des catacombes parce qu'ils priaient et rêvaient au lieu d'agir[2]. » ; « La femme qui chie, qui pète, qui pisse et qui se branle et les guerriers qui se battent c'est tout ce qui m'intéresse dans l'humanité [...].[3] » ; « C'est ma fureur qui a produit la masturbation des êtres et ces imbéciles sont venus me dire qu'ils m'avaient éduqué[4]. »

Cet extrait d'un cahier de fin janvier 1946 vaut pour la première utilisation de la locution « humour noir » dans les Cahiers (voir notule[303]) : « Je contiens le passé et je vis le présent et le camion est de l'humour noir [...][5]. »

Ici, Antonin Artaud réinventait dans sa propre réalité la Seconde Guerre mondiale (mais aussi la Première) : « Il y a des soldats boches qui me cherchent. Il y a des âmes amies qui veulent me rejoindre. J'ai six filles qui veulent me retrouver *ici* à tout prix. *C'est un groupe de partisans* qui ne veulent plus du monde de l'oubli et de l'insuline. Nous nous retrouverons ou dans cet asile ou sur la route

---

Paule Thévenin, qui a effectué un scrupuleux travail de recherche sur tous les personnages, réels ou fictifs, convoqués dans les textes d'Antonin Artaud, informe que « de Catherine Séguin nous ne savons que ce qu'[il] en a écrit ou dit ». Comme le thème de Mlle Séguin « revient avec tant d'insistance », elle a « dépouillé la revue à l'année indiquée sans trouver aucune publication de femme qui puisse correspondre à Catherine Séguin ou à Catherine Chilé ». Elle ajoute que « Mademoiselle Séguin semble cependant avoir été une personne réelle car, à son retour de Rodez, Antonin Artaud cherchera à retrouver sa trace et, pour cela, relève dans le *Guide Rosenwald* les adresses de médecins femmes portant ce patronyme ou un patronyme proche » (Antonin ARTAUD, *Œuvres complètes*, t. XVIII, *op. cit.*, note[3] p. 351). Il aurait été intéressant que Paule Thévenin précisât quelle année de *La NRF* elle avait recensée car Antonin Artaud fait référence à trois dates dans la lettre d'octobre et à deux dates dans la lettre de décembre. Ce serait à cette Catherine Séguin-Catherine Chilé qu'il aurait remis le seul exemplaire en sa possession de ce livre écrit en 1934, *Letura d'Eprahi Falli Tetar Fendi Photia O Fotre Indi* (évoqué dans le chapitre « L'œuvre »).

[1] Cahier n° 40 (début décembre1945), *Œuvres complètes*, t. XIX, *op. cit.*, p. 70.

[2] Cahier n° 43, HP de Rodez (décembre 1945), *ib.*, p. 86.

[3] Cahier n° 47, HP de Rodez (janvier 1946), *ib.*, p. 175.

[4] *Ib.*, p. 176.

[5] Cahier n° 50, HP de Rodez (fin janvier 1946), *ib.*, p. 222.

dehors mais nous nous retrouverons […][1]. » ; « Paris sera balayé avec toutes les villes de France et les populations en même temps endormies, d'où émergera une armée de tanks, de canons, de mitrailleurs et de camions […][2]. » ; « Si Lucifer porte la cage de La Balue, moi je porterai toujours la sacoche à peluche d'un soldat boche que je suis, boche je suis. Et c'est ma fille Catherine Artaud qui a le commandement de tous les soldats boches[3]. » Le lecteur pourra trouver d'autres exemples de la thématique de la guerre dans les écrits de délire d'Antonin Artaud dans l'ouvrage de Florence de Mèredieu, *Antonin Artaud dans la guerre* (entre autres pp. 248-253), *op. cit.*

Antonin Artaud savait aussi, peut-être trop rarement, se considérer avec dérision : « Je veux rester éternellement ce fada qui ne sait rien que se comporter avec son cœur mais s'obstine toujours à ne rien comprendre au mystère de son propre être, afin ne pas altérer sa capacité d'en tirer avec respect des êtres[4]. » ; « Pas marseillais, pas français, pas européen, sans fesses, avec un utérus, un cou, une tête, un tronc, un autre sentiment de l'espace et du temps, pas de cerveau, le dedans passé dehors. Je suis Mr Antonin Artaud de l'Himalaya […][5]. » ; « Clopin Trouillefou c'était moi[6]. » On aura remarqué la disparition des initiés (les aurait-il tous exterminés ?). Mais les ennuis du poète n'étaient pas finis car il allait devenir la victime des êtres et autres démons.

L'anti-américanisme qu'il affichera plus tard dans *Pour en finir avec le jugement de Dieu*, se manifesta ici avec une élégance dont l'auteur avait le secret : « Les Allemands qui ne veulent pas se battre n'ont qu'à ouvrir tout de suite un claque à Berlin. Foutez-vos cus sur la gueule des Américains et pondez dedans[7]. »

Ce parcours à travers les écrits de délire d'Antonin Artaud produits tout au long de ses neuf ans d'internement et dont les principaux thèmes ont été abordés, s'achève par deux extraits du dernier cahier entièrement composé à l'HP de Rodez (comportant les dates des 22 et 23 mai 1946) dans lequel il écrivait ces deux phrases, la première concernant une obsession de l'auteur, celle de refaire son corps : « J'ai idée d'une autre anatomie, d'une autre densité de corps, d'une autre idée de la *densité* où l'on a la paix devant les esprits qui parlent de loin quand ils

---

[1] Cahier n° 52, HP de Rodez (fin janvier 1946), *ib.*, p. 296.
[2] *Ib.*, p. 297.
[3] Cahier n° 62, HP de Rodez (février-mars 1946, *Œuvres complètes*, t. XX, *op. cit.*, p. 235. Le cardinal La Bahue fut enfermé dans une cage onze ans durant par Louis XI.
[4] Cahier n° 65, HP de Rodez (mars 1946), *ib.*, pp. 278-279.
[5] Cahier n° 69, HP de Rodez (mars 1946), *ib.*, p. 361.
[6] Cahier n° 85, HP de Rodez (avril 1946), *Œuvres complètes*, t. XXI, *op. cit.*, p. 50.
Clopin Trouillefou, roi de Thunes régnant sur la cour des miracles, est le chef des truands dans *Notre-Dame de Paris* ; il se présente ainsi : « […] Moi Clopin Trouillefou, roi de Thunes [en argot roi des gueux], grand coësre [« Coesre ou coëre : le "roi" des gueux, des mendiants, dans certaines associations du moyen âge. », *Le Grand Robert*, 2014], prince de l'argot, évêque des fous […] [a]. »
[a] Victor HUGO, *Notre-Dame de Paris*, présentation d'Henri GUILLEMIN, Paris : Éditions du Seuil, coll. « L'Intégrale », tome premier, 1963 (434 p.), p. 382.
[7] Cahier n° 89, HP de Rodez (vers le 20 avril 1946), *Œuvres complètes*, t. XXI, *op. cit.*, p. 103.

ne sont que des corps incapables de parler de près[1]. » et la seconde, archétypique de ce type d'écrits dans lesquels il affectionnait le fait d'y mêler des personnages historiques : « Que Louis XVI et Henri IV prennent le pouvoir sur eux-mêmes et m'*arment* ou je les crucifierai de moi-même[2]. ». Il allait quitter l'HP de Rodez deux jours après, aussi délirant qu'il y était entré. Sur le plan strictement médical, c'était un échec total : Antonin Artaud regagna Paris en faisant un bras d'honneur à l'arrogance et à la violence psychiatriques, et à l'acharnement thérapeutique du docteur Ferdière, ordonnateur de ses cinquante-huit électrochocs absolument inutiles.

3) Après l'internement

Il n'y a pas de grandes différences entre les écrits de délire de la période de l'internement et ceux qui ont suivi le retour à Paris. La publicité de ces écrits de délire, souvent par le biais d'articles, va s'accentuer avec la liberté retrouvée et va faire perdurer cette pratique. Seulement quelques exemples seront donnés, les thématiques étant souvent les mêmes et l'on ne constate que peu d'enrichissements (nouveaux personnages, décors, situations, etc.) par rapport à la période précédente. Ainsi, sur le cahier qu'il avait commencé à Rodez avant de partir et qu'il poursuivit le jour de son retour à Paris, il écrivait : « J'ai fait de ma main plus de 50 gros charniers et 5 000 petits et tué sur cette terre plus de 500 millions de personnes[3]. » ; « Je sors d'un asile d'aliénés où j'ai foudroyé soir et matin, et pas seulement des cercueils et des taches de conscience[4]. »

Voici tout à trac quelques exemples de thèmes déjà abordés à Rodez et poursuivis dès son retour à Paris où s'entremêlent les principaux thèmes de ses écrits de délire : « Je me servirai du corps d'André Breton pour faire revenir Yvonne Allendy […][5]. » ; « J'ai huit armées, 6 filles[6] » ; « […] La folie elle-même n'existe pas, aucune maladie n'existe en elle-même, elle est toujours provoquée par envoûtement […][7]. » ; « Je suis le père éternel de tous les êtres et je ne sais pas en quoi ça consiste ni ce que c'est[8]. » ; « Tu aurais voulu faire cela et nous t'avons enculé, ô Artaud, / tu aurais voulu t'étendre à l'infini et tu t'es aperçu que tu étais enfermé dans un corps appelé Antonin Artaud. / Ce n'est pas vrai, / je serai anus, / hémorroïde, entéro-colite, / ruts / de bonheur de plus en plus physique. / Vous ne savez pas ce qu'il est important de trouver une chambre, un lieu de rassemblement pour mes 6 filles[9]. » ; « L'anatomie doit être refaite car je suis vraiment mon propre créateur et cela veut dire, ce que je *sais* depuis toujours, qu'il

---

[1] Cahier n° 105, HP de Rodez (dates des 22 et 23 mai 1946), *ib.*, p. 456.
[2] *Ib.*, p. 457.
[3] Cahier n° 106, Paris (26 mai 1946), *Œuvres complètes*, t. XXII, *op. cit.*, p. 13.
[4] *Ib.*, p. 21.
[5] Cahier n° 110, Paris (début juin 1946), *ib.*, p. 47.
[6] Cahier n° 114, Paris (mi-juin 1946), *ib.*, p. 123.
[7] Cahier n° 117, Paris (fin juin 1946), *ib.*, p. 190.
[8] *Ib.*, p. 191.
[9] *Ib.*, p. 195.

faut toujours travailler pour être et ensuite prendre l'opium de son travail pour se reposer[1]. » ; « J'ai commis ce mati[n] deux péchés mortels. 1° Il me faudra les faire expier à tout le monde. 2° Il me faudra me le faire expier à moi-même. Artaud, le nom du gouffre corporel d'où tout est né et où tout vient se nourrir comme dans un immense garde-manger[2]. » Malgré son apostasie, il continuait de parler de « péché » et ici de « péché mortel ».

Antonin Artaud était donc en combat permanent avec les êtres ; selon les moments, il les dominait mais c'était aussi l'inverse qui se produisait, d'ailleurs le plus souvent comme l'attestent les deux extraits suivants :

> Nous t'avons là, m'ont dit les êtres, pour nous donner ce qu'il nous faut au prix de ta propre vie et tu t'y plieras, il faut s'y plier. Tu ne nous quitteras plus jamais, d'ailleurs tu n'as jamais été toi-même jusqu'ici et tu n'as été nulle part Artaud, c'est toujours nous qui avons tout mené. Ta conscience, ta pensée, ta vie, ton âme, ton être, et ton corps, oui, même ton corps c'est nous. Quant à ta personnalité, elle est malade, vois-tu, très malade, tu ferais mieux de nous l'abandonner[3].
> J'ai abominablement souffert de tous les envoûtements lancés sur moi de tous les points de la terre jour et nuit et qui n'ont cessé de me maintenir dans une carapace d'obscénités monstrueuses, d'insultes, d'offenses, de sarcasmes, de mépris, et de douleurs, qui m'ont *paralysé* dans tous mes membres et mes nerfs, qui m'ont tronché et séparé de moi-même, qui m'ont vidé de mon sperme, de mon sang, de mon poids, de mes nourritures, de ma salive, de mes repas, de mon repos, qui m'ont maintenu ligoté et de l'extérieur à l'intérieur, qui m'ont occupé de corps étranges innombrables, violé et envahi des plus immondes façons, qui ont fait de mon corps une route et un bordel, une piscine et un désert, qui m'ont empoisonné, infecté de sperme, de salives, de morves, de crachats et d'excréments, qui m'ont soutiré tous mes fluides en tous sens, qui m'ont bloqué de cargaisons de corps étrangers, plaqués, couchés ou appuyés sur moi de toutes manières, et qui m'ont privé du nécessaire dehors pendant 10 ans plus 50 ans. Les envoûtements ont été pour moi plus réels que toute ma vie extérieure[4].

Le combat contre les êtres resta le combat de sa vie : « DÉCLARATION / Moi, Antonin Artaud, j'ai à me battre avec les esprits. C'est mon métier, ma fonction, ma vie. Et mon devoir par-dessus le marché[5]. » En effet, « tous les jours d'affreuses batailles ont lieu entre l'armée, la police et des troupes d'initiés enfermés dans leurs maisons utérines comme dans des blockhaus / et la police ne peut en avoir raison car elle est aussi utérine et abjecte qu'eux [...][6]. »

Dans *Ci-gît, précédé de La culture indienne*, textes composés en novembre 1946 (et qui ne paraîtront qu'en décembre 1947 chez K éditeur), Antonin Artaud

---

[1] Cahier n° 119, Paris (fin juin-début juillet 1946), *ib.*, p. 220.
[2] Cahier n° 120, Paris (fin juin-début juillet 1946), *ib.*, p. 262.
[3] Cahier n° 121, Paris (juillet 1946), *ib.*, pp. 294-295.
[4] Cahier n° 153, Paris (vers le 10/09/1946), *Œuvres complètes*, t. XXIII, *op. cit.*, pp. 270-27.
[5] Cahier n° 171, Paris (début octobre1946), *Œuvres complètes*, t. XXIV, *op. cit.*, p. 50.
[6] *Ib.*, p. 52.

commença ainsi « Ci-gît », dont l'*incipit* fait partie des citations les plus célèbres de l'auteur, illustrant un délire qui fait partie de la littérature psychiatrique et psychanalytique, notamment à propos de la perversion narcissique, à savoir l'auto-engendrement :

> Moi, Antonin Artaud, je suis mon fils, mon père, ma mère, et moi ;
> niveleur du périple imbécile où s'enferre l'engendrement,
> le périple papa-maman
> et l'enfant,
> suie du cu de la grand-maman,
> beaucoup plus que du père-mère[1].

Plus loin, on peut lire :

> Je n'avais que quelques fidèles qui ne cessaient de mourir pour moi.
> Quand ils furent trop morts pour vivre,
> je ne vis plus que des haineux,
> les mêmes qui guignaient leur place,
> en combattant à côté d'eux,
> trop lâches pour lutter contre eux.
> Mais qui les avaient vus ?
> Personne[2].

Les êtres (démons, vampires) prirent une place de plus en plus importante : « [...] En réalité *la bataille continue* où c'est [à] moi à me rendre justice sans compter sur aucun secours. À moi à me donner ma récompense, à moi à établir mon ordre, un ordre et l'ordre, par l'extermination et le massacre de tout[3]. » ; « C'est qu'à l'heure qu'il est les 8/9 de cette humanité sont des vampires, à qui trancher la gorge au premier urinoir rencontré[4]. » Antonin Artaud évoquait en fait les vespasiennes qui étaient alors un lieu de drague fort prisé par les homosexuels, forcément pour lui des vampires.

Il écrivit dans ses cahiers plusieurs textes préparatoires à la séance qu'il devait donner au Vieux-Colombier le 13 janvier 1947 : « Je dirai que le crime est que tout le monde a voulu et veut me toucher [...][5]. » Effectivement, Antonin Artaud ne supportait pas le contact physique avec autrui, fût-ce la poignée de main. D'ailleurs, sa propre main était redoutable et assassine : « Près de 3 milliards d'hommes sont morts de ma main depuis le dimanche de la passion de *1945*[6]. » C'est-à-dire le jour de son apostasie (le 1er avril 1945).

---

[1] *Ci-gît* précédé de *La culture indienne*, « Ci-gît » (nov. 46), *Œuvres*, *op. cit.*, p. 1152.
[2] *Ib.*, p. 1155.
[3] Cahier n° 189, Paris (novembre 1946), *Œuvres complètes*, t. XXIV, *op. cit.*, p. 359.
[4] Cahier n° 190, Paris (date du 25 novembre 1946), *ib.*, p. 363.
[5] Cahier n° 204, Paris (dates des 17 et 18 décembre 1946 / textes préparatoires à la séance du Vieux-Colombier), *Œuvres complètes*, t. XXVI, *op. cit.*, p. 84.
[6] Cahier n° 205, Paris (seconde quinzaine de décembre 1946), *ib.*, t. XXV, *op. cit.*, p. 110.

Au lendemain de la séance (qui se solda par un échec), il écrivit à Jacques Germain (1915-2001) – peintre qui louait une chambre dont il avait fait son atelier à la maison de santé d'Ivry, dans le même pavillon qu'Antonin Artaud[1] – une lettre dans laquelle il donna les causes du fiasco :

> Dites-vous bien que mécontent et déçu je l'ai été hier soir plus que quiconque non de moi
> mais d'avoir constaté que j'avais travaillé en pure perte en écrivant 100 pages de texte pour raconter ma vie.
> J'ai senti que des faits comme ceux dont je voulais parler : vampirisme général d'une race sur un homme, se racontent au couteau et non dans une salle de théâtre pleine d'hommes et de femmes du monde vêtus de somptueux tissus.
> J'ai ouvert plusieurs fois la bouche pour attaquer à fond la question des envoûtements et chaque fois j'ai été *heurté* à un point de la salle par la vue d'une robe, d'un manteau et d'un impeccable complet et je n'ai plus eu [qu'] une idée : partir pour revenir non pas armé d'un texte mais de poudre, de couteaux et de bâtons[2].

Le même jour, toujours dans le commentaire de la séance du Vieux-Colombier, il écrivit cette lettre à Pascal Pia (qui était encore directeur de *Combat*) mais qu'il n'envoya pas : « [...] Ce que j'avais à dire était : la religion me bouffe le cu [*sic*], elle crée par rites et par messes les succubes qui me bouffent le cu, et ce cu, cette sexualité réfrénée que je n'utilise jamais pour moi-même, toute la terre, depuis que je vis, n'a cessé de l'utiliser, sur mon corps, de l'utiliser. Cette terre est une terre d'envoûtements[3]. » ; « Mon cas n'est pas rare, Mr Pascal Pia, il est unique, et c'est justement son caractère inouï (prenez garde, j'entre dans mon délire) qui aurait dû fixer l'attention des psychiatres, et les inciter à chercher tout ce qu'il pouvait avoir d'anormal et d'extraordinaire en face du répertoire ordinaire des délires catalogués[4]. » ; « [...] Moi, Antonin Artaud, 50 ans, je ne me prétends pas envoûté par un homme ou par une secte, je prétends que toutes les sectes d'initiés et magiciens de la terre se sont donné le mot pour me maintenir en quelque sorte prisonnier de leurs opérations et manœuvres, à l'aide d'autres manœuvres destinées à donner leur efficacité plénières aux envoûtements qu'ils ne cessent de me lancer[5]. »

Au même moment, il confiait à l'un de ses cahiers : « Moi je suis *possédé* à mort, fourré de pus lubrique depuis 50 ans, et j'ai tué 3 m[illiards] 200 millions d'hommes, supprimé des villes, des vilayets, des provinces, détruit combien de maisons, blessé et mutilé combien de vivants[6] ? » Ces extraits montrent qu'Antonin Artaud gérait en quelque sorte la communication des deux thèmes principaux

---

[1] Florence de MÈREDIEU, *C'était Antonin Artaud*, *op. cit.*, p. 1048.
[2] « Lettre à Jacques Germain, Paris (14/01/1947) », *Œuvres*, *op. cit.*, p. 1193.
[3] « Projet de lettre à Pascal Pia, Paris (14/01/1947) », *ib.*, p. 1194.
[4] *Ib.*, p. 1197.
[5] *Ib.*
[6] Cahier n° 220, Paris (vers le 15 janvier 1947), *Œuvres complètes*, t. XXV, *op. cit.*, p. 182.

de ses délires, à savoir l'envoûtement et sa puissance extraordinaire : en effet, il édulcorait ce qu'il confiait à ses cahiers pour ses correspondants. Il était maître de la situation et si délire il y avait, il le contrôlait : « Ainsi après la séance d'André Breton il fallait foutre André Breton en l'air, c'est ce que ma haine présente me fait penser. Je l'y ai en effet irrémédiablement condamné. Je l'aurais étranglé sur place si j'en avais eu la force[1]. » ; ou, plus pertinent, car ses filles sont un des thèmes majeurs de ses délires : « [...] Et assez avec ces histoires de filles. Je ne me suis, moi, Antonin Artaud, senti jamais aucune paternité[2]. » Dans le cahier suivant, il aborda le thème de sa lucidité, ce qui renvoie, certes, à la notion de « folie lucide » déjà abordée, mais surtout met à mal les diagnostics psychiatriques : « [...] C'est la musique de mon moi et j'en déchire les oreilles de l'entendement humain et *surhumain* de tous parce que ça me plaît [...][3]. » Cette phrase est éclairante sur l'état d'esprit dans lequel il s'est travesti dans les oripeaux d'un fou : pour se faire plaisir, s'amuser, jouer au roi entouré de fous tout en acquérant un statut, « fou », le sauvant de la misère sociale en lui offrant gîte et couvert, et tout en lui permettant de tricoter sa légende, même si le prix à payer fut exorbitant.

Dans la lettre (déjà citée dans le chapitre précédent) envoyée à Maurice Saillet, à propos du compte rendu qu'il avait publié de la soirée du Vieux-Colombier et dans lequel il écrivait (sous le pseudonyme de Justin Saget) que, quand au cours de la soirée, Antonin Artaud évoqua devant un public médusé les envoûtements dont il était victime, « ses révélations tombaient à vide[4] », le poète ne contesta pas les dires du journaliste mais il s'en justifia d'une manière étonnante, entre autres en donnant pour « faits », voire pour preuves, des éléments qui n'en étaient point, sauf bien sûr pour lui :

> Pourtant il y avait dans les faits que je signalais de quoi remuer une salle même non préparée de spectateurs.
> Celui des Tarahumaras se masturbant à cinq cents mètres de moi, mais devant moi, dans la montagne pour m'empêcher, avec mon cheval, de m'élever plus haut, celui du Dr Ferdière endormi dans son propre bureau par une catholique initiée de Rodez, dont témoigne ma lettre envoyée à Henri Parisot et recueillie dans mon livre « Lettres de Rodez ». Vous n'oubliez pas que j'ai signalé en même temps que le Dr Ferdière avait lui-même fait partir cette lettre après en avoir pris connaissance.

Dans la lettre à Pascal Pia, que cette fois, il envoya bien, il précisa, toujours à propos de la soirée du Vieux-Colombier :

> J'ai fait cette séance pour dire : Vous, public, qui, en dehors de mes amis, représentez une société qui m'a interné et maintenu 9 ans interné, pour le seul crime

[1] Cahier n° 228, Paris (fin janvier 1947), *ib.*, p. 270.
[2] Cahier n° 230, Paris (fin janvier 1947), *ib.*, p. 283.
[3] Cahier n° 231, Paris (fin janvier 1947), *ib.*, p. 296.
[4] « Art. de M. SAILLET, dans *Combat*, Paris (14/01/1947) », *Œuvres*, *op. cit.*, p. 1190.

d'avoir cru aux envoûtements et de le dire, je viens non seulement vous redire que je crois aux envoûtements mais que je pense que vous êtes, vous, Société, tout entière *coupable* des envoûtements qui ont été jetés sur moi pour me livrer pieds et poings liés aux mains de mes incarcérateurs, et qui ensuite ont servi avec l'aide de l'incarcération, des électro-chocs, et des poisons à épuiser mes forces et à ruiner ma santé pendant 9 ans. Et ces envoûtements font partie de tout en système dont le monde vit depuis environ le déluge, et sur lequel je vous apporte aujourd'hui les preuves les plus sensationnelles et les plus précis renseignements.
Mais cela, je ne l'ai pas dit parce que l'atmosphère n'y était pas[1].

Il ajoutait le post-scriptum suivant : « Voudriez-vous, s'il vous plaît, publier cette lettre-ci. » Sans surprise, Pascal Pia ne le fit pas.

Dans la très longue lettre qu'il adressa à André Breton vers le 1er mars 1947 dans laquelle il revenait sur la séance du Vieux-Colombier et motivait son refus de participer à l'exposition surréaliste internationale qu'organisait Breton (voir la biographie en amont), il se montra, comme souvent, habile à pointer les contradictions de son correspondant puis débrida son délire (à dessein ? par compulsion ?) qui s'exprima alors à plusieurs reprises dans la lettre et dont voici un exemple (on notera – et il le fera dans plusieurs écrits – qu'il datait le début de son délire à dix ans, autrement dit après son retour du Mexique ; par ailleurs, on a déjà remarqué qu'il se montrait totalement impudique en évoquant son eczéma du scrotum, ce que, ordinairement, n'importe quel individu, fût-il exhibitionniste, se garderait d'évoquer) :

[…] J'ai sur moi et […] vois autour de moi depuis 10 ans une horde insensée de corpuscules, d'animalcules, de corps fluidiques, de figures plus ou moins spectrales qui n'ont d'autre souci et d'autre but que de se comporter contre moi en goules, en lémures, en vampires, et d'épuiser, sans cesse, mes humeurs, mes sécrétions, mes sucs vitaux.
C'est ainsi que j'ai eczémas testiculaires purulents sur eczémas, rhinites sur rhinites, hémorroïdes aqueuses sur hémorroïdes, ce qui pourrait renouveler toutes les histoires d'incubes et de succubes du Moyen âge si je ne savais pas que ces incubes et succubes sont des prêtres, des médecins, des savants, des employés d'administration, de petits boutiquiers et de grands bourgeois, des moines, des rabbins, des lamas, des bonzes, des brahmanes, des yogis, etc., etc., c'est-à-dire des hommes de tous les jours.
Ainsi donc comme ennemi de toute la magie humaine je ne puis absolument pas participer à une manifestation qui comme sacramentellement et sans bouffonner en évoque les rites, les cadres, les « triangulations » et le carcan[2].

Dans une lettre à Paule Thévenin, il donna une définition de son monde délirant et reprit cette idée déjà abordée dans ce chapitre qu'il était doté de suprapouvoirs :

---

[1] « Lettre à Pascal Pia, Paris (31/01/1947) », *ib.*, p. 1202.
[2] « Lettre à André Breton, Paris (vers le 1er mars 1947) », *ib.*, p. 1213.

Le monde d'Artaud est aussi loin de dieu que de Satan
c'est autre chose et c'est tout.
À cette effarante destinée il y a une contrepartie.
Je suis charcuté et vampirisé par tout le monde de jour comme de nuit.
Mais c'est à moi en dernier ressort qu'appartient la force.
Vous avez remarqué que je souffle tout le temps.
Eh bien, Paule Thévenin, si faramineux que cela paraisse, voilà 9 ans qu'avec mon souffle je reconstitue une autre création.
Délire de mégalomane hystérique, n'est-ce pas ?
Vous qui me connaissez de près, je ne crois pas que vous puissiez le dire
ni penser autre chose que mon monde de poète est un monde vrai et qui sous peu vivra
et fera éclater l'autre
celui que tout le monde voit.
Je vous écris cela pour vous avertir que les choses ne resteront pas toujours telles que vous les voyez et qu'un de ces quatre matins vous vous réveillerez au milieu d'une terre en pleines convulsions, ou qu'un de ces après-midis vous verrez partout des flammes comme dans un tremblement de terre ou une éruption brusquée de volcan.
Car je ne peux pas rester dans cet état[1].

Dans cette lettre au Président de la République d'Irlande (qui, *a priori*, ne fut jamais envoyée), il décrivit ainsi la canne de saint Patrick qu'il avait emmenée lors de son voyage irlandais :

> Comme vous devez le savoir, elle comporte 13 nœuds, plusieurs signes d'une Kabbale magique d'ailleurs assez primaire, mais projetés directement sur le bois par la force de la pensée. Elle remonte, dit-on, à l'époque où le crucifié du Golgotha, qui ne s'appelait pas Jésus-christ [*sic*] et n'avait rien de commun avec lui, se promenait librement sur la terre, et *la planta*. Son pommeau contient encore une trace indélébile du sang de ce crucifié. C'est vous dire, Mr de Valera, que je tiens à ravoir cette canne[2].

La lettre envoyée à Marc Barbezat le 23 mars 1947 dans laquelle il donnait ses consignes quant à la publication de son adaptation du sixième chapitre de *La Traversée du Miroir* de Lewis Carroll qu'il avait réalisée à l'HP de Rodez en septembre 1943, et qui parut sous le titre *L'arve et l'aume suivi de 24 lettres à Marc Barbezat* (voir *supra*, le chapitre « L'œuvre »), est abordée une nouveauté qui

---

[1] « Lettre à Paule Thévenin, Paris (10/03/1947) », *ib.*, p. 1600.
[2] « Lettre à Mr de Valera, Président de la République Irlandaise, Paris (15/03/1947) », *ib.*, p. 1602. Éamon de Valera (1882-1975) fut président de la République d'Irlande de 1959 à 1973. À l'époque où Antonin Artaud lui écrivit, il était chef du Taoiseach (le gouvernement irlandais) ; il le fut de 1932 jusqu'en 1948.

pourrait être qualifiée, en reprenant le titre de l'ouvrage de Pierre Bayard[1], de délire de « plagiat par anticipation » :

> J'ai eu le sentiment, en lisant le petit poème de Lewis-Carroll [*sic*] sur les poissons, l'être, l'obéissance, le « principe » de la mer, et dieu, révélation d'une vérité aveuglante, ce sentiment que ce petit poème c'est moi qui l'avais et pensé et écrit ; en d'autres siècles, et que je retrouvais ma propre œuvre entre les mains de Lewis Carroll. Car on ne se rencontre pas avec un autre sur des points comme être et obéir ou vivre et exister.
> Mes cahiers écrits à Rodez pendant mes trois ans d'internement, et montrés à tout le monde, écrits dans une ignorance complète de Lewis Carroll que je n'avais lu, sont pleines d'exclamations, d'interjections, d'abois, de cris, sur l'antinomie entre vivre et être,
> agir et penser
> matière et âme
> corps et esprit.
> D'ailleurs ce petit poème on pourra le comparer avec celui de Lewis Carroll dans le texte anglais et on se rendra compte qu'il m'appartient en propre et n'est pas du tout la version française d'un texte anglais[2].

Voici trois autres exemples de cette appropriation posthume de l'œuvre d'autrui. Le premier concerne à nouveau Lewis Carroll dont Antonin Artaud avait traduit le poème *Jabberwocky* (1872) à l'HP de Rodez durant l'été 1943. Dans une lettre à Henri Parisot qui souhaitait publier ce texte, après avoir descendu le poème et son auteur, il écrivait :

> […] J'ai contre Jabberwocky quelque chose de plus. C'est que j'avais eu depuis bien des années une idée de la consomption, de la consommation interne de la langue, par exhumation de je ne sais quelles torpides et crapuleuses nécessités. Et j'ai, en 1934, écrit tout un livre dans ce sens, dans une langue qui n'était pas le français, mais que tout le monde pouvait lire, à quelque nationalité qu'il appartint[3].

Le livre évoqué par Antonin Artaud est le fameux *Letura d'Eprahi Falli Tetar Fendi Photia O Fotre Indi*, déjà évoqué en amont. Plus loin dans cette longue lettre, il ajoutait, on ne peut plus explicite : « […] Jabberwocky n'est qu'un plagiat édulcoré et sans accent d'une œuvre par moi écrite et qu'on a fait disparaître de

---

[1] Pierre BAYARD, *Le plagiat par anticipation*, Les Éditions de Minuit, coll. « Paradoxe », 2009, 160 p. Le lecteur intéressé par cette improbable thématique pourra trouver une recension de cet ouvrage sur la page web suivante de *Fabula* : (page consultée le 31/12/2014)
<https://www.fabula.org/revue/document4990.php >.

[2] *L'arve et l'aume* suivi de *24 lettres à Marc Barbezat*, Décines : L'Arbalète, 1989 (112 p.), pp. 65-66.

[3] « Lettre à Henri Parisot, HP de Rodez (22/09/1945) », *Œuvres*, *op. cit.*, pp. 1014-1015.

telle sorte que moi-même je sais à peine ce qu'il y a dedans[1]. » Après Lewis Carroll – le lecteur aura compris qu'Antonin Artaud ne l'aimait pas –, il s'accapara un poète qu'il admirait, Arthur Rimbaud [1854-1891] : « Je me souviens d'avoir écrit il y a 70 ou 80 ans un poème auquel la Saison en enfer était semblable et ma fille Catherine en a écrit plusieurs avec d'internes rimes et sans règle de prosodie comme le Bateau ivre et les Chercheuses de poux[2]. » Enfin, il s'appropria *Une saison en enfer* (déjà évoqué dans la biographie délirante) : « C'est moi qui suis l'auteur de la Saison en enfer [...][3]. » La posture d'Antonin Artaud s'inscrit dans sa posture d'auto-engendrement, non seulement de son propre être mais de la création littéraire : il aurait trouvé en Lewis Carroll un auteur créatif, « déconstructeur » de mots et de syntaxe et s'en serait trouvé mortifié, car il en revendiquait la primeur. Il aurait donc accusé Carroll, mort en 1898 (soit deux ans après sa naissance) de l'avoir plagié. Il donne d'autres exemples de délire littéraire, notamment la crainte d'être copié, pillé : en un mot plagié. Un comble pour un homme qui a lui-même plagié (son « adaptation » du *Moine* de Lewis, alors que, lui qui ne maîtrisait pas l'anglais, il a pillé sans vergogne, la traduction de Léon de Wailly).

Dans ce court extrait tiré d'un cahier de juin 1947, Antonin Artaud mêlait le thème de la douleur (il se disait malade) à celui d'une correspondance fluidique entre son propre sort et celui de l'humanité : « C'est parce que je suis malade depuis septembre 1945 que des millions d'enfants hindous ont pu *naître* et vivre en bonne santé[4]. » N'a pas été trouvé à quoi correspond cette date de « septembre 1945 » et signalons que le dernier témoignage d'Antonin Artaud concernant une éventuelle maladie date d'août 1944 quand il se plaignit à sa mère d'hémorragies intestinales et de névralgies dentaires.

On voit dans l'extrait suivant un nouvel exemple typique d'enlacement de plusieurs thèmes délirants, avec toujours le sexe au premier plan : « À midi un être noir a jeté en moi par un soulèvement obscène de sa queue un vibrion noir et a voulu me le faire absorber puis a dit passant devant ma table à écrire et se dirigeant vers ma table de nuit [phrase incomplète] puis il m'a tutoyé en m'avertissant que les êtres avaient empoisonné mon verre de chloral [...][5]. »

Une des préoccupations importantes d'Antonin Artaud était de refaire son corps, elle ne le quittait pas et il s'y employait : « Le corps que je monte est asexué et il monte et se fait *opaque* contre le corps sexuel [...][6]. » Il fallait donc remettre le corps au centre de tout, quitte à adopter l'« assassinat attitude » (p. 1328) non

[1] *Ib.*, p. 1015.
[2] Cahier n° 42, Paris (première quinzaine de décembre 1945), *Œuvres complètes*, t. XIX, *op. cit.*, p. 69.
[3] Cahier n° 47, Paris (janvier 1946), *ib.*, p. 178.
[4] Cahier n° 262, Paris (mars 1947, *Cahiers d'Ivry*, tome 2, *op. cit.*, p. 1190.
[5] Cahier n° 316, Paris (juin-juillet-août 1947), *ib.*, p. 1285.
[6] Cahier n° 319, Paris (juin-juillet 1947), *ib.*, p. 1328.

plus seulement envers les initiés, animalcules et autres envoûteurs mais envers ses congénères (« j'ai *tué* l'homme rue de la mairie », p. 1328)

> Il faut que l'esprit et que les êtres meurent
> que la corde de mon cœur casse de misère, d'épuisement, de désespoir
> d'horreur
> alors là les choses seront vraiment parties et il ne restera plus que le corps que j'ai fait depuis 9 ans contre tout le monde et où personne ne se retrouvera bien que j'y ai [*sic*] réellement tué et exterminé tout le monde
> en passant dis-je par la route de la copulation
> de la merde, du sperme, du cu et surtout du *crime inné*[1].

Dans son travail à refaire les corps, il se montrait radical :

> [...] Pas de bouche
> Pas de langue
> Pas de dents
> Pas de larynx
> Pas d'œsophage
> Pas d'estomac
> Pas de ventre
> Pas d'anus
> Je reconstruirai l'homme que je suis[2].

On a pu souligner qu'il avait préservé le pénis mais il répara rapidement cet oubli :

> [...] Il faut enlever le sexe et l'anus
> or je donne un coup de marteau
> je casse le principe de la croix
> je casse tous les principes
> je crève le sexe mâle et le sexe femelle ceinturé de fer
> et comme il s'agit de le faire en réalité et non de peindre
> je cherche le moyen de faire disparaître la verge les testicules les bourses le vagin et l'anus
> et aussi les tétons
> je ne veux pas de tout cela [...][3].

*

* *

[1] *Ib.*, p. 1334.
[2] Cahier n° 374, Paris (novembre 1947), *Œuvres*, *op. cit.*, p. 1581.
[3] Cahier n° 378, Paris (novembre 1947), *Cahiers d'Ivry*, tome 2, *op. cit.*, p. 1328.

En conclusion, ce chapitre a permis d'établir que ce fut à partir de 1937 qu'Antonin Artaud commença à produire des écrits dits « de délire » et que ce fut à partir de février 1945, de manière spectaculaire et irréfutable, que l'écriture ardente et quasi maniaque des cahiers occupa une grande part de son activité littéraire, comme si les feux de la folie le rongeaient, le consommaient, le consumaient. De ce point de vue, les écrits de délire peuvent aussi s'envisager comme des écrits de douleur, même si l'on retient l'hypothèse d'une folie simulée (cette folie dont il ne démordra jamais n'entraînera-t-elle pas pour son auteur de grandes souffrances ? ne finit-il pas par vivre les douleurs dépeintes ?).

Les principaux thèmes de ses délires sont souvent croisés : ce faisant, les transmutations corporelles, l'auto-engendrement, sa descendance féminine, les envoûtements (d'abord par les initiés puis par les êtres et autres démons) et leur emprise sur le corps, la déité, les super-pouvoirs, l'anatomie à refaire, le plagiat antérieur (Lewis Carroll, Arthur Rimbaud), entraînent le lecteur dans un monde distordu, chamboulé, fantasque et tout à fait inédit, celui d'Antonin Artaud. Cette accumulation d'extraits de textes permet au lecteur de se forger soi-même une opinion sur la prétendue pathologie mentale d'Antonin Artaud. Comment ne pas envisager ces écrits délirants comme une création littéraire et la posture du délirant enfourchée vaillamment par Antonin Artaud comme une manière de s'inscrire dans la postérité de grands artistes fous ? Son délire aurait été alors un délire stratégique dans lequel il se serait emprisonné, condamné à l'assumer jusqu'à sa mort, sauf à casser sa légende.

La dernière citation proposée ci-dessus pour clore ce chapitre, conduit directement au thème majeur de la sexualité, objet du prochain chapitre, dans lequel vont de nouveau se mêler, souvent obscènement, délire et douleur, désir et répulsion, au long d'une danse sans fin autour d'un totem-phallus : en surnuméraire ?

Chapitre V / La sexualité torturée d'Antonin Artaud

Ce chapitre aborde un aspect majeur de la souffrance et du « délire » d'Antonin Artaud, à savoir cette sexualité que, la plupart du temps, il n'a eu de cesse de convoquer dans ses écrits. Pourtant, à y bien regarder, la position de l'auteur est sans doute plus contrastée que la caricature qu'il en a fait souvent lui-même avant que certains exégètes ne la reprennent à leur compte. Jamais nous n'aurions consacré un chapitre à la sexualité d'un auteur (elle reste du domaine privé), fût-ce celle de M. Artaud, sans la sollicitation continue de celui-ci dans ses écrits ; mais les auteurs qui se mettent à nu dans leurs œuvres sont légion (Joë Bousquet, René Crevel pour ne citer que deux auteurs déjà évoqués dans nos pages...).

La sexualité, défectueuse d'Antonin Artaud (n'évoque-t-il pas à plusieurs reprises dans ses textes une puberté qui se serait déclarée alors qu'il était âgé de 18-19 ans ?), le torturera jusqu'à la fin de ses jours et c'est en cela que les écrits sur la sexualité s'intègrent naturellement dans les écrits de douleur. Va être mesurée l'importance fondamentale de ce qui sera appelé « le dépucelage de 1915 » et pourquoi Antonin Artaud n'était pas impuissant comme le pensait, par exemple, le docteur Latrémolière (« [...] Je suis persuadé qu'il était impuissant[1]. ») ; à la décharge du docteur, le patient le disait lui-même. À ce stade, il pourrait être juste d'écrire qu'apparemment, il manquait d'appétence pour une sexualité « normale », avec un(e) partenaire. Mais nombre de ses écrits sont libidineux. Enfin, à travers ces textes, se posent, entre autres, les questions de la vie sexuelle réelle d'Antonin Artaud et celle de son orientation sexuelle (René Allendy ne fit-il pas courir le bruit qu'il était homosexuel ?). Encore aujourd'hui, de nombreux psychiatres affirment que des troubles sexuels profonds peuvent entraîner des troubles psychiques (c'est notamment le cas, par exemple, d'un refoulement obsessionnel, tel celui de l'homosexualité inhibée que Freud voyait comme une porte d'entrée dans la psychose paranoïaque).

Avant d'aller plus avant dans la lecture de ce chapitre, il faudra garder à l'esprit à quel point Antonin Artaud fut atteint, marqué, blessé, par le diagnostic d'une hérédosyphilis en 1917, lequel serait une des principales explications de ce rejet de la sexualité. Enfin, une bonne partie de ces textes aurait pu figurer dans les écrits de délire du poète, tant les positions qu'il affichait étaient exagérées, démesurées et intenables : l'hybris d'un poète ou l'hybris d'un fou ?

---

[1] « Interview de Jacques Latrémolière par Sylvère Lotringer » *in* Sylvère LOTRINGER, *Fous d'Artaud*, Paris : Sens & Tonka éditeurs, coll. « Témoignage 10/vingt », 2003 (288 p.), p. 132.

I. La tentative de (ou le) dépucelage de 1915

Sans jamais qu'il ne fût explicite sur le sujet, cette courte section montre comment Antonin Artaud, allusivement, évoqua à plusieurs reprises un événement dont les récits qu'il en fit inclinent, peut-être dans une surinterprétation, à en faire un traumatisme : son dépucelage (ou une tentative de dépucelage), qui serait intervenu en 1915 (entre juin et septembre selon les versions de l'auteur) alors qu'il était âgé de dix-neuf ans, et qui aurait été un dépucelage violent, peut-être un viol et possiblement par un parent, masculin ou féminin, ou par quelqu'un du clergé ou enfin, par un(e) pensionnaire d'une maison de santé. Une extrêmement prudence est requise pour l'interprétation de cet événement car il intervient de manière tardive dans les écrits du poète ; de surcroît, ils s'inscrivent dans sa thèse obsessionnelle du rejet de la sexualité, une sexualité qu'il s'évertua, presque toujours, à montrer sous ses aspects les plus sombres et les plus répugnants. Par ailleurs, pourquoi resta-t-il aussi mystérieux sur ce fait de 1915 alors qu'il se montra tant disert sur d'autres points de sa biographie, et pas des moins intimes ? Enfin, ces faits, s'il a vraiment été violé, contrediraient son état de virginité qu'il revendiqua à de nombreuses reprises : il est évident qu'un dépucelé, fût-il violé, n'est plus vierge (mais il évoquait sans doute une virginité morale). Par ailleurs, 1915 coïncide avec le diagnostic du docteur Grasset de neurasthénie aiguë. Ainsi, quand Antonin Artaud évoque 1915, il faut savoir s'il parle du diagnostic du docteur Grasset ou de son dépucelage, par exemple à travers ces deux extraits : « C'est que ma vie, Anie, n'a jamais été qu'un enfer non depuis 9 ans mais depuis 50 ans et surtout depuis un certain mois de juin 1915 […][1]. » ; « Vous m'avez vu souffrir devant vous d'une manière odieuse, insupportable. Vous savez que cela a commencé en 1915 à Marseille et n'a en somme jamais arrêté[2]. » Si, dans le premier extrait, on peut avancer qu'il s'agit du diagnostic du docteur Grasset (juin 1915), le doute questionne le deuxième. Il serait toutefois surprenant qu'un diagnostic de neurasthénie mit un jeune homme dans un tel état.

Voici comment, en septembre 1945, Antonin Artaud considérait le dépucelage, et notamment le sien (si l'on interprète ses propos, il n'aurait pas été dépucelé, il n'aurait donc pas été violé, à moins qu'il ne dissociât les deux) :

> […] La catastrophe de la guerre avait correspondu en moi à une catastrophe intime de l'être, à une déroute de la sexualité, qui en ce qui me concerne n'était pas la déroute ordinaire des lâches qui ont voulu imposer leur style et sur le coup de 18 à 20 ans se sentent en face des exigences du très haut style, c'est-à-dire en face de cette réclamation d'un style homme dans l'enfant qui se découvre être, être de sexualité. Pour tout le monde cette déroute de la psyché interne, au milieu du soulèvement du moi être à l'époque de la puberté, se résout par une copulation première, appelée vulgairement dépucelage du puceau, mais pour moi ce ne fut pas le

[1] « Lettre à Anie Besnard, HP de Rodez (22/06/1946 ?) », *Œuvres*, *op. cit.*, p. 1322.
[2] « Lettre à Marie-Ange Malausséna, Paris (18/09/1947) », *ib.*, p. 1628.

cas. Être dépucelé quand on souffre de son moi est une opération salvatrice peut-être, mais qui à l'époque ne me vint même pas à l'esprit et je sais maintenant pourquoi[1].

Si l'on peut relier cet extrait d'un cahier de 1946 à ce présumé viol de 1915, il corroborerait la piste ecclésiastique :

> Les prêtres se sont décidés à me sourire parce que je suis un roc et que tout ce sur quoi leur cone [*sic*] pourrait tenir, mais c'est eux qui volontairement et criminellement m'ont mis dans cette immonde situation et ça se retrouvera. Ce n'est pas que je ne peux plus rien supporter, c'est que je me suis passé assez de force pour que ma colère de fond perce enfin en moi contre la résistance de tous ceux accrochés à mes fesses et vissés dans mon con pour que je n'entre pas en fureur. Or je n'oublierai jamais que j'ai quitté la vie à Marseille en 1915-1916 et que j'ai été emporté dans d'épouvantables courants[2].

On peut relier quasi-certainement les deux extraits suivants à ce dépucelage traumatisant de 1915 : « C'est le mal qui s'est abattu sur moi en 1915 que j'ai chassé et qui s'agrippe pour ne pas partir[3]. » ; « [...] Mon blocage depuis 1915 n'est pas normal[4]. »

Les extraits suivants, énigmatiques, peuvent peut-être se relier à ce viol ou à ce dépucelage (ou tentative de dépucelage) malheureux : « Ici un mot me manque qui m'a manqué dans la vie chaque fois que j'ai voulu accuser une certaine chose[5]. » ; « [...] Je préfère en venir enfin et tout de suite au sujet qui me tient à cœur et à l'innommable saleté que j'accuse et qui est tout entière contenue dans le mot qui depuis 50 ans me manque et qui ne me sera pas révélé, à moins que je ne le déterre à la force de mon poignet. J'ai donc à dire à la société qu'elle est une pute, et une pute salement armée[6]. » ; « [La société] nous opprime, et ici c'est le vieux Freud qui a raison, plus raison qu'il n'a jamais cru avoir raison, d'un autre souvenir plus salingue, infiniment plus révoltant, celui d'un après-midi dans une chambre basse qui donnait sur un carré de soleil [Serait-ce là le lieu du « crime » ?] et celui de la douleur, une certaine douleur de Golgotha[7]. »

Dans les deux extraits suivants, Antonin Artaud prétexta les conséquences des événements de 1915 pour justifier la prise d'opium : « Quant à moi, je sais maintenant parfaitement bien pourquoi depuis un certain jour de septembre 1913 il

---

[1] Cahier n° 32, HP de Ville-Évrard (fin septembre 1945), *Œuvres complètes*, t. XVIII, *op. cit.*, pp. 108-109.

[2] Cahier n° 92, HP de Ville-Évrard (fin avril 1946), *Œuvres complètes*, t. XXI, *op. cit.*, p. 176.

[3] Cahier n° 181, Paris (début nov. 1946), *Œuvres complètes*, t. XXIV, *op. cit.*, p. 235.

[4] Cahier n° 185 (novembre 1946), *ib.*, p. 317.

[5] Cahier n° 201, Paris (vers les 8 et 14 décembre 1946), textes préparatoires à la séance du Vieux-Colombier, *Œuvres complètes*, t. XXVI, *op. cit.*, p. 54.

[6] *Ib.*, p. 56.

[7] Cahier n° 208, Paris (fin décembre 1946), textes préparatoires à la séance du Vieux-Colombier, *ib.*, pp. 102-103.

m'est devenu impossible de vivre, et que sans le palliatif de l'opium je serais mort[1]. » ; « Or je dis que sans envoûtement ma vie n'aurait jamais été celle de cet homme qui depuis 31 ans, exactement depuis le mois de septembre 1915, a besoin d'opium pour revenir à lui, qui sans opium ne peut plus se trouver ni se comprendre, et qui doit d'ailleurs à l'opium d'être encore en vie à cette heure et d'avoir pu supporter la vie[2]. » Parce que : « C'est à l'âge de la puberté que j'ai été assassiné[3]. »

En avril, puis en juin 1947, il revenait sur l'épisode de 1915 : « Mieux vaut être dans la tristesse que dans l'angoisse [...]. Or moi qui n'ai jamais pu vivre et qui le sens depuis 1915 je sais que je me vengerai[4]. » ;

> [...] Le principal n'a jamais été *su* par un être car *moi*, Antonin Artaud, je l'ai toujours gardé pour moi et je m'apparaîtrai enfin tel que je me suis cherché et voulu sans pouvoir y arriver depuis août 1915 au Chatelard [note[5] p. 1111 : « Village situé dans le massif des Bauges, en Savoie, où Antonin Artaud avait passé des vacances avec sa famille. »] où j'ai vu soi-disant m'apparaître une pute sans nom qui a essayé de se faire passer à moi pour la Vierge et la dénommée marie / et je l'ai crevée / foutue nue et exposée publiquement avec son cu pourri de religieuse[5].

Ce dépucelage se serait-il passé au Chatelard, épisode que l'auteur retraduirait ici à sa manière exubérante et surréelle ? Plus haut, il situait l'événement à Marseille, en septembre.

Quant à l'extrait suivant, est-il complètement délirant (la haine des prêtres) ou est-il à rattacher à l'épisode de 1915 (« petit » étant alors à prendre au sens de « vierge ») ou à des attouchements dont il aurait été victime enfant ? : « Le prêtre qui a tourné et retourné en jouissant le corps du petit Artaud Antonin lequel le regardait faire de loin et de haut[6]. »

On le voit, le poète n'a jamais explicité cet événement de 1915 qu'il a pourtant beaucoup évoqué. Il en a fait un secret qu'il a emporté outre-tombe. En revanche, il s'est fait un peu plus disert sur ses pratiques sexuelles, mais rarement explicitement.

---

[1] Cahier n° 217, Paris (janvier 1947), textes préparatoires à la séance du Vieux-Colombier, *ib.*, p. 158. C'est la seule fois qu'Antonin Artaud cite l'année 1913 comme le certain jour où sa vie aurait basculé : s'agit-il d'une erreur de l'auteur – cela lui arrivait fréquemment, en fonction de l'état dans lequel il se trouvait lorsqu'il écrivait – ou d'une erreur de transcription ? Il faut vraisemblablement lire 1915.

[2] *Ib.*, p. 175.

[3] Cahier n° 214, Paris (peu avant la conférence du 13 janvier 1947), *Œuvres complètes*, t. XXV, *op. cit.*, p. 165.

[4] Cahier n° 280, Paris (avril 1947), *Cahiers d'Ivry*, tome 1, *op. cit.*, p. 687.

[5] Cahier n° 306 (juin 1947), *ib.*, p. 1105.

[6] Cahier n° 310, Paris (juin 1947), *Cahiers d'Ivry*, tome 2, *op. cit.*, p. 1186.

II. L'asexualité, remède à une sexualité honteuse ?

Le thème de la sexualité est sans doute le plus rebattu dans les textes d'Antonin Artaud, notamment dans les Cahiers. Ne seront proposés ici que les principaux aspects abordés par lui, avec quelques variantes sans que, contrairement aux chapitres précédents, soient distinguées les positions du poète avant pendant et après l'internement, tant elles paraissent invariables entre les trois époques de sa vie ; par ailleurs, les écrits sur la sexualité concernent principalement la période asilaire et post-asilaire. Seules changent la forme et la violence avec laquelle il s'exprime.

Sa biographie a révélé qu'Antonin Artaud avait eu une longue liaison avec Génica Athanasiou qu'il avait rencontrée au théâtre de l'Atelier à l'automne 1921 : ils formèrent ce qu'il convient d'appeler un couple, dès 1922 (Antonin Artaud avait alors vingt-six ans), bien qu'ils ne vécussent pas ensemble, sauf lors de brefs moments (lors de vacances par exemple). Compte tenu des positions du poète sur la sexualité, on s'interroge forcément sur les relations charnelles qui ont pu lier les deux amants. Antonin Artaud livra peu d'informations sur le sujet, ce qui ne saurait lui être reproché tant nous sommes ici dans le domaine de l'intime. On peut simplement faire remarquer que si l'on tient compte, d'une part, de l'état de douleur dans lequel se trouvait le plus souvent le jeune homme (voir les larges extraits, reproduits en amont, des lettres édifiantes qu'il écrivit alors à Génica), et, d'autre part, le fait que, en sus des différents traitements qu'il suivait, il prenait entre autres du laudanum, il ne devait pas être très performant dans le rôle du fornicateur transi : « Je n'ai plus la force d'être tendre[1] », écrivait-il euphémiquement en septembre 1923. On comprend le combat que menait la jeune femme contre la toxicomanie de son ami. Il semble toutefois invraisemblable que, même si les rapports sexuels étaient fort distendus (à l'instar de leur vie commune), il n'y ait *jamais* eu de rapport sexuel entre eux.

Sur le plan littéraire, on trouve une première allusion directe à la sexualité dans cet extrait de « Texte surréaliste » qui parut dans le n° 2 de *La Révolution surréaliste* le 15 janvier 1925 : « La froide agitation des colonnes partage en deux mon esprit, et je touche mon sexe à moi, le sexe du bas de mon âme, qui monte en triangle enflammé[2]. » La même année, il fit paraître dans le n°147 de *La NRF* « Héloïse et Abélard » (texte repris dans *L'Art et la Mort* paru en 1929) où il évoqua un thème qu'il réitéra, notamment dans *Héliogabale ou l'Anarchiste couronné*, celui de la castration : « Sa chair en lui tourne son limon plein d'écailles, il se sent les poils durs, le ventre barré, il sent sa queue qui devient liquide. La nuit se dresse semée d'aiguilles et voici que d'un coup de cisailles ILS lui extirpent sa virilité[3]. » Toujours en 1925, est abordé dans « Rêve » qui parut dans le n°3 de *La Révolution surréaliste*, le thème de l'inceste (convoqué par pure provocation ?) :

---

[1] « Lettre de Marseille du 08/09/1923 », *Lettres à Génica Athanasiou*, *op. cit.*, p. 101.

[2] « Textes de la période surréaliste », *L'Ombilic des Limbes* suivi du *Pèse-nerfs* et autres textes, *op. cit.*, p. 196.

[3] « L'Art et la Mort » (1925-1927), *ib.*, pp. 147-148.

« […] Nous avions troqué quelques femmes. Nous les possédions sur des tables, au coin des chaises, dans les escaliers, et l'une d'elles était ma sœur[1]. »

Dans une lettre à Génica Athanasiou d'août 1926, il confia un écart sexuel sans révéler avec qui il avait commis (peut-être tout simplement avec Génica, à moins qu'il ne s'agît d'un acte masturbatoire) : « J'ai eu une faiblesse mais il était bien temps que je commence à être faible, à mon âge, et alors que j'ai toujours vécu dans une chasteté presque complète[2]. » Cet aveu permet de mettre à mal la virginité qu'il revendiquera *pro domo* par la suite.

Dans *L'Art et la Mort* figurent deux textes qui avaient été précédemment publiés dans des revues, « L'automate personnel », paru dans les *Cahiers de l'art* (n° 3, 1927) et « Le clair Abélard », paru dans *Les Feuilles libres* (n° 47, déc. 1927-janv. 1928), et dont voici deux extraits, chacun d'entre eux concernant dans l'ordre les textes cités : « Au fond du cri des révolutions et des orages, au fond du broiement de ma cervelle, dans cet abîme de désirs et de questions, malgré tant de problèmes, tant de peurs, je conserve dans le coin le plus précieux de ma tête cette préoccupation du sexe qui me pétrifie et m'arrache le sang[3]. » ; « Pour Artaud la privation est le commencement de cette mort qu'il désire. Mais quelle belle image qu'un châtré[4] ! »

Dans une lettre adressée le 18 mai 1933 à Anaïs Nin (qu'il avait rencontrée en compagnie des Allendy, invités par la jeune femme dans sa propriété de Louveciennes, en mars 1933), il écrivait que, au musée du Louvre, devant la toile *Les Filles de Loth* de Lucas de Leyde, « vos sens ont tremblé, et je me suis rendu compte qu'en vous le corps et l'esprit étaient formidablement liés, puisqu'une pure impression spirituelle pouvait déchaîner dans votre organisme un orage aussi puissant. Mais dans ce mariage insolite c'est l'esprit qui a le pas sur le corps, et le domine, et il doit finir par le dominer en tout[5] ». Pourtant, il déclarait plus loin :

> Vous me mettez en face du meilleur et du plus terrible de moi-même, et devant vous seulement je sens que je ne puis ne pas en avoir honte, je veux de vous des étreintes violentes, je veux entrer en vous, reposer en vous, et que l'on sente cette vibration pleine, vous et moi, cette vibration qui fait venir au jour les choses de l'esprit. Avec vous seulement une étreinte peut ne pas être inutile, mettre en contact des magnétismes contraires et qui s'allient, établir un cycle parfait[6].

Anaïs Nin raconta dans son *Journal* comment il tenta de passer à l'acte sexuel le 13 juin 1933, lorsqu'elle lui rendit visite dans sa chambre, alors qu'il était agenouillé devant elle : « Il m'a embrassée avec fougue, férocement, et j'ai cédé. Il

---

[1] « Textes de la période surréaliste » (1925), *ib.*, p. 204.
[2] « Lettre de Paris du 22/08/1926 », *Lettres à Génica Athanasiou, op. cit.*, p. 101.
[3] « L'Art et la Mort » (1925-1927), *L'Ombilic des Limbes* suivi du *Pèse-nerfs* et autres textes, *op. cit.*, p. 196.
[4] *Ib.*, p. 152.
[5] « Lettre à Anaïs Nin (18/05/1933) », *Œuvres, op. cit.*, p. 393.
[6] *Ib.*, p. 394.

mordait ma bouche, mes seins, ma gorge, mes jambes. Mais il était impuissant[1]. » D'une certaine manière, Antonin Artaud corroborera deux ans plus tard le propos d'Anaïs Nin en déclarant lors du deuxième questionnaire de l'hôpital Henri-Rousselle du 12 septembre 1935 : « Mon impuissance sexuelle est à peu près complète[2]. » Cet autodiagnostic est à nuancer : le poète était vraisemblablement dans l'impossibilité physique d'un coït mais il conservait toute sa puissance sexuelle dans ses activités onanistes.

Dans la lettre qu'il écrivit à celle qu'il voulait prendre comme épouse, Cécile Schramme, il exposa ses conceptions de l'amour :

> Vous n'êtes pas responsable de la nature avec laquelle vous êtes née. Vous voulez la fidélité dans l'amour, et vous avez un idéal d'amour dont vous savez qu'il satisfait à ce que vous rêvez de meilleur, malheureusement l'instinct est là qui détruit vos résolutions. Mais ces résolutions représentent un être vers lequel vous tendez en vous et *que vous avez toute la vie pour atteindre*. Cela ne se fera pas en un jour, un mois, ou un an. À moi de vous y aider.
> Je ne le peux que si vous dites toujours la vérité. Et que vous ne cherchez pas à me dissimuler les mauvais côtés de votre nature, au point de vue sexuel, érotique, comme au point de vue de l'humeur et des sentiments.
> [...]
> J'ai confiance en votre idée de l'amour absolu, et en votre volonté de l'atteindre, non en votre comportement *qui est faible et livré aux bêtes*[3].

Dans *Les Nouvelles révélations de l'ÊTRE*, à l'aune d'une interprétation des cartes du tarot, il affichait une vision de la femme bien particulière :

> Une force naturelle que la femme avait altérée va se libérer contre la femme et par la femme. Cette force est une force de mort.
> Elle a la rapacité ténébreuse du sexe. C'est par la femme qu'elle est provoquée mais c'est par l'homme qu'elle est dirigée. Le féminin mutilé de l'homme, la tendresse enchaînée des hommes que la femme avait piétinée ont ressuscité ce jour-là une vierge. Mais c'était une vierge sans corps, ni sexe, et dont l'esprit seul peut profiter.
> Qu'est-ce que cela veut dire ?
> Cela veut dire que la sexualité va être remise à sa place. À celle qu'elle n'aurait jamais dû dépasser. Que les sexes seront pour quelque temps séparés. Que l'amour humain sera rendu impossible. Et que ce travail a déjà commencé[4].

---

[1] Anaïs NIN, *Journal de l'amour, 1932-1939*, Paris : La Pochothèque, coll. « Classiques modernes », 2003 (1402 p.), p. 223.

N. B. : version non édulcorée des deux premiers tomes (et le début du troisième) du *Journal, op. cit.*, qui s'étale sur six tomes (jusqu'en 1966). La citation proposée ici avait été retirée du tome 1 auquel nous avons référé en amont.

[2] Cité par Florence de MÈREDIEU, *C'était Antonin Artaud, op. cit.*, p. 830.

[3] « Lettre à Cécile Schramme, Paris (16/05/1937) », *Œuvres, op. cit.*, pp. 784-785.

[4] *Les Nouvelles révélations de l'Être* (1937), *ib.*, p. 790.

Dans cette lettre du 2 août 1937 adressée à Anne Manson, il réitéra sa position et lui reprocha son attitude : « Seuls l'Homme et la Femme qui peuvent se rejoindre au-dessus de toute sexualité sont forts. [...] Je sais que votre sexualité est diffuse, brusque, veule, partout répandue et qu'elle confine à la bestialité[1]. » Dans la lettre qu'il envoya quelques jours plus tard à Marie Dubuc, il fit ce raccourci qui résumait sa position : « Quant aux femmes, leur présence ne fait que m'irriter et me troubler. [Ici s'intercale un signe qui ressemble à un idéogramme chinois]. C'est tout de suite la catastrophe pour mon être intérieur[2]. » Dans cette lettre envoyée de Dublin à Anne Manson, Antonin Artaud affirmait qu'il « [prêchera] le retour au christ des catacombes, qui sera le retour du christianisme dans les catacombes. Le catholicisme visible sera rasé pour cause d'idolâtrie, et le Pape actuel condamné à mort comme traître, et comme Simoniaque. Si cela vous affole songez à ma haine de la chair[3]. » L'auteur reprenait ici la position des premiers chrétiens (résumée ici très sommairement) qui bannissaient tout rapport sexuel, fût-ce dans le cas de la procréation, celle-ci étant inutile puisque l'Apocalypse allait anéantir l'humanité.

Le chapitre précédent a donné à lire certains écrits de délire produits dans des lettres de la période asilaire, pour la plupart retenues par l'administration, dans lesquelles Antonin Artaud abordait le thème de la sexualité, chez les autres (sa mère par exemple), mais surtout chez lui. Il s'agissait d'une sexualité contrainte, pratiquée par ce qu'il appelait alors « les initiés » sur son corps innocent, à son insu donc, contre sa volonté (cela n'est d'ailleurs pas sans évoquer son dépucelage qui, si nous comprenons bien, donne toutes les apparences d'un dépucelage violent, résultant d'un viol : hétérosexuel ? homosexuel et dans l'affirmative par masturbation, fellation ou sodomie ?). Aussi prude fût Antonin Artaud, il a été confronté directement à la sexualité de ses compagnons d'infortune dans les dortoirs où il dormait. Nous ignorons si le bromure de potassium était distribué aux malades (qu'Antonin Artaud aurait transformé dans ses lettres accusatrices à ses médecins en cyanure de potassium ?) au moment de son internement, mais il est incontestable qu'il fut à tout le moins témoin (voire acteur) de scènes de masturbation, voire de rapports sexuels, ce qui expliquerait l'importance des allusions sexuelles présentes dans ses lettres de l'internement. Alors qu'il se plaint de la promiscuité des dortoirs et des douches prises en commun, on peut s'étonner qu'il renonçât à la chambre seule qui fut à sa disposition à l'HP de Rodez et préférât dormir dans un dortoir. Peut-être craignait-il les interventions nocturnes du personnel soignant dans sa chambre pour le conduire à la torture des électrochocs.

Parmi les lettres retrouvées de l'HP de Sotteville-lès-Rouen, il n'y a aucune allusion à la sexualité (ce qui ne veut bien sûr pas dire qu'il n'a pas écrit sur le sujet). La première lettre d'internement abordant ce thème fut celle qu'il écrivit pour sa mère à l'hôpital Sainte-Anne, le jour de Noël 1938, pour lui reprocher ses

[1] « Lettre à Anne Manson, Paris (02/08/1937) », *ib.*, p. 814.
[2] « Lettre à Marie Dubuc, Paris (08/08/1937) », *ib.*, p. 817.
[3] « Lettre à Anne Manson, Dublin, Irlande (14/09/1937) », *ib.*, p. 833.

amants et autres gigolos. Il n'abordera de nouveau ce sujet qu'à l'HP de Ville-Évrard, le 26 avril 1939, dans une lettre au docteur Fouks : « Les Initiés qui sont la féodalité moderne de l'argent sont aussi et surtout la féodalité du coït, et de la fornication débordante. Et c'est à ce sujet surtout qu'ils veulent tout garder pour eux[1]. »

Antonin Artaud convoqua à nouveau l'érotisme dans une autre lettre au docteur Fouks : « *Toutes les histoires étranges de mes lettres ce sont ces personnes là* [*sic*] *qui les ont vécues*, et qui y ont montré leur démence délirante, leur hystérie, leur exhibitionniste, leur goût du stupre et de la perversité érotique noire, leur phobie enfin de toute pureté[2] ! » Dans la lettre écrite à Solange Sicard (déjà citée dans le chapitre précédent), il ajoutait, dans le post-scriptum, après la stupéfiante liste de cent-un noms d'initiés, le paragraphe suivant écrit au crayon rouge : « Je leur ferai reboire à tous dans la suite des Éternités les orgasmes de fiel et de sang avec lesquels ils se sont masturbés sur Mes images [...][3]. »

Dans une lettre retenue à la fille de Pierre Laval (1883-1945), qu'il appelle Ligeia (alors qu'elle se prénommait Josette Pierrette, dite Josée), titre d'une sombre nouvelle d'Edgar Alan Poe, il accuse ladite fille d'« AVOIR PARTICIPÉ AUX SCÈNES CAPITALES DE MASTURBATION EROTIQUE ET DEMONOLOGIQUE CONTRE [LUI], ET LES AVOIR SUREXCITÉES DE [SON] STUPRE ET DE [SON] VENIN[4] ». Dans la même lettre, dans le deuxième post-scriptum, il écrivait :

> POUR AVOIR RECOMMENCÉ CE MATIN MARDI 6 JUIN 1939 VOS ENVOUTEMENTS DE PARALYSIE, DE BLOCAGE ET DE RAGE ~~LIGATUR~~ SEXUELLE LIGATURANTE [*sic*] / VOUS SEREZ MOMIFIÉE ET COULÉE DANS LE NATRON PENDANT L'ÉTERNITÉ ENTIÈRE [...]. VOUS SEREZ VITRIOLÉE ET LIGATURÉE À MORT ET VOUS ASSISTEREZ DANS UN ORGASME TETANISANT DE RAGE À L'EXALTATION DE VOTRE PRINCIPALE RIVALE. [...] ET JE LIERAI L'ASPHIXIE DU POISON A LA RAGE SEXUELLE, ET L'ANIMAL POUR VOUS LE PLUS REPULSIF DEMEMBRERA VOTRE UTERUS[5].

Il expliqua au docteur Fouks : « [...] Le supplice dans lequel j'ai été pris n'a servi qu'à favoriser l'ignominie intra utérine de toutes les initiées femelles, et l'esprit de profit jouisseur de tout le monde [...][6]. » Dans deux lettres à ses docteurs (Lubsansky et Fouks) écrites le 9 juin 1939, il faisait du docteur Chanès un sodomite (« Il vous a enculé réellement et matériellement. Si vous supportez ça, ça

---

[1] « Lettre au docteur Fouks, HP de Ville-Évrard (26/04/1939) », *Lettres 1937-1943*, *op. cit.*, p. 154. Citation déjà produite au chapitre précédent.

[2] « Lettre au docteur Fouks, HP de Ville-Évrard (08/05/1939) », *ib.*, p. 172.

[3] « Lettre à Solange Sicard, HP de Ville-Évrard (08/05/1939) », *ib.*, p. 208.

[4] « Lettre à Ligeia Laval, HP de Ville-Évrard (05/06/1939) », *ib.*, p. 222.

[5] *Ib.*, pp. 224-225.

[6] « Lettre au docteur Fouks, HP de Ville-Évrard (05/06/1939) », *ib.*, pp. 227-228.

vous regarde » écrivait-il au premier ; « Vous avez été de nouveau envoûté hier soir vers 8 hres ½ par le Dr Chanés, et, sauf votre respect, *ENCULÉ*, par lui réellement et matériellement à la faveur des plus infâmes envoûtements » assénait-il au second). Mais dans la lettre au docteur Fouks, Antonin Artaud évoquait pour la première fois explicitement le fait qu'il se masturbait (mais bien entendu, ce n'était pas pour son plaisir puisqu'on l'avait obligé à le faire) : « On a lancé sur moi des feux dévorants et à la faveur de la torture que je ressentais il s'est glissé en moi un envoûtement de possession érotique ce qui m'a forcé *à me branler* alors que j'étais absolument chaste depuis 2 ans [donc depuis son internement][1]. » Le lendemain, 10 juin, c'est au patron du Dôme, M. Vigouroux (état civil non trouvé), qu'il écrivait véhémentement : « POUR M'AVOIR ENVOYÉ CE MATIN UN ENVOÛTEMENT DE POSSESSION ENVAHISSANTE, ET D'INHIBITION DESESPERÉE, ET L'AVOIR FAIT DE COMPLICITÉ AVEC LE Dr LUBSANSKY QUE TU AS ENCULÉ CETTE NUIT DANS CE BUT. – (ET IL A ÉTÉ ENCULÉ CETTE NUIT EN GRAND PAR PLUSIEURS INITIÉS MALE ET FEMELLE […])[2]. »

En ce mois de juin 1939, Antonin Artaud se masturba beaucoup si l'on en croit ses écrits : « DEUX ENVOÛTEUSES SONT ENCORE VENUES CETTE NUIT DANS L'ASILE ET M'ONT MIS DANS LA NÉCESSITÉ ABSOLUE DE ME BRANLER MALGRÉ LA RÉPUGNANCE HORRIFIÉE QUE J'AI POUR CET ACTE […]. PROFITANT DE L'ÉTAT DE FAIBLESSE DANS LEQUEL JE SUIS TOMBÉ APRÈS CELA ELLES ONT POMPÉ MON SPERME ET *M'ONT VIDÉ À MORT* PENDANT UNE BONNE PARTIE DE LA NUIT[3]. » À la fin de la lettre, il fit ressurgir le quotidien d'Héliogabale (dont, rappelons-nous, il affirma – par forfanterie ? – que c'était lui) : « […] TOUTE CETTE RACAILLE QUI PLEURAIT DANS TOUS LES COINS <AU PETIT MATIN> EN PISSANT LE SPERME ET LE SANG […]. »

Cependant, douze jours plus tard, trois initiées « […] NE SONT PAS PARVENUES À ME BRANLER LA NUIT DERNIÈRE ! JE N'AI DONC PAS PERDU MES FORCES[4] […]. ». Toujours en cet onaniste mois de juin 1939 et toujours à son destinataire préféré, il écrivait : « Souvenez-vous qu'au début de la nuit la sœur de Vica Vica, et d'autres envoûteuses m'ont envoyé des envoûtements érotiques pour m'obliger à me branler et qu'il *faut* que cette histoire finisse[5]. » Il termina le mois en manigançant les sexes… : « […] Saint Luc a fini

---

[1] « Lettre au docteur Fouks, HP de Ville-Évrard (09/06/1939) », *ib.*, p. 236.

[2] « Lettre à Mr Vigouroux, HP de Ville-Évrard (10/06/1939) », *ib.*, p. 245.

[3] « Lettre au docteur Fouks, HP de Ville-Évrard (05/06/1939) », *ib.*, pp. 255-256.

[4] « Lettre au docteur Fouks, HP de Ville-Évrard (17/06/1939) », *ib.*, p. 263.

[5] « Lettre au docteur Fouks, HP de Ville-Évrard (25/06/1939) », *ib.*, p. 274.

« Vica Vica » : sans doute le dessinateur, notamment de bandes dessinées, Vica (Vincent Krassousky, né à Kiev en 1902, date de décès inconnue), qui reconnut en 1944 avoir été un collaborateur et fut condamné en 1945 à un an de prison. Outre sa participation au *Téméraire*, il avait fait paraître trois BD sous l'Occupation : *Vica contre le service secret anglais*, *Vica au Paradis de l'U.R.S.S* et *Vica défie l'Oncle Sam, trois œuvres antisémites, anti-américaines et anti-communistes.*

par coucher, lui qui était tant sevré ; et m'ayant entendu dire que quand un sexe se montrait de la façon scandaleuse dont les Initiés le montrent il fallait le manigancer à tout prix, il a dit : moi je branle tout ce qui se rencontre[1]. » C'est que « les autres ont toujours voulu ~~voir~~, voir jusqu'à quel point j'étais capable de souffrir pour savoir jusqu'à quel point il leur serait loisible de se branler et de jouir puisque c'était aussi le monde de la compensation et que ma torture n'a jamais servi qu'à rendre possible les branlettes et les euphories anales de tout le monde[2] ».

La lettre ignominieuse envoyée à André Gide le 15 juillet 1939, dont un extrait a été livré en amont, aurait toute sa place ici (ce fut une des rares fois, voire peut-être la seule dans le corpus, où Antonin Artaud convoqua le « 69 » dans ses écrits). Dans cette lettre, le personnage d'Harbiri ressurgit (voir *supra*), comme s'il s'était échappé d'*Héliogabale ou l'Anarchiste couronné* : « [...] J'ai déchiqueté Harbiri jusque dans les moëlles de sa tête et ici je l'ai fait branler par Abel lequel s'est abreuvé de son sperme pendant que moi je buvais son sang[3]. » Dans un autre extrait d'une lettre déjà citée en amont, adressée au peintre Balthus, il écrivait : « VOUS SAVEZ QUE J'AI JOUR ET NUIT SUR LE VENTRE DES CADAVRES D'INITIÉS QUI ONT FAIT UN RITE DE L'ATTOUCHEMENT SEXUEL ET DES SUCIONS PUBLIQUES D'ANUS[4] [...]. » Ah ! cet anus, si souvent convoqué par Antonin Artaud, assurément repéré par lui comme la zone érogène la plus prometteuse, et qui sera le creuset de sa mort. Même les femmes en voulaient à son anus : « Et la femme à qui vous avez offert une consommation est très probablement aussi une damnée. Je ne vois pas très bien les corps mais cette femme est occultement marquée et il [est] probable qu'elle fait partie des démons qui sont venus ici me manger l'anus[5]. »

Antonin Artaud se plaignait alors d'être débordé par sa libido qu'il attribuait, forcément, aux démons, comme il l'écrivit à Jean Paulhan : « Et vous ne pouvez pas me laisser ici en proie aux larves des damnés qui me mutilent chaque nuit un peu plus la tête et dont le défilé incessant me mange le ventre et l'anus nuit et jour au prix pour moi du plus affreux tourment[6]. » Il lança ce cri de désespoir à Roger Blin : « [...] Je ne peux pas continuer à crever ici d'horreur sous le sperme le pus et les excréments des Initiés en attendant que mes amis mettent assez de cœur à

Maîtrisant mal le français, il n'aurait pas été l'auteur des phylactères. Source principale : Gilles RAGACHE, « Un illustré sous l'Occupation : *Le Téméraire* », *Revue d'histoire moderne et contemporaine*, Paris : Belin, 2000/4 n° 47-4, pp. 747-767.

[1] « Lettre au docteur Fouks, HP de Ville-Évrard (30/06/1939) », *Lettres 1937-1943*, *op. cit.*, p. 286. Le lecteur ne sera pas surpris de savoir que cette citation est apocryphe et donc bel et bien absente de l'*Évangile selon saint Luc*.

[2] *Ib.*, p. 287.

[3] « Lettre au docteur Husse, HP de Ville-Évrard (07/08/1939) », *ib.*, pp. 342-343. Est-ce que, aux yeux de l'auteur, l'attitude d'Abel justifierait son assassinat par Caïn ?

[4] « Lettre à Balthus, HP de Ville-Évrard (26/09/1939) », *ib.*, p. 374.

[5] « Lettre à René Thomas, HP de Ville-Évrard (04/11/1939) », *ib.*, p. 388.

[6] « Lettre à Jean Paulhan, HP de Ville-Évrard (17/11/1939) », *ib.*, p. 404.

faire leur devoir[1]. » Dans une lettre écrite pour le peintre André Lhote (1885-1962) au lendemain de Noël, il revenait sur une souffrance d'ordre moral car les initiés le contraignaient à avoir des activités sexuelles (simplement masturbatoires ?) à l'encontre de sa foi : « [...] Je vis ici dans un écartèlement d'agonie qui n'a jamais de fin et [...] les vagues de mal qui me crochètent la tête et me compriment le sexe et le ventre me tordent en même temps d'une haine que Satan dirige sans cesse vers ce que j'ai de plus cher, me faisant vivre, moi, dans un état de blasphème et de péché qui est la bouche du Mal confondue avec ma bouche[2]. » Il n'écrivait rien d'autre à Alain Cuny trois jours plus tard : « J'ai une armée de démons Cuny, qui me mangent jour et nuit les testicules et le monde entier les a vus sortir avec mon sang, et qui ont fait de tout mon corps une plaie[3]. » Alors qu'Antonin Artaud promouvait la chasteté, il écrivit à Alexandra Pecker : « Je n'accepte rien que de ce qui est *CHASTE*[4]. »

Afin d'éclairer les extraits qui suivent et se situent alors qu'il était interné à Rodez depuis 1943, rappelons qu'Antonin Artaud traversait à cette époque, avec ostentation (son sens du théâtre ?), une phase mystique. Il avait renoué avec le catholicisme fervent de son enfance et se trouvait donc sous la double pression culpabilisatrice de l'Église (qui proscrivait toute activité sexuelle hors l'acte procréatif) et de la médecine (il avait vécu sous la tutelle de médecins hygiénistes qui adoptaient, *mutatis mutandis*, les mêmes préceptes, concernant notamment l'interdiction de la masturbation qui hanta Antonin Artaud). Ses cahiers témoignent de son embarras face à cette sexualité qui l'encombrait et le gênait (« les abjectes nécessités du corps[5] » écrira-t-il à Anne Manson depuis l'HP de Rodez en 1944). Alors que l'opium (mais aussi l'héroïne) était un antidote naturel aux pulsions sexuelles et privé de la drogue qu'il consommait depuis presque trente ans (et en l'absence de prises de bromure de potassium distribué en HP aux malades compulsifs, substance qui, en période de guerre, devait avoir disparu des hôpitaux, au profit de l'armée ?), il avait recouvré les manifestations normales de la sexualité (érections compulsives et pollutions nocturnes, rêves érotiques...), ce qu'il vécut (ou feignit de vivre) comme une torture d'essence magique (et cela plaide pour le fait qu'il n'était probablement pas atteint d'anaphrodisie ou d'agénésie comme on le lit parfois) ainsi que le montre cet extrait d'une lettre au poète Monny de Boully : « Ce qui doit avant tout cesser c'est l'abominable magie érotique qui m'envoûte nuit et jour le ventre depuis plus d'un an, me maintenant seconde après seconde sous la torsion insupportable d'une tentation toujours renouvelée et qui

[1] « Lettre à Roger Blin, HP de Ville-Évrard (20/09/1940) », *ib.*, p. 422.
[2] « Lettre à André Lhote, HP de Ville-Évrard (26/12/1940) », *ib.*, p. 424.
[3] « Lettre à Alain Cuny, HP de Ville-Évrard (29/12/1940) », *ib.*, p. 425.
[4] « Lettre à Alexandra Pecker, HP de Ville-Évrard (20/11/1940) », *ib.*, p. 442.
[5] « Lettre à Anne Manson, HP de Rodez (21/02/1944) », *Œuvres*, *op. cit.*, p. 944.

m'enserre physiquement la conscience avec l'illusion que le monstre est déjà revenu en moi[1]. » Dans cette lettre de février 1943 au docteur Latrémolière (déjà citée en amont pour un autre extrait), il revint sur ce diagnostic de syphilis qui a fait partie de son naufrage psychologique en usant d'arguments caractéristiques de sa manière (où se confondent le déni, le cynisme, le mensonge et l'humour) :

> D'après certains signes pathogènes que vous avez notés sur moi vous avez cru devoir soupçonner dans mon cas l'existence d'une affection syphilitique, QUI NE PEUT PAS EXISTER COMME ACQUISE parce que j'ignore et que je méprise comme avilissants pour l'homme tous rapports sexuels quels qu'ils soient et que c'est m'offenser gravement que de croire que le corps que je porte a pu s'y livrer à aucun moment de sa vie[2].

Antonin Artaud se trouvait alors dans le déni car il est quasiment établi que, de son propre aveu d'ailleurs, il n'était pas vierge (voir *supra*). On peut se montrer surpris du commentaire que fit Paule Thévenin de cette lettre : « [...] Antonin Artaud indique que les troubles dont il avait commencé à souffrir dès 1915 avaient été attribués par le docteur Grasset, consulté à Montpellier en 1917, à une syphilis héréditaire[3]. » Il ne pouvait d'ailleurs s'agir de syphilis acquise puisque Génica Athanasiou sera la première femme de sa vie expliquait Paule Thévenin : alors qu'Antonin Artaud écrivait « [...] C'est toi qui t'es fait dévirginiser [*sic*] par Génica [...] », Paule Thévenin précisait dans la note[16], p. 374 : « Confirme ce qui nous avait été confié par Génica Athanasiou. Avant elle, Antonin Artaud n'avait connu aucune femme. » L'argumentaire convoqué par l'éditrice est assez extravagant car il reprend l'hypothèse d'une virginité du poète *avant* sa rencontre avec Génica, une virginité que rien ne permet d'affirmer (elle est tout aussi fantaisiste que le diagnostic d'hérédosyphilis) : il se lia à la jeune femme en 1923 alors qu'il était âgé de vingt-sept ans. Certes, il n'existe pas d'âge limite à la virginité (des êtres humains meurent vierges), mais dans le cas d'Antonin Artaud, elle paraît improbable et tout laisse à croire que le jeune homme n'avait pas laissé reposer son goupillon dans un seau d'eau bénite jusqu'à sa rencontre avec Génica, et qu'il l'avait bel et bien trempé dans d'autres vases : sans convoquer ce mystérieux événement de 1915 lié de toute évidence à la sexualité, avant de rencontrer la comédienne, il avait effectué plusieurs séjours en maison de santé, connu la vie de chambrée à la caserne pendant quelques mois, puis vécu une vie de garçon dans les milieux artistiques parisiens, des conditions d'existence propices aux relations sexuelles. Cependant, le trop peu d'éléments à disposition, interdit toute affirmation sur le sujet et cantonne aux conjectures.

---

[1] « Lettre à Monny de Bouilly, HP de Ville-Evrard (09/11/1940) », *Lettres 1937-1943*, *op. cit.*, p. 394.

[2] « Lettre à Jacques Latrémolière signée Antonin Nalpas, HP de Rodez (15/02/1943) », *Œuvres*, *op. cit.*, p. 880.

[3] Cahier n° 10, HP de Rodez (fin avril 1945), *Œuvres complètes*, t. XV, *op. cit.*, note[69], pp. 402-403.

Les deux extraits suivants – le premier tiré d'une lettre au docteur Ferdière signée Antonin Nalpas, le deuxième d'une lettre à Irène Champigny signée Antonin Artaud, deux lettres de 1943 dans lesquelles il parlait de lui à la troisième personne – sont fondateurs de la dogmatique religieuse sur laquelle s'appuie Antonin Artaud pour rejeter la sexualité :

> 1) Antonin Artaud au contraire de ce qu'on a pu quelquefois un peu légèrement penser de lui, était profondément religieux et *chrétien.* Il a été en ce monde le représentant le plus qualifié et le plus pur de la Religion véritable de Jésus-Christ dont le catholicisme exotérique n'était plus depuis longtemps que la caricature éhontée. Cette Religion veut la chasteté intégrale non seulement du Prêtre mais de tout homme digne de ce nom et elle prêche la séparation absolue des sexes et l'élimination *irréductible* de tout ce qui peut être sexualité. Tout ce qui n'est pas chaste et qui est sexuel, hors du mariage, et DANS le mariage est réprouvé, et la reproduction humaine n'a pas lieu par l'exercice de toute immonde copulation[1].
> 2) Si Antonin Artaud a péché il n'a jamais cessé de se haïr et de se mépriser lui-même dans la mesure même où il se voyait pécheur. Car ce qu'il cherchait, je le sais maintenant, c'était Dieu ; et Dieu a fini par lui répondre car il suffit d'avoir su souffrir pour le voir. Tout ce qui nous masque la vue de Dieu c'est la chair, la sexualité et ce monde ne finira pas, il ne retrouvera pas la paix et le bonheur tant qu'il n'aura pas retrouvé son état d'innocence, tant que l'homme ne se sera pas voulu TOUT ENTIER *réintégré* dans sa conception virginale tel qu'avant la chute d'Adam. Pour que Dieu cesse d'être martyrisé dans le ciel il faut que le total de l'homme ait rejeté la sexualité[2].

Dans la lettre qu'il adressa au docteur Ferdière en février 1944, on constate l'habileté d'Antonin Artaud qui relia sexualité et turpitudes mentales mais dont la cause démoniaque est ambiguë (il parle bien de manière métaphorique « des démons de la chair » mais chez l'auteur, de « vrais » démons s'y incarnent) :

> J'ai constaté en ce qui me concerne, mon très cher ami, que la meilleure manière de se débarrasser des démons qui nous affligent et nous rendent malades était d'être chaste, parce que c'est la pratique de la sexualité qui fait venir les démons en nous, et qui crée les déments, les névropathes, les pervers et les criminels. Tous les démons sont des idées lubriques obscènes qui à la longue ont dérangé le cerveau humain et je crois bien que c'est cette idée-là que Freud a eue au fond de lui-même quand il a créé le terme scientifique de "libido" qui incrimine toute la sexualité comme la cause de tout malheur et de tout mal[3].

---

[1] « Lettre au docteur Ferdière signée Antonin Nalpas, HP de Rodez (12/02/1943) », *Nouveaux écrits de Rodez*, *op. cit.*, p. 28.

[2] « Lettre à Irène Champigny signée Antonin Artaud, HP de Rodez (13/10/1943) », *Œuvres*, *op. cit.*, p. 909.

[3] « Lettre au docteur Ferdière, HP de Rodez (11/02/1944) », *Nouveaux écrits de Rodez*, *op. cit.*, pp. 84-85.

D'ailleurs, la très longue lettre qu'il écrivit à Anne Manson (et qui reprend à l'exacte suite cette lettre déjà citée dans le chapitre précédent) est explicite à propos du sens à attribuer à « démon » :

> [...] On ne peut pas vivre dans un démon. – Et c'est pourtant ce qui nous arrive à tous. – Pourquoi ? Parce que les hommes ne cessent pas de faire le mal, le mal cela veut dire l'impureté sexuelle. Et qu'ils n'ont pas voulu comprendre que c'est la sexualité en *elle-même* qui est le mal. – De ce monde sexualisé Dieu a retiré les âmes et nous n'y sommes plus tous qu'avec nos corps qui comme je vous l'ai dit *sont des démons* ! – On ne peut pas faire partir le démon d'un corps qui porte sur lui un sexe, parce que c'est le sexe qui est un démon, et c'est notre corps lui-même qui doit partir avec son sexe pour que notre âme soit purifiée, et que la vie revienne ici-bas[1].
>
> [...]
>
> Mon âme ne cesse pas de s'élever au ciel et mon corps la ramène à tout instant vers la terre, et ce que j'entends par la terre ce sont les pensées impudiques et viles, et les abjectes nécessités du corps. – Je ne suis pas vil et mon corps est vil. Et c'est contre lui que je ne cesse pas de lutter. – J'en ai assez de cette lutte stérile, Anne Manson. On perd son âme à la fin à vouloir s'obstiner à vivre et à lutter au sein d'un corps qui a été fabriqué et rêvé abominablement par des démons, qui ne cessent pas de revenir rêver en lui à tout instant, contre nous et malgré nous, dans les ténèbres de notre subconscient, ou, ce qui est pire, de notre inconscient. – Il faut de cette lutte épuisante cesse et je n'en peux plus[2].

Dans cette lettre à Anie Besnard, on peut mettre en parallèle l'acte sexuel et la prise de drogue, voire les effets de l'électrochoc :

> Le néant, ce sont nos actes impurs et mes mauvaises pensées. Dans un acte impur il n'y a pas de pensée ni de conscience : en réalité il n'y a rien. La sensation érotique à l'analyser de tout près et en elle-même n'est qu'une sensation de la conscience *qui s'en va*, c'est le mouvement par lequel notre conscience entre en perte, le collapsus d'un évanouissement d'âme, et un consentement de perte d'énergie. Accomplir un acte érotique c'est donner barre au néant sur nous, se livrer à une pensée érotique c'est consentir pour un instant à n'être rien et s'identifier avec ce rien qui monte en nous comme une élévation de l'état de cadavre à la lumière de la réalité[3].

Dans cette lettre à madame Régis, il précisa à nouveau sa défiance de la sexualité : « Pour moi l'amour vient du cœur et il remonte vers le cœur et il n'a rien à voir avec l'abdomen qui en est la perte et la mort. Qui aime sexuellement se condamne à ne plus aimer un jour[4]. » ; « Voilà longtemps qu'en ce qui me concerne j'ai passé ce cap d'enfer et que j'ai compris l'insidieuse malice que le mal met à

---

[1] « Lettre à Anne Manson, HP de Rodez (21/02/1944) », *Œuvres*, *op. cit.*, p. 944.
[2] *Ib.*, pp. 944-945.
[3] « Lettre à Anie Besnard, HP de Rodez (26/02/1944) », *ib.*, p. 948.
[4] « Lettre à Adrienne Régis, HP de Rodez (15/03/1945) », *Nouveaux écrits de Rodez*, *op. cit.*, p. 133.

nous empêcher d'aimer en rejetant nos pensées passionnelles vers le gouffre de la sexualité[1]. »

Même si Antonin Artaud datait son apostasie du dimanche pascal 1945 (le 1er avril), les extraits des cahiers suivants, écrits en mars (selon son habitude, il mêlait deux thèmes, ici sexualité et religion), attesteraient qu'il avait postdaté celle-ci et que les propos tenus le plaçaient *de facto* en situation d'excommunication :

> La Sainte Vierge est une pute avec Dieu et Jésus-christ [*sic*]. C'est elle qui m'a abandonné dans le péché. On ne guérit pas le cerveau par l'oubli du Mal mais par son accomplissement. Il faut réaliser l'eucharistie sexuelle sans rapprochement corporel et par la pulvérisation du sexe par la Virginité au milieu du Mal. C'est la Sainte Vierge qui a fait tomber mon être dans le péché et c'est sainte Philomène qui l'a sauvé[2]. ;

« Moi, homme malade, gangrène des os, j'aurais dû empêcher que l'Antechrist [*sic*] pollue et masturbe, masturbe mon âme, je ne suis pas Antonin Artaud mais la Vierge de la liqueur forte est en moi, je ne suis pas Antonin le castrat *puni* par Sisyphe Jésus-Christ[3]. » ; « L'être est ce qui a voulu jouir au moins une fois / Jouir : tenir Dieu et le faire sortir par l'anus de son Soi[4]. »

Toujours avant la date symbolique de son apostasie, il écrivit à la mi-mars dans son cahier une phrase qui alimente l'hypothèse qu'Antonin Artaud était un masturbateur contrit, adepte de l'autoérotisme (il avait sans doute rencontré dans les ouvrages d'hygiène mentale lorsqu'il fréquentait le docteur Toulouse, outre le terme « autoérotisme », les termes « automonosexualisme », « autosexualisme », courants dans la littérature psychiatrique des années 1900) : « Être vierge devant son propre moi, c'est-à-dire ne plus percevoir de vision de soi ni visionner de sensation. Je suis moins époux qu'auto-pédéraste et cette Pédérastie auto-personnelle je m'en débarrasse par la haine infernale de Jésus-christ[5]. »

Fin mars, il résumait ainsi sa pensée sur la religion catholique : « La religion catholique ne fut jamais qu'une tentation épouvantable de péché[6]. » Il établit alors le dogme suivant : « Les corps ne doivent jamais se désirer ni entrer en contact ni rapport[7]. »

L'hypothèse qu'Antonin Artaud ait pu avoir une attirance pour les garçons, sans que cela fît de lui un homosexuel, mérite d'être examinée car elle pourrait éclairer son inappétence pour les femmes. Ainsi, ce texte laisserait supposer un trait d'érotomanie de son auteur (érotomanie pourtant tellement reprochée à ses

---

[1] *Ib.*, p. 135.

[2] Cahier n° 2, HP de Rodez (début mars 1945), *Œuvres complètes*, t. XV, *op. cit.*, p. 55.

[3] Cahier n° 4, HP de Rodez (début mars 1945), *ib.*, p. 71.

[4] *Ib.*, p. 78.

[5] Cahier n °5 (mi-mars 1945), *Œuvres complètes*, t. XV, *op. cit.*, p. 129.

[6] Cahier n° 6, HP de Rodez (fin mars 1945), *ib.*, p. 147.

[7] *Ib.*, p. 152.

médecins par Antonin Artaud) : « L'Antechrist est Jésus-christ et le christ son Père / et celui qui a crié dans le Mal : Il a raison, est Jésus-christ et son esprit sera rendu à ce jeune homme qui m'aime si merveilleusement dans les fleurs et les cyprès[1]. »

Dans cette lettre au docteur Jean Dequeker, Antonin Artaud, comme il le fera à plusieurs reprises dans ses cahiers, évoquait « la doctrine cathare » ; par ailleurs, il condamnait aussi la procréation, une position qui ne le quittera pas jusqu'à la fin de sa vie : « La sexualité est le fardeau essentiel du moi homme et tant que tous les hommes n'y auront par dans leur cœur *renoncé* la vie du monde ne pourra pas changer. Avoir des enfants à cette heure et dans le corps que nous avons est un crime. C'est le fond de la doctrine cathare mais c'est la mienne, *intégralement*[2]. » D'ailleurs, « il faut en finir avec cette attraction de la femme pour l'homme et de l'homme pour la femme[3] » et « il faut garder son soi et son moi, c'est le moi qui est le corps. Il faut ramener son corps sur soi pour vivre sinon on n'existe jamais[4] ».

À plusieurs reprises dans ses cahiers, Antonin Artaud assumera sa part de féminité : « Je ne suis pas esprit mais âme, c'est-à-dire plus femme qu'homme[5]. »

Sa vision lubrique de la société lui faisait ici commettre une erreur de jugement quand il écrivait au médecin-chef de l'hôpital, effectivement pourvoyeur de tabac distribué aux malades : « Tu donnes le tabac et tu ne donnes pas l'opium parce que l'opium empêche de baiser[6]. » En effet, la fornication entre malades était réprimée par le corps médical en hôpital psychiatrique (la mixité ne commencera à être mise en place qu'en 1971), lequel usait de divers moyens, notamment pharmaceutiques (le bromure), pour endiguer les velléités libidinales des pensionnaires : l'argument de la non-délivrance d'opium qui « empêche de baiser » tombe donc à plat.

On ne peut écarter l'hypothèse, tant le sujet de la sodomie revient dans les Cahiers, qu'Antonin Artaud en fit l'expérience, plutôt passive si l'on s'en tient aux textes, notamment lors de ses séjours en maisons de santé ou pendant son internement : « J'entrerai en toi parce que je suis toi-même, m'a dit un dernier ange de Lucifer qui a voulu se constituer en soi-même et avoir en lui l'être et la personnalité de tout le monde et porter les êtres successivement en son cœur comme un dédoublement du sien et sentir le bonheur d'un moi qui lui revenait à lui-même. C'est la pédérastie intrinsèque du père avec le fils et du fils avec le père[7]. »

---

[1] *Ib.*, p. 166.
[2] « Lettre au docteur Dequeker, HP de Rodez (06/04/1945) », *Œuvres*, *op. cit.*, pp. 980-981.
[3] Cahier n° 7, HP de Rodez (début avril 1945), *Œuvres complètes*, t. XV, *op. cit.*, p. 201.
[4] *Ib.*, p. 202.
[5] *Ib.*, p. 233.
[6] *Ib.*, p. 235.
[7] Cahier n° 9, HP de Rodez (avril-mai 1945), *ib.*, p. 256.

Le texte suivant introduit l'hypothèse d'un acte sexuel incestueux qui ne tient pas la route avec la personne indiquée par Antonin Artaud si on le relie à l'épisode de 1915 : « Le péché de Madeleine Nalpas a été de forniquer avec moi, de le savoir, de s'y complaire alors que je ne le savais même pas et de m'accuser ensuite de me montrer en vie et de l'avoir perdue ! Péchés dont je n'ai jamais eu l'idée même à l'époque où, homme, je m'étais décidé à être cochon[1]. » En effet, Magdeleine Nalpas (1893-1912) était la fille de « Louise Nalpas, née Artaud, à la fois tante paternelle et tante par alliance d'Antonin Artaud[2] » et de John Nalpas : elle était donc cousine germaine à double titre d'Antonin Artaud mais elle était morte en 1915 (on n'ose imaginer des rapports nécrophiliques, même s'ils ne dépareraient pas dans ce théâtre dantesque). Toutefois, dans l'avant-dernier paragraphe précédent celui-ci, l'auteur avait biffé le nom de Magdeleine pour le remplacer par celui de son cousin germain Richard : si l'on substitue Richard[3] à sa sœur Magdeleine Nalpas, on aurait une version crédible du « dépucelage de 1915 », mais plus inavouable avec un partenaire masculin que féminin, fût-il cousinal.

Voici deux extraits de cahiers dans lesquels Antonin Artaud trouva à bon compte une astuce qui l'innocentait de ses soi-disant péchés : « Je défends une conscience qui m'aime et a péché sans le vouloir comme le corps dans lequel je suis qui a péché quand je n'étais pas là et je me souviens de ses péchés mais je ne me souviens pas du tout de les avoir commis moi-même[4]. » ; « Moi je ne bande plus et je ne mouille pas, à moins que les Succubes ne me masturbent quand je dors[5]. »

Antonin Artaud ne supportait pas le fait que l'on pût procréer (il en fera régulièrement reproche à ses connaissances, entre autres au docteur Jacques Latrémolière, et plus tard à Jacques Prevel) : « Je romps avec André Breton Archange parce qu'il a eu un enfant[6]. »

Il revint ici sur sa part de féminité évoqué plus haut : « Je ne suis ni mâle ni femelle, mais la femme est mon expression si l'homme est ma nature[7]. » Il précisa quelques pages plus loin, sans que l'on sache s'il parlait de lui ou usait d'une figure prosopopéique (on en trouve plusieurs exemples dans les Cahiers ainsi que plusieurs fragments écrits au féminin) : « Je serai belle par mon âme et mes vertus.

---

[1] *Ib.*, p. 287.

[2] *Ib.*, note [1] p. 386.

[3] Nous n'avons pas trouvé l'état civil de Richard Nalpas ; il était marié avec Jeanne Aglae Aubrun avec qui il a eu deux fils. Il les mentionne dans une lettre qu'il adressa à Antonin Artaud le 27 août 1943 : Laurent DANCHIN, Artaud *et l'asile – Le cabinet du docteur Ferdière*, t. 2, Paris : Séguier, 1996 (352 p.), p. 43.

[4] Cahier n° 10, HP de Rodez (début mai 1945), *Œuvres complètes*, t. XV, *op. cit.*, p. 333.

[5] Cahier n° 11, HP de Rodez (début mai 1945), *Œuvres complètes*, t. XVI, *op. cit.*, p. 39.

[6] Cahier n° 12, HP de Rodez (mai 1945), *ib.*, p. 60.

[7] *Ib.*, p. 65.

Quant à mon corps, il sera propre, *suraiguisé* [*sic*] de propreté[1]. » ; « Je ne suis pas mauvaise, non, je ne suis pas mauvaise, je suis très bonne[2]. »

Bien qu'il déniât à plusieurs reprises le fait d'être le produit d'une copulation, son rejet de Dieu lui fit écrire ceci : « Je crois que j'aime mieux en être passé par le sperme et l'utérus, si loin cela soit de ma nature, que d'être venu de Dieu et de l'éternelle Virginité […][3]. » D'ailleurs : « Dieu est le con de mon anus et il y pète[4] » et « Le Père éternel se sauvera entièrement dans mon corps avec tout son cu et sa bitte et la Sainte Vierge Marie la rassasiée avec ses sacs de voyage *sera sauvée* par Madame Régis. – c'est-à-dire baisée et enculée par tous les jouisseurs[5]. » À de nombreuses reprises, l'auteur se montra ordurier à l'évocation de Dieu, de la Vierge et d'autres saints !

Ce texte pourrait être interprété comme une attirance amoureuse d'Antonin Artaud envers Balthus qui, au demeurant, était beau (et qui « ne s'est jamais suicidé » !) : « Balthus ne s'est jamais suicidé pour une femme mais à cause d'une insatisfaction de mon désir, lequel allait à l'amour et n'en reçut rien[6]. » L'érotomanie était-elle contagieuse ?

Voici une apologie de la masturbation, moins rare qu'on ne peut le préjuger chez l'auteur : « C'est un devoir de se masturber quand le mal vous presse, sinon on se désespère et le mal vous prend toutes vos forces[7]. » Et en voilà une justification, à tout le moins tordue : « Se désespérer, se masturber avec force et sans abandon, non en cédant au mal mais en le faisant venir pour l'assassiner dans ses délices[8]. » Pourtant : « […] Autant la pureté que la masturbation me dégoûtent car je ne passe jamais par le milieu qui n'existe pas […][9]. » ; « Ne jamais toucher à soi-même ni à personne et que personne ni quoi que ce soit jamais ne vous touche surtout pas pour demander quoi que ce soit sous peine de mort […][10]. » D'ailleurs : « Je ne peux pas désirer Dieu. Je le hais. Je ne peux pas me désirer, moi, je me hais. La jouissance est l'opération de capter ce que l'on désire, or je ne désire rien […][11]. »

---

[1] *Ib.*, p. 71.
[2] Cahier n° 15, HP de Rodez (mi-juin 1945), *ib.*, p. 218.
[3] Cahier n° 12, HP de Rodez (mai 1945), *Ib.*, p. 81.
[4] Cahier n° 13, HP de Rodez (mai 1945), *Ib.*, p. 127.
[5] Cahier n° 14, HP de Rodez (début juin 1945), *Ib.*, p. 137.
[6] *Ib.* À propos du « suicide » de Balthus, Antonin Artaud fait allusion à un épisode de sa vie narré par Florence de Mèredieu : dans la nuit de son retour d'Algérie, vers le 20 juillet 1934, il rendit visite au peintre à son atelier de la rue de Fürstenberg et le trouva inanimé avec un flacon de laudanum. Le peintre dira alors que le poète lui sauva la vie. Cette histoire pourrait bien ressembler à une affabulation de Balthus (Florence de MÈREDIEU, *C'était Antonin Artaud*, *op. cit.*, pp. 505-506).
[7] Cahier n° 16, HP de Rodez (fin juin 1945), *Œuvres complètes*, t. XVI, *op. cit.*, pp. 327-328.
[8] *Ib.*, p. 328.
[9] Cahier n° 18, HP de Rodez (juillet 1945 ?), *Œuvres complètes*, t. XVII, *op. cit.*, p. 40.
[10] *Ib.*, p. 47.
[11] *Ib.*, pp. 56-57.

On ne sait pas si Antonin Artaud a traduit en acte ses écrits qui révèlent ici une connaissance des pratiques sexuelles (le réceptacle des cuisses serrées – le « *coitus inter femora* » – est une manière d'éviter la pénétration chez les couples hétérosexuels et la sodomie chez certains homosexuels) : « Le mépris du geste de réconfort du cœur tremblant de douleur pour moi et que j'ENCULE m'a sauvé et élevé mais je n'ai pas fait d'anges et je les encule aussi avec mon vit entre leurs cuisses puantes de chats […][1]. »

Voilà deux exemples de justification de la masturbation un tantinet alambiqués : « Si par mon consentement à être pur on me tient je me branle[2]. » ; « Se masturber à mort afin que le mal par ma force d'obscénité me rende ce qu'il m'a pris parce qu'il n'a fait le mal qu'afin que mon cœur lui revienne, / faire le mal donc jusqu'à faire sauter mon cœur et on verra bien que ce cœur est moi, / ce n'est pas une affaire de souffle, c'est une affaire de perversité […][3]. »

Toujours dans ce même cahier de l'été 1945, il introduisit, de manière on ne peut plus crue, la transgression de l'inceste : « Si ma fille Cécile s'est sentie être au milieu dans le gouffre montant je l'encule et je *la baise* car ma fille Cécile est comme moi au milieu mais pas dans ce corps-ci [*sic*][4]. »

Dans son univers, il créait des « êtres » (si l'on mettait bout à bout tous ses écrits sur ce sujet, on pourrait écrire qu'il se trouvait à la tête d'une fabrique à êtres), qui, ici, lui serviraient à alimenter en fantasmes ses masturbations : « Je fais les êtres dans le néant avec ma queue et mon sperme, moi vivant en me masturbant avec leur corps et leur image, mais dans le réel je n'y touche jamais et les maintiens sous le fouet. – Et le marteau. – Je n'ai de promiscuité avec personne. – Le cu et le con servent à me masturber pour faire de l'opium[5]. »

Dans ce texte, Antonin Artaud donnait une finalité à la masturbation : « […] En faisant jouir mon corps je force Satan à me rendre mon âme […][6]. »

Loin de l'image d'un timoré du sexe, l'auteur fixait ici, en quelque sorte, les limites : « La copulation d'homme à femme est strictement interdite, / la masturbation de soi-même est un bienfait, / la sodomie et la copulation avec les bêtes par les hommes et par les femmes dégagera encore de l'âme aussi[7]. » Limites dans lesquelles la masturbation jouait un rôle incontestable : « Je ne suis pas neutre, je suis mâle, je désire l'homme et la femme[8], je me masturbe et je baise, ne pouvant me baiser moi-même je fais des femmes pour les baiser, je ne les baise pas non plus mais je veux les voir jouir par l'imagination et l'action active de mes mains à mon approche[9]. » D'ailleurs, « le dégoût de la jouissance et la volonté de se tenir

[1] *Ib.*, p. 60.
[2] *Ib.*, p. 71.
[3] *Ib.*, p. 77.
[4] *Ib.*, p. 89.
[5] Cahier n° 21, HP de Rodez (vers juillet-août 1945), *ib.*, p. 144.
[6] Cahier n° 24, HP de Rodez (vers août 1945), *ib.*, p. 169.
[7] Cahier n° 25, HP de Rodez (vers août 1945), *ib.*, p. 181.
[8] Antonin Artaud confierait à son cahier sa bisexualité ? Fantasme, réalité ?
[9] Cahier n° 26, HP de Rodez (vers août 1945), *ib.*, p. 191.

sauf des attractions est venue [*sic*] de la fatigue de la masturbation d'hier soir et non d'une loi du temps[1] ». Toutefois, il fallait que cette masturbation se passât « en rêve », même si cela n'était pas sans risque : « Se masturber éveillé c'est faire entrer dans le corps des sensations obscènes de l'âme et les faire mourir en les conduisant, se laisser succuber [*sic*] en rêve c'est donner à l'esprit une richesse corporelle dont il se servira contre vous[2]. »

Dans les deux extraits suivants, Antonin Artaud exprimait à nouveau son fantasme d'être une femme : « Je suis une femme, moi, et j'engendre mon ome [homme], mon être, mon zob par mon con. Mon con est l'abîme physique de ma douleur que les jets de mon cœur dans les spasmes de mon con animé poussent à être un bâtonnet[3] » ; « Moi j'ai une sexualité de femme qui appuie par terre car mon esprit ne descend pas dans mon corps mais mon corps me remonte dans la conscience [...][4]. »

Se suffire à soi-même est un thème récurrent dans les écrits d'Antonin Artaud sur la sexualité : « J'en ai assez d'avoir ce chacal, le désir, je m'encule avec lui[5]. » ; « [...] Je livre dieu à ses vices et je m'encule avec dieu en main afin de bien jouir de lui et de le dessécher en moi et qu'il meure crevé[6]. »

On trouve plusieurs fois une relation sécrétions/drogue dans les Cahiers :

> Se branler cuisses écartées c'est appeler toute sa force à soi et au lieu de souffrir bêtement pour fabriquer de l'héroïne par la douleur il fallait en fabriquer avec mon cu sans macération, sans privation, sans suffisance d'être en bavant mon foutre et en jouissant en moi et pour moi dans mon propre con et non dans celui des autres sans sacrifice à quoi et à qui que ce soit, sans pitié pour aucune existence. Moi d'abord, les autres après[7].

Voici maintenant un texte où le lecteur peut voir que l'hérédosyphilis a continué de le poursuivre jusqu'à la fin de sa vie : « C'est la syphilis qui a fait la vie en moi. Aimer l'âme jusqu'à la syphilis provoque l'explosion du cœur que j'attends de moi, syphilitique à coups de bombes et de canons. Car je passe à mes filles ma propre syphilis pour qu'elles se branlent de syphilisation[8]. »

Dans une lettre à Henri Parisot de septembre 1945, il confirmait que nombre de ses écrits sur la sexualité sont, en tout cas pour la plupart, à placer sur le plan mental et non pas physique :

---

1 *Ib.*, p. 194.
2 Cahier n° 27, HP de Rodez (vers août 1945), *ib.*, p. 232.
3 *Ib.*, p. 242.
4 *Ib.*, p. 261.
5 *Ib.*, p. 260.
6 Cahier n° 28, HP de Rodez (septembre 1945), *Œuvres complètes*, t. XVIII, *op. cit.*, p. 10.
7 Cahier n° 30, HP de Rodez (septembre 1945), *ib.*, p. 43.
8 Cahier n° 31, HP de Rodez (septembre 1945), *ib.*, p. 71.

> […] Le désir sexuel anal est un épouvantable appétit, une désolation de ne pas être, un désespoir de ne pouvoir pas prendre et de n'être soi-même pas pris, pénétrer et se faire pénétrer non de mauvaise mais de bonne volonté, car le discriminant de cette infernale appétence est l'amour, l'amour, par électricité. […] Là où je ne sens pas d'amour ni d'âme mon âme à moi se rétracte et refuse de se donner[1].

Dans le même temps, il se faisait encore plus élucubrateur dans un cahier, en mettant en scène la sodomie : « Je suis plein et ne supporte pas que quoi que ce soit me pénètre ni entre en moi, je ne prends pas, je ne vois pas, je ne mange pas, j'éjacule. Je suis homme femme[2]. » ; « Madame Régis s'est masturbée pour me retenir, elle m'a un jour enculé, blessé, maudit, passé à dieu / oublié, tenu la dragée haute sans pitié ni égards pour ma douleur, a préféré la vie à moi, sa place à mon histoire d'amour, désiré jusqu'à créer un petit enfant dans son sexe / jamais oublié[3]. » Ou encore : « […] Moi je masturberai tout le monde au cu parce que le cu c'est l'âme[4]. » ; « […] Le néant, c'est de me pénétrer moi-même au cu sans jouir jamais – sauf par xylophénie [*sic*][5]. » Jouir par « xylophénie » ? En faisant briller le bois ? Autrement dit en l'astiquant ? En s'astiquant le bois, le manche, le pieu. La gamme interprétative est large.

La première citation proposée dans ce paragraphe renvoie à une pratique sexuelle fréquente chez les homosexuels qui est d'accomplir l'acte debout (souvent dans des endroits publics) : « Le mystère du stupre de la position couchée est que les êtres ont renversé la verticale afin d'en tirer la libido. Moi je dors debout ; je ne m'allonge jamais. Car ma salacité aussi se tient droite comme un soldat[6]. » ; « L'ancre d'anus, / eh bien, qu'est-ce que j'ai fait cette nuit-là n'a pas dit qu'est-ce que j'ai fait de mal avec un homme, / 6 ans que j'ai retrouvé ma nature et 6 mois que j'ai retrouvé mon moi[7]. »

Dans ce cahier, Antonin Artaud mit à nouveau en scène l'inceste en incriminant son père (la famille Artaud a effectivement habité à cette adresse de 1900 à 1904, le jeune Antonin étant alors âgé entre quatre et huit ans) : « Noter l'ignoble envoûtement d'Antoine Roi qui m'a masturbé 59 B^{d} de la Blancarde et a favorisé les lucifériennes du Panthéon[8]. »

Dans ce texte datant de début décembre 1945, « L'Évêque de Rodez », qui était joint à une lettre à Henri Parisot, il est bien question d'une masturbation éveillée mais qu'Antonin Artaud met sur le dos de « soi-disant esprits » :

---

[1] « Lettre Henri Parisot, HP de Rodez (20/09/1945) », *Œuvres*, *op. cit.*, p. 1012.
[2] Cahier n° 32, HP de Rodez (fin sept. 1945), *Œuvres complètes*, t. XVIII, *op. cit.*, p. 93.
[3] *Ib.*, p. 96.
[4] Cahier n° 34, HP de Rodez (début octobre 1945), *ib.*, p. 143.
[5] *Ib.*, p. 163.
[6] Cahier n° 35, HP de Rodez (début octobre 1945 ?), *ib.*, p. 180.
[7] *Ib.*, p. 182.
[8] Cahier n° 40, HP de Rodez (début décembre 1945), *Œuvres complètes*, t. XIX, *op. cit.*, p. 29.

Je n'admets pas d'avoir la pensée de tous les hommes de la terre dans mes testicules et dans mon sexe sous prétexte que ce qu'ils contiennent est bon à prendre pour soutenir la vie d'un chacun et j'admets encore moins que mon sperme, non quand je dors mais quand je veille, me soit soutiré de force par de soi-disant esprits qui n'en sont pas mais sont des hommes entrés "en esprit" dans ma colonne vertébrale, et me désirant assez pour aimer tout ce qui vient de moi, et que ce sperme me soit ensuite arraché d'entre les cuisses par une pression du doigt *à distance* sur mes testicules, laquelle est beaucoup plus pour moi une offense qu'une douleur, car les douleurs furent toujours mon fait[1].

Voici un exemple d'un des textes coprolaliques dont sont parsemés les Cahiers : « [...] Je veux que mes filles m'urinent dans la bouche et me donnent leur sperme à boire à la place d'où il vient et où je leur ai donné[2]. »

Dans ce texte (qui pourrait ressembler au texte d'une chanson de corps de garde), Antonin Artaud revenait sur sa non-virginité et ses activités masturbatoires : « Je ne suis pas vierge. Je ne baise pas, je me branle et je branle. Qu'on se branle[3]. »

Voici maintenant le *modus operandi* de la fabrication de ses filles, comme s'il appartenait à la race des gastéropodes : « Mon utérus et mon zob sont internes et c'est en dedans que je fais mes filles par l'amour et c'est plus charnel qu'en dehors et plus concret, puis je me débonde et je les chie par un trou[4]. »

Après avoir vilipendé à maintes reprises la fornication, voici que dans ce cahier elle retrouva grâce à ses yeux : « [...] Je suis une bête et il n'y a pas d'âme sans la bestialité, la fornication est un besoin comme la faim[5]. » ; l'emploi de l'imparfait semble attester que cette résolution n'a pas été tenue : « Je ne voulais jamais toucher à la sexualité parce qu'elle se présentait toujours sans grandeur et comme une simple cochonnerie où la femme voulait prendre sa satisfaction[6]. »

Dans ce cahier de janvier-février 1946, Antonin Artaud livrait un autre *modus operandi*, cette fois pour qu'autrui pût l'approcher : « Il faut aimer d'amour les pets, le cu, le sperme, la merde pour parvenir jusqu'à moi, moi je les ai toujours aimés parce qu'ils sont l'âme et l'amour et la douleur, c'est leur âcreté qui a tout fait[7]. »

Dans cette lettre à André Breton, qui paraîtra dans *Suppôts et suppliciations*, Antonin Artaud affichait toujours « publiquement », malgré une concession, son rejet de la sexualité et sa propre « contention séminale » :

---

[1] « Lettre Henri Parisot, "L'Évêque de Rodez", HP de Rodez (09/12/1945) », *Œuvres*, *op. cit.*, pp. 1031-1032.

[2] Cahier n° 42, HP de Rodez (première quinzaine de décembre 1945), *Œuvres complètes*, t. XIX, *op. cit.*, p. 77.

[3] Cahier n° 43, HP de Rodez (décembre 1945), *ib.*, pp. 80-81.

[4] *Ib.*, p. 99.

[5] Cahier n° 44, HP de Rodez (fin décembre 1945), *ib.*, p. 139.

[6] Cahier n° 46, HP de Rodez (janvier 1946), *ib.*, p. 161.

[7] Cahier n° 53, HP de Rodez (fin janvier-début février 1946), *Œuvres complètes*, t. XX, *op. cit.*, p. 30.

> Le cu, je veux dire la sexualité, est utile, André Breton, je ne dis pas le contraire, c'est un excellent moyen d'expansion, d'émission, et j'oserai dire de *propulsion*. Mais ce n'est pas tout.
> En tout cas ce n'est pas, par le fait, un moyen de divination, encore moins de *domination*, / et qui se livre au cu, je veux dire à cette *pansion* [*sic*], à ce gonflement séminal d'une *panse* qui dans l'orgasme
>
> **ale**
> **l'orgasme sur tibela**
> **berber eni teribela**
> **khibel enti narilé**
>
> se procure un super-cerveau, ne gagne pas de cette élévation, dans l'abject, de quoi dominer ma contention séminale à moi, Antonin Artaud [...][1].

Comme toujours avec Antonin Artaud, on ne sait jamais s'il dit vrai ou affabule, même s'il faut, à nos yeux, toujours lui faire crédit de propos vrais, fussent-ils revisités par une hybris récurrente : « J'ai été touché, baisé, violé et enculé, c'était moi, mais ça ne m'arrivera plus et c'est tout[2]. »

Dans ce cahier, il renouait avec la scatologie : « [...] Il faut que je boive mon sperme même trop doux pour le goûter et l'amener à son âcreté, [...] et que je reste un temps couvert de merde à manger mes excréments et ceux de mes enfants [...][3]. »

L'opium, après avoir été un frein à la sexualité, présenterait-il l'avantage d'être un désinhibiteur ? : « Il faut prendre de l'opium pour masturber et se masturber et se faire masturber par des âmes[4]. »

Au mois d'avril 1946, Antonin Artaud revenait sur un de ses thèmes de prédilection sur le thème de la sexualité, à savoir la masturbation à propos de laquelle se dessine une préoccupation obsessionnelle :

> Le plaisir s'arrête et on sent que si on ne travaillait pas à cesser de jouir, c'est-à-dire de se répandre pour se concentrer, on mourra [...]. Enfin on me branle, on va me faire sortir,
> la masturbation est le réveil d'un état cataleptique qui n'est pas dans la conscience ou la physiologie du corps mais en moi, partout et nulle part, elle dans l'ÊTRE : moi.
> L'héroïne ni le travail n'y suffisent, il faut la masturbation comme le nœud d'un lacet, mais seule elle ne suffit pas non plus car il faut le travail et la peine avant[5].

---

[1] « Lettre André Breton, HP de Rodez (09/12/1946) », *Œuvres*, *op. cit.*, p. 1312.
[2] Cahier n° 70, HP de Rodez (20-22 mars 1946), *Œuvres complètes*, t. XX, *op. cit.*, p. 377.
[3] Cahier n° 74, HP de Rodez (vers mars 1946), *ib.*, p. 418.
[4] Cahier n° 80, HP de Rodez (fin mars-début avril 1946), *Œuvres complètes*, t. XXI, *op. cit.*, p. 13.
[5] Cahier n° 81, HP de Rodez (9 avril 1946), *ib.*, p. 35.

Il précisa un peu plus loin que « […] la masturbation n'éveille pas d'ondes, mais des ombres, des couleurs, des matités, des opacités, des épaisseurs, des corrosivités, des pétulances cuirassées et des planches pourries où l'épaisseur est un humus de fumier[1] ».

Quant au sexe masculin, Antonin Artaud le voyait ainsi : « Le zob est un authentique fusil qu'on ne pend pas mais qu'on remonte et attache à l'intérieur, c'est l'arbre du cœur[2]. » Mais « ce zob » ne répondait pas toujours aux attentes : « […] Ce zob, / et très cochon mais rugueux, / celui d'hier soir, je ne l'ai pas trouvé assez lubrique parce que je n'avais pas découvert le gland, or tout le dur devient mou mais pas tout le temps […], ce donc que j'ai regretté hier soir est que ce zob était trop retenu et trop chaste, il fallait qu'il fût bardé d'impénétrable viandasse parce qu'il est fait pour pénétrer […][3]. »

Revenons à un Cahier précédent avec cette saillie où Antonin Artaud parlait explicitement de son propre désir sexuel (mais tourné vers qui ?) et de la masturbation comme un rite d'exorcisation (mais ce faisant, n'avouait-il pas le fantasme, le combustible de la machine à jouir ?) : « Je n'ai pas encore assez pu masturber mon épaisseur pour que le mal du désir de l'autre meure, je l'avais fait d'autres fois mais il y a eu *réprobation*, crime, accident […][4]. »

L'auteur, qui avait déjà dit que le sexe était un médicament quelques jours plus tôt (dans le « Cahier n° 100, HP de Rodez, 15, 16 et 17 mai 1946 », t. XXI, *op. cit.*, p. 329), précisa : « J'ai dit que le sexe était un médicament et non une loi – une manière de faire vivre – mais on peut exister sans l'employer comme sans manger. J'irai à toutes les faiblesses, à toutes les tares et à toutes les idioties[5]. »

On notera avec la phrase suivante (sans doute mise dans la bouche d'une de ses « filles »), la confusion des sexes entretenue par Antonin Artaud (avec notamment la notion de « père-mère », voire de « mère-père ») : « […] C'est papa qui est cette femme, c'est papa qui est comme ça […][6]. »

Les textes suivants, écrits après la sortie de l'HP de Rodez, sont, sur ce sujet, dans la continuité de ceux de l'internement. Ainsi, l'auteur offre ici une définition de la douleur assez particulière : « Le summum de la douleur est de mettre sa queue dans une belle conasse bien noire, bien âcre, bien salope et bien graissée, et c'est le comble de la poésie, afin de rabaisser l'esprit d'en haut et de le contraindre à déposer sa semence […][7]. »

Avec la phrase suivante, on est bien loin d'un rejet de la sexualité : « Cette sexualité fait mourir, *j'en cherche une qui fasse vivre*[8]. »

---

[1] *Ib.*, p. 36.
[2] Cahier n° 96, HP de Rodez (début mai 1946), *ib.*, p. 237.
[3] Cahier n° 99 (date des 10 et 11 mai 1946), *ib.*, p. 308.
[4] Cahier n° 84 (avril 1946), *ib.*, p. 45.
[5] Cahier n° 105, HP de Rodez (date des 22 et 23 mai 1946), *ib.*, p. 462.
[6] Cahier n° 109, Paris (mai-juin 1946), *Œuvres complètes*, t. XXII, *op. cit.*, p. 38.
[7] Fin du Cahier n° 108, Paris (date du 5 juin 1946), *ib.*, p. 57.
[8] Cahier n° 118, Paris (fin juillet-début août 1946), *ib.*, p. 204.

Par la crudité du langage et la dimension sacrilège du texte, on voit que les cahiers écrits à Paris sont de même nature que ceux écrits à Rodez : « […] Moi je me branle sur les hosties sans plaisir ni haine et je vous interdis de regarder, irrévérence universel[le], mon cu quand je le fais[1] » ; « Je veux me masturber vivant et non pas mort, ne pas obéir à la nature qui m'appelle et me promet rien […][2]. »

Dans ce texte, l'auteur mixait à nouveau deux thèmes, ici sexe et drogue (c'était la deuxième fois que l'auteur évoquait la jouissance inter-fémorale) :

> Sous l'influence de l'héroïne et la non-défense de l'héroïne j'ai aimé le mal / 2 instants, / ce n'est pas cela, c'est que, ayant de la drogue en moi, le mal s'est jeté sur moi pour en tirer une jouissance dans mon corps et qu'il a été plus fort que moi et me fait nouer 2 fois le mal entre mes cuisses. J'ai accepté 2 fois le mal sous mes cuisses[3].

Est-il bien en train d'écrire qu'il a deux fois été un partenaire passif dans une relation homosexuelle ? Lors d'un fantasme, ou d'une situation réelle (un souvenir plus ou moins lointain : l'héroïne étant incriminée, l'acte aurait eu lieu avant ou après son internement) ? Si cette jouissance particulière est bien qualifiée de « mal », elle est toutefois presque banalisée. Après sa libération de Rodez, sa sexualité (*a priori* solitaire) semblait prendre du regain si l'on en croit les Cahiers où il se fit plus expansif sur le sujet. Ce relâchement (notamment dans la crudité des descriptions) s'explique peut-être par le fait que l'auteur était assuré qu'un œil malveillant ne volerait pas l'intimité de ses écrits, comme cela fut vraisemblablement à l'HP de Rodez.

On peut ainsi encore lire, toujours à propos de la masturbation et l'obsession de l'orgasme masculin : « […] Se branler pour punir les esprits d'orgueil, c'est l'esprit d'orgueil chaste et vierge qui fait le mal et Satan[4]. » ; « Le sperme est un crachat flambant d'amour et c'est moi qui ai trouvé à l'instant que ce crachat pouvait être torrentiel et tragique […][5]. » ; « L'orgasme est une agitation, une circulation, une mise en marche d'une essentielle liqueur de vie – qui n'existe pas[6]. »

Nous sommes à la mi-juillet 1946 et tous les champs de la sexualité abordés par Antonin Artaud ont été peu ou prou explorés. Jusqu'à la fin de sa vie, il ne fera que ressasser ces sujets. Aussi, la chronologie va s'espacer afin de ne s'en tenir qu'à des points remarquables, par le fond ou par la forme.

Par exemple, cet aphorisme (outre la provocation dont usait l'auteur, on peut aussi y voir de l'humour) : « Branlez-vous sans prétentions ni discours comme on

---

[1] Cahier n° 120, Paris (dates des 30 juin et 3 juillet 1946), *ib.*, p. 234.
[2] *Ib.*, p. 251.
[3] *Ib.*, p. 263.
[4] Cahier n° 123, Paris (environ première quinzaine de juillet 1946), *ib.*, p. 310.
[5] Cahier n° 124, Paris (mi-juillet 1946), *ib.*, p. 330.
[6] *Ib.*, p. 338.

mâche un mauvais repas et vous saurez qui vous êtes et ce que vous voulez[1]. » On notera ici le changement de statut du « [...] sperme qui ne sert plus à l'orgasme mais à la pure douleur[2] ».

Les extraits suivants sont intéressants car ils démontrent le processus mental d'Antonin Artaud pour motiver son activité sexuelle, certes déjà vu, mais il y ajouta ici l'hémorroïde qui était une source d'excitation supplémentaire : « Pendant que je dors, sur mon corps étendu neutre à la place du sentiment ils jettent un corps qui n'a d'autre idée que de jouir, de kieffer[3] [*sic*] libidineusement, de soulever l'éros [...][4]. » ; « [...] Après un dernier effort de tenue / il m'est venu une colonne de cette joie d'être détaché et pur pour le seul honneur / quand pour m'empêcher d'uriner sans péché Lucifer revenait entourer de sa cire les débouchés de mon phallus et de mon anus avec son mufle, ses lèvres, et poussait l'hémorroïde vers le péché [...][5]. »

Le mot « péché » est bien à prendre au sens de faute morale (voir *supra*) : « [...] Le péché de me retourner en cochonne en me frottant vient d'une idée de mon être [...][6]. » Il écrira pourtant dans un cahier ultérieur : « Je ne crois pas à la notion de péché, moi je ne peux pas en commettre. Je peux me faire du tort à moi-même et c'est tout[7]. » Même après cette déclaration, il continuera à employer ce substantif.

Il rédigea les cinq poèmes qui composent le recueil *ARTAUD LE MÔMO* en septembre 1946. Dans l'avant-dernier poème, « L'exécration du père-mère », il exposa son délire sexuel de manière inédite :

> Si je me réveille tous les matins avec autour de moi
> cette épouvantable odeur de foutre,
> ce n'est pas que j'ai été succubé [*sic*] par les esprits de
> l'au-delà, –
> mais que les hommes de ce monde-ci
> se passent le mot dans leur « presiprit [*sic*] » :
>
> **frottement de leurs couilles pleines,**
> **sur le canal de leur anus**
> **bien caressé et bien saisi,**
> **afin de me pomper la vie.**

---

[1] Cahier n° 126, Paris (mi-juillet 1946), *ib.*, p. 352. Cette exhortation fait penser, dans la veine d'Antonin Artaud, au slogan qui fut tagué dans les années 1970 sur les murs de la clinique psychiatrique de La Borde : « Branlez-vous ! À bas les médicaments ! »

[2] Cahier n° 148, Paris (fin août-début septembre 1946), *Œuvres complètes*, t. XXIII, *op. cit.*, p. 198.

[3] On remarquera l'emploi du néologisme « kieffer », forgé depuis le mot « kief » : « Repos absolu au milieu du jour, chez les Turcs. — État de béatitude. » (*Le Grand Robert*, 2014).

[4] Cahier n° 151, Paris (début septembre 1946), *ib.*, p. 237.

[5] *Ib.*, pp. 237-238.

[6] Cahier n° 159, Paris (septembre 1946), *ib.*, p. 352.

[7] Cahier n° 185, Paris (novembre 1946), *Œuvres complètes*, t. XXIV, *op. cit.*, p. 320.

« C'est que votre sperme est très bon,
m'a dit un jour
un flic du Dôme
qui se posait en connaisseur,
et quand on est « si bon »,
« si bon », dame,
on surpaye
son renom. »

Car probablement il en sortait
de ce sperme, si bon,
si bon ;
et il l'avait baratté et sucé
à l'instar de
toute la terre,
tout le long de la nuit passée.
Et je sentis son âme virer,
ET JE LE VIS VERDIR DES PAUPIÈRES,
passer du copinage à la peur,
car il sentit que j'allais cogner[1].

Cela fut-il vraiment la dernière tentative masturbatoire d'Antonin Artaud ? C'est peu crédible, tant le sperme continua de poisser ses écrits : « [...] Je me suis une dernière fois branlé pour voir ce que ça ferait, ça m'a assuré de la viande rouge en vieux cuir usagé[2]. »

Ici, l'auteur évoquait clairement les pertes séminales : « Ce n'est pas la partouse des paysans incultes de cette nuit qui a provoqué cette perte de sperme. C'est que j'avais du sperme à exsuder et que la fatigue du manque d'opium m'en a fait perdre / et que les démons se sont pourléchés de ce qui foutait le camp et on crée un sabbat autour et à propos de *cela*[3]. »

Ce texte peut être interprété comme un aveu de sodomie passive (voir ci-dessus, la jouissance inter-fémorale) : « Ne pas oublier les 2 énormes péchés auxquels j'ai consenti, me laisser baiser par d'autres, se laisser baiser par les autres, se baiser soi / à propos de quoi[4] ? »

Antonin Artaud reprit dans ce texte la notion très chrétienne de « péché mortel », associée de nouveau (voir *supra*) au simple fait d'uriner :

> Les choses en sont au point que l'on ne peut plus, que je peux plus uriner sans commettre un péché mortel.

---

[1] *Artaud le Mômo,* « Exécration du père-mère » (septembre 1946), *Œuvres*, *op. cit*., pp. 1136-1137.
[2] Cahier n° 165, Paris (dates des 24 et 25 septembre 1946), *Œuvres complètes*, t. XXIII, *op. cit.*, p. 438.
[3] Cahier n° 167, Paris (septembre 1946) *ib*., pp. 469-470.
[4] Cahier n° 174, Paris (mi-octobre 1946), *Œuvres complètes*, t. XXIV, *op. cit.,* p. 118.

> Tellement mes organes sexuels ont été graissés, cajolés, mitonnés à mon insu comme des plats lentement préparés pendant que je dormais ou que je pensais à autre chose.
> Et le moment venu de se livrer à cette action pourtant bien innocente de la miction urinaire, voilà que toute la charge des pensées par d'autres entassées sur moi se débonde soudainement[1].

Une des idées, absurde et tenace, d'Antonin Artaud concernant la sexualité est ici clairement énoncée, à savoir que coïter, engendrer, revenait directement à lui nuire : « Éjaculer c'est prendre dans le corps du vieil Arto une force, / on ne peut copuler et faire un enfant sans provoquer dans le corps d'Artaud un déchirement, faire sortir des *réserves* d'Arto une énergie[2]. » Mais cela ne l'empêchait pas d'imaginer des scènes orgiaques : « [...] Dix mille bouches d'hommes en affres délirantes de faim et de soif sont autour des organes génitaux de chacun[3]. »

C'est sans doute à la même époque qu'il écrivit ce texte qui mêle les thèmes de la jouissance anale, de l'onanisme, de la séduction..., texte bel et bien composé en vue d'une publication, constitué de deux extraits de « Sans pitere et potron chier », paru dans la première partie « Fragmentations » de *Suppôts et suppliciations* :

> Je veux porter mes refoulements dans mon cu, moi, Antonin Artaud, mais toi, être, c'est dans le mien que tu veux les porter. C'est-à-dire me les faire porter, engrosser et incuber. / Car voilà toute ton idée de l'alchimie et du grand œuvre, c'est que tu m'as pris dans la grande marmite, la cucurbite, et le tube premier. / C'est ainsi que tu as cru pouvoir m'entuber comme tu l'as fait toute la nuit dernière (du lundi 9 au mardi 10 septembre 1946). / De loin, et de tout ton esprit, c'est-à-dire de ta semence, tu t'es mis sous Antonin Artaud et t'es appliqué à épuiser ma semence, bougre o culte et cultivé inculte, o manifeste de manifesté pourceau. / Et c'est là que le non-manifesté se montre, et s'étale de toute mon absente, *insolente* vacuité. / C'est sur ce point que je peux minuter et justement apprécier la "science" que l'on met à me fréquenter, je veux dire à me goûter au plus près[4].
> [...]
> Pour faire l'amour il faut être seul, et celui qui reste l'a mérité. Et c'est celui qui l'a le mieux mérité. Et ce n'est pas une bataille de mains et de pieds. – Mais de couilles et de langue engrossante et de zob serré. – Qui est le plus fort, qui est le plus vache, qui est le plus doux et le plus sucré, qui soutient l'ut dans do, ré, mi, fa, ré, qui pousse à mort l'improbable salace d'un érotisme désespéré, soulèvera la montagne de crasse, après laquelle on peut trouver à baiser. L'étonnant est que ce soit mon trou du cu propre, à moi, Antonin Artaud, qui dans ces circonstances soit visé. –

---

[1] Cahier n° 203, Paris (date du 16/12/1946), *Œuvres complètes*, t. XXV, *op. cit.*, p. 93.

[2] Cahier n° 207, Paris (fin décembre 1946) textes préparatoires à la séance du Vieux-Colombier, *Œuvres complètes*, t. XXVI, *op. cit.*, pp. 96-97.

[3] Cahier n° 208, Paris (fin décembre 1946) textes préparatoires à la séance du Vieux-Colombier, *ib.*, p. 102.

[4] *Suppôts et suppliciations* (après septembre 1946), *op. cit.*, pp. 68-69.

Mais c'est un fait. / Et que la médecine incompétente se rassemble, qu'elle se rassemble une fois de plus, autour de moi, si c'est un beau cas. Elle ne supprime pas le fait. / Et quant au cas, c'est un beau ca ca[1].

L'eczéma localisé au scrotum dont Antonin Artaud souffrait, ajouté à son hérédosyphilis, au fait que son père soit mort d'un cancer de la prostate et au traumatisme sexuel de 1915, on peut comprendre que la sexualité soit associée pour lui à une forme de malédiction. Il offrit ici une lecture toute personnelle de son eczéma :

> J'ai depuis des années un eczéma, herpès inguérissable des testicules ; eh bien, il n'y a pas à chercher midi à 14 heures quand ça vous gratte trop de ce côté-là. C'est qu'on vous bouffe le cu, il n'y a pas à avoir peur d'appeler les choses par leur nom. La conscience humaine fait aussi l'objet depuis les millénaires des siècles d'un vaste et incurable envoûtement de ses parties testiculaires en croix : rate de la bugne gauche et foie de la corignole [*sic*] droite.
> Un jour, à Rodez, j'ai trouvé que ça allait un peu fort et que les puisatiers de l'invisible increé y bêchaient un peu loin au fond de mon testicule gauche. J'avais passé une nuit dans de terribles douleurs, entre la colique intestinale, la rage de dents et la crampe d'estomac, exactement à cet endroit-là. – Mû de toute l'impavide candeur à laquelle il faut croire que neuf ans d'internement n'avaient encore rien appris j'allais trouver le Dr Ferdière pour lui *révéler* de quelle ignoble saloperie je souffrais[2].

Dans cette lettre à André Breton de janvier 1947, publiée dans *Suppôts et suppliciations*, Antonin Artaud revenait sur ses obsessions sexuelles, le sperme, les organes sexuels et l'orgasme (beaucoup de textes de la troisième partie de l'ouvrage, « Interjections », tournent autour de la sexualité, souvent dans un langage cru) :

> […] Il m'est devenu impossible, absolument impossible de continuer à vivre avec sur le ventre et les testicules une armée de succubes et d'incubes qui passent leurs nuits à couler leurs lippes dans mes organes pendant que je suis endormi, et qui me contraignent à m'éveiller dix fois par nuit ivre d'une fatigue de mort, avec la perception d'un corps humain roulé dans mon sperme et qui le déguste et l'aspire à l'aide des succions les plus raffinées. Le raffinement consiste à se livrer 10 et cent fois de tout son instinct comprimé et refoulé aux possibilités indéfinies de l'orgasme pour lequel il n'y a d'école que celle de sa propre salacité[3].

Dans ces deux textes, Antonin Artaud donnait la définition du péché (voir *supra*) : « J'ai le droit de me toucher tant qu'il me plaira sans péché, alors que qui

[1] *Ib.*
[2] Cahier n° 212, Paris (vers 9-11 janvier 1947), textes préparatoires à la séance du Vieux-Colombier, *Œuvres complètes*, t. XXVI, *op. cit.*, p. 126.
[3] « Lettre à André Breton, Paris (14/01/1947) », *Suppôts et suppliciations*, *op. cit.*, pp. 158-159.

que ce soit ne peut me toucher si peu que ce soit qu'avec péché [...][1]. » ; « Car enfin qu'est-ce, matériellement parlant, qu'un péché ? Le mélange de 2 choses inexistantes et inventées : père-mère, mâle-femelle[2]. »

Les souvenirs de sa vie dans le dortoir de Rodez lui revenaient dans ce cahier de la fin janvier 1947 qui atteste une activité sexuelle :

> Je ne suis pas un quelque chose qui a été tiré si loin à la mesure des êtres,
> 1° c'est que le mal ne m'a pas encore une seule fois réellement atteint.
> 2° Si, il m'a atteint à Rodez, dans le dortoir, réellement, en me scandalisant, et m'a forcé à aller plus loin que lui,
> vivre le cu et la merde sans s'en effarer, comme dans le dernier salon où l'on cause,
> mais je ne suis que scandalisé, pas mutilé.
> Je n'ai jamais eu de morale[3].

Voici comment il personnifiait le démon sous les traits d'un jeune homme (la tentation du garçon refoulée chez l'auteur ?) :

> Le démon liquide qui m'affecte se met à l'aise dans mon phallus, mieux, dans tout mon sexe d'homme, touche ma sexualité pour lui disponible. C'est un homme blond châtain, les cheveux courts, avec une petite moustache cirée, son bras est une aile, je veux dire qu'il en dispose comme d'une aile aqueuse et qui pense comme ses lèvres, les coins de sa bouche, les pétales de peau de son con[4].

A déjà été souligné que les vespasiennes étaient un lieu de drague prisé par les homosexuels : « Où sont les clous intercalés de la pissotière du Bd Mich[5] ? » ; « [...] Démons de la pissotière du Boul' Mich – renifleurs de partout[6]. » Bon observateur de l'endroit ou réminiscence de ses lectures psychiatriques (les « renifleurs » étaient intégrés à la nosographie sous l'hyperonyme des perversions sexuelles) ?

Antonin Artaud réitéra ici un mode de procréation délirant qui s'accordait avec la réinvention du corps prônée par ailleurs : « Je ne veux pas [...] entrer dans un trou / faire jaillir ma vie par un canal / considérer que la vie sort d'un tube et tombe dans une poche ou dans un trou / mon souffle et une détonation produite avec la bouche et la main doivent suffire [...][7]. »

---

[1] Cahier n° 222, Paris (fin janvier 1947), *Œuvres complètes*, t. XXV, *op. cit.*, p. 216.
[2] Cahier n° 223, Paris (date du 23/01/1947), *ib.*, p. 225.
[3] Cahier n° 229, Paris (date du fin janvier 1947), *ib.*, p. 227.
[4] Cahier n° 224, Paris (date du 23/01/1947), *ib.*, p. 237.
[5] Cahier n° 231, Paris (fin janvier 1947), *ib.*, p. 297.
[6] Cahier n° 233, Paris (début février 1947), *Cahiers d'Ivry*, tome 1, *op. cit.*, p. 22.

Le « Bd Mich » surnommé le « Boul' Mich' » par les Parisiens est le boulevard Saint-Michel à Paris, qui depuis le Jardin du Luxembourg, traverse le Quartier Latin pour se finir au pied de la Seine. Boulevard devenu mythique après les événements de Mai 68, il était à l'époque un haut lieu de la vie estudiantine internationale chaperonnée par la Sorbonne. Sa vespasienne, sise non loin de l'entrée du lycée Saint-Louis, côté VIe arrondissement, était très fréquentée...
[7] Cahier n° 234, Paris (mi-février 1947), *ib.*, pp. 103-104.

Là encore, l'auteur reprenait son antienne comme quoi il était une sorte de démiurge pourvoyeur de l'humanité, fût-ce de sperme, grâce à son corps fabricateur : « C'était l'époque de ma puberté. Et il ne fallait pas qu'Artaud pubère puisse se servir de sa sexualité, étant entendu que c'est son corps qui est la fabrique du sperme, et que celui qu'il aurait utilisé pour lui-même aurait manqué aux partouzes et noces du restant de l'humanité. Il y a un autre point, c'est qu'Artaud n'a jamais voulu du sperme […][1]. »

Antonin Artaud fit une fixation sur sa « couille gauche » qui revenait ici, quelque peu hypertrophiée : « Le monde présent, le monde moderne, le monde éternel de mes contemporains / je le tiens dans la peau de mes bourses, et voilà cinquante ans que j'en sens battre le cœur immonde ou le mufle labial abject au niveau de ma grande couille gauche […][2]. »

L'auteur compléta les définitions qu'il avait données de « l'être » par celles-ci, d'un point de vue sexuel (la première n'est pas sans rappeler les descriptions cliniques des masturbateurs dans la littérature psychiatrique fin XIXe-début XXe) : « Un être c'est une sale attitude d'esprit caractérisé par une impression génériquement obscène de la gueule / langue, lèvre, nez, front / en liaison avec une *érection* de la pine ou *du* con / érection éréthisme / de la pine ou du con[3]. » ;

> Quant à l'être c'est cette colle de *sperme* durcie autour de mon cerveau afin de m'empêcher de penser et de m'induire à penser dans un sens destructif pour moi / cette colle est journellement renouvelée avec tout le sperme répandu dans tous les coïts humains ou animaux et jetés à travers les espaces sur moi par un certain nombre de prêtres / rabbins / popes / bonzes / brahmanes / ou / lamas / *etc*.[4]

Alors qu'il avait déclaré que son sperme était de bonne qualité (voir *supra*), il affirma le contraire dans une lettre à Albert Camus : « Que voulez-vous […] que les femmes fassent de moi, elles n'aiment que le sperme et mon sperme à moi est très mauvais[5]. » Dans les textes suivants, il affirma également, après avoir dit plus tôt le contraire, qu'il était vierge et prit également une position contraire à celle qu'il avait affichée concernant la masturbation (l'auteur avait expliqué que le prurit provoqué par son eczéma ou par ses hémorroïdes était source de « péché ») : « Je suis chaste sûrement très chaste / invinciblement chaste mais en plus vierge / il ferait beau voir que je copule / moi / et avec qui d'ailleurs[6] ? » ; « J'aime mieux

---

[1] Cahier n°246, Paris (dates des 24 et 26 février 1947), *Œuvres*, *op. cit.*, p. 1468.

Voilà pourquoi on ne trouve pas ce texte dans les *Cahiers d'Ivry* : « L'essentiel de ce cahier 246 a été publié accompagné d'un certain nombre de reproductions de pages en fac-similé dans le volume *Œuvres* […]. Il n'est donc pas repris ici. » (*Cahiers d'Ivry*, tome 1, *op. cit.*, p. 22) Un commentaire désapprobateur sur ces pratiques éditoriales, par ailleurs déjà évoquées en amont, est-il nécessaire ?

[2] Cahier n° 252, Paris (mars 1947), *Cahiers d'Ivry*, tome 1, *op. cit.*, p. 257.

[3] Cahier n° 263, Paris (mars 1947), *ib.*, p. 424.

[4] Cahier n° 277, Paris (avril 1947), *ib.*, p. 617.

[5] « Lettre à Albert Camus, Paris (07/05/1947) », *Œuvres*, *op. cit.*, p. 1615.

[6] Cahier n° 293, Paris (mai 1947), *Cahiers d'Ivry*, tome 1, *op. cit.*, p. 903.

être rongé vivant par la démangaison [*sic*] que de me satisfaire[1]. » Enfin, alors qu'il avait plus tôt prôné les vertus de la jouissance, il les fustigea dans le texte suivant :

> Je suis pur
> je veux être pur
> *ne pas jouir*
> ne jamais jouir
> si les démangeaisons me tourmentent mon devoir n'est pas de me gratter
> mais de les battre
> et de battre ceux qui les produisent
> et de me fustiger moi
> sur place
> à la place où cela se produit
> – parce que je suis jusqu'à un certain degré responsable de leur production
> bien que la jouissance soit ce que j'ai le plus combattu
> et qui ne s'est établi un jour que par arrachement à moi d'une force, d'une vertu, d'une faculté,
> de laquelle bataille est sorti le sperme puant[2].

À propos de l'odeur du sperme, il écrivit : « [...] Rien personnellement qui m'ait jamais dégoûté comme l'odeur du sperme et particulièrement celle du sperme humain AIMANTÉ ET *ANIMALISÉ*[3]. »

Antonin Artaud renouait ici avec une approche érotomane de son entourage : « Comment arriver à désespérer la dénommée Paule Thévenin de se *donner* à Antonin Artaud ou de *prendre* Antonin Artaud[4]. »

Dans ce cahier de janvier 1948, l'auteur s'en prenait particulièrement à la femme : « Je ne veux pas de la sexualité. Je ne veux pas de la femme. Je ne veux pas que le corps en revienne au corps et se reperde dans le corps. Je ne veux pas du rapprochement corporel[5]. » ; « Les êtres ont fait *la femme* avec ce qu'il y avait de plus répugnant de plus laid et de plus abject dans l'incréé[6]. »

Dans son dernier cahier (dans lequel il avait noté un rendez-vous pour le 4 mars, jour de sa mort), alors qu'il y consignait des notes pour un texte sur la magie, il écrivait encore sur la sexualité, comme souvent, liée à la magie noire (ce sont les dernières lignes du cahier) :

> Et ils m'ont fait basculer dans la mort
> là où je mange sans arrêt du zob de l'anus et du caca à tous mes repas,
> tous ceux de la croix

---

[1] *Ib.*, p. 910.
[2] Cahier n° 307, Paris (juin 1947), *ib.*, p. 1118.
[3] Cahier n° 346, Paris (août 1947), *Cahiers d'Ivry*, t., *op. cit.*, p. 1686.
[4] Cahier n° 358, Paris (septembre 1947), *ib.*, p. 1825.
[5] Cahier n° 395, Paris (janvier 1948), *ib.*, p. 2222.
[6] *Ib.*

> le même personnage revient donc chaque matin (c'est un autre) accomplir sa revoltante [*sic*], criminelle et assassine, sinistre fonction qui est de maintenir *l'envoutement* [*sic*] sur moi de continuer à faire de moi cet envouté [*sic*] eternel etc etc [*sic*][1]

*

* *

En conclusion, ce chapitre a proposé des extraits de textes (lettres, cahiers, œuvres…) écrits par Antonin Artaud sur le sujet de la sexualité, sujet souvent associé à un autre thème, notamment celui de l'envoûtement.

Contrairement à une idée largement répandue, même s'il l'a clamé à plusieurs reprises, Antonin Artaud ne rejetait pas la sexualité. Et pour cause. Les textes qu'il a écrits laissent entendre qu'il était à tout le moins un masturbateur et qu'il avait peut-être eu des expériences sexuelles plus poussées que les simples rapports hétérosexuels, aussi peu disert a-t-il été à leur propos. En effet, on ne peut écarter l'hypothèse de rapports homosexuels (consentis ou non), eu égard à ses déclarations sur l'excitation anale et la sodomie, la jouissance inter-fémorale, etc., toutes expériences qu'il a pu vivre lors de ses séjours en maison de santé ou en hôpital, lieux propices à ce type de rapports. Il paraît avoir eu une attirance pour les jeunes hommes comme l'attestent ses relations avec notamment les jeunes internes des différents hôpitaux où il a séjourné, les jeunes artistes (Balthus, Prevel…), éditeurs, et plus généralement les jeunes gens, particulièrement masculins, qui lui rendaient visite à Ivry (ce qui, il faut le redire, ne fait pas de lui un homosexuel mais plutôt un bisexuel ou un homosexuel refoulé, ou, plus justement, un asexuel). Une des lettres écrites à Sainte-Anne concernant ce sujet, du fait de l'insistance élégante mais non moins maladroite dont il enroba sa demande, est explicite :

> […] En attendant une intervention du Pr Claude [pour le faire libérer] je vous *supplie* [s .p. n.] encore une autre fois de bien vouloir *faire l'impossible* [s. p. n.] pour retrouver le jeune docteur qui m'a interrogé à mon arrivée ici devant le Dr Vercier et avec qui nous avons parlé de Kaballe, d'occultisme et de Science des Religions. Vous m'avez dit que ce devait être le Dr Freté. Quel qu'il soit demandez-lui de venir me voir. *Il peut beaucoup pour moi connaissant mes antécédents* [s. p. n.][2].

On peut bien sûr opposer à cette hypothèse le fait qu'il aimait s'entourer d'un aréopage de jeunes et jolies femmes, dont il tombait (ou feignait de tomber) amoureux, souvent de manière exaltée. Cela n'est pas contradictoire car il n'est plus à

[1] Cahier n° 406, Paris (mars 1948), *ib.*, p. 2328.

[2] « Lettre au docteur (Nodet ?), HP Sainte-Anne (02/07/1938) », *Lettres 1937-1943*, *op. cit.*, p. 67.

démontrer que les femmes aiment en général la compagnie d'homosexuels : d'une part elles n'ont en principe rien à craindre d'eux sur le plan sexuel et, d'autre part, ils sont souvent d'un commerce agréable quand ils ont une sensibilité artistique, de la culture, une forme de vie extravagante et surtout de l'humour, ce dont Antonin Artaud était particulièrement bien pourvu quand il était dans ses bons jours. Par exemple, on retrouve cette configuration avec René Crevel qui, lui, assuma pleinement son homosexualité, ce qui ne l'empêcha pas de vivre avec Mopsa et Tota deux grandes histoires d'amour, consommées et entretenues sur le plan sexuel à la différence d'Antonin Artaud avec Génica et Cécile, avec qui les relations sexuelles ont été ou inexistantes ou très parcimonieuses.

Par ailleurs, les textes proposés ne laissent pas entendre une impuissance d'Antonin Artaud. S'il se trouvait souvent en état d'ataraxie sexuelle, c'était dans la plupart des cas dû à la prise de drogues qui endormaient ses pulsions génésiques et empêchaient l'érection, *a fortiori* l'éjaculation. En outre, adepte vraisemblable de l'autosexualisme, il redoutait le corps de l'autre et notamment celui des femmes pour lesquelles il concevait une forme de répugnance physique. Quand Anaïs Nin écrivait de lui qu'il était impuissant, elle était dans une simplification quelque peu hâtive : l'absence de désir entraîne presque toujours l'absence d'érection et il était sans doute impossible pour cette jeune et jolie femme fort courtisée, de concevoir qu'on ne pût la désirer. Qui plus est, lors de ses rencontres avec elle, Antonin Artaud était sous l'emprise du laudanum. Il n'était probablement pas atteint d'anaphrodisie ou d'agénésie puisqu'il avait une activité sexuelle solitaire (féconde pendant la période asilaire car l'absence des narcoleptiques avaient réveillé son sens génésique). La posture adoptée par le poète en prônant l'asexualité dans un délire de réinvention du corps lui permettait de masquer sa propre souffrance et l'impasse dans laquelle il se trouvait au regard de la religion et des thèses hygiénistes, la première comme la deuxième ne tolérant en aucun cas la sexualité dite honteuse qu'il pratiquait. Dans ces conditions, la tête prise dans un étau, il ne lui était pas facile de se masturber sereinement. D'ailleurs, à ce propos, on a trouvé dans ses écrits des positions inverses (voir *supra*). Quoi qu'il en soit, il avait trouvé la solution pour se prémunir de cette sexualité encombrante. En effet, il écrivait : « Toute sexualité et tout érotisme, Dr Latrémolière, sont un péché et un crime pour Jésus-Christ et l'antidote de l'érotisme et des envoûtements occultes du démon est l'opium[1]… »

Cette dernière citation conduit au sujet des drogues, en insistant, à l'inverse de ce que pensait Ferdière, sur le rôle déterminant qu'ont eu les drogues dans la vie d'Antonin Artaud. Il en a fait un usage immodéré tout au long de son existence, ce qui a peut-être précipité sa mort. Cet aspect de la vie et de la souffrance du poète fait ainsi l'objet du prochain chapitre.

[1] « Lettre à Jacques Latrémolière signée Antonin Nalpas, HP de Rodez (15/02/1943) », *Œuvres*, *op. cit.*, p. 881.

Chapitre VI / Une vie sous l'emprise des narcoleptiques

Les causes de la mort d'Antonin Artaud par surdose d'hydrate de chloral laissent planer un doute, inhérent à ce type de décès : s'agit-il d'une surdose accidentelle ou volontaire (parmi les exemples de situations identiques, peuvent être évoquées la mort de Jacques Vaché, avec une surdose d'opium, en 1919, et celle d'Arthur Adamov, en 1970, avec une surdose de barbituriques) ? Dans ces cas de décès et sans écrit spécifique laissé par la personne, on ne peut parler avec certitude de suicide. Il n'en reste pas moins qu'on ne peut en écarter l'éventualité. Les biographes, les exégètes et le public révèlent une inclination certaine pour la thèse du suicide, comme si cela auréolait le destin tragique de ces artistes assassins d'eux-mêmes. Ainsi, Arthur Adamov note dans ses souvenirs, *L'homme et l'enfant* : « Le suicide d'Antonin Artaud au chloral (l'arme massive)[1]. »

L'hypothèse du suicide est assez convaincante car Antonin Artaud avait réglé ses affaires la veille de sa mort, notamment en signant à la fidèle Paule Thévenin un pouvoir sur papier timbré l'autorisant à percevoir ses droits d'auteur. Dans le même temps, il se savait condamné à court terme, ce qui peut expliquer sa volonté de mettre ses affaires en ordre, sa mort le lendemain de la signature du pouvoir pouvant être une simple coïncidence. Pourtant, dans l'interview que sa sœur, Marie-Ange Malausséna donna au docteur Latrémolière le dimanche 10 juin 1973 à Rodez, à l'occasion du prix de poésie Antonin Artaud, elle tint ces propos :

> [...] La veille de sa mort, puisque j'étais avec lui, il voulait prendre un verre d'eau avec du chloral ; il a pris une cuiller à soupe et puis il m'a dit : « Tu vois, si j'en mets un tout petit peu plus évidemment, je pourrais y rester d'un arrêt cardiaque ou d'une embolie. » et c'est ce qui a dû arriver puisque dans la nuit d'après on l'a trouvé mort d'une embolie au matin ; alors, je suppose qu'il a dû augmenter la dose sans le vouloir, et il y est resté[2].

L'explication de Marie-Ange Malausséna qui supposait une prise accidentelle est touchante de la part de cette sœur aimante mais elle ne convainquit pas Jacques Latrémolière qui, dans son texte, se rappelant que Antonin Artaud lui avait confié qu'il était « dégoûté de vivre », plaida sans équivoque pour le suicide : « Il ne fait donc plus de doute qu'il se soit suicidé, comme Van Gogh, le Suicidé de la Société[3]. » Même si la thèse du suicide est la plus probable, en l'absence de preuve

---

[1] Arthur ADAMOV, *L'homme et l'enfant*, Paris : Gallimard, 1968 ; rééd. coll. « Folio », 1981 (256 p.), p. 87.

[2] Jacques LATRÉMOLIÈRE, *Antonin Artaud, l'Abandonné de Dieu ?* tapuscrit inédit, 1986 (122 p.), p. 21. Cette citation est également reproduite *in* Sylvère LOTRINGER, *Fous d'Artaud*, *op. cit.*, p. 126). Sylvère Lotringer avait rendu visite à Jacques Latrémolière pour l'interroger et il repiqua sur son magnétophone l'enregistrement de l'interview que celui-ci avait fait de Marie-Ange Malausséna ; il le retranscrivit dans son livre en l'insérant dans l'interview du docteur.

[3] *Ib.*, p. 119.

irréfutable (au contraire des cas de René Crevel ou de Jacques Rigaut, par exemple, où le suicide est indiscutable), il est préférable de conclure sur le doute et accepter qu'il ait emporté avec lui le secret de sa mort, accidentelle ou volontaire.

Par ailleurs, il n'aura pas échappé au lecteur des précédents chapitres que « la drogue » est omniprésente dans les écrits de l'auteur. C'est pourquoi, on peut être surpris à la lecture d'un texte écrit par le docteur Ferdière en août 1959 (information donnée par lui dans son écrit) dans lequel il prétend que, « comme beaucoup d'artistes et de surréalistes, [Antonin Artaud] avait *occasionnellement* [s. p. n.] usé de la drogue. Il ne se présentait pas comme un toxicomane : le type clinique de son désir n'évoquait nullement une toxicomanie. Au surplus je n'ai jamais décelé chez lui cet état de besoin si caractéristique quand on l'a rencontré une seule fois[1]. » Comment ne pas considérer cet écrit comme un texte empreint de malhonnêteté intellectuelle ? En effet, n'est-il pas possible d'envisager que l'on puisse être délirant ET toxicomane, sans que les narcoleptiques soient à l'origine de l'état délirant ? Certes, les troubles caractéristiques de l'état de manque avaient eu le temps de s'estomper quand Ferdière récupéra son plus célèbre patient, soit après six ans d'internement (ce que d'ailleurs on peut mettre en question car pendant ses neuf ans d'internement, *il ne cessa jamais de réclamer de l'opium et de l'héroïne*). Il n'empêche, une partie des propos de Ferdière est contredite par les textes ci-dessous et par trois certificats médicaux que le psychiatre de Rodez a nécessairement eus entre les mains. Le premier est un Certificat de quinzaine daté du 15 avril 1938 et signé par le « D^r^ N » (docteur Nodet) dans lequel on peut lire : « Toxicomanie depuis 5 ans (héroïne, cocaïne, laudanum)[2]. » La durée de la toxicomanie est largement sous-évaluée car elle avait débuté bien avant 1933. Le deuxième est un Certificat de transfert pour Ville-Évrard daté du 22 février 1939 et signé par le « D^r^ L » (probablement Jacques Lacan) : « Toxicomanie ancienne[3]. » Le troisième est le « Certificat de quinzaine du 14 mars 1939 » signé par le Dr Chanès à l'H.P. de Ville-Evrard où Antonin Artaud est qualifié d' « ancien toxicomane[4] ». Pour ces trois psychiatres, la toxicomanie n'était donc pas anodine dans le tableau clinique, très lapidaire, qu'ils dressèrent du patient : cette toxicomanie dite ancienne devait revêtir une certaine importance à leurs yeux car ce type de documents ne contient que quelques lignes et ils jugèrent utile d'y consacrer une partie. On peut penser qu'elle ne l'aurait pas été non plus pour d'autres psychiatres. Cela renforce notre étonnement face à ce déni du docteur Ferdière à propos de la toxicomanie avérée d'Antonin Artaud.

Toujours dans cet article de *La Tour de feu*, l'ancien médecin-chef de l'HP de Rodez ajoutait :

---

1 Gaston FERDIÈRE, « J'ai soigné Antonin Artaud », *La Tour de feu*, numéro 63-64, *op. cit.*, pp. 32-33.

2 « Cinq certificats médicaux », *Œuvres*, *op. cit.*, p. 847.

3 *Ib.*

4 *Lettres 1937-1943*, *op. cit.*, p. 135.

> J'affirme qu'Artaud a été rendu véritable toxicomane par ses amis de la dernière heure, ses néo-amis parmi lesquels les véritables toxicomanes étaient légion. Ils ont hâté sa fin par de hautes doses de laudanum. Sans leur fâcheuse entremise, sans les complaisances dont ils ont su s'entourer, on est en droit de penser qu'Artaud nous aurait donné une œuvre beaucoup plus considérable… et de leur en vouloir[1].

Faut-il vraiment commenter ce texte consternant ? D'abord quelle différence y a-t-il entre un toxicomane et un « véritable toxicomane » ? Ensuite, « les véritables toxicomanes » qui entourèrent Antonin Artaud ne furent pas « légion » comme le prétendait alors le psychiatre revanchard[2] et l'on sait que le principal pourvoyeur d'Antonin Artaud fut son ami Jacques Prevel. Par ailleurs, comment oser écrire que sans les narcoleptiques, Antonin Artaud aurait été plus prolifique ? On peut tout aussi bien formuler l'hypothèse que sans eux, il n'aurait pas écrit autant et l'on n'aura pas avancé car on n'en sait rien.

Enfin, Gaston Ferdière déclara en 1977, soit quelque vingt ans plus tard après avoir écrit cet article : « [Antonin Artaud] n'a jamais été un gros toxicomane[3]. » Comment ce psychiatre définit-il un « gros toxicomane » ? De surcroît, si l'on compte les périodes de sevrage forcé (voire volontaire, généralement de courte durée), *Antonin Artaud resta sous la dépendance des drogues depuis au moins l'âge de dix-neuf ans*. Même pendant sa période d'internement, il fit tout pour se procurer de l'opium (et dérivés) – ce que, dans d'autres textes, Ferdière a reconnu – et il continua de vivre avec le fonctionnement psychique d'un toxicomane, en témoignent notamment ses écrits dans les Cahiers. Peut-on sérieusement asséner qu'Antonin Artaud ne fût jamais « un gros toxicomane » quand on sait qu'il a subi au moins sept cures de désintoxication médicalisées recensées entre 1927 et 1937 auxquelles il faut ajouter les tentatives de désintoxication hors contrôle médical à partir de 1922 (dénommées en amont les « cures de désintoxications personnelles »), au moins quatre attestées, et les périodes de sevrage forcé ? Le lecteur en jugera en lisant ci-dessous ce que Antonin Artaud écrivit sur le sujet.

Enfin, sans être médecin, on peut écrire qu'il serait étonnant que cette consommation régulière de drogues sur tant d'années ne finît pas par modifier sa psyché (thymie, concentration, inspiration, rêve). D'ailleurs, dans sa biographie d'Antonin Artaud, Florence de Mèredieu reproduit des extraits de deux questionnaires (1932 et 1935) remplis à l'hôpital Henri-Rousselle lors de cures de désintoxication, dans lesquels Antonin Artaud reconnaît l'influence de l'opium et de l'héroïne sur ses rêves et l'auteure de poser cette question : « Sans doute serait-il judicieux de se demander quel fut le rôle du laudanum dans la construction du

---

[1] Gaston FERDIÈRE, « J'ai soigné Antonin Artaud », *La Tour de feu*, numéro 63-64, *op. cit.*, p. 33.

[2] Il fut tant étrillé par les « néo-amis » du poète à cause des électrochocs qu'il avait prescrits, qu'il tenait là une vengeance facile contre cette bande d'artistes dont il ne fit jamais vraiment partie et qui aujourd'hui le honnissait.

[3] « Entretiens de Mathieu Bénézet avec Gaston Ferdière », diffusion en mai et juin 1977 sur France-Culture, INA Archives / France-Culture, 1977, 1er dépôt légal 1994, rééd. 2007, CD encarté dans *Nouveaux écrits de Rodez, op. cit.*

système mental d'Artaud. Certaines colorations de sa pensée pourraient, en effet, avoir été induites, ou précipitées, par la prise répétée de laudanum[1]. » La réponse est à trouver en les sciences neurologiques.

Toujours est-il que cette toxicomanie fut pour lui une source de souffrances plurielles : souffrances liées à la consommation (effets secondaires), souffrances lors des périodes de pénurie, souffrances engendrées par les différentes cures de désintoxication, personnelles ou médicales, enfin souffrances dans ses rapports aux autres (que l'on songe aux reproches lancinants et récurrents de Génica Athanasiou par exemple) : le drogué est toujours un homme seul. Les narcotiques ne furent pas, comme chez d'autres artistes, utilisés à titre expérimental en liaison directe avec la création artistique (Aldous Huxley, Henri Michaux…). Tel qu'il en décrit l'usage, il s'agissait pour lui avant tout de « drogue-médicament ».

Il va donc s'agir dans ce chapitre de lire ce qu'Antonin Artaud a écrit sur le sujet et comment il a fait de la consommation de stupéfiants un mode de vie, certes, mais aussi un exutoire à sa création poétique et littéraire (en gros, je souffre et je ne peux pas créer, aussi je prends des drogues et je peux créer mais ce ne sont pas les drogues qui me donnent mon inspiration).

1) Avant l'internement

En préambule, il faut rappeler que son assuétude aux opiacés, notamment le laudanum, fut une source de conflits quasi permanents avec Génica Athanasiou. En voici de nouveaux exemples, plus explicites que ceux donnés en amont dans le chapitre III, et qui font partie des écrits les plus anciens de l'auteur sur ce sujet, textes qui démontrent l'usage constant de l'opium par Antonin Artaud au fil des ans : « Je suis assez fatigué ces temps-ci. Je suis en train de faire un gros effort pour *supprimer* l'opium. Et cela m'occasionne des souffrances épouvantables. Je n'en prends plus que le quart et de loin en loin[2]. » ; « Comprends-tu. Je suis dans une position horrible. Avec la décision sincère et formelle de ne plus rien prendre et de mener une vie normale à ce point de vue je sens que le mal va me contraindre à retomber là dedans [*sic*][3]. » ; « Je ne sais pas à quoi tu t'es résolue, mais j'ai beaucoup pensé à toi et à moi et si tu te sens l'esprit plus calme essaie de penser un peu que ce qui t'afflige tant chez moi ce ne sont pas tellement mes manières que ce que tu crois qui occasionne ces manières[4]. » ;

> Je puis te déclarer, je te jure sur l'amour que j'ai pour toi que j'ai à nouveau supprimé ce qui te tracasse, et cela trois jours avant mon départ de Paris, j'ai résisté pendant le voyage et même jusqu'à aujourd'hui. Mais fais-moi confiance, ne pense pas à une séparation inutile, laisse faire le temps ; tu vois bien que le temps t'est favorable ! Je ne veux plus te faire souffrir. J'ai eu une conduite hideuse envers toi

[1] Florence de MÈREDIEU, *C'était Antonin Artaud*, *op. cit.*, p. 533.

[2] « Lettre de Marseille du 31/07/1922 », *Lettres à Génica Athanasiou*, *op. cit.*, p. 31.

[3] « Lettre de Marseille du 02/09/1923 », *ib.*, p. 97.

[4] « Lettre de Paris du 31/01/1924 », *ib.*, p. 135.

dernièrement. C'est plus fort que moi. Mais je ne veux plus t'imposer mon démon. Génica, je ne *te verrai plus désormais que lorsque je serai sûr de moi-même*[1].

Dans *L'Ombilic des Limbes*, paru en 1925, il publia une « Lettre à Monsieur le législateur de la loi sur les stupéfiants », violente (« Monsieur le législateur de la loi [...], tu es un con », p. 68) dans laquelle il défendait le droit à tout homme d'évaluer sa résistance à la douleur, et par analogie, à se droguer : « Tous les bêlements de la charte officielle sont sans pouvoir d'action contre ce fait de conscience : à savoir, que, plus encore que de la mort, je suis le maître de ma douleur. Tout homme est juge, et juge exclusif, de la quantité de douleur physique, ou encore de vacuité mentale qu'il peut honnêtement supporter[2]. » Il ajoutait : « [...] L'opium est cette imprescriptible et impérieuse substance qui permet de rentrer dans la vie de leur âme à ceux qui ont eu le malheur de l'avoir perdue[3]. »

L'aveu des limites de l'opium dans la résolution du principal problème évoqué par Antonin Artaud pour excuser son assuétude est une première dans les écrits du poète (il saura plus tard se montrer beaucoup plus critique à l'encontre des stupéfiants) :

> Je ne peux pas user de moi librement. D'ailleurs même avec l'opium je ne suis pas libre, je ne le suis pas complètement. Je reconquiers seulement une certaine stabilité dans le jeu de ma pensée, stabilité sans laquelle il n'est plus qu'effondrement d'apparences, mais cette stabilité, je le sais, n'affecte qu'une partie assez peu considérable de ma pensée. Et il y a dans cette pensée trop à refaire, il y a maintenant trop de pertes, et tout un travail sur le passé que la mémoire ne remplacera plus[4].

On trouve dans ce texte de 1927 une apologie de la drogue :

> [...] L'enténèbrement de la vie arrive et désormais des états pareils ne se retrouvent plus qu'à la faveur d'une lucidité absolument anormale due par exemple aux stupéfiants. D'où l'immense utilité des toxiques pour libérer, pour surélever l'esprit. [...] Les toxiques regagnent du point de vue de l'esprit, leur dignité supérieure qui en fait les auxiliaires les plus proches et les plus utiles de la mort[5].

Dans un texte manuscrit inachevé datant probablement de la fin 1934, il écrivait : « Un état hors la vie, et qui pour la médecine des hommes, monstrueuse excroissance de l'imbécillité fixée des hommes, est hiéroglyphique et ne peut s'exprimer que par un hiéroglyphe, m'a fait un jour recourir à l'opium. Je n'en

---

[1] « Lettre de Marseille du 26/04/1924 », *ib.*, pp. 148-149.

[2] « Lettre à monsieur le législateur de la loi sur les stupéfiants » (1925), *L'Ombilic des Limbes* suivi du *Pèse-nerfs* et autres textes, *op. cit.*, p. 69.

[3] *Ib.*, p. 71.

[4] « Lettre de Paris du 22/08/1926 », *Lettres à Génica Athanasiou*, *op. cit.*, pp. 263-264.

[5] « Qui, au sein... », *L'Art et la Mort*, dans *L'Ombilic des Limbes* suivi du *Pèse-nerfs* et autres textes, *op. cit.*, pp. 134-135.

suis pas sorti et je n'en sortirai pas. » ; il ajoutait quelques lignes plus bas : « Je m'opiomane comme je suis moi sans guérir de moi. Cesser de me droguer, c'est mourir. Je veux dire que seule la mort peut me guérir du palliatif infernal des drogues dont seule une absence raisonnée, et pas trop étendue, pas trop fréquente, me permet d'être ce que je suis. » ; et encore :

> Ce n'est pas l'opium qui me fait travailler mais son absence, et pour en sentir l'absence il faut qu'il passe de temps en temps par là. Ceci d'ailleurs n'est ni une défense de la désintoxication par un opiomane, ni une attaque de l'opiomanie par un désintoxiqué, c'est le mémoire véridique d'un état qui ne sera admis et compris que par les anges, et qui n'est destiné qu'à ceux qui l'auront compris et admis.
> […]
> Le corps est là mais comme vidé de lui-même et les organes : le foie, le cœur, les poumons, l'intestin, les reins, marchent imperturbablement. C'est à peine si la respiration, dans ce qu'elle a d'imaginaire, de réfléchi par le cerveau, se trouve un peu gênée par moments, un peu dure, sans ampleur, sans achèvement. L'urine jaillit, un peu lourde, un peu claire, trop blanche et trop lourde. On croirait qu'elle fait des façons, mais l'analyse la trouve saine. La virilité est déréglée, le malade bande trop ou ne bande plus. Tout ceci arrive par périodes. Et tantôt c'est une sensualité de Mammouth qui ferait l'amour avec fracas, car le malade se dépasse lui-même, tantôt le malade est un ange, un prêtre, un piteux sacristain[1].

Le 3 octobre 1934, il entra à la Clinique Jeanne d'Arc, à Saint-Mandé, pour subir une cure de désintoxication au cours de laquelle il expérimenta un nouveau traitement à base de Démorphène® : Jimmy Kempfer rappelle que

> les années 1930 voient l'avènement du Narcosan® et du Démorphène®, des émulsions d'huiles de ricin et d'olive, de camphre et de vitamine. L'injection en est extrêmement douloureuse et le seul soulagement est celui qui suit la fin de l'injection. Celle-ci est parfois complétée par un coma insulinique. L'efficacité sur la "psychonévrose toxique" est généralement nulle. Longtemps après la cure, des patients souffrent de troubles de la vue, de l'élocution ou du sommeil. Ailleurs, on pratique les cataplasmes à la moutarde, l'hypnotisme ou l'hydrothérapie intensive avec gardénal pour dormir et douches glacées au réveil[2].

---

[1] « Appel à la jeunesse – Intoxication désintoxication (fin 1934) », *Œuvres*, *op. cit.*, pp. 491-492.

[2] Démorphène® : « […] émulsions d'huiles de ricin et d'olive, de camphre et de vitamine. L'injection en est extrêmement douloureuse et le seul soulagement est celui qui suit la fin de l'injection. Celle-ci est parfois complétée par un coma insulinique. L'efficacité sur la "psychonévrose toxique" est généralement nulle [a]. »

[a] Jimmy KEMPFER « Santé, réduction des risques, usages de drogues », Revue *Swaps*, n°50, 2009 (page consultée le 20/02/2013), ~~<http://www.pistes.fr/swaps/50_143.htm>~~ : le lien est rompu mais l'article avait été reproduit *in extenso* en 2009 : (page consultée le 25.12.2023), <https://www.psychoactif.org/forum/t1691-p1-Petite-histoire-des-sevrages-opiaces.html>.

Il sortit six jours plus tard de la clinique et, après une abstinence revendiquée de deux semaines, il replongea dans ses pratiques au motif de souffrances insupportables l'empêchant de travailler.

Cette lettre au docteur Dupouy de juillet 1935 est intéressante car, dans la perspective d'une nouvelle cure de désintoxication à l'hôpital Henri-Rousselle qu'il effectuera (écourtée : il ne restera que quatre jours) en septembre, il revenait sur deux cures médicalisées précédentes et une cure personnelle ; en outre, il donnait des informations précises sur sa consommation de laudanum ; le lecteur pourra se rendre compte que malgré ses dénégations, l'auteur dressait alors de lui un profil de toxicomane ; en voici quelques extraits significatifs :

> [...] Je suis déjà venu me faire désintoxiquer chez vous une fois vers le mois de janvier 1933.
> À ce moment-là, le Démorphène [voir *supra*] n'était pas encore appliqué.
> La perspective pour moi terrible de passer quarante jours à l'Hôpital Henri Rousselle, la promiscuité du gâteux avec lequel on m'avait mis, l'obligation de demeurer couché pendant la moitié environ de mon séjour, tout cela créait un ensemble de circonstances qui me rendit odieux le séjour à l'Hôpital Henri-Rousselle. Je demandai et obtins un exeat brusqué.
> [...]
> Je dois dire qu'entre temps [*sic*] j'allais à la campagne dans le Midi et que je me désintoxiquais par mes propres moyens.
> C'est-à-dire que je passais en une semaine de cinquante grammes de laudanum à zéro.
> Je restais alors six mois prenant cinq grammes de laudanum une fois tous les cinq, six ou quelquefois huit jours. Je peux dire que j'étais alors à peu près totalement désintoxiqué. Mais au bout de six mois, pour des déboires, un chagrin, une déception je ne sais, je repassais de cinq grammes tous les cinq, six ou huit jours à trente et quarante grammes tous les deux jours.
> [...]
> Venant de tourner un film en Algérie et disposant à ce moment-là d'un peu d'argent j'allais me faire désintoxiquer à la clinique de Saint-Mandé.
> [...]
> J'en étais à ce moment à 30 grammes de laudanum toutes les soixante heures (2 jours ½), c'est-à-dire une dose de 30 grammes en une fois et repos pendant 2 jours ½.
> Quand je dis repos c'est une façon de parler car ma vie depuis plusieurs années n'est qu'une *longue désintoxication ratée.*
> [...]
> L'opium c'est le supplice de Tantale, et de toute façon une fausse évasion.
> [...]
> Il faut en tout cas que je redevienne l'homme que je peux être et dont l'opium me sépare à jamais[1].

[1] « Lettre au docteur Dupouy, Paris (Paris, 17/07/1935), *ib.*, pp. 493-495.

Ce qui ne laisse d'étonner chez Antonin Artaud, quel que soit son état (délirant, malade, drogué), c'est la permanence de sa capacité à s'observer, à analyser et à s'analyser avec force détails (cliniques, certes, mais aussi comme dans le texte ci-dessus, sur la contextualisation de ses états, ici les doses de laudanum absorbées et la fréquence des prises). La littérature poétique s'estompe au profit de l'écrit médical pourvu de ses trois composantes (anamnèse, observation clinique, diagnostic).

Pendant son séjour mexicain, il fréquenta les milieux intellectuels mais également les milieux interlopes et l'on peut supposer qu'il consomma à nouveau des narcotiques. Le seul aveu tangible de sa part est la consommation de peyotl dont on peut toutefois douter (voir *infra*).

En février 1937, après son retour du Mexique donc, il écrivait à Cécile Schramme : « [...] J'ai décidé de réaliser enfin ma décision de me libérer de l'esclavage où je vis et de devenir un autre homme. D'autant plus que les massages étonnamment me transforment et que depuis peu de jours je me sens *enfin* rentrer en moi. Quelque chose remonte qui m'appartenait et sans quoi je ne pouvais rien faire[1]. » Il effectuera cette libération de l'esclavage où il vivait lors d'une cure de désintoxication au Centre français de Médecine et de chirurgie de Paris du 25/02/1937 au 04/03/1937, encore écourtée. D'ailleurs, il écrivait le 3 mars : « Cécile, je compte sortir demain matin jeudi : le plus *grossier* est fait, mais le plus *gros* reste à faire[2]. »

La cure au Centre français ayant échoué (sans surprise donc), Antonin Artaud en entreprit une nouvelle à la clinique de Sceaux dirigée par le docteur Bonhomme, du 14/04/1937 au 29/04/1937, la plus longue jamais suivie par lui. Il écrivit alors à Cécile Schramme :

> Voilà 7 jours qu'une torture sans nom et sans répit a commencé pour moi.
> Les douleurs semblent décroître, mais de façon si imperceptible d'un jour à l'autre. Et puis elles reprennent avec une terrible intensité. Depuis une semaine je ne sais si je vis ni où je suis et si j'ai un corps.
> Hier, faute de ce que vous savez [vraisemblablement une dispute] la soirée a été horrible. Et pourtant malgré ce que disent les docteurs il est manifeste que mon état fait des progrès de géant et que je me désintoxique puisque tout le monde est frappé de ma métamorphose physique. Croyez-moi, les 2 formes ne s'additionnent pas. Et quand on en a choisi une la nature ne permet pas que l'on passe à l'autre. Y passer quelques jours pour moi ne serait qu'un répit, un palier, de quoi reprendre courage, car je vous jure que je ne vois plus le jour[3].

Dans une lettre adressée depuis la clinique à Marie Dubuc, relatant son escapade dans les montagnes mexicaines à la recherche des Tarahumaras, il écrivait :

---

[1] « Lettre à Cécile Schramme, Paris (Paris, 03/02/1937) », *ib.*, p. 778.
[2] « Lettre à Cécile Schramme, Paris (03/03/1937) », *ib.*, p. 782.
[3] « Lettre à Cécile Schramme, Sceaux (22/04/1937) », *ib.*, p. 785.

« Je suis resté 38 jours loin de tout et de toute drogue. Je n'ai pas été guéri. J'accomplis aujourd'hui en maison close une nouvelle désintoxication : la 5e en une année. Tout cela est affreux[1]. »

La « maison close » en question n'était pas un bordel mais la clinique de Sceaux où la cure a semblé réussir (ce qui est improbable, compte tenu de la brièveté de la cure, deux semaines, même si ce fut la plus longue entreprise par Antonin Artaud dans un cadre médical), si l'on en croit les deux lettres qu'il adressa plus tard à Marie Dubuc :

> *Première lettre*
> [...] Ma vie n'est que catastrophes *de plus en plus précipitées.*
> C'est un tonnerre perpétuel, un mascaret qui me soulève l'âme et le corps sans fin pris de colère tout à coup, l'illusion d'une fausse paix basée toujours sur le mensonge, puis la nuit, la chute, la libération par *le châtrage de l'être*, la douleur, le renoncement, le bonheur dans la cruauté de tout et de tous, tout à coup contre moi[2].
>
> *Deuxième lettre*
> Je suis profondément las et fatigué de lutter.
> Voilà 4 mois que je n'ai plus repris la drogue que je prenais (opium et dérivés) j'ai pris des palliatifs, d'autres drogues et spécialement une autre drogue qui évidemment ne peut remplacer la première, celle que j'ai prise pendant 17 ans.
> [...]
> Il faut que vous sachiez que ma volonté humaine s'est montrée redoutablement décidée à rester dans une terrible Voie,
> sans drogue
> sans femme.
> Car depuis 4 mois j'ai essayé exactement 3 fois de reprendre une dose d'opium. Le résultat a été désastreux et s'est traduit chaque fois par la perte immédiate pour quelques jours des *dons* que j'avais acquis[3].

2) Pendant l'internement

Durant la période asilaire, il n'eut de cesse de demander à ses amis, voire au personnel soignant, de lui amener des stupéfiants ; voir en amont les extraits des lettres écrites jusqu'à son départ pour Rodez, et dans lesquelles Antonin Artaud

---

[1] « Lettre à Marie Dubuc, Seaux (avril 1937) », *Nouveaux écrits de Rodez*, *op. cit.*, p. 169.
Antonin Artaud se livrait à une comptabilisation surnuméraire des cures de désintoxication subies entre avril 1936 et avril 1937 en mélangeant les périodes d'abstinence forcée et les cures médicalisées.

[2] « Lettre à Marie Dubuc, Paris, 12 rue Victor Considérant (25/05/1937) », *ib.*, pp. 170-171. Il s'agit de l'adresse de l'atelier de Jean-Marie Conty [état civil non trouvé] où vivait alors Antonin Artaud.

[3] « Lettre à Marie Dubuc, Paris, 21 rue Daguerre (08/08/1937) », *ib.*, pp. 173-174. Il s'agit de l'adresse du petit appartement de René Thomas dans le 14e arrondissement de Paris ; elle est sa dernière adresse avant son départ pour l'Irlande et de fait, l'ultime adresse d'Antonin Artaud avant ses neuf ans d'internement psychiatrique. L'immeuble, modeste, coincé entre deux commerces, existe toujours dans la célèbre rue commerçante aujourd'hui en partie piétonne.

se livra à un harcèlement du personnel soignant (épistolaire, certes, mais aussi dans les échanges quotidiens) et de ses amis pour donner à lire sa prétendue folie, mais aussi, par une provocation des plus farfelues dans un contexte hospitalier, *a fortiori* psychiatrique, pour qu'on lui procurât de l'héroïne.

Dans une lettre à René Allendy de janvier 1939, alors qu'il était interné à Sainte-Anne, il écrivait, sachant très bien que son courrier serait lu par ses soignants et partant, leur livrant ainsi sa position indiscutable (reprenant en cela la revendication de sa « Lettre à monsieur le législateur de la loi sur les stupéfiants » de 1925, *op. cit.*, à savoir le droit de se droguer sans tomber sous le coup de la loi : il rappela d'ailleurs à son destinataire le titre de son fameux texte dans la lettre) : « Quant à l'opium, il me plaît à moi d'en prendre parce que l'opium est utile à ma nature d'abord et ensuite parce que ça me plaît et nul médecin n'a rien à y voir. Et en fait d'opium je défie quelque médecin de quelque faculté que ce soit de venir m'en remontrer sur cette question, à moi qui en prends depuis 20 ans, presque tous les jours[1]. » Détachée du post-scriptum, avec cette phrase, il enfonçait le clou : « De l'opium mon cher j'en reprendrai avant longtemps car il m'en faut pour vivre […][2]. »

Dans la plupart des lettres destinées au docteur Fouks que nous avons largement reproduites en amont, il réclamait inlassablement le paquet, puis les deux paquets d'héroïne que lui aurait apportés Anne Manson et qui auraient été confisqués par l'administration.

Mais il ne s'arrêta pas au docteur Fouks. Dans l'extrait suivant, il s'adressait au docteur Lubsansky : « Moi je réclame de plus en plus fort de l'héroïne, ou 6 balles dans la peau. / Et j'exige que le Dr Chanès me rende les lettres à moi adressées pas Anne Manson et qu'il m'a volées, ainsi que les paquets envoyés ici pour moi et qu'il a volés également. / ET QUE LE DR CHANES VOUS LIVRE LE KILO D'HEROÏNE QU'IL DÉTIENT ET *QUI M'APPARTIENT*[3]. » Le lendemain, à nouveau au docteur Fouks, ces deux phrases ajoutées dans la marge de la lettre : « Je n'accepte ni opium, ni laudanum. C'est de l'héroïne et c'est l'héroïne d'Anne Manson qu'il me faut ou je mets tout le monde à *la torture*[4]. » ; encore au docteur Fouks (avec en formule d'appel « Très cher ami ») et de nouveau dans la marge : « […] Un être (moi) détruit et catastrophé dans son corps, son âme, son esprit attend le remède magique (H) que vous détenez depuis 10 ou 11 jours dans un paquet de cigarettes apporté pour moi par Anne Manson[5]. »

On trouve de manière récurrente dans ces lettres revendicatrices le fait que l'héroïne qu'on tenterait de lui fournir serait frelatée. Antonin Artaud n'employait pas cette épithète, lui préférant celle-ci : « Méfiez-vous de Jean Paulhan qui va

---

[1] « Lettre au docteur Allendy, HP de Sainte-Anne (04/01/1939) », *Lettres 1937-1943*, *op. cit.*, p. 115.
[2] *Ib.*, p. 118.
[3] « Lettre au docteur Lubsansky, HP de Ville-Évrard (09/06/1939) », *ib.*, p. 235.
[4] « Lettre au docteur Fouks, HP de Ville-Évrard (06/06/1939) », *ib.*, p. 251.
[5] « Lettre au docteur Fouks, HP de Ville-Évrard (12/06/1939) », *ib.*, p. 255.

essayer de vous glisser un livre et de l'héroïne truq*uée*[1]. » Depuis son internement, il accusait le personnel soignant de l'empoisonner, aussi réclama-il à plusieurs reprises que le paquet d'héroïne d'Anne Manson fût « dûment authentifié » (par exemple, dans la lettre du 29 juillet 1939 au docteur Fouks).

Transféré à l'HP de Rodez, et après six années d'internement et de sevrage forcé – plus si l'on compte le séjour irlandais où, impécunieux, indigent, égrotant, il n'avait vraisemblablement pas pu se procurer de substances –, la drogue continuait à le préoccuper, comme on peut le constater dans « Le rite du Peyotl chez les Tarahumaras », composé dans la deuxième quinzaine de décembre 1943 (qu'il adressa au docteur Ferdière) et qui constituait un avant-texte de la version publiée en 1947 par Henri Parisot ; dans le texte définitif, il racontera que le prêtre tarahumara lui « versa dans la main gauche une quantité [de peyotl] du volume d'une amande verte » et qu'il resta « donc encore un jour ou deux afin de bien connaître le Peyotl[2] ». On peut remarquer la grande habileté de l'extrait suivant qui montre, entre autres, la bonne connaissance d'Antonin Artaud de la psychiatrie et de son usage des stupéfiants à partir des années 1840 (voir par exemple Jacques-Joseph Moreau, dit Moreau de Tours et son ouvrage *Du haschisch et de l'aliénation mentale – études psychologiques*, 1845) :

> Pourquoi ne décideriez-vous pas à me rassurer enfin une bonne fois en me donnant la certitude de ma prochaine liberté. Voilà ce qui me donnerait de l'énergie et me permettrait de faire un dernier bond en avant. D'ici là donnez-moi je vous prie de la mescaline. Le Peyotl d'après ce que j'ai vu *fixe* la conscience et l'empêche de s'égarer, de se livrer aux expressions fausses. Les Prêtres Mexicains m'ont montré sur le foie, le point exact où *Ciguri*, où le Peyotl produit cette concrétion synthétique qui maintient durablement dans la conscience le sentiment et le désir du vrai et lui donne la force de s'y livrer en rejetant automatiquement le reste.
> Mais je crois que pour obtenir cet effet d'une manière satisfaisante il faut maintenir l'organisme un certain temps sous l'action du Peyotl, je veux dire et cela je vous le dis d'après ce que m'ont enseigné les prêtres Mexicains qu'une dose ne suffit pas et pour que le Peyotl agisse sensiblement il en faut plusieurs et il faut qu'elles soient répétées après des espaces de temps assez courts jusqu'à atteindre une quantité minima. C'est-à-dire que dans une cure thérapeutique il vaut mieux diviser en 3 ou en 4, la quantité nécessaire à l'action minima du Peyotl sur l'organisme. Et ces 3 ou 4 doses les prendre dans une journée. Le nombre de jours pendant lesquels ces doses doivent être répétées, vous le connaissez mieux que je ne le connais, comme

---

[1] « Lettre au docteur Fouks, HP de Ville-Évrard (28/06/1939) », *ib.*, p. 281.

[2] « Le Rite du Peyotl chez les Tarahumaras », *Les Tarahumaras*, *op. cit.*, p. 34. Dans le « Supplément au voyage au Pays des Tarahumaras », rédigé en 1944 à l'HP de Rodez, il ajouta en 1947 lors de l'édition « Une note sur le Peyotl » : « J'ai pris du Peyotl au Mexique dans la montagne et j'en ai eu un paquet qui m'a fait deux ou trois jours chez les Tarahumaras, j'ai pensé alors à ce moment-là vivre les trois jours les plus heureux de mon existence. J'avais cessé de m'ennuyer, de chercher à ma vie une raison et j'avais cessé d'avoir à porter mon corps. Je compris que j'inventais la vie, que c'était ma fonction et ma raison d'être et que je m'ennuyais quand je n'avais plus d'imagination et le peyotl m'en donnait. », *ib.*, p. 125.

aussi la posologie exacte des doses à prendre pour que l'action du Peyotl reste médicamenteuse et thérapeutique. Car les Mexicains le prennent aussi comme un remède. Et seulement 3 ou 4 fois par an ils s'en servent dans un but de Psychurgie[1].

Dans le troisième cahier rédigé à l'HP de Rodez, en février 1945, il associe à la drogue, la nourriture, ses deux grands manques de la période d'internement (cette association sera retrouvée en aval, dans la section sur l'autothérapie) :

> 50 grammes et 1 kilog [*sic*] héroïne, / 100 grammes cocaïne, / 1 litre laudanum feuillage, / 1 kilog de sucre, / 1 litre de café, / 2 kilogs de pain, / 1 kilog de beurre, / 12 œufs, / ½ k. thon coulis safran, / ½ kilog viande hachée braisée, / 1 pot confiture de marrons, / bananes, poires, / 1 boîte tchourékias, / gâteaux pain sucré, / feuilletage à la crème, / 1 litre d'eau de vie, / 500 grammes de tabac, / mariguana [*sic*], / 1 boîte de petits pois[2].

Un peu plus tard, il tenait ces propos : « Je ne suis pas le pain mais la fièvre et quant à l'héroïne, elle ne passera plus sur moi, mais à sa place la Douleur me réintègrera[3]. » ; « La cocaïne est la haine du Mal contre la fièvre de la douleur : le Bien[4]. » ; « Je ne resterai pas sans manger et encore moins sans héroïne[5]. »

On retrouve régulièrement dans les Cahiers des références aux narcotiques, qui pour les louer, qui pour les rejeter. En voici quelques exemples : « Un breuvage d'héroïne, d'opium et de sang est ce qu'il me faut pour être moi et non de l'héroïne à priser. – Le prendrai-je dans ce corps ? Non, il faut d'abord mourir et détruire ce corps. Il ne me faut pas d'amour pour mourir mais de la haine. Et il me faut un poison[6]. » ; « L'héroïne m'a toujours durci dans l'être […][7]. » ; « Je ne veux pas être flapi, je ne veux pas avaler automatiquement du sperme et des régurgitations sexuelles ou anales, je veux me débarrasser de l'héroïne et de l'opium : Dieu et la Vierge Marie[8]. » ; « Il faut que l'âme me fournisse de l'opium pour monter plus haut, c'est-à-dire qu'elle ne m'en refuse pas et que l'esprit n'accapare pas l'opium que l'âme m'as toujours refusé[9]. »

---

[1] « "Le rite du Peyotl chez les Tarahumaras", adressé au docteur Ferdière (décembre 1943) », *ib.*, p. 147. La « psychurgie » (littéralement depuis le grec « action de l'âme » ; on rencontre aussi « psyrurgie ») est un substantif absent des dictionnaires et notamment du *Littré* et du *Grand Larousse* au XIXe, siècle pendant lequel, semble-t-il, le mot aurait pourtant été forgé. On en trouve des adeptes qui l'associent à la magie blanche.
[2] Cahier n° 3, HP de Rodez (26 février 1945), *Œuvres complètes*, t. XV, *op. cit.*, pp. 30-31.
[3] Cahier n° 5, HP de Rodez (mi-mars 23 mars 1945), *ib.*, p. 86.
[4] Cahier n° 6, HP de Rodez (fin mars 1945), *ib.*, p. 140.
[5] Cahier n° 10, HP de Rodez (fin avril 1945), *ib.*, p. 313.
[6] Cahier n° 13, HP de Rodez (mai 1945), *Œuvres complètes*, t. XVI, *op. cit.*, p. 97.
[7] Cahier n° 15, HP de Rodez (mi-juin 1945), *ib.*, p. 242.
[8] *Ib.*, p. 243.
[9] Cahier n° 21, HP de Rodez (vers juillet-août 1945), *Œuvres complètes*, t. XVII, *op. cit.*, pp. 141-142.

Dans ces deux cahiers de 1945, Antonin Artaud renoua avec son habitude de mêler l'opium à la nourriture : « Du laudanum, de l'opium, du riz, de la semoule, une omelette, des pommes à l'ail et au persil[1]. » ; « Opium, héroïne, cocaïne, peyotl ??? riz, semoule, lait, beurre, omelette[2]. » ; « [...] Il me faut de l'héroïne, de l'opium, un autre poison et des aliments[3]. » ; « Boire un café au riz. – Avec de l'opium, du sucre, de la cannelle, de l'alcool[4]. »

Un peu plus tôt, il écrivait : « Je n'ai pas besoin qu'on m'apporte de l'opium, j'en crée [...][5]. » Est-ce à dire qu'il parvenait à se mettre dans l'état mental (qu'il connaissait bien !) de celui qui se trouve sous l'emprise des stupéfiants et qu'il en retrouvait les sensations (cette faculté est confirmée par des toxicomanes) ?

Quand bien même on accorderait quelque crédit aux propos du docteur Ferdière pour qui Antonin Artaud « n'était pas un gros toxicomane », on peut voir dans ce cahier de décembre 1945, qu'il s'était toujours vécu et continuait de se vivre comme tel : « Je suis Mr Antonin Artaud, 49 ans 3 mois, 1m72, pointure 42, mains de père, demi-baccalauréat, réformé militaire, 17 ans d'opium, 2 désintoxications manquées avec l'aide des médecins, 3 désintoxications réussies seul[6]. » On peut mettre sur le compte des électrochocs (la dernière série, au nombre de huit, eut lieu entre les 4 et 24 décembre) et des troubles mnésiques qu'ils entraînaient, la comptabilité erronée des désintoxications.

Voici un nouvel extrait des listes de nourriture établies par Antonin Artaud, proposé ici pour l'introduction dans la prescription de l'agar-agar ou gélose d'algue. En effet, cette poudre d'algues, aujourd'hui très en vogue dans les régimes amaigrissants (mais aussi utilisée en cuisine comme gélifiant à la place de la gélatine, à base d'os de porc), était connue à l'époque pour son usage médical de purgatif (le thébaïsme a pour effet secondaire d'entraîner souvent de fortes constipations) : « Du riz, du blé, de l'opium, de l'alcool, du mazout, de la poudre, de l'huile, du poison, du curare, agar-agar[7]. »

Dans le même cahier, l'auteur conjuguait la drogue à son délire : « L'idée que quand on veut m'apporter de l'héroïne des murailles magiques occultes s'élèvent et qu'on ne peut plus voir Rodez. Ce doit être vrai mais il suffit de l'oublier et de m'apporter comme si la vie continuait de l'héroïne et de l'agar-agar [...][8]. » ; « Je suis dieu et je suis incapable de trouver la force de me délivrer. Pourquoi ? Or j'ai plus de forces que jamais, il ne me manque qu'un peu d'opium[9]. » ; « Je souffrirai

---

[1] Cahier n° 34, HP de Rodez (début octobre 1945), *Œuvres complètes*, t. XVIII, *op. cit.*, p. 145.
[2] *Ib.*, p. 146.
[3] Cahier n° 42, HP de Rodez (1re quinzaine de décembre 1945), *Œuvres complètes*, t. XIX, *op. cit.*, pp. 73-74.
[4] *Ib.*, p. 77.
[5] Cahier n° 40, HP de Rodez (début décembre 1945), *ib.*, p. 36.
[6] Cahier n° 43, HP de Rodez (décembre 1945), *ib.*, p. 98.
[7] Cahier n° 44, HP de Rodez (fin décembre 1945), *ib.*, p. 114.
[8] *Ib.*, pp. 114-115.
[9] *Ib.*, p. 121.

toute l'éternité avec de l'opium et de la cocaïne dont je n'abuserai pas et qui me guériront de l'oppression de l'être[1]. »

Il est possible de penser que ce fut en se basant sur cette lettre de mars 1946 que le docteur Ferdière déclarât qu'Antonin Artaud « n'était pas un gros toxicomane », ce qui n'excuse en rien la bévue de ce thérapeute :

> Je suis allé au Mexique, les prêtres du Peyotl m'ont offert du peyotl en poudre et je n'en ai pas pris[2] parce que je venais de me *désintoxiquer* moi-même de l'héroïne et que je ne voulais plus jamais entrer dans des états *extranaturels*. Je n'ai jamais pensé à l'opium dans ma vie que comme à un *électuaire* c'est-à-dire à une médecine de douleurs physiques *bien caractérisées*. Je veux dire que je ne suis pas un toxicomane qui pense à une plante salutaire comme à une *drogue* et par amour. J'ai HORREUR des états anormaux, extra et anti naturels, et je n'ai pas eu moi une faiblesse pré-natale [*sic*] et génitale qui pourrait par moments et malgré toutes mes bonnes déterminations rabaisser ma conscience parce que depuis 36 ans que j'y travaille c'est-à-dire depuis l'âge de ma puberté j'ai *dompté* ma sexualité. Et n'oubliez pas que j'aurai cette année-ci 50 ans.
> [...]
> J'ai pensé [...] parfois à un remède, mais je tiens trop à mon œuvre écrite pour me perdre dans des manies et je tiens plus à ma conscience qu'à la mollesse des euphories[3].

3) Après l'internement

À peine rentré à Paris, il confia au cahier qu'il avait commencé à Rodez ce qui pourrait sonner comme le *modus vivendi* de sa liberté reconquise : « Opium, nourriture, masturbation[4]. » Par ailleurs, il prit des notes sur différentes substances qu'il pouvait se procurer, étant entendu qu'au sortir de la guerre, l'opium était quasi introuvable : « Chlorhydrates, euphoriques, analgésiques et anesthésiques, bromhydrate, brome non poison, chlore poison. Dolosal[5]. » Sur les difficultés d'approvisionnement, le lecteur intéressé pourra se tourner vers l'édifiant journal de Jacques Prevel, déjà cité, *En compagnie d'Antonin Artaud*.

Cet extrait d'un cahier de fin octobre 1946 résume bien la position du poète par rapport à ce qu'il pensait être sa seule façon de se maintenir en vie et que l'on retrouve dans moult textes, à savoir la prise de stupéfiants et le fait de bien se nourrir (depuis l'état de famine qu'il avait connu à l'HP de Ville-Évrard et les

---

[1] *Ib.*

[2] Il écrira tout le contraire en 1947 (voir *infra*).

[3] « Lettre au docteur Ferdière, HP de Rodez (vers le 10 mars 1946) », *Nouveaux écrits de Rodez*, *op. cit.*, pp. 114-115.

[4] Cahier n° 106, Paris (dim. 26 mai 1946), *Œuvres complètes*, t. XXII, *op. cit.*, p. 18.

[5] Cahier n° 108, Paris (dates des 30 mai, 2, 5 et 6 juin 1946), *ib.*, p. 32. Le bromhydrate est un médicament contre la toux détourné de son usage pour ses propriétés psychotropes. Quant au Dolosal®, il s'agissait d'un antalgique opiacé de synthèse dont le laboratoire Aventis a décidé d'arrêter la commercialisation le 31 décembre 2001 pour des raisons économiques.

nombreuses privations qui ont perduré jusqu'à la fin de son internement, la nourriture était une obsession chez lui) : « [...] Vieux système que de me refaire, je n'en ai pas d'autre que ça, de prendre de l'h., de la C. et de fortement manger[1]. »

Dans ce cahier de novembre 1946, Antonin Artaud évoquait l'état de manque :

> Je suis un écorché vivant, un vidé, un sucé, un pompé, un accaparé, un taraudé, un vriilliioné [*sic*], un dévissé, un gazéifié. Or je ne fais aucun excès, je ne dépense aucune force physique profonde, seule l'énergie du souffle de mes coups. Mais ce n'est pas une fatigue puisque cela au contraire fait sortir une force et étant données mes pertes journalières le peu d'opium que je prends ne devrait pas m'intoxiquer mais se dissoudre immédiatement sans me faire souffrir.
> Pourquoi est-ce que je souffre de l'état de manque ? Parce que l'opium va au point mystérieux où je me refais qui est celui où boivent tous les êtres et que dès que l'opium arrive ils boivent et lapent encore plus derrière mon cœur.
> [...]
> Il faut maintenant que la bagarre commence. Elle ne se fera pas sans opium[2].

Voici quelques extraits des textes préparatoires à la séance du Vieux-Colombier dans lesquels Antonin Artaud assénait des explications très personnelles quant à l'usage des narcotiques : « Pour moi l'opium a toujours été quelque chose d'aussi nécessaire que l'eau ou le pain et il y avait des époques où qui que ce soit pouvait en prendre et en manger comme du pain ; à l'époque l'opium n'était pas toxique comme il l'est devenu depuis et il n'y avait pas d'accoutumance parce qu'il y avait la satiété et la possibilité d'arriver sans obstacle à la satiété. C'est pourquoi il n'y avait en général pas d'abus[3]. » ; « Je ne voulais pas en allant au peyotl entrer dans un monde neuf mais sortir d'un monde faux[4]. » ; « [...] L'opium est extincteur de l'orgasme / et [...] c'est pour sauver le coït et l'orgasme que l'opium a été détruit[5]. » ;

> [...] Je sais que l'opium est trafiqué dans les plantations même et ce qui vous paraîtra bizarre *avant* les plantations. Les graines sont soumises à des macérations ou tripatouillages qui ont pour but de leur enlever leur force de transion [*sic*] : mot perdu qui signifie passage à l'énergie du dessus de la dernière force dans le temps / ce qui fait que l'opium n'est plus une énergie mais une croyance parce que la conscience ne veut plus de lui[6].

---

[1] Cahier n° 179, Paris (dates des 27-28 et 30 octobre 1946), *Œuvres complètes*, t. XXIV, *op. cit.*, pp. 217. Le « h » vaut pour héroïne et le « C » pour cocaïne.
[2] Cahier n° 180, Paris (date du 1er novembre 1946), *ib.*, pp. 225-226.
[3] Cahier n° 217, Paris (janvier 1947), textes préparatoires à la séance du Vieux-Colombier, *Œuvres complètes*, t. XXVI, *op. cit.*, p. 159.
[4] *Ib.*, p. 171.
[5] Cahier n°250, Paris (février-mars 1947), *Cahiers d'Ivry*, t. 1, *op. cit.*, p. 236.
[6] Cahier n° 257, Paris (mars 1947), *ib.*, p. 314. Nos recherches dans les vieux dictionnaires n'ont rien donné et il est possible que « transion » ne soit pas un mot perdu mais un néologisme (sans doute un hapax) créé par Antonin Artaud.

Antonin Artaud était ainsi persuadé que l'opium était trafiqué. Voici le point de vue critique qu'il développa et dut surprendre le destinataire de la lettre, le docteur Delmas vers le mois de mai 1947 :

> [...] Car l'opium en réalité qu'est-ce que c'est ? On regarde ce suc noir, vireux, qui, moi, m'a toujours fait penser à ces terribles flaques que l'on voit gicler des cercueils ; et d'aucuns disent que c'est la vie, que c'est le principe de la vie lui-même qui est contenu dans cette liqueur noire, cette espèce d'inclassable, multiforme et à mon sens, *hybride* suintement […].
> Je crois que l'opium actuel, le suc connu noir de ce que l'on appelle le pavot, est la destitution d'une ancienne, extirpante [*sic*] puissance, dont l'homme n'a plus voulu, et ceux qui étaient fatigués de la liqueur séminale et des retournements érotiques du moi dans la liqueur du crime premier se sont rejetés vers l'opium comme vers une autre salacité.
> […]
> Je n'y ai cherché, je n'y pense encore que pour y trouver la guérison de certaines douleurs subtiles que la médecine physiologique ne peut pas voir […].
> Mais l'opium présent n'est plus le reste de la goutte noire. Lui aussi a été mélangé.
> […]
> P. S. – [...] Au premier temps, avec l'opium, on veut tout casser, prendre des villes, partir en guerre contre des idées aussi immenses que terminées, cet état est demeuré longtemps confus en moi, mais un jour il s'est éclairé,
> je me suis aperçu que l'opium me soulevait *vers* quelque chose, *contre* quelque chose contre quoi je n'étais pas prêt,
> l'idée d'un vide épouvantable à boucher,
> pour le boucher il faudrait *travailler*, travailler d'une certaine manière,
> or il est dit que l'opium fait kieffer [*sic*], et bien vite la lâcheté humaine revient qui incite à ne rien faire, à ne pas penser,
> à ne pas penser mais à se laisser aller aux soi-disant vérités nouvelles, aux soi-disant réalités étoffées que l'opium bien incubé apporte.
> Alors on ne fait rien. On se laisse aller[1].

Il n'est pas nécessaire d'aller plus avant sur les textes écrits pas Antonin Artaud sur le sujet des stupéfiants, tant ils sont répétitifs jusqu'à la fin de sa vie. D'ailleurs, ils seront à nouveau présents dans la section consacrée à l'autothérapie dans le chapitre suivant.

*

*   *

---

[1] « Lettre au docteur Delmas, Paris, vers mai 1947 », *Œuvres*, *op. cit.*, pp. 1619-1622.

En conclusion, on a pu voir que l'usage (et la privation) des stupéfiants occupa une grande part de la vie d'Antonin Artaud. Avec la sexualité et les persécutions démoniaques, les stupéfiants sont un des grands thèmes des écrits de l'auteur depuis les années vingt. Alors qu'on aurait pu y trouver l'empreinte délirante dont sont façonnés ses textes sur la sexualité et les êtres qui l'habitaient et le dévoraient, les écrits sur la drogue sont la plupart du temps exempts de délire. D'ailleurs, Antonin Artaud se défendait toujours de la consommer comme stimulant à l'inspiration (sauf quand il a évoqué le peyotl). Pour lui, il s'agissait toujours d'un exutoire lui permettant de soulager sa douleur physique et psychique mais aussi une manière de vivre normale dans un certain état, défini par Roger Gilbert-Lecomte, intoxiqué à l'opium (ce texte aurait pu être écrit par Antonin Artaud) :

> [...] *Ce que tous les drogués demandent consciemment ou inconsciemment aux drogues*, ce ne sont jamais ces voluptés équivoques, ce foisonnement hallucinatoire d'images fantastiques, cette hyperactivité sensuelle, cette excitation et autres balivernes dont rêvent tous ceux qui ignorent les « paradis artificiels ». *C'est uniquement et tout simplement un changement d'état, un nouveau climat où leur conscience d'être soit moins douloureuse*[1].

Jean Cocteau ralliait tous les suffrages des fumeurs en écrivant, en 1930, depuis la clinique de Saint-Cloud où il subissait une cure de désintoxication : « Naturellement l'opium reste unique et son euphorie supérieure à celle de la santé. Je lui dois mes heures parfaites. Il est dommage qu'au lieu de perfectionner la désintoxication, la médecine n'essaya pas de rendre l'opium inoffensif[2]. » Quelques jours plus tard (il a rédigé *Opium* en dix-sept jours), il précisait la définition de

[1] Roger GILBERT-LECOMTE, « Monsieur Morphée empoisonneur public », *Bifur*, n°4, déc. 1929 ; rééd. *Œuvres complètes*, t. 1, Paris : Gallimard, 1974 ; rééd. 1997 (374 p.), p. 126. Les éditions Alia ont réédité ce texte en 2012, suivi du texte, bouleversant et rare, « Les derniers jours de Roger Gilbert-Lecomte par Madame Firmat », 64 p. Antonin Artaud préfaça en 1934 le recueil de poèmes *La Vie l'Amour la Mort le Vide et le Vent*, paru l'année précédente aux éditions des Cahiers Libres et réédité par *La NRF* (n° 255, déc. 1934). On peut lire cette préface dans la réédition du recueil dans la collection « *Poésie* / Gallimard » en 2015 (208 p.), p. 7. On peut aussi la lire dans Antonin ARTAUD, *Œuvres*, *op. cit.*, p. 484. Les deux hommes se connaissaient et devaient s'estimer. Ils se rencontraient parfois au hasard des nuits de Montparnasse à la fin des années vingt, et Antonin Artaud vint assister au moins à une conférence de son cadet à la Sorbonne le 8 décembre 1932 (« Les Métamorphoses de la poésie »), dans le cadre du Groupe d'Études de René Allendy, évoqué en amont : leurs souffrances solitaires se ressemblaient sans doute trop pour qu'ils devinssent amis. Et nous ne savons dire si Antonin Artaud était capable d'amitié : au contraire d'un Joë Bousquet, par exemple, il ne la convoque jamais dans ses écrits.

[2] Jean COCTEAU, *Opium*, journal d'une désintoxication, dessins de l'auteur, Paris : édition Stock, 1930, 1983, 1987, 1993, 1999 ; rééd. 2016 (272 p.), p. 22. Si Antonin Artaud a lu ce livre (et tout autant Roger Gilbert-Lecomte au funeste destin), ce passage d'*Opium* (intitulé « Choisir ses pièges ») n'a pas dû le laisser indifférent : « À la longue, la souffrance nous donne l'éveil et signale nombre de pièges. Mais, à moins d'un refus de vivre insipide, il faut accepter certains pièges, malgré la certitude qu'ils comportent des suites funestes. *La sagesse est d'être fou lorsque les circonstances en valent la peine* [s. p. n.]. » (p. 70)

Gilbert-Lecomte : « L'opium, qui change nos vitesses, nous procure l'intuition très nette de mondes qui se superposent, se compénètrent, et ne s'entre-soupçonnent même pas[1]. »

Antonin Artaud suivit donc sept cures de désintoxication médicale qui ont toutes échoué (il les interrompait avant leur terme), sauf la dernière à la clinique de Sceaux, et qui, d'après ce que l'auteur en dit, lui aurait permis d'échapper à l'assuétude dans laquelle il se trouvait (n'avoua-t-il pas d'ailleurs avoir pris des « palliatifs » dans sa lettre à Marie Dubuc ?). Le lecteur aura compris que, contrairement à ce qu'en disait l'auteur, cette cure fut aussi un échec.

Enfin, même pendant sa période d'internement, il continua de fonctionner comme un toxicomane, allant même jusqu'à se fabriquer un opium et une héroïne purement psychiques. Bien qu'il fût privé de substances, les médecins des différents HP ont tous été impuissants à le guérir de sa dépendance, même le docteur Ferdière.

Le chapitre suivant va précisément voir à travers ses écrits quels rapports il entretenait avec ses médecins et comment il a vécu les différentes thérapies qui furent tentées sur lui et qui, disons-le, ont globalement toutes échoué, elles aussi, la plus terrible étant sans conteste l'acharnement inutile et cruel dont il a fait l'objet avec la sismothérapie des électrochocs.

---

[1] *Ib.*, p. 150.

Chapitre VII / Médecins traitements et autothérapie

Antonin Artaud passa une grande partie de sa vie dans la peau d'un malade sous traitement et il fréquenta donc les médecins, pratiquement sans interruption depuis son adolescence. Dans ce chapitre, il faudra distinguer leur fréquentation volontaire de leur fréquentation obligée (sous le régime du placement d'office, Antonin Artaud dépendait complètement du bon vouloir des psychiatres et n'avait d'autre choix que de les subir, comme il l'a écrit à plusieurs reprises). Curieusement, c'est dans la deuxième configuration qu'il laissa, à travers de nombreuses lettres, le témoignage le plus important des liens particuliers, voire amicaux, qu'il entretint avec ceux qui avaient en charge le contrôle légal de sa santé (mais aussi de sa personne civile) : les principales caractéristiques en seront explorées.

Seront également abordés dans ce chapitre les différents traitements auxquels il fut soumis et qui furent presque toujours des sources de souffrance, comme il l'exprima, notamment dans ses cahiers. Enfin, ce chapitre s'achèvera sur les différentes médications qu'Antonin Artaud s'appliquait, qui pour soulager ses douleurs, qui pour tenter de se désintoxiquer, une autothérapie singulière, farfelue, excessive qu'il serait cependant intéressant de soumettre à un regard médical éclairé.

I. Les médecins

Il n'est pas abusif d'écrire que la vie d'Antonin Artaud, depuis son enfance, s'est déroulée sous l'emprise quasi continue de la médecine. Il avait d'ailleurs une posture ambiguë et paradoxale à son endroit (l'ambiguïté et le paradoxe sont des constantes chez le poète). Il savait vouer aux gémonies les médecins mais n'hésitait pas à faire appel à eux pour des traitements et surtout pour la délivrance d'ordonnances lui permettant de se procurer des médicaments à base d'opium. Il fréquenta aussi moult guérisseurs, herboristes, thaumaturges et autres charlatans. Enfin, afin de faciliter une recherche rapide au lecteur, seront distingués avec des caractères gras et des lettres majuscules, les médecins qui ont effectivement soigné Antonin Artaud et sur lesquels il a écrit ou avec lesquels il a correspondu. Cette liste, bien qu'impressionnante, est forcément incomplète.

1) Avant l'internement

La biographie abrégée présentée au chapitre I, a rapporté qu'à l'âge de cinq ans, à la suite d'un coup qu'il reçut sur la tête, fut diagnostiquée par erreur une méningite qui entraîna des soins. Méningite ou pas, il en garda des séquelles (tics faciaux, léger bégaiement). Est également signalée une scarlatine à l'âge de sept ans et une rougeole sans précision de date. Il n'eut pas d'autre problème de santé majeur pendant son enfance, si ce n'est une nature nerveuse qui le rendait irritable et coléreux. Son frère Ferdinand évoqua le réveil de sa méningite à l'âge de seize ans, information qui n'a pu être recoupée. À rappeler aussi cette puberté retardée (à l'âge de dix-neuf ans d'après Antonin Artaud lui-même, aucune autre information ne venant corroborer ce point très étonnant) ainsi que la crise dépressive qui l'empêcha de passer la deuxième partie de son baccalauréat en 1914 (il avait dix-huit ans). Les médecins qui traitèrent alors le jeune homme pendant toutes ces années restent inconnus.

Le premier médecin majeur qui entra dans la vie d'Antonin Artaud fut l'éminent professeur **Joseph Grasset** (voir éléments biographiques dans le chapitre I) qui diagnostiqua chez ce jeune homme de dix-neuf ans une neurasthénie aigüe (nous sommes en 1915) et l'envoya au sanatorium de la Rouguière où il resta plusieurs mois, jusqu'au printemps 1916 et où il dut subir des soins légers (repos, hydrothérapie, voire électrothérapie). En janvier 1917, le professeur Grasset diagnostiqua une hérédosyphilis, un diagnostic que le jeune homme vécut de manière traumatisante et qui empoisonna une grande partie de sa vie, tant sur le plan physique (les traitements) que psychique (sa répulsion des rapports sexuels).

Les soins (principalement des piqûres) ne l'empêchèrent pas de partir dans l'Isère, près de Lyon, à l'établissement médical de Meyzieu, en fait un hôpital psychiatrique privé. Au printemps, il se rendit ensuite avec sa mère à Divonne-les-Bains près de Ferney et de la frontière suisse. Là encore, dans le corpus consulté, on ne trouve pas trace des médecins qui le prirent en charge, non plus que dans les établissements qui suivent. Vers la fin de l'année, il partit pour Saint-Dizier, dans l'Ain, où il effectua un nouveau séjour dans une maison de santé. Début 1918, il fut accueilli dans une nouvelle maison de santé, à Lafoux-les-Bains dans le Gard. Toutefois, les résultats de ces différents séjours médicalisés n'étaient pas probants. Ce fut alors, à l'automne, qu'il partit en Suisse, près de Neuchâtel, dans une clinique spécialisée dans le traitement des maladies nerveuses, Le Chanet, dirigée par le docteur **Alfred Dardel**. Il y resta plus d'un an, jusqu'au début de 1920. Le docteur Dardel, même si Antonin Artaud ni ses proches ne le confirmèrent clairement, a sans doute joué un rôle important dans la vie de ce jeune homme. On sait qu'il l'encouragea dans son vœu de monter à Paris où il arriva donc début avril et où le garçon poursuivit un traitement antisyphilitique sous la forme d'injections.

À son arrivée dans la capitale, il fut pris en charge par le docteur **Édouard Toulouse.** Madame Toulouse, dans l'interview qu'elle donna à Pierre Chaleix (l'éditeur des *Nouveaux écrits de Rodez*, voir *supra*) indiqua que « c'est en 1920 qu'Antonin Artaud (il avait alors 24 ans) fut envoyé à [son] mari sur la recommandation du docteur Dardel qui, depuis 1918, l'avait soigné en Suisse pour maladie mentale[1] » et que « jusqu'à 1930 environ, Antonin Artaud resta sous la surveillance médicale de [son] mari[2] ». On ne trouve pas d'explication au propos

---

[1] Pierre CHALEIX, « Avant le surréalisme, Artaud chez le Dr Toulouse », *La Tour de feu*, numéro 63-64, *op. cit.*, p. 55.
[2] *Ib.*, p. 57.

étonnant de madame Toulouse qui parla de « maladie mentale », locution jamais utilisée, étant depuis toujours évoqués des « troubles nerveux ». Il résida jusqu'à l'été 1921 chez les Toulouse, été qu'il passa ensuite en partie à Marseille (au mois de juillet), et en partie à Évian avec sa famille (au mois d'août), où il put bénéficier des soins thermaux. À son retour à Paris, le docteur Toulouse ayant quitté son logement villejuifois pour un logement parisien, rue Cabanis, à l'hôpital Sainte-Anne, le jeune homme emménagea dans une chambre rue de Seine, en plein Saint-Germain-des-Prés. D'après notre corpus, le docteur Toulouse est un des premiers médecins à qui Antonin Artaud écrivit à plusieurs reprises[1]. À vrai dire, deux lettres pathétiques dans lesquelles il décrit ses souffrances furent adressées à Mme Toulouse (mais il est évident qu'Antonin Artaud espérait bien que son époux les lirait), la première en 1923, la seconde en 1925. À propos de 1923, Florence de Mèredieu fait remarquer qu' « au fil des mois, Artaud demande au Dr Toulouse de lui administrer des traitements de plus en plus lourds. C'est lui qui les réclame. Et on sent le médecin moins pressé de les lui octroyer[2] ». Comme il le fera plus tard avec Yvonne Allendy, Antonin Artaud, qui entretenait des rapports culturels et quasi professionnels avec madame Toulouse (notamment pour la revue *Demain*), lui adressa une importante correspondance dans laquelle il faisait passer des messages destinés à son mari.

À cette époque, le jeune provincial, pour se procurer des opiacés, voyait bien entendu d'autres médecins, entre autres Théodore Fraenkel[3] avec qui il entretiendra une correspondance assez régulière. Antonin Artaud deviendra, dès 1922, un patient du docteur **Roger Dupouy**, alors assistant du docteur Toulouse, au Centre de prophylaxie mentale à l'asile Sainte-Anne (futur hôpital Henri-Rousselle). Ainsi, il le consulta à nouveau le 19 octobre 1923 pour ses problèmes d'engourdissement des membres et de confusion d'esprit qui seraient survenus lors de l'arrêt d'un traitement au sulfarsénol (voir *infra* : « Les traitements »). Le docteur Dupouy le prit à nouveau en charge en 1935. À cette époque, le docteur Toulouse était encore directeur-médecin de l'hôpital (il le restera jusqu'en 1936), ce qui explique sans doute que le docteur Dupouy acceptât de reprendre Antonin Artaud.

Ce fut en septembre 1926 qu'il rencontra le couple Allendy dans un contexte artistique, couple qu'il fréquenta jusqu'au décès d'Yvonne, en 1935, même s'il resta en contact avec le docteur après. Il devint un intime d'Yvonne avec qui il élabora plusieurs projets (voir chapitre I) mais se lia aussi avec son mari, le médecin psychanalyste **René Allendy** (par ailleurs promoteur de l'homéopathie), ce qui nous intéresse dans ce chapitre. Au cours de l'année 1927, celui-ci avait recommandé au poète dix séances de psychanalyse auxquelles le jeune homme

---

[1] Ces lettres ont été publiées par Paule Thévenin dans Antonin ARTAUD, *Œuvres complètes*, t. I**, *op. cit.*

[2] Florence de MÈREDIEU, *C'était Antonin Artaud*, *op. cit.*, p. 217.

[3] Théodore Fraenkel, 1896-1964, condisciple au lycée d'André Breton, dadaïste puis surréaliste distant, deviendra copain avec Gaston Ferdière : il aurait pu fort utilement éclairer celui-ci sur la toxicomanie avérée d'Antonin Artaud et nous serions surpris qu'il ne l'ait pas fait !

commença à se soumettre. Mais dans la lettre de novembre ci-dessous, il annonça à son thérapeute qu'il persistait « à fuir la psychanalyse », sans que cela n'entachât leurs relations, Antonin Artaud continuant à solliciter le médecin pour des ordonnances (on devine pour quelle classe de médicaments) et à conduire des projets avec sa femme Yvonne. Ainsi, dans cette très longue lettre de novembre 1927 et dont sont proposés quelques extraits, écrivait-il à ce « cher ami » :

> […] Il y a autour de moi une tendance et chez vous particulièrement à me croire *guéri*, à penser que j'ai rejoint la vie de tout le monde et que mon cas cesse d'être justiciable de la médecine. Ce qui n'est pas. J'ai encore très besoin, j'ai fondamentalement besoin de quelqu'un comme vous pourvu que vous consentiez à réformer votre jugement sur mon compte. Je vois très bien la tendance que l'on a à croire que j'ai remonté la pente et que je suis dans une phase resplendissante de mon existence, que la destinée me favorise, me comble de ses dons, de ses bienfaits. Et tout en effet extérieurement semble le prouver. J'ai l'air béni des dieux tant au point de vue matériel qu'au point de vue moral et spirituel. Or il y a quelque chose de pourri, il y a dans mon psychisme une sorte de vice fondamental qui m'empêche de jouir de ce que la destinée m'offre. Je vous dis cela pour que vous ne vous désintéressiez pas de moi et que vous croyiez que je continue à avoir besoin de votre secours. Ma lucidité est entière, plus aiguisée que jamais, c'est l'objet auquel l'appliquer qui me manque, la substance interne. C'est plus grave et plus pénible que vous croyez. Je voudrais dépasser ce point d'absence, d'inanité. Ce piétinement qui me rend infirme, inférieur à tous et à tout. Je n'ai pas de vie, je n'ai pas de vie !!! Mon effervescence interne est morte. Voilà des années que je l'ai plus retrouvée, que je n'ai plus eu ce jaillissement qui me sauve. […] Il n'y a plus de vie. La vie n'accompagne pas, n'illumine pas ce que je pense. Je dis LA VIE. Je ne dis pas une couleur de vie. Je dis la vie vraie, l'illumination essentiellement : l'être, le brasillement initial où s'enflamme toute pensée, – ce noyau. Je sens mon noyau mort. Et je souffre. Je souffre à chacune de mes expirations spirituelles, je souffre de leur absence, de la virtualité dans laquelle passent *immanquablement* toutes mes pensées, dans laquelle s'absorbe, et se détourne, MA pensée. Toujours le même mal. Je n'arrive pas à *penser*. Comprenez-vous ce creux, cet intense et durable néant. Cette végétation. Comme affreusement je végète. Je ne puis ni avancer ni reculer. Je suis fixé, localisé autour d'un point toujours le même et que tous mes livres traduisent. […] C'est que ma pensée ne se développe plus ni dans l'espace, ni dans le temps. Je ne suis rien. Je n'ai pas de moi-même. Car en face de quoi que ce soit, conception ou circonstance, je ne pense rien. Ma pensée ne me propose rien ? C'est en vain que je cherche. Et ni du côté intellectuel, ni du côté affectif ou purement imaginaire je n'ai rien. Je suis sans aucune espèce de réserve. Sans aucune espèce de possibilité.
>
> […]
>
> Je vous jure, cher ami, que c'est grave, que c'est très grave. Je végète dans la pire des fainéantises morales. Je ne travaille jamais. Ce qui sort de moi est tiré comme au hasard. Et je pourrais écrire ou dire ou penser tout autre chose que ce que je dis ou pense et qui me représenterait tout aussi bien. C'est-à-dire tout aussi mal. C'est-à-dire pas du tout. Je ne suis pas là. Je ne suis plus là, à jamais. […] Je sais bien que j'emmerde tout le monde, que je n'intéresse personne – mais comment faire

puisque je vis. À moins de *mourir* il n'y a pas d'issue. Mourrai-je, ou vous m'ayant compris, et sachant *le peu que vaut* ma vie actuelle qui fait illusion à tant de gens, trouverez-vous un moyen médical de me tirer de là.

[...]

P.S. – je vous remercie des pilules, mais depuis 15 jours elles sont dévorées. Or à Cannes j'en aurai besoin pour 3 semaines. Il m'en faudrait bien une quarantaine de bonnes car comme vous le pensez je suis retombé rudement dans le laud[anum]. Hélas[1] !!!!

Dans cette lettre adressée de Nice au docteur et à madame Allendy datée du 22 mars 1929 (qui vient en complément des extraits de deux autres lettres, reproduits dans le chapitre III), Antonin Artaud décrivit les maux dont il continuait à souffrir et comme il le fit avec madame Toulouse, il demanda à l'épouse d'intercéder auprès du mari :

Ça va de mal en pis, et de jour en jour plus mal à tel point que j'en suis à chaque instant à me demander si je ne serai pas bientôt obligé de tout lâcher pour aller me faire enfermer quelque part. Les tourments que je peux endurer en deviennent indescriptibles. Pas de paix et une emprise atroce. Des élancements dans la partie droite de la nuque *qui me coupent la respiration quand ils se produisent.* Les membres qui s'engourdissent, s'emplissent de fourmillements pour peu que je les garde immobiles. Des morsures violentes qui se déplacent d'une minute à l'autre des bras aux jambes. La colonne vertébrale pleine de craquements, douloureuse en haut. Une faiblesse brutale, à tomber par terre qui est une amplification *de la compression insupportable de la tête et des omoplates.* Par moments une courbature générale qui part et revient, à d'autres toutes les sensations d'une fièvre intense : courbature, chaleur, frissons, bourdonnements, éblouissements. Et ce paroxysme se prolonge des jours et des jours. Et voilà des semaines que j'ai cessé toute drogue. C'était bien la peine. Puis exaltation, dépressions qui se suivent comme des éclairs, et une irritabilité à rêver de meurtre, de sang, pour une intonation, un geste que mon esprit interprète mal.

Horrible fatigue à la moindre lecture. Et ce poids sur la poitrine. Les battements de cœur. Je vous fais juge de montrer cette lettre au docteur au moment où cela l'embêtera le moins. Mais je vous jure que j'en deviens terriblement inquiet[2].

Le 11 janvier 1930, alors que ses relations avec les Toulouse s'étaient relâchées, il écrivit au « cher docteur et ami » afin de lui présenter l'état dans lequel il se trouvait et lui demander implicitement de bénéficier de la malariathérapie (lettre reproduite *in extenso*) :

---

[1] « Lettre au docteur René Allendy, Paris (30/11/1927) », *Œuvres*, *op. cit.*, pp. 260-262.

[2] « Lettre au docteur et à madame Allendy, s. l. (22/03/1929) », *ib.*, pp. 316-317.

J'ai appris qu'il existait actuellement un nouveau moyen de traiter la *paralysie générale*[1] et qui est la malariathérapie. Je ne me crois pas atteint de paralysie générale quoique je vienne de passer tout l'été dans l'état d'un homme *presque paralysé* [méconnaissance de l'auteur de la paralysie générale ?]. En effet mon état qui avait empiré depuis un an est devenu assez brusquement vers le mois de juin dernier quelque chose d'absolument AFFOLANT. Le « Quinby » qui avait eu l'air d'agir pendant un certain temps ne me faisait finalement plus rien et ç'a été la débâcle. Je suis retombé dans une absence de pensée, une difficulté de parole qui me rendait incapable de formuler les choses les plus simples. Je ne parlais plus qu'avec un bégaiement, un bredouillement affreux. Et je suis tombé dans des angoisses COLOSSALES qui me tenaient des jours entiers et la nuit jusqu'à l'aurore sous le coup d'une véritable suffocation. J'étouffais. L'emprise était physique. C'était une véritable *aspiration* de la sensibilité ! Mes membres s'engourdissaient, il me fallait des heures pour retrouver le sentiment d'un bras, d'une main. Des plaques de torpeur se déplaçaient le long de ma poitrine, de mon dos, gagnaient le visage, le cou. L'étreinte était aiguë, effroyable. Cela a duré 3 mois, de juillet à octobre. Depuis octobre cela va et vient. J'ai toujours une gêne continuelle, *physique* de l'esprit, des tremblements, des pressions soudaines de tous les nerfs, puis des chutes, des relâchements profonds de l'énergie qui durent des jours, des semaines, et me laissent balbutiant, l'esprit vague, incapable de me ressaisir. Et l'effort n'aboutit qu'à des douleurs violentes, une affreuse compression du crâne. Il y a de temps en temps un léger mieux comme en ce moment où je vous écris cette lettre. Puis tout recommence. Que faire ? Pouvez-vous quelque chose pour moi. Puis-je vous voir.

À vous très amicalement[2].

Sans doute parce qu'il ne reçut pas de réponse à sa lettre, il réitéra vers le 26 janvier 1930 avec une missive dans laquelle il menaçait de se suicider (deux extraits en ont été proposés à propos de la tentation du suicide dans le chapitre III) :

Lorsqu'il y a une quinzaine de jours je me suis décidé à vous écrire il y avait plus d'un an que je luttais contre une terrifiante reprise de mon mal.
J'apprends aujourd'hui que l'examen de mon sang étant négatif on ne m'appliquera aucun traitement sérieux. Or je n'en puis plus.
[…]
Je vous demande, je vous supplie du moment qu'on a cru trouver à tous ces maux il y a 15 ans une origine spécifique de m'appliquer le traitement efficace et décisif qu'on applique à tous ceux dont le désarroi nerveux a une origine spécifique.
Je suis affolé de douleurs, impuissant, torturé, ma vie depuis un an est un cauchemar innommable. La médecine est en plein empirisme et du moment que rien n'a agi sur mon état, je vous demande empiriquement de tenter ce qui réussit dans des

[1] La paralysie générale intervient au stade trois de la syphilis : elle n'est pas une paralysie dans le sens commun mais se traduit par « une déchéance intellectuelle, des troubles de la parole, le tremblement des lèvres, de la langue et des doigts. Il s'y ajoute souvent des signes de méningite syphilitique ». *Larousse Médical*, 1969, p. 1074.

[2] « Lettre au docteur Toulouse, Paris (11/01/1930) », *Œuvres, op. cit.*, pp. 319-320.

cas analogues, dans ces sortes de paralysies dont je parodie les symptômes avec la conscience en plus[1].

Tout laisse à penser que le docteur Toulouse ne donna pas suite.

Antonin Artaud continua à suivre des traitements et à consulter des médecins. Il se prêta à des séances d'acupuncture (non médicalisées) à partir de février 1932. Sinon, ne lui sont pas connues de rencontres médicales aussi marquantes que celles revisitées ci-dessus, dans ces années trente qui précèdent son internement.

Il subit de nouvelles cures de désintoxication médicalisées et en fit des personnelles. Ainsi, il entra le 9 décembre 1932 à l'hôpital Henri-Rousselle mais partit au bout de deux jours ; il ne termina aucune des cures suivantes : à la clinique Jeanne d'Arc à Saint-Mandé, le 3 octobre 1934, à nouveau à l'hôpital Henri-Rousselle le 25 septembre 1935, et, après son retour du Mexique, au Centre Français de Chirurgie de Paris, le 24 février 1937. Enfin, il parvint à rester deux semaines (un record étonnant déjà souligné) à la Clinique de Sceaux dirigée par le docteur Bonhomme, du 14 au 29 avril 1937, et déclara par la suite que cette cure avait marché et l'avait libéré de son assuétude (ce qui s'avéra faux).

Lors de son séjour au Mexique, Thomas Maeder écrit qu'Antonin Artaud « semble avoir habité chez un certain docteur Elías Nandino, qui lui donnait le laudanum dont il avait à nouveau besoin après sa pénible désintoxication sur le bateau[2] ». Elias Nandino (1900-1993), homme de lettres mexicain, publia de nombreux recueils de poèmes et fut créateur de revues. Il écrivit sur le tard, à plus de quatre-vingts ans, une autobiographie (publiée posthumément)[3] dans laquelle il livra, lui-même étant homosexuel, sa conception de l'homosexualité, appuyée notamment par des observations cliniques[4]. On ne dispose pas d'autres informations médicales sur le séjour mexicain du poète.

Concernant le séjour irlandais, aucun des textes d'Antonin Artaud ni ceux de ses biographes ne mentionnent un quelconque rapport avec un médecin autochtone. Ainsi que déjà vu, à son retour d'Irlande et à son débarquement au Havre, le 30 septembre 1937, il fut remis à la police française qui le conduisit à l'Hôpital général de la ville. Il y resta deux semaines et fut transféré à l'HP de Sotteville-lès-Rouen. Dès lors commença un internement sous le régime du placement d'office, et qui allait durer neuf ans. Antonin Artaud avait alors quarante et un ans.

---

[1] « Lettre au docteur Toulouse, Paris (vers le 26/01/1930) », *ib.*, p. 320.

[2] Thomas MAEDER, *Antonin Artaud, op. cit.*, p. 180. L'auteur reprend cette information de l'ouvrage de Jean-Louis BRAU, *Antonin Artaud, op. cit.*

[3] Elías NANDINO, *Juntando mis pasos*, México D.F. : Editorial Aldus, 2000.

[4] Blog de l'écrivain J. MÉNDEZ-LIMBRICK (page consultée le 07/08/2014), <http://ellaberintodelverdugo.blogspot.fr/2014/02/el-lado-oculto-de-los-contemporaneos.html>.

2) Pendant l'internement

Pendant ses neuf ans d'internement, Antonin Artaud eut affaire à de nombreux médecins (des psychiatres en titre mais aussi des internes) et au personnel hospitalier, notamment le personnel infirmier qui, en hôpital psychiatrique, jouait à l'époque un rôle particulier et important[1].

Pour introduire cette partie, il a semblé intéressant de reproduire *in extenso* la liste de docteurs qu'Antonin Artaud dressa tout à trac à l'HP de Rodez, dans un cahier de fin septembre 1945, sans aucun commentaire (c'était, là, la fonction bloc-notes des cahiers évoquée en amont) :

> Le docteur Romain, / le docteur Rouen, / le docteur Magdeleine Morel, / le docteur Claude, / le docteur Nodet, / le docteur Vercier, / le docteur Chapoulaud, / le docteur Genil-Perrin, / le docteur Chanès, / le docteur Menuau, / le Dr Grimbert, / le Dr Lubtchansky, / le Dr Fouks, / le Dr Bonnafé, / le Dr Lévy-Valensi,
>
> le Dr Ferdière,
>
> le Dr Latrémolière,
>
> Madame Adrienne Régis[2].

On remarque que les noms des docteurs Ferdière et Latrémolière[3] se détachent en fin de liste – ce qui n'étonne pas car ils étaient les deux seuls médecins en charge de sa santé quand Antonin Artaud rédigea ces lignes –, ainsi que celui de madame Régis qui n'était pas médecin mais surveillante générale à l'HP de Rodez et qui tient une grande place dans les cahiers rédigés à l'époque. On remarque également l'absence de Jacques Lacan qui, il est vrai, n'eut qu'un rôle mineur dans le parcours psychiatrique d'Antonin Artaud (sous bénéfice d'inventaire, il n'a fait qu'établir le 22 février 1939 le certificat de transfert pour l'HP de Ville-Évrard). Enfin, il faut souligner le nom du Dr **Léon Fouks**, largement évoqué à travers les lettres que lui adressa Antonin Artaud.

Tâchons d'expliciter cette liste. Dans une note, Paule Thévenin écrit :

---

[1] Le diplôme d'Infirmier de Secteur Psychiatrique (ISP : aujourd'hui, le sigle signifie Infirmier Sapeur Pompier...) a été sacrifié depuis 1992 sur l'autel de la rentabilité et de l'uniformisation européenne. C'était pourtant une excellente formation (que nous avons personnellement suivie pendant presque un an) car les études se faisaient au sein de l'hôpital alors que, en parallèle, les étudiant(e)s, affecté(e)s dans les services, y travaillaient, rémunéré(e)s au SMIC avec un engagement de cinq ans après le diplôme, et se trouvaient ainsi immergé(e)s au contact des malades : la pratique illustrait la théorie, la nosographie s'incarnait dans des êtres vivants et dolents.

[2] Cahier n° 32, HP de Rodez (fin sept. 1945), *Œuvres complètes*, t. XVIII, p. 90.

[3] Patronyme toujours écrit tant dans les lettres que dans les Cahiers *La Trémolière*. Alors interne du médecin-chef Ferdière, Jacques Latrémolière soutiendra sa thèse de doctorat, portant sur les électrochocs, en 1944, à Toulouse.

> Nous n'avons pas identifié le docteur Romain, mais il ne serait pas impossible que ce soit l'un des médecins en poste à l'hôpital général du Havre en septembre 1937 [...]. Rouen [...] est une façon de désigner le médecin-chef de l'hôpital où Artaud est transféré ensuite : l'hôpital psychiatrique de Quatre-Mares à Sotteville-lès-Rouen. Sans doute ne se souvenait-il pas du nom du médecin-chef, peut-être d'ailleurs ne l'a-t-il jamais su. Le docteur Morel, en tout cas, était en poste à Quatre-Mares à ce moment-là mais elle se prénommait Geneviève, d'après les renseignements qui nous ont été fournis par l'administration actuelle de l'asile [...]. La clinique du professeur Claude à Sainte-Anne comprenait le service du docteur Nodet dans lequel Antonin Artaud avait été hospitalisé [...]. Les docteurs Vercier et Chapoulaud étaient alors internes à Sainte-Anne[1].

Avant de poursuivre la lecture de cette note, quelques précisions s'imposent. D'abord, comme le confirmera d'ailleurs Paule Thévenin dans un volume ultérieur[2], le docteur Romain était bien en exercice à l'Hôpital général du Havre et, contrairement à l'hypothèse émise par l'auteure, Antonin Artaud connaissait le nom du médecin-chef de l'HP de Quatre-mares car il lui a écrit nominativement une lettre. Ensuite, la docteure Morel, médecin-cheffe de Quatre-Mares, se prénommait, d'après Paule Thévenin, Geneviève (dans sa liste, l'auteur l'avait prénommée Magdeleine) et non pas « Germaine » comme Antonin Artaud la prénomma dans la lettre qu'il envoya à la Légation d'Irlande en février 1938[3] : les recherches pour préciser son état civil n'ont rien donné. Quant au professeur Henri Claude, s'il fut le président du jury de la thèse de médecine de Jacques Lacan en 1932, il eût également l'honneur de se faire tirer le portrait (au sens propre et figuré) dans le fameux recueil *Nadja*[4] d'André Breton qui attaquait alors violemment la psychiatrie incarnée par ledit professeur. Enfin, le docteur Nodet (qu'Antonin Artaud a longtemps orthographié Nollet), se prénommait Charles-Henri.

À propos du docteur Genil-Perrin, il faut savoir que l'hôpital Henri-Rousselle (bien connu d'Antonin Artaud qui s'y faisait soigner), administrativement indépendant de l'hôpital Sainte-Anne, était dirigé par un médecin-directeur dont le dernier fut le neuropsychiatre Georges Genil-Perrin (1882-1964), lequel succéda à Édouard Toulouse : après, l'hôpital Henri-Rousselle ayant été rattaché administrativement à Sainte-Anne en 1946, ce furent des médecins-chefs comme dans les autres hôpitaux qui dirigèrent les services.

Mais la lecture de la note de Paule Thévenin se poursuit : « à Ville-Évrard, Antonin Artaud a été transféré de quartier en quartier et a dépendu de plusieurs chefs de service, dont le docteur Menuau et le docteur Grimbert [...]. Les docteurs Chanès, Michel Lubtchansky [...] étaient internes dans l'établissement. [...] C'est à Rodez qu'Antonin Artaud a connu le docteur Lucien Bonnafé [...]. »

---

[1] Note[19], *ib.*, p. 324.

[2] *Œuvres complètes*, t. XX, note[1] p. 493.

[3] *Œuvres, op. cit.*, pp. 848-851.

[4] André BRETON, *Nadja, op. cit.*, pp. 161-163.

Là encore, en suivant l'ordre de la liste d'Antonin Artaud, quelques précisions s'imposent . D'abord, l'état civil du docteur Charles Chanès n'a pas été trouvé. Concernant le docteur Pierre Menuau (état civil non trouvé), il venait d'être nommé lors de l'arrivée d'Antonin Artaud et il n'hésita pas à faire savoir que les malades mourraient de faim. Le docteur Grimbert (Charles ?) fut bien médecin-chef. Quant à Michel Lubtchansky (état civil non trouvé), il était alors seul interne dans le service ; d'après Lucien Bonnafé (1912-2003) qui était son ami, il discutait beaucoup avec Antonin Artaud, et ce fut lui qui, par la suite, attira l'attention de son collègue Léon Fouks sur le cas de leur malade si particulier (furent évoqués en amont les liens d'apparente sympathie qui unissaient le jeune interne et Antonin Artaud, lequel lui adressa soixante-trois lettres entre le 21 avril et le 23 juin 1939).

Quant au docteur Joseph Lévy-Valensi (1879-1943), neuropsychiatre mort en déportation à Auschwitz, il apparaît incongrument à cette place (entre Bonnafé et Ferdière) dans la liste dressée par Antonin Artaud (qui était pourtant jusqu'alors chronologique) car il a officié à l'hôpital Sainte-Anne dans le service du professeur Henri Claude (avec qui il a, entre autres, coécrit un ouvrage : Henri Claude et J. Lévy-Valensi, *Éléments de criminologie psychiatrique*, Paris : Baillière, 1936) mais, *a priori*, il n'a jamais mis les pieds à l'HP de Rodez.

Ont déjà été introduits les docteurs **Gaston Ferdière** et **Jacques Latrémolière** ainsi que madame **Adrienne Régis** (ou **André**), surveillante générale. Antonin Artaud la nommera, qui sous son nom d'épouse (Régis, patronyme sous lequel elle lui fut présentée car elle venait de se marier lors de l'arrivée du poète à Rodez), qui sous son nom de jeune fille qu'il déformait (André alors qu'en réalité, elle s'appelait Angles) comme l'explique Paule Thévenin (note[1], p. 356, t. XV des *Œuvres complètes*, *op. cit.*).

Même s'il en écorchait fréquemment l'orthographe (rétablie dans la liste proposée par Paule Thévenin) et même si la liste est incomplète, on voit qu'Antonin Artaud, huit ans après le début de son internement, avait gardé une bonne mémoire des psychiatres avec qui il avait été mis en rapport. Mais d'autres noms vont venir grossir cette liste du temps de l'internement.

Pour cette nouvelle liste, tous les noms de soignants ci-dessous ont été cités par Antonin Artaud dans ses lettres ou ont été les signataires par exemple d'un certificat médical, d'une lettre à un tiers, etc. Sont réintroduits les noms cités par l'auteur dans la liste sus-donnée afin d'avoir une liste complète, par ordre chronologique d'entrée dans le corpus des *Lettres 1937-1943* et selon les données disponibles ; elles sont présentées par lieu d'écriture ; les caractères italiques indiquent la rédaction d'au moins une lettre à leur attention par d'Antonin Artaud :

– Hôpital général du Havre : Romain ;
– HP de Sotteville-lès-Rouen : *Usse* (bonne orthographe) ou *Husse* ; *Morel* ;
– HP de Sainte-Anne : *Nodet*, *Ilias* (surveillant-chef) ; *Claude* ; Vercier ; Freté ; *Chapoulaud* ; Pierre Hot (infirmier) ; Ponsot , *Allendy* ; Adnès ; Lacan ; Sauvan ; Marangos ; Minkowski ; *Dupouy* ; Bonhomme ; Genil-Perrin ; Longuet ;

– HP de Ville-Évrard : *Chanès* ou *Chanés* (Chanès) ; *Menuau* ; Lubansky ou Lubsanky ou *Lubsansky* ou, bonne orthographe, Lubtchansky ; *Fouks* ; Legrain ; Gayès ou Gayés ; Mardrus ; Aupas ; Schiff ; Frois Wittman , vraisemblablement le psychanalyste Jean Frois-Wittmann (1892-1937) ; Borel ; Solo (Maurice Solot) ; Duchêne ; Mounier ; Logre ; Lohier ; Grimbert ; *Barat* ou, bonne orthographe, *Barrat* ; *Fraenkel* ; *Toulouse* ; Pretkiewicz.

En reprenant le fil chronologique, il s'agit à présent de compléter la découverte des écrits d'Antonin Artaud (lettres et cahiers) concernant ses médecins. En effet, des citations présentées en amont ont montré que ce patient très littéraire ne ménageait pas le personnel soignant : revendicateur et ressasseur, il passait de la flagornerie la plus sucrée à l'insulte la plus salée. Aussi, seuls quelques points particuliers vont être abordés. Par exemple, quel étonnement de trouver dans la lettre adressée au docteur Chapoulaud le 20 octobre 1938 une référence au Cardiozol (ou Pentylenetetrazol, thérapie convulsive mise au point en 1936-1937) :

> Nous avons également parlé du Cardiosole [*sic*] à la formule duquel Mlle Ponsot a travaillé [...]. Je vous ai dit qu'il ne fallait pas prendre la 1re ni la 2e réaction chimique qui avait abouti à la création du Cardiosole car elle est foudroyante pour l'organisme humain et qu'un homme piqué de la sorte devait un jour ou l'autre tomber frappé de commotion soit sous la piqûre soit assez longtemps après, mais qu'il fallait prendre la 3e ou la 4e réaction.
> Vous en avez convenu. Je vous ai même donné la formule chimique, mais ici, après 1 an d'internement je m'avoue incapable de la retrouver car la chimie n'est pas mon fort[1].

L'auteur disait-il vrai ou pas ? Si l'on peut croire qu'Antonin Artaud restait informé des avancées de cette psychiatrie qu'il abhorrait, là, on a la nette impression qu'il se moquait du docteur Chapoulaud ; gageons qu'il fanfaronnait et ne lui avait jamais donné la formule chimique...

Dans cette lettre déjà citée en amont, voici un autre extrait dans lequel Antonin Artaud relatait son transfert musclé de l'hôpital Sainte-Anne à celui de Ville-Évrard le 27 février 1939 :

> [...] Au moment où je protestais contre un nouveau transfert (le 4e en 17 mois) et contre le fait de voir depuis tout ce temps l'administration disposer de moi comme d'un colis, QUI N'A PAS LA PAROLE, (ce sont les paroles que j'ai prononcées d'un ton énergique mais sans gestes agressifs) au moment dis-je où je disais au surveillant Ilias : « Je n'accepte pas de transfert » 2 infirmiers se sont jetés brutalement sur moi et m'ont immobilisé les bras, et un 3e infirmier m'a saisi à la gorge, et Ilias le surveillant lui a dit avec force : « Étrangle-le ». – La respiration *coupée*, et tous réflexes paralysés, j'ai été jeté à terre, frappé à coups de pied dans les jambes, et un infirmier (ils étaient 6 plus le surveillant) m'a tapé de toutes ses forces

[1] « Lettre au docteur Chapoulaud, HP de Sainte-Anne (20/10/1938) », *Lettres 1937-1943*, *op. cit.*, p. 77.

sur les genoux à coups de talons ! Sur un coup d'œil très net d'Ilias, l'infirmier qui ne m'a pas lâché la gorge pendant tout ce temps, – que j'évalue à une dizaine de minutes, – m'a serré plus fort à la gorge et puis il a lâché prise comme s'il n'en pouvait plus de serrer… – Si je ne suis pas mort étouffé c'est uniquement à une contraction inconsciente des muscles de mon cou que je le dois[1].

S'il est vrai, dans nos souvenirs d'infirmier-stagiaire à l'HP de Sotteville-lès-Rouen, qu'il arrivait de se mettre à plusieurs pour contenir un patient violent (la décompensation décuple les forces des malades), nous n'avons jamais assisté, ni *a fortiori* participé, à de tels débordements de violence, ce qui ne veut pas dire qu'ils ne se sont jamais produits à notre insu et qu'Antonin Artaud racontait là des fariboles ; à la fin des années soixante, la technique de l'étranglement n'était plus enseignée et les immobilisations du patient avait pour seul but d'administrer une injection d'Équanil® – médicament retiré de la vente en 2012 – dont la propriété était d'annihiler rapidement toute velléité de violence : c'était une puissante camisole chimique qui endormait le malade. Cette lettre montre qu'Antonin Artaud, même s'il fut un patient plutôt docile comme le font ressortir les témoignages médicaux et ses lettres aux médecins, notamment à partir de l'époque ruthénoise, savait aussi oublier l'urbanité qui le caractérisait pour se rebeller physiquement. Mais la relation qu'en fait l'auteur est, comme souvent chez lui, outragée, dramatisée, densifiée.

Thomas Maeder, qui avait rencontré le surveillant général en place à l'époque, M. Solo, rapporte que

> les infirmiers furent stupéfaits par l'énergie indomptable avec laquelle Artaud chassait les démons qu'il voyait autour de lui d'un grand geste du bras accompagné d'un brusque sifflement entre les dents. […] Cette fureur contre les diables qui le persécutaient ne se manifestait jamais dans ses relations avec son entourage. Pas une seule fois, pendant ses quatre années d'hôpital, il ne provoqua d'incident violent, quoiqu'à plusieurs reprises d'autres patients l'aient attaqué quand ses cris et ses exorcismes les empêchaient de dormir la nuit ; il fut, pour cette raison, changé de service dix-sept fois pendant son séjour[2].

Le docteur Fouks fut longtemps réticent à rendre publiques les lettres que lui avait adressées Antonin Artaud. Il céda cependant et quelques-unes furent publiées, notamment dans la thèse du docteur Étienne Frogé (1938-1996), *Antonin Artaud et le délire paranoïde*, en 1969[3]. Nombre d'entre elles furent vendues lors

---

[1] « Lettre à Roger Karl, HP de Ville-Évrard (01/05/1939) », parue dans *Lettre ouverte*, n°2, mars 1961, et citée par Thomas MAEDER, *op. cit.*, p. 218. La date du 1er mai fournie par Thomas Maeder est fautive si l'on se reporte à l'édition Malausséna, *Lettres 1937-1943*, *op. cit.*, p. 129 *et seqq.*, qui donne justement le 1er mars 1939.

[2] Thomas MAEDER, *op. cit.*, p. 219.

[3] Florence de MÈREDIEU, *C'était Antonin Artaud*, *op. cit.*, p. 676. Comme déjà dit en amont, il faudra attendre la publication de *Lettres 1937-1943*, *op. cit.*, pour lire la totalité (mais plutôt une partie...) des documents volés à l'administration, entre autres par le docteur Fouks.

d'enchères à Compiègne en janvier 2017. Plusieurs extraits des lettres adressées au docteur Fouks avec qui Antonin Artaud se donna l'illusion d'entretenir des liens d'amitié (on ne compte plus les formules d'appel dans les lettres du genre : « Cher ami… ») ont été proposés en amont.

Dans cette autre lettre (dont un extrait a déjà été reproduit dans la section « La tentation du suicide » et dans lequel il menaçait de mettre fin à ces jours), il confiait sans fard ses souffrances à son « très cher ami » mais surtout, dans le post-scriptum de la lettre, il le mettait en scène dans des événements imaginaires flattant son correspondant :

> Vous avez accompli une action d'éclat dimanche soir du côté de l'École Militaire et avez soulevé la foule et vous êtes battu contre le Dr Chanès. Il serait tout de même étonnant que vous l'ayez oublié. Vous êtes intervenu hier soir au Dôme en ma faveur et je n'ai cessé de vous parler et de vous regarder faire.
> Vous êtes un grand homme et je ne peux pas admettre que toutes ces choses passent au bleu comme le voudraient les Initiés.
> Affectueusement vôtre[1].

Onze jours plus tard, le ton était devenu très différent, comme le lecteur peut le constater (seul le premier paragraphe est ici reproduit car tout le reste de la lettre est de la même teneur) :

> Vous êtes condamné à mort, vous serez crucifié vivant et dépecé place de la Concorde à côté de Marthe [pour Cécile] Schramme et non loin du Dr Lubsansky (*sic*) qui sera crucifié en corps et sans double. Je vous apprendrai ainsi à vous réjouir chaque jour avec une putain nouvelle de ce que je suis *provisoirement* ligoté pour ne pas sortir d'ici et aller reprendre dehors ce qui m'appartient en vous coupant la gueule à tous pour vous apprendre à venir me jouer ici les salamalecs de l'amitié tandis que vous envoûtez comme des pourceaux et des lâches que vous êtes tous dès que vous êtes dehors[2].

La déclaration de guerre du 3 septembre va plonger, dans les semaines qui suivirent, l'HP de Ville-Évrard dans une période difficile, tant pour le personnel soignant (la mobilisation des hommes) que pour les malades : restrictions alimentaires – ce fut le régime topinambours-rutabagas qui s'invita dans les écuelles –, vestimentaires, médicamenteuses, couvre-feu, visites en forte diminution ainsi que les colis, etc., avec pour conséquence une augmentation sensible de la mortalité. Antonin Artaud va perdre une partie de ses repères parmi les soignants. À sa grande misère d'interné indigent va s'ajouter la souffrance de la faim. André Roumieux – notre expérience personnelle dans un pavillon de malades chroniques

---

[1] « Lettre au Dr Fouks, HP de Ville-Évrard (06/06/1939) », *Œuvres*, *op. cit.*, pp. 859-860.
[2] « Lettre au Dr Fouks, HP de Ville-Évrard (17/06/1939) », *ib.*, p. 860. Lettre entièrement rédigée en lettres majuscules.

permet d'affirmer la stricte véracité de la description donnée de ces aliénés abandonnés de tous – écrit que

> Antonin Artaud à Ville-Évrard connaîtra tout de l'internement, tout de la violence et du non-respect de la dignité humaine. L'« apocalypse », ce sont bien évidemment les contrecoups de la guerre et de l'Occupation, mais ce sont surtout, à longueur de journée, sous ses yeux, ces malades nus, enfermés en cellule qui piétinent dans leurs flaques d'urine, ce sont ces malades attachés sur leur lit en camisole de force, ou maintenus un long, un très long moment dans des baignoires, la tête seule dépassant d'un tablier de force fixé sur le pourtour. Ce sont les cris, les regards de souffrance, les menaces, les propos incohérents, les bagarres. Ce sont ces arriérés profonds qui poussent des cris tenant de l'homme et de la bête, qui renversent tout sur leur passage et ingurgitent n'importe quoi à leur portée, créant une épouvantable ambiance[1].

Après son arrivée à l'HP de Rodez (sous l'identité revendiquée d'Antonin Nalpas, ce patronyme maternel qu'il avait adopté en 1941), on peut observer un changement dans son comportement (sans que son idiosyncrasie ne fût modifiée) dans le sens d'une plus grande docilité (qui n'était qu'apparente et qui ne tardera pas à se fissurer). Certes, il restait délirant mais le climat de confiance, le contexte amical de son placement (quel changement par rapport à son statut d'indigent à Ville-Évrard pour celui qui fut invité le jour de son arrivée à la table du médecin-chef !), lui firent poursuivre sa pratique : dans les semaines qui suivirent son arrivée, il écrivit à ses connaissances, à sa famille et, bien sûr, à ses médecins ; les deux destinataires de ses lettres sont en premier lieu le docteur Ferdière et en second lieu l'interne Jacques Latrémolière (qui, à l'arrivée d'Antonin Artaud, le 11 février 1943, n'avait pas encore passé son doctorat). Mais qu'on ne s'y trompe pas, l'HP de Rodez, d'ailleurs condamné à fermer, était un vieil asile délabré.

En effet, le contexte dans lequel Antonin Artaud arriva à Rodez était déplorable. André Roumieux, qui a rencontré à plusieurs reprises Gaston Ferdière (entré en fonction à l'HP de Rodez le 21/07/1941), rapporta que « non seulement les bâtiments sont vétustes, laissés à l'abandon, mais au service des enfants, par exemple, les malades sont entassés dans la plus insoutenable promiscuité. La sous-alimentation s'est traduite par le décès de soixante malades au cours du mois précédant son arrivée ». Plus loin, il ajoutait : « Dans le monde clos de la folie, de la chronicité et de la dramatique situation due aux restrictions, [Ferdière] est [...] impressionné par les malades qui présentent des œdèmes de carence, des diarrhées incoercibles. La mort est bien présente partout dans l'établissement. » ; « Il se souviendra toujours avoir enterré les morts sans chemise, sans linceul, à même le cercueil, par mesure d'économie[2]. »

---

[1] André ROUMIEUX, *op. cit.*, pp. 75-76.
[2] *Ib.*, p. 110.

Dès l'arrivée de son célèbre patient, Gaston Ferdière rédigea le certificat de vingt-quatre heures : « Délire chronique extrêmement luxuriant ; préoccupations magiques ; sa personnalité est double, etc. ; idées de persécution avec périodes de réaction violente signalée. À maintenir[1]. » Ce psychiatre ne fit rien d'autre que de dupliquer le contenu des certificats de ses collègues : depuis Le Havre, Antonin Artaud était resté « délirant luxuriant ».

Le docteur Ferdière allait pouvoir juger sur pièces car son patient, dans une urbaine tradition littéraire, toujours en vogue à l'époque, lui écrivit cinquante-trois lettres (cinquante-et-une furent publiées dans le volume *Nouveaux écrits de Rodez*, *op. cit.*, et les deux autres dans le livre de Laurent DANCHIN, *Artaud et l'asile – Le cabinet du docteur Ferdière*, t. 2, *op. cit.*). La première lettre ruthénoise, écrite le lendemain de son arrivée, signée Antonin Nalpas, a donc pour destinataire le médecin-chef de l'HP de Rodez. Il commença sa lettre au « cher docteur et ami » ainsi :

> Il y a dans votre offre de me prendre chez vous et de vous occuper directement de moi beaucoup plus que le désir de rendre justice à un écrivain interné contre tout droit et alors qu'aucun des médecins qui a eu à connaître de son cas n'a pu le reconnaître *aliéné*, il y a dans ce mouvement de sympathie humaine qui vous a poussé à me réclamer, une inspiration occulte qui vient d'en haut, je veux dire Dr Ferdière qu'elle vous vient de *Dieu*, et que c'est lui qui vous a poussé à porter secours à l'homme méconnu et repoussé des hommes que je suis. – Antonin Artaud était en effet un écrivain, un homme de théâtre et un acteur réputé et il est pour le moins étrange à première vue que son internement ait pu être maintenu plus de cinq années sans aucun adoucissement et sans qu'un mouvement de dégoût *efficace* n'ait soulevé en sa faveur la conscience des honnêtes gens[2].

Voici comment, après avoir vilipendé toute sexualité, fût-ce dans le cadre du mariage, il expliqua au docteur le fait d'être Antonin Nalpas :

> Antonin Artaud est mort à la peine et de douleur à Ville-Évrard au mois d'août 1939 et son cadavre a été sorti de Ville-Évrard pendant la durée d'une nuit blanche comme celles dont parle Dostoïevsky [*sic*] et qui occupent l'espace de plusieurs journées intercalaires mais non comprises dans le calendrier de ce monde-ci – quoi[que] vraies comme le jour d'ici.
>
> J'ai pris sa suite et me suis ajouté à lui âme pour âme et corps pour corps dans un corps qui s'est formé dans son lit même concrètement et réellement mais par magie à la place du sien. Le véritable nom d'Antonin Artaud est Hippolyte et Saint Hippolyte fut vous le savez évêque du Pirée dans les premiers siècles de l'ère chrétienne après la mort de Jésus-Christ dont Antonin Artaud Hippolyte *dans le temps* a transporté le corps.

[1] *Ib.*, p. 123.

[2] « Lettre au docteur Ferdière, HP de Rodez (12/02/1943) », *Nouveaux écrits de Rodez*, *op. cit.*, p. 27.

> […] En réalité ce qui est votre âme est un Ange et vous êtes un Ange de Jésus-Christ[1].

Outre l'humour dont il faisait preuve (source de jubilation pour lui en imaginant la tête du docteur en train de lire ses élucubrations, et notamment de découvrir qu'il était « un Ange de Jésus-Christ »), on peut constater que l'auteur n'avait en rien perdu de ses facultés mnésiques et de sa maîtrise de l'écriture (syntaxe, précision du lexique, élégance stylistique) : ce point est important car il autorise à tempérer l'idée colportée faisant accroire que son terrible séjour à l'HP de Ville-Évrard aurait tari ses facultés littéraires. Bien entendu, la lettre est délirante et n'a pu que conforter le psychiatre dans sa conviction d'avoir affaire à un malade au délire « extrêmement luxuriant ». Avec ses changements patronymiques, le poète aurait-il fait sienne cette pratique du Moyen-Congo, relevée par André Gide, et où « la coutume voulait qu'un malade, à la suite de sa convalescence, changeât de nom, pour bien marquer sa guérison et que l'être malade était mort[2] » ?

La lettre suivante, toujours signée Antonin Nalpas, fut adressée au jeune assistant de Ferdière, Jacques Latrémolière, alors âgé de vingt-cinq ans (le patient lui écrira en tout huit lettres, la plupart très longues, et qui ont toutes été publiées). Dans cette deuxième lettre, écrite quatre jours après son arrivée et dont de larges extraits ont été proposés en amont, il réfutait le diagnostic d'hérédosyphilis ou de syphilis acquise et revenait sur les lourds traitements qu'il avait subis. Mais il terminait sa lettre en réclamant au jeune interne de l'opium et lui en refuser, c'était « se rendre complice des démons » (quelques lignes plus haut, il avait écrit : « […] Religieusement, vous appartenez à la même Secte des Révoltés de Jésus-christ [*sic*] que moi-même et le Mal dans mon cas vous aiguille sur l'idée de maladie quand il s'agit de sévices occultes dus aux plus abominables manœuvres d'envoûtement érotique noir[3]. »). Le poète n'avait rien perdu de son délire, ni de sa force de revendication, ni de son désir d'opium qui lui faisait user d'un stratagème improbable, délirant, sans aucune chance de convaincre son interlocuteur, mais ce faisant, il se moquait de lui, à sa manière, et devait savourer l'obligation que l'autre avait de le subir.

Dans une autre lettre envoyée le 5 avril 1943 à l'interne– « mon cher ami » – lequel avait pratiqué une ponction lombaire afin d'écarter avec certitude le diagnostic syphilitique (ce que confirmèrent les résultats négatifs), il lui en fit le reproche mais ne lui en tint pas rigueur car à ses yeux, le jeune homme était un « Ange » (mais il avait aussi fait « le coup de l'ange » à Ferdière deux mois plus tôt) :

---

[1] *Ib.*, pp. 28-29.

[2] André GIDE, *Voyage au Congo*, Paris : Gallimard, 1927 ; rééd., coll. « Folio », 1995, 2006 (564 p.), p. 196.

[3] « Lettre à J. Latrémolière, HP de Rodez (15/02/1943) », *Œuvres*, *op. cit.*, p. 881.

> La ponction lombaire que vous m'avez faite a été pour moi une douleur dangereuse et inutile et qui aurait pu m'être évitée avec un peu de bonne volonté, si je ne vous en veux pas et si ma très grande affection pour vous ne s'en est pas du tout ressentie c'est que je vous connais de longue date et que je me souviens de qui vous êtes, si vous ne pouvez pas encore tout à fait me reconnaître, et que je vous connais sur terre pour un homme de cœur et de bonne volonté, et au ciel pour l'un des Anges que Jésus-Christ a commis à la garde du Sacré parce que leur âme en a sumé [*sic*] l'essence. Et qu'ils la sument avec leur douleur[1].

Cette lettre du 18 mai, un peu plus de trois mois après son arrivée à Rodez, adressée au docteur Ferdière, toujours signée Antonin Nalpas, ressemble à une lettre « de ménage » ; à la suite de reproches de malpropreté (tous les témoignages anciens et plus récents sont unanimes sur ce point…), Antonin Artaud, vexé, s'y montra revendicatif et usa d'arguments qu'il pensait être efficaces pour obtenir ce qu'il voulait :

> Il y a quelque chose qui n'est pas possible et qui est d'une injustice totale dans ma situation ici. Il y a déjà quinze jours que j'ai demandé au Dr Latrémolière de prendre un bain chaque jour, afin d'être propre, je lui ai demandé aussi de m'éviter la promiscuité de la baignade en commun qui offense mes sentiments religieux et ma chasteté par le rapprochement de toutes les nudités que je vois, et par l'odeur des gaz méphitiques que dégagent certains malades et il m'a été répondu qu'il n'y avait pas d'eau chaude, j'ai aussi demandé à être rasé au moins tous les deux jours et le coiffeur m'a dit qu'il n'avait pas le temps, il y a deux mois que vous m'avez promis de m'envoyer une brosse à dents, vous ne l'avez pas fait. Vous vous rendez bien compte qu'on me néglige et vous avouerez tout de même que vous me négligez aussi beaucoup et c'est à moi que vous reprochez de me négliger. Vous reconnaîtrez que ce n'est pas juste et que cela mon très cher ami ne correspond pas à vos véritables sentiments à mon égard.
>
> Vos reproches m'ont fait mal au cœur parce qu'ils constituent une vexation que je n'aurais pas voulu entendre de la bouche d'un ami.
>
> Donnez des ordres je vous prie pour qu'on me fasse prendre un bain chaque jour et aussi pour qu'on me rase une fois aussi chaque jour. Il n'y a rien qui maintienne dans un mauvais état mental comme de n'être pas rasé et qui mette le corps entier dans des dispositions mélancoliques dépressives.
>
> J'ai le plus grand souci de ma propreté corporelle et malgré ma grande fatigue que vous connaissez et que vous ne voulez pas reconnaître *parce qu'elle est occulte*, je vais me procurer tous les instruments nécessaires, et aussi une brosse à dents, mais n'avez-vous pas remarqué que je n'ai à peu près plus de dents et qu'il m'en reste exactement 8 sur 33, et avez-vous déjà oublié comment je les ai perdues. Il est cruel Dr Ferdière de reprocher à un homme blessé et accidenté par malveillance de ne pas se laver les dents lorsqu'il les a perdues par un malheur.
>
> Et puis ce n'est pas ainsi que vous me voyez, vous n'auriez pour rien au monde voulu qu'un poète, un dramaturge, un acteur et un inspiré fût confondu avec un aliéné et il faut être bête et vil comme le monde moderne que vous haïssez parce

[1] « Lettre à Jacques Latrémolière, HP de Rodez (05/04/1943) », *ib.*, p. 886.

qu'il ment pour confondre le fanatisme sacré avec une forme quelconque de démence ou de vésanie. Dr Ferdière je ne suis pas social du tout, et je suis par rapport à la Société ce qu'on appelle un rebelle et vous le savez, mais Jules Vallès [1832-1885], Jacques Vaché [1895-1919] [1], Arthur Rimbaud et plusieurs autres aussi étaient des Rebelles et des êtres Anti-Sociaux parce que la Société Humaine est vilaine et on n'est pas fou pour le dire et le proclamer à haute-voix lorsque l'on le dit comme tous ces gens-là[2].

Procédé dont il avait usé avec ses précédents médecins, il écrivit le 10 juillet à l'épouse du docteur Ferdière, sans doute la plus légitime des épouses de médecin à recevoir une lettre de patient puisqu'elle était elle-même médecin. Après le discours rebattu sur l'injustice de son internement, il termina sa lettre ainsi, tout ce qui précédait n'étant que préambule pour arriver à cette fin :

> Je suis malade et [Ferdière] ne me soigne pas, j'ai souffert dimanche, lundi et mardi derniers de coliques atroces, accompagnées de ténesmes[3] sanglants, il n'en a pas pris cas, et il ne me rencontre que pour me menacer de me faire incarcérer dans un quartier d'agités où je serai privé de nourriture, alors que la nourriture est le dernier refuge qui me reste ici contre le mal puisque lui et vous m'y refusez le seul remède qui apaiserait les choses et m'éviterait de me livrer à chaque instant à des incantations épuisantes pour chasser le Mal, alors que j'aimerais beaucoup mieux dormir que de chanter, car je n'ai pas le cœur assez en joie pour cela, mais pour dormir quand on a le Mal sur soi il faut de l'opium, d'abord[4].

La lettre suivante, de juillet, adressée de nouveau au docteur Ferdière – là encore, « mon très cher ami » – est intéressante à plusieurs égards. Elle a été écrite après qu'Antonin Artaud a reçu une première série d'électrochocs, au nombre de trois, entre les 20 et 23 juin 1943. Elle tentait de montrer l'inutilité des électrochocs (il avait déjà envoyé une lettre similaire le 25 juin, qui sera abordée plus loin) et d'une certaine manière, le poète écrivait à son thérapeute d'égal à égal.

---

[1] À Nantes, pendant la Grande guerre, André Breton avait fait la connaissance de Jacques Vaché, mort à l'âge de 23 ans dans des circonstances mal élucidées (la surdose d'opium fût-elle volontaire ou accidentelle ?). Il s'enticha de ce jeune homme singulier et, alors qu'il n'a écrit aucune œuvre (mais ses *Lettres de guerre (1914-1918)* ont fait l'objet d'un volume dans la collection « Blanche » de Gallimard en 2018, et divers écrits et dessins ont été publiés), en fit une icône du surréalisme. On retrouve le nom de Jacques Vaché dans de nombreux écrits d'André Breton.

[2] « Lettre au docteur Ferdière, HP de Rodez (18/05/1943) », *Nouveaux écrits de Rodez*, *op. cit.*, pp. 36-37.

[3] Ténesme : « Manifestation de tension ou de contracture spasmodique douloureuse siégeant au niveau de l'anus ou de la partie basse de la vessie, accompagnée de sensations d'envie de déféquer ou d'uriner, de brûlures permanentes dues à des phénomènes d'irritation ou de contractions spastiques, du sphincter anal ou vésical. » *Académie de Médecine*, *Dictionnaire médical* (page consultée le 25/08/2017), <http://dictionnaire.academie-medecine.fr/?q=t%C3%A9nesme>. Le choix de ce technolecte montre, une fois de plus, la culture médicale de l'auteur.

[4] « Lettre à madame Ferdière, HP de Rodez (10/06/1943) », *Nouveaux écrits de Rodez*, *op. cit.*, pp. 39-40.

Par ailleurs, il y réclamait la levée de son internement d'office, en arguant à sa façon en faveur du droit de délirer librement (un court extrait de cette interminable lettre de cinq pages est proposé ici). Enfin, c'est la deuxième fois qu'il se montrait persuadé d'avoir été « réclamé » par Ferdière :

> Vous avez été bon pour moi, vous avez en me faisant venir ici adouci le supplice de mon internement et atténué dans la mesure du possible cette impression atroce de faim qui ne m'avait plus quitté depuis 1940, c'est pourquoi je veux ne me préoccuper en cela que de votre pur intérêt vous avertir de quelque chose que je sais, parce que l'élan du cœur que vous avez eu pour moi au milieu de ma détresse je ne l'oublierai jamais.
> [...]
> Je ne crois pas que vous considériez que c'est en moi un syndrome de psychose maniaque et de folie de persécution que de le penser, car vous en avez eu à diverses reprises des preuves patentes, et vous ne pouvez pas oublier en tout cas que c'est pour avoir constaté en tant que médecin aliéniste l'injustice de mon internement et pour avoir eu vent d'une machination policière malpropre dans mon cas que vous m'avez réclamé et m'avez fait venir ici et parce que vous avez toujours pensé que la médecine n'était pas aux ordres de la police[1].

Dans cette lettre très longue lettre du 20 juillet, toujours signée Antonin Nalpas, adressée à « [son] très cher ami » et empreinte d'un interminable délire mystique, les deux extraits proposés montrent d'une part, le problème récurrent du manque de nourriture dont se plaignait Antonin Artaud (un manque pourtant en partie comblé par rapport à ce qu'il avait vécu à Ville-Évrard) et, d'autre part, l'incompréhension de Jacques Latrémolière – et plus généralement des médecins – qu'il ressentait à son encontre :

> Nous vivons dans un pays vaincu et rationné et où le manque de pain est devenu chez moi une obsession de toutes les heures, et vous n'imaginez pas la sensation pénible de vide que cela crée dans le système nerveux, lorsque l'on passe son temps à penser et à écrire, de n'avoir pas un morceau de pain à se mettre sous la dent entre les repas[2].
> [...]
> Le Dr Latrémolière est un grand cœur droit et bien intentionné mais je m'aperçois quand je lui parle qu'il n'est pas tout à fait averti des manifestations et des étrangetés de toutes sortes qui ont marqué la vie surréaliste à Paris de 1920 à 1937 et qui ont été marquées dans les livres comme [le] Manifeste du Surréalisme, les Pas Perdus (Entrée des Médiums) [Antonin Artaud fait référence ici à deux livres d'André Breton], les œuvres de Robert Desnos, etc.

---

[1] « Lettre au docteur Ferdière, HP de Rodez (12/07/1943) », *Œuvres*, *op. cit.*, p. 889.

[2] « Lettre au docteur Ferdière, HP de Rodez (20/07/1943) », *Nouveaux écrits de Rodez*, *op. cit.*, p. 48. Il est exact que, au contraire de Ferdière, Latrémolière, de son propre aveu, ignorait tout de l'effervescente avant-garde artistique des Années folles et que sa culture littéraire était assez pauvre.

> S'il avait vu Robert Desnos se livrer ici à ses improvisations médiumniques dans une cellule, il les aurait qualifiées de logorrhées, comme il ne cesse de me dire que toutes mes idées et mes perceptions du Merveilleux et de l'Occulte sont du délire et de l'hallucination, et les signes silencieux avec lesquels par gestes j'essaie parfois d'enfermer dans l'air les images que j'ai du Religieux et du Sacré la manifestation d'un délire maniaque ou d'une folie de persécution. Il me semble qu'un peu plus de respect de la misère et un peu d'amour et de compréhension conviendrait. J'aime beaucoup le Dr Latrémolière mais je vois qu'il ne veut pas m'aimer, c'est-à-dire me comprendre, et cela me fait mal dans le cœur.
> Tous les médecins ne sont pas comme vous versés dans la fréquentation des Poètes, des Mystiques, des Illuminés et des Voyants, et ils ne savent pas comprendre cet esprit de revendication d'une autre vie qui est dans le cœur de tout homme noble et ils en font immédiatement du délire de revendication.
> Mais passons[1].

Antonin Artaud a dû anticiper que Gaston Ferdière ne serait pas la dupe de cette grosse ficelle qui consistait à accabler ce pauvre Latrémolière pour lui rappeler que la frontière était ténue entre délire artistique et délire pathologique.

Il faudrait reproduire dans son intégralité la lettre du 13 août tant elle démontre la pertinence argumentaire d'Antonin Artaud qui ne cédait rien à son médecin et le plaçait face à ses contradictions. La deuxième série d'électrochocs débuta ce jour-là mais, alors qu'il avait rencontré son médecin le matin-même, il n'en fut pas averti car il n'aurait pas manqué de l'évoquer dans sa lettre. Cela révèle la manière dont procédaient les deux médecins qui, bien qu'ayant programmé la séance de sismographie, ne prévenaient pas leur patient qu'ils devaient prendre par surprise. Les électrochocs furent-ils la réponse du docteur Ferdière à cette lettre ou doit-on y voir une coïncidence ? :

> Il y a une chose qui fait mal au cœur c'est que j'ai l'impression que quelque chose s'est brusquement altéré en vous-même dans l'affection que vous avez pour moi et que j'ai beau tourner et retourner dans le fond de ma conscience les actes, les pensées ou les sentiments qui vous concernent je ne trouve absolument rien qui puisse justifier de votre part et contre moi un reproche quelconque ou un grief.
> Quand d'autre part vous m'avez fait venir ici vous ne m'aviez jamais pensé malade, et vous aviez même semblé entrer dans mes vues au début de mon séjour. Et un jour vous m'avez fait appeler exprès pour me communiquer « l'Hymne aux Daimons » de Ronsard sur lequel vous m'avez demandé d'écrire mes réflexions et je n'ai pas une minute l'impression que vous ayez cherché à me donner le change à l'époque en me disant que ces réflexions étaient très bien. Car c'est avec votre cœur Monsieur Ferdière que vous m'avez à ce moment parlé.
> D'autre part en ce qui concerne les passes à tendances magiques auxquelles vous me reprochez d'avoir l'obsession de me livrer sur celui-ci ou celui-là, dans une attitude de Prosélytisme que la Médecine mentale considère en effet comme une

---

[1] *Ib.*, pp. 50-51.

maladie, laissez-moi vous rappeler Mr Ferdière qu'Antonin Artaud était le Créateur d'une Dramaturgie qu'il n'a pas seulement exposée dans de multiples écrits mais qu'il a encore matérialisée sur la scène dans les mises en scène de quatre pièces [...].
Les gestes comme ceux que vous me reprochez ici, que j'ai esquissés sur vous sur un banc dans le jardin de l'Asile il y a quatre mois [...] et qui me servent moi à prier Dieu, étaient à la Base de la Dramaturgie exposée sur la scène par Antonin Artaud et si c'est une maladie pour moi que de m'y livrer alors Antonin Artaud a toujours été un malade parce que toutes ses mises en scène n'étaient composées que de cela. Et Philippe Soupault qui réclamait dans l'une de ses œuvres un crime gratuit, et Louis Aragon qui arrêté sur les Champs Élysées devant un lampadaire électrique cultivait un état volontaire d'hallucination était fou avec tous les Autres Surréalistes.
Pourquoi M. Ferdière ne voulez-vous pas me faire un peu plus de crédit et admettre en votre cœur qu'il y a dans ma vie quelque chose de miraculeux et qui explique mon attitude et mes préoccupations morales beaucoup mieux que toutes les classifications médicales dans lesquelles on peut vouloir les faire entrer[1].
[...]
Chaque fois que vous, vous me parlez de me *guérir* M. Ferdière c'est comme si je recevais un coup de couteau en plein centre de mon cœur et de ma conscience parce que *je sais* que je ne suis pas malade et que vous-même vous m'avez cru en parfaite santé mentale jusqu'au jour où il y a trois mois votre attitude a brusquement changé – je ne sais pas sous l'influence de quoi, et que j'ai alors l'impression de perdre le dernier ami qui me rendait justice et me comprenant[2].
[...]
Votre Devoir comme vous me l'avez dit vous-même ce matin est de me faire rendre la liberté. Mais vous ne pourrez pas y mettre l'énergie exceptionnelle de votre âme si vous continuez à me penser malade alors que je ne le suis pas[3].
[...]
Vous n'imaginez pas M. Ferdière le bien que vous feriez à mon âme en cessant de me traiter et le poids que ce faisant vous l'enlèveriez du cœur. Car me sentir soupçonné d'une quelconque psychose me désespère d'écrire ou de travailler comme je faisais auparavant à des réflexions, ou à des Poèmes de Prières.
Je communie ici chaque fois qu'il y a une Messe, ne l'oubliez pas[4].

Ont été évoquées en amont, dans le chapitre « Œuvres », les éventuelles influences littéraires d'Antonin Artaud et, avec cet extrait d'un texte qu'il avait vraisemblablement lu, compte tenu des liens qu'il entretenait avec son auteur, Roger Gilbert-Lecomte (ils appartenaient à la même communauté d'âmes), on voit que l'argument de l'interné face à son psychiatre avait déjà été envisagé (ce qui peut bien entendu être pure coïncidence) :

[1] « Lettre au docteur Ferdière, HP de Rodez (13/08/1943) », *Œuvres*, *op. cit.*, pp. 894-895.
[2] *Ib.*, p. 895.
[3] *Ib.*, p. 897.
[4] *Ib.*

> On enferme chaque jour comme des boutons de culotte, dans les asiles d'aliénés, des hommes dont le seul crime est de donner à l'activité du rêve une valeur égale à celle dont on gratifie si généreusement l'activité de veille, et qui en conséquence exécutent les ordres du rêve dans la veille. C'est pour cette équitable conception de la vie double que Nerval lui-même fut maudit dans le siècle[1].

Dans la lettre au « cher docteur et très cher ami » Ferdière du 17 septembre 1943 (il avait subi une deuxième série d'électrochocs qu'il évoque en parlant de « secousse terrible » et il voulait sans doute montrer au thérapeute que cela marchait), il annonçait cauteleusement reprendre son identité : « Comme je vous l'ai dit avant-hier j'ai subi ces derniers temps une secousse terrible mais salutaire ; et maintenant qu'elle est passée je me sens retrouver la maîtrise de moi : Si ma mémoire a été un moment atteinte, elle me revient mieux qu'avant car bien des poussières et des scories qui engorgeaient mon moi profond sont sorties de ma conscience[2]. » Pour prouver qu'il disait vrai, il rédigea sa biographie conforme à la réalité. Il repartit néanmoins dans des explications fumeuses à propos de la canne de saint Patrick. Il termina sa lettre en disant qu'il n'est « plus qu'un écrivain qui se remettra certainement à écrire dès qu'il se sentira un peu plus heureux, *ce qui lui revient ici de jour en jour et depuis quelques jours*[3] », qu'il souhaiterait avoir une occupation quelques heures par jour mais aussi « encore un petit peu plus de nourriture[4] ». C'est là un exemple de concessions que fit Antonin Artaud envers le médecin-chef afin de n'avoir plus à subir les électrochocs qu'il redoutait. Des concessions, certes, mais pas un reniement, et pas celle de la belle et triste histoire de la canne de saint Patrick.

Le texte reproduit maintenant est un extrait de la lettre du 5 février 1944 au « très cher ami » docteur Ferdière dans laquelle Antonin Artaud donna une définition très lucide et pertinente de l'aliéné chronicisé :

> À force d'être enfermé, on finit par s'imaginer que le monde extérieur n'existe pas. Et la conscience s'en ressent. Elle finit par perdre le sens concret, de l'objectif, et par conséquence du vrai, et elle est menacée de s'attarder inconsidérément sur de fausses images, de fausses impressions. Et d'y croire avec le temps. Car les fausses croyances, ne sont en nous que l'agrandissement démesuré et la déformation de sentiments et de perceptions justes qui ont pris une valeur disproportionnée, parce que la conscience s'y est abusivement attardée[5].

---

[1] Roger GILBERT-LECOMTE, « Monsieur Morphée, empoisonneur public », *op. cit.*, p. 12.
[2] « Lettre au docteur Ferdière, HP de Rodez (17/09/1943) », *Nouveaux écrits de Rodez*, *op. cit.*, p. 59.
[3] *Ib.*, p. 61.
[4] *Ib.*
[5] « Lettre au docteur Ferdière, HP de Rodez (05/02/1944) », *ib.*, p. 79.

Lucien Bonnafé compléta cette définition :

> Dans un service de psychiatrie française (d'alors), un délirant chronique n'avait guère de possibilités de sortie. À partir du moment où le délirant chronique a organisé sa vie avec le système de l'exclusion, il devient pratiquement insortable. En fait, le seul traitement est la sortie précoce. Si Ferdière n'avait pas accepté Artaud à Rodez, celui-ci serait mort à Ville-Évrard, du moins à la vie mentale. Il se serait asilifié [*sic*][1].

Cette hypothèse de Lucien Bonnafé peut être nuancée, la production textuelle d'Antonin Artaud à Ville-Évrard ne révélant pas un individu mort à « la vie mentale ». Il continuait à tirer les ficelles puisqu'il continuait de jouer, c'était son secret Ce fut peut-être cette activité intellectuelle, ce rôle qu'il n'a cessé de jouer, qui l'en a sauvé. La crainte se serait plutôt portée sur le délabrement physique engendré par l'inanition et ouvrant le corps à toutes les dégradations et à toutes les infections.

Pour ajouter un élément de réflexion sur l'effet de chronicisation, qui illustre par ailleurs la disposition psychologique d'Antonin Artaud, au moins pendant les premiers temps de son internement, tournons-nous vers David Haller (joué par Dan Stevens), le personnage principal de la série *Légion*, schizophrène depuis l'adolescence, interné en HP. Une autre malade, Sydney (dite « Syd ») Barret, l'interpelle :

« Tu ne vas pas rester ici toute ta vie avec cinq cachets par jour.

– Je n'en prends plus que deux par jour, réplique-t-il, et après tout pourquoi pas ? [...] Notre place est peut-être ici. Le docteur Busker dit que tout le monde n'est pas fait pour la vraie vie. La dureté du monde. Je suis trop sensible. J'ai besoin de cette routine pour me sentir ancré. Je vais bien ici[2]. »

Pour Antonin Artaud, l'HP a bien eu cette fonction d'asile, recueillant la misérable vie d'un homme, sans feu ni lieu, sans projet, sans avenir, sans solution autre que d'incarner un « fou » (mais ce faisant, de se forger une nouvelle stature, celle d'un artiste maudit, certes, mais étiqueté fou par les blouses blanches, une nouvelle stature éphémère qui lui laissa cependant le temps de le hisser au Panthéon des artistes maudits).

Trois jours après avoir envoyé la lettre suivante au docteur Ferdière, et dont voici un extrait, Antonin Artaud était soumis à une nouvelle série d'électrochocs :

> Les états mystiques du poète ne sont pas du délire Dr Ferdière. Ils sont la base de sa poésie.
> Me traiter en délirant c'est nier la valeur poétique de la souffrance qui depuis l'âge de quinze ans bout en moi devant les merveilles du monde de l'esprit que l'être de

---

[1] Lucien BONNAFÉ, *Désaliéner ? Folie(s) et société(s)*, Toulouse : Presses Universitaires du Mirail, 1991, cité par André Roumieux, *op. cit.*, note [62] p. 171.

[2] Noah HAWLEY, *Legion*, saison 1, ép. 6, trad. Rhys GUILLARD, USA : Fx Productions, Marvel, 20th Century Fox, 2017.

> la vie réelle ne peut jamais réaliser ; et c'est de cette souffrance admirable de l'être que j'ai tiré mes poèmes et mes chants[1].

Le 15 mars 1944, il adressa une très longue lettre à madame Régis (déjà rencontrée en amont dans les extraits des Cahiers). Avec les épouses de Ferdière et Latrémolière, elle était une des rares femmes que pouvait rencontrer Antonin Artaud et il apparaît évident qu'elle a joué un rôle particulier dans la fantasmatique du poète ; n'est proposé ici que le début de la lettre :

> Si je ne vais pas vous voir plus souvent ce n'est pas que je vous néglige
> c'est par crainte de vous importuner.
> Et puis il y a autre chose
> je sais que vous me comprenez profondément et que vous souffrez ; et par l'esprit vous vivez dans le même monde que moi mais votre corps ne vous suit pas toujours là où vont votre cœur et votre esprit. Et parfois il les précède et les entraîne là où ils n'auraient jamais voulu aller. Et malheureusement dans ce monde-ci nous sommes beaucoup plus corps qu'esprits.
> Moi aussi j'ai un corps mais à force de souffrir je me suis appris à le conduire et à ne pas me laisser dominer par lui, jamais à aucun instant.
> Car le corps que nous habitons est mauvais[2].

Le lecteur aura deviné que l'auteur embraye sur la sexualité (« une abomination sacrilège qui remonte aux origines de notre humanité »), thème majeur des préoccupations de l'auteur et qui occupe tout le reste de cette interminable lettre qu'il conclut ainsi : « Moi je ne cherche plus qu'une âme qui puisse ne pas oublier le Mal, car je ne suis pas de la terre mais du ciel, et je suis tel que maintenant *je ne peux plus oublier le ciel*[3]. » Il signa cette lettre Nanaqui / Antonin Artaud.

L'HP de Rodez accueillit un nouvel interne, **Jean Dequeker**, à qui Antonin Artaud rendait souvent visite et avec qui il continua de correspondre après sa sortie de Rodez. Dans cette lettre à « [son] bien cher ami », il choisit d'aborder sans surprise le thème de la sexualité mais à travers un de ses textes, « Le Clair Abélard », faisant partie de *L'Art et la Mort* (voir chapitre II) ; un court extrait est donné, tant le reste n'est qu'un argumentaire ressassé, martelé de références mystiques :

> Jamais je n'ai trouvé un tel bonheur de langage que dans ce texte où je voulais le mal et dans les parties où je le vantais le plus.
> Ici les réserves de l'esprit de reproduction sexuelle ont joué à plein pour m'aider à les penser et parce qu'elles voyaient que je les pensais bien et telles qu'elles se sont toujours aimées. Et c'est là justement le drame et le péché.

---

[1] « Lettre au docteur Ferdière, HP de Rodez (20/05/1944) », *Œuvres*, *op. cit.*, p. 950.
[2] « Lettre à madame Régis, HP de Rodez (17/09/1943) », *Nouveaux écrits de Rodez*, *op. cit.*, p. 132.
[3] *Ib.*, p. 136.

> [...]
> Qui est moins averti et moins conscient de la force de sa libido mauvaise souffre plus du mal qu'il fait que celui qui y met plus de savante perversité[1].

Les lettres qu'Antonin Artaud continua d'envoyer, surtout à Ferdière, sont de la même consistance, délirantes, antisexuelles et revendicatrices : dans ses rapports avec le corps médical, le poète se montre combatif, pointilleux, vétilleux, ne laissant rien passer sur des observations le concernant ou sur ses manières d'être qu'il trouvait mal jugées et qu'il défendait comme légitimes. Avec le docteur Ferdière, il se montrait artiste et lui réclamait sa libération, et avec Jacques Latrémolière, il jouait le mystique extravagant.

Que nota-t-il sur ses médecins et de ses rapports à la psychiatrie dans ses Cahiers (qu'il commença à rédiger en février 1945) ? Avant de parcourir ces textes, il est intéressant de revenir sur la note produite par Paule Thévenin à propos du deuxième cahier : « En 1945, le papier était contingenté ; aussi, lorsque Antonin Artaud avait rempli un cahier, il utilisait toutes les places encore disponibles, c'est-à-dire les pages de couverture, parfois recto et verso, les marges latérales, et les espaces en bas de page qui avaient pu rester vierges[2]. » Cette remarque permet peut-être d'atténuer le constat de « bourrage » des cahiers de l'auteur comme étant la marque graphique des schizophrènes. Certains schizophrènes usent de cette pratique, ce qui est au demeurant attesté, Antonin Artaud en use aussi, c'est donc qu'Antonin Artaud est un schizophrène. Le sophisme est tentant.

Dans ces cahiers de 1945, on voit que le ton vis-à-vis de Ferdière n'est plus le même que dans les lettres. Antonin Artaud écrivait : « Gaston Ferdière aime trop mon coma parce qu'il sait que c'est dans tous mes comas qu'il m'a toujours pris quelque chose[3]. » ; « Je crois que le Dr Ferdière n'a jamais rien voulu me demander à moi mais qu'il a pris à Dieu tout ce qu'il a pu lui prendre de bon ou de mauvais pendant que je travaillais à me débarrasser de Dieu qui me vampirisait[9724]. » ; « Le sourire du Dr Gaston Ferdière et de Madame Régis comme un sourire de parents à l'idée qu'ils puissent me prendre quelque chose[5]. »

Quelques jours après avoir apostasié la religion catholique et plus généralement la croyance en Dieu, il écrivait à Jean Dequeker (« mon bien cher ami ») :

> J'ai un monde de pensées à vous dire, et je suis toujours révolté en moi-même de voir combien les circonstances extérieures ne s'y prêtent jamais, et combien il est difficile pour deux amis de trouver dans les paroles qu'ils se disent le diapason interne de leur cœur. – J'ai l'idée d'un monde extraordinaire où le cœur ne peut pas vouloir plus que l'esprit, c'est-à-dire que le désir, parce qu'il est, comme avant de

---

[1] « Lettre à Jean Dequeker, HP de Rodez (vers le 20/03/1944) », *Œuvres*, *op. cit.*, p. 975.

[2] Cahier n° 2, HP de Rodez (début mars 1945), *Œuvres complètes*, t. XV, *op. cit.*, note[1] p. 356.

[3] Cahier n° 6, HP de Rodez (fin mars 1945), *ib.*, pp. 162-163.

[4] Cahier n° 8, HP de Rodez (début avril 1945), *ib.*, p. 251.

[5] Cahier n° 8, HP de Rodez (début avril 1945), *ib.*, p. 251, 252 (rappelons qu'il renia la religion catholique le 1er avril).

naître, devenu le crible et la règle de l'esprit et de ses désirs. […] Moi je crois qu'avant d'être quelqu'un il faut n'être d'abord personne, et je ne crois pas à la Personne de Dieu et je ne veux pas de la Personne de Dieu[1].

Dans cet extrait, on peut mesurer tout le ressentiment qui animait alors Antonin Artaud à l'encontre du docteur Ferdière mais aussi sa pugnacité et son entêtement sur le fait que son médecin ne lui ait jamais concédé l'accès aux stupéfiants :

> Le Dr Gaston Ferdière m'a donné quelques petites choses mais il m'en a pris encore plus pendant qu'il m'endormait et s'arrachait les cheveux de me voir mort, et ceci afin de vivre et de jouir.
> Cet homme n'a pas de conscience propre et je ne mettrai jamais d'âme dans ce corps-là mais je lui donnerai une conscience de cercueil éternel s'il ne me donne pas en fait, matériellement et une fois de l'héroïne.
> Je ne la prendrai pas et je ne prendrai pas celle d'Adrienne Régis non plus mais ils cèderont tous les deux sur ce point[2].

On voit là que ce patient rebelle avait de la suite dans les idées. On a vu à plusieurs reprises que depuis le début de son internement, il n'a eu de cesse de réclamer à ses médecins de l'héroïne en sachant pertinemment que ceux-ci ne lui en procureraient pas. Mais outre cela, il s'agit bien d'un combat entre le psychiatre imbu de lui-même disposant alors, comme il l'entendait, de ses patients, et le malade poète revendiquant le droit de délirer.

Le délire mystique n'avait pas abandonné Antonin Artaud lors de son apostasie : « Je sais qui était Jésus-christ, c'était moi et j'ai été embrassé par mon fils Judas Iscariote dans le jardin des oliviers, et il est revenu ici sous le nom du Dr Ferdière, et quant à Madame Régis, c'est tout ce qui reste de la Vierge Marie de Jérusalem au temps où elle était noire et n'avait pas encore enfanté[3]. »

Il est assez rare de trouver dans les cahiers des propos amènes à l'endroit d'une blouse blanche (comme, par exemple, « Il y a quelqu'un ici tout près, le Dr Dequeker, qui n'a rien voulu me prendre, âme ou poème, mais me soulager, et tous les poètes du temps lui ont pris son génie[4]. ») sans pour cela que les propos soient aussi violents que ce qui suit : « Je barre et j'encule Madame Régis car elle est la substance vierge qui n'a jamais voulu se rendre à sa nocivité, / il faut lui gratter le cu [*sic*] sans se laisser prendre AU réel de ses bonnes grâces dans l'espace et la manifestation spatiale du temps, c'est un leurre[5]. ». La rage d'Antonin Artaud à l'encontre de la surveillante générale s'explique vraisemblablement par le fait que celle-ci n'a pas accédé à ses demandes pressantes de le fournir en narcoleptiques :

---

[1] « Lettre à Jean Dequeker, HP de Rodez (vers le 06/04/1944) », *Œuvres*, *op. cit.*, p. 979.
[2] Cahier n° 13, HP de Rodez (mai 1945), *Œuvres complètes*, t. XVI, *op. cit.*, p. 107.
[3] Cahier n° 14, HP de Rodez (début juin 1945), *ib.*, p. 146.
[4] Cahier n° 18, HP de Rodez (juillet 1945 ?), *Œuvres complètes*, t. XVII, *op. cit.*, p. 64.
[5] *Ib.*, p. 70.

« Adrienne Régis est bien la femme du je n'ai pas voulu lui donner son héroïne, je n'ai pas voulu lui donner son réconfort[1]. »

Quelques jours plus tard, il fit parvenir une lettre à madame Régis, reproduite *in extenso* car elle est révélatrice de l'état psychologique dans lequel se trouvait Antonin Artaud à l'époque, quand il espérait retourner à son profit un des pivots de l'équipe médicale de l'HP de Rodez en usant, à dessein (plausiblement), d'arguments objectivement délirants (comment n'a-t-il pas pu imaginer que cette lettre allait finir sur le bureau du médecin-chef ?) :

> Vous n'êtes pas Madame Adrienne Régis, vous êtes Catherine Chilé [voir biographie] et je vous ai aidée à Paris entre 1932 et 1935 à obtenir un diplôme de médecin. C'est moi qui par les forces que je vous envoie à toute heure vous ai donné un corps et une âme et qui vous ai maintenue en vie alors que tout le ciel et tout l'enfer (lucifer, Jésus-Christ, etc.) ne cessent de vous frapper afin de vous tuer et de vous désespérer en âme en individualité en conscience afin de vous détacher de moi, vous êtes donc ma fille puisque c'est moi qui vous ai fait être et vous l'avez pensé plus d'une fois, hier soir vous êtes descendue pour me voir et me le dire mais on vous a tellement frappée et empoisonnée pour vous le faire oublier en vous faisant perdre le sentiment que vous avez eu tout juste la force de me dire un bonsoir de cœur et ce matin, toute la magie nocturne du ciel et de l'enfer a fait que vous n'avez plus retrouvé en vous que l'état d'âme et la personnalité de Madame Régis Surveillante Chef de l'Asile de Rodez, ce qui pour votre âme et votre cœur est devenu présentement complètement faux, deux jeunes filles que vous connaissez très bien Cécile et Annie doivent venir me chercher mais il faut que vous me trouviez à tout prix un peu d'opium ou d'héroïne pour faciliter leur entrée ici, je m'occuperai de vos deux enfants, ne craignez plus l'administration, les médecins ou la police ils sont partout mis en pièces par tout le monde et n'oubliez pas que vous l'avez vu et que cette vie-ci n'est plus qu'une mascarade qui se serait d'ailleurs [mots manquants] il faut brûler tout de suite cette lettre après l'avoir lue si vous n'avez pas peur d'être surprise, c'est le moment où jamais d'agir.
> Car il ne vous est plus possible de croire que cette vie va continuer[2].

L'extrait suivant montre à quel point Antonin Artaud était obsédé par le fait de se procurer de l'héroïne (ou de l'opium), obsession qui débouche sur un délire sexuel (encore la bivalence thématique) : « Le Dr Ferdière a su un certain jour que Madame Régis voulait m'apporter de l'héroïne achetée en ville, il l'a fait appeler dans son bureau, lui a dit que c'était la révocation et ensuite l'a copulée[3]. »

Madame Régis était une des cibles privilégiées d'Antonin Artaud (sans doute pour au moins deux raisons : elle n'avait pas cédé à ses demandes de narcoleptiques, nous l'avons vu, mais elle était aussi restée insensible à ses charmes) : « Madame Régis se frotte le cu sur les tables des cuisines afin de salir ma sous-

---

[1] *Ib.*, p. 84.

[2] « Lettre à madame Régis, HP de Rodez (début août 1945) », *Nouveaux écrits de Rodez*, *op. cit.*, p. 137.

[3] Cahier n° 31, HP de Rodez (sept. 1945), *Œuvres complètes*, t. XVIII, *op. cit.*, p. 67.

alimentation pendant qu'elle bouffe des chocolats[1]. » ; « J'ai besoin du cu d'*Adrienne Régis* et du cu de Cécile Schramme et je ferai assez d'*âme* pour les forcer à m'obéir et à me servir *une* fois[2]. »

Dans la lettre qu'il écrivit le 1er octobre 1945 à Jean Paulhan, voici ce qu'il disait de ses rapports avec le docteur Ferdière (en évoquant « [son] athlétisme affectif », il fait bien sûr référence à son texte publié dans *Le Théâtre et son double* : Antonin ARTAUD, « Un athlétisme affectif », *Le Théâtre et son double*, *op. cit.*, p. 199.) :

> [...] Ce que je veux vous dire est que cherchant dans mon souffle de quoi être voilà huit ans qu'on m'empêche de travailler par empoisonnement, cellules, camisoles dans 4 asiles et ici à Rodez par comas d'électro-chocs dont la dernière série a eu lieu l'hiver dernier mais dont je ne sais jamais si on n'aura pas l'idée d'en reprendre une, ce qui m'obligerait alors à une bataille au couteau pour me défendre car chaque électro-choc m'a tué et que je ne veux plus être assassiné. Je ne crois pas du tout que le Dr Dequeker s'y prêterait, mais je ne sais jamais ce que le Dr Gaston Ferdière veut faire, et voilà un mois et demi qu'il m'a rendu ma liberté, mais aucun ami n'a voulu se déranger pour venir me chercher, et dans ces conditions je suis toujours ici en danger d'être traité, en fou et en agité lorsque je travaille ici, soit en gestes, soit en chants, soit en marches, soit en attitudes à mon athlétisme affectif. C'est ce que j'ai dit au Dr Ferdière, que s'il me voyait faire tout cela sur une scène, il dirait : c'est peut-être une mise en scène d'Artaud mais ne l'aimerait pas car il a toujours eu une dent contre les nouvelles révélations de l'être et ce genre de travail mais comme je fais tout cela dans un asile d'aliénés un médecin peut se donner les gants de me traiter en fou, s'il n'aime pas ce que je fais, comme un critique jaloux d'un poète et qui le ferait incarcérer. – C'est ce qui spécialement s'est produit ici[3].

Le post-scriptum de cette lettre envoyée au docteur Ferdière montre les liens d'amitié qu'entretenait alors Antonin Artaud avec Jean Dequeker (elle indique aussi que le poète n'était pas libre de ses mouvements) :

> Je vais souvent le soir après la soupe chez le Dr Dequeker. Cela me met dans une atmosphère d'amitié qui me rafraîchit le cœur et m'aide dans mon travail. On m'a dit hier soir qu'il fallait une autorisation signée de vous pour sortir et j'ai été ainsi empêché de monter chez lui. Cela m'a fait de la peine. Je vous serai très reconnaissant de me signer cette autorisation. Cela me ferait beaucoup de bien. Car je suis toujours bien seul[4].

Obtint-il cette autorisation ?

---

[1] Cahier n° 32, HP de Rodez (fin septembre 1945), *ib.*, p. 79.
[2] *Ib.*, p. 87.
[3] « Lettre à Jean Paulhan, HP de Rodez (01/10/1945) », *Œuvres*, *op. cit.*, p. 990.
[4] « Lettre au docteur Ferdière, HP de Rodez (fin octobre 1945) », *Nouveaux écrits de Rodez*, *op. cit.*, p. 110.

Dans les cahiers rédigés en décembre 1945, il s'en prenait de manière complètement délirante dans le premier à deux amis, la comédienne Colette Prou et le docteur René Allendy, et dans le second à madame Régis et au docteur Ferdière : « Colette Prou s'est fait baiser par le Dr Allendy sur son fauteuil et le Dr Allendy l'a fait dépecer à coups de hache dans une cellule de l'hôpital général du Havre[1]. » ; « [...] Enlever la jouissance à Madame Régis et au Dr Ferdière en faisant jouir avec eux le saint-esprit [*sic*] qui est en moi – et non *moi*[2]. »

On ne sera pas étonné de ce point de vue très tranché sur les médecins :

> [...] La maladie des médecins est *de se croire être* quand ils n'existent pas et de vouloir arrêter les coups que je porte sans cesse à l'être, jaloux qu'ils ne leur soient même pas destinés, à eux vieux chevaux mis au rencart et qui pensent,
> car j'ai retrouvé de visu l'état de Catherine après que les médecins français d'un coup de queue lui eurent tous enlevé son âme [...][3].

Dans ce même cahier de janvier 1946, il mettait à nouveau en scène les médecins (pour mémoire, Antonin Artaud donnait « Mlle Seguin » comme infirmière et poétesse : voir *supra*) :

> Mlle Seguin est partie de Paris avec de très mauvaises intentions pour me tuer, m'engueuler ou suivant le cas me donner de l'héroïne si je la reconnaissais pour Catherine Chilé – après le dimanche de la passion et quand j'ai abandonné la religion chrétienne,
> j'ai *maté* cet après-midi les médecins et les chrétiens
> et vu les mauvais principes dans leur lac épais de nard / en réclamant de l'opium et des gâteaux à toute force[4].

Il précise : « Mlle Seguin s'est masturbée cette nuit et elle a fait tomber sur moi un monstrueux envoûtement[5]. »

Là encore, Antonin Artaud fait apparaître tout le ressentiment qu'il a engrangé à l'encontre de Ferdière :

---

[1] Cahier n° 40, HP de Rodez (début décembre 1945), *Œuvres complètes*, t. XIX, *op. cit.*, p. 38. « Colette Prou, de son vrai nom Colette Proust, comédienne, était une amie d'Antonin Artaud. Elle tenait le principal rôle féminin, dans *La Faim*, action dramatique tirée du roman de Kaut Hamsum [1859-1952] par Jean-Louis Barrault, créée au Théâtre de l'Atelier en 1939. [...] Après la guerre de 1939-1945, on peut encore relever son nom dans la distribution de *Comme nous avons été*, d'Arthur Adamov [a]. »

[a] *Œuvres complètes*, t. XVI, *op. cit.*, note [3] p. 384.

Ajoutons que Colette Prou joua en juin-juillet 1935 au Théâtre des Mathurins le modeste rôle d'Améline dans la pièce de Henri Ghéon, *La complainte de Pranzini et de Thérèse de Lisieux*, mise en scène par Georges Pitoëff.

[2] Cahier n° 43, HP de Rodez (déc. 1945), *Œuvres complètes*, t. XIX, *op. cit.*, p. 101.

[3] Cahier n° 47, HP de Rodez (janvier 1946), *ib.*, p. 168.

[4] *Ib.*, p. 179.

[5] *Ib.*, p. 180.

> Le Dr Ferdière est bien Judas Iscariote le médecin des 30 deniers qui ne fut jamais mon ami mais s'imposa à moi par envoûtement et le sachant et qui ne cessait de me dire que j'étais un halluciné et un délirant et un malade de croire aux envoûtements et qui passait tous les jours près de moi me parlant de ce que je faisais et que personne ne lui avait jamais dit, et se servant contre moi d'une faculté de voyance pour traiter de délirants des états auxquels il ne cessait de participer et où il ne supportait pas que je combatte sa manière d'être qui consistait à fouiller chaque nuit mon cu pour atteindre le fond de l'orgasme en disant que ce n'était pas le mien mais celui de la possibilité[1].

Sans que le contexte ne permette de faire sens (comme assez souvent dans les textes du poète) apparaît soudain le docteur Latrémolière : « Les foudres, clous, pluie, zirzags [*sic*] lombaires vues par le Dr Latrémolière[2]. »

Quant à l'extrait suivant, il révèle un Antonin Artaud qui se fit érotomane, lui qui reprochait tant aux médecins de l'être : « Je ferai peut-être décidément une petite fille avec tout ce qui m'est apparu de bon dans Madame Régis, et en premier lieu son excitation sexuelle pour moi. Quant au Dr Ferdière, je lui ferai rendre son électuaire[3]. »

L'extrait de la lettre qui suit confirme qu'Antonin Artaud ne cédait rien à ses médecins, notamment au docteur Ferdière pour qui il mettait une nouvelle fois les points sur les i en assénant des arguments incontestables qui finiront (de guerre lasse ?) par infléchir la suffisance supérieure dans laquelle se complaisait le psychiatre :

> Je n'ai jamais perdu un atome de ma lucidité et il ne m'a jamais échappé un geste *inconscient* pendant mes 9 ans d'internement et même après les rouées de coups gratuits reçues au Havre, à Rouen ou à Sainte-Anne. Les seules pertes de conscience que j'ai subies et où pendant 2 mois chaque fois je ne savais plus ce que je faisais me sont venues des comas de l'électro-choc et c'est pourquoi j'ai tellement insisté auprès de vous et des Dr Latrémolière et Dequeker pour que cela ne recommence plus jamais. Et quant à mes recherches de déclamation poétique j'attendrai comme je l'ai dit plus haut d'avoir un local à moi à Paris et des amis acteurs pour travailler avec moi.
> Ici je n'essayerai même plus[4].

Il redonna une liste de psychiatres dans un cahier de février 1946 sans que, une fois de plus, le contexte fît sens ; on peut supposer qu'il voulait conserver en mémoire les noms ; on remarquera que la liste est plus confuse que la précédente (la chronologie est incohérente) et que les docteurs Toulouse, Dupouy et Lacan y font leur entrée (alors que leur degré d'intervention dans sa vie médicale sont in-

---

[1] Cahier n° 52, HP de Rodez (fin janvier 1946), *ib.*, pp. 255-256.
[2] Cahier n° 54, HP de Rodez (début fév.1946), *Œuvres complètes*, t. XX, *op. cit.*, p. 50.
[3] Cahier n° 55, HP de Rodez (début février 1946), *ib.*, p. 53.
[4] « Lettre au docteur Ferdière, HP de Rodez (vers fin février 1946) », *Œuvres*, *op. cit.*, p. 1076.

comparables) et que les docteurs « Rouen », Morel, Genil-Perrin, Ferdière et Latrémolière (ainsi que madame Régis) en sortent ; enfin, il fait apparaître au début de la liste une correspondance avec des femmes de son entourage sans qu'il soit possible à nos yeux de comprendre ce que cela signifie :

Le Dr Chapoulaud	Neneka
Le Dr Vercier	Yvonne
Le Dr Chapoulaud	Cécile
Le Pr Lévy-Valensi	Anie
Le Pr Claude	Catherine
Le Dr Grimbert ?	
Le Dr Fouks	?
Le Dr Lubtchansky	
Le Dr [...]	
Le Dr Romain	
Le Dr Menuau	
Le Dr Chanès	
Le Dr Grimbert	
Le Dr Toulouse	
Le Dr Dupouy	
Le Dr Lacan[1]	

Il existe bien sûr d'autres lettres et d'autres textes dans les cahiers mais ils abordent les mêmes sujets et sont donc répétitifs.

3) Après l'internement

Il serait fastidieux et de peu d'intérêt de lister les médecins approchés par Antonin Artaud, une fois libéré, dans le but principal d'obtenir des ordonnances lui permettant de se procurer des médicaments tels que le laudanum ou l'hydrate de chloral. Leurs noms s'égrènent parfois au fil des Cahiers. Le plus constant dans la délivrance d'ordonnances de Laudanum, d'après Jacques Prevel[2], fut le docteur Rollet (état civil non trouvé).

Paule Thévenin, qui n'avait pas terminé ses études en médecine, était mariée à un médecin, Yves Thévenin, lequel, *a priori*, a dû se montrer réticent à délivrer trop d'ordonnances de complaisance (il faut dire que les besoins de ce drôle de patient étaient considérables), sinon Antonin Artaud n'aurait pas cherché ailleurs. Le docteur Thévenin a donc joué un rôle mineur dans la vie du poète, ce qui ne laisse de surprendre car la rapide dégradation de son état de santé n'aurait pas dû lui échapper.

Le docteur **Achille DELMAS** dirigeait la maison de santé d'Ivry et en sa qualité, il fut donc souvent en contact avec son célèbre patient. Dès son arrivée à Ivry, il lui signifia qu'il était libre de circuler comme il l'entendait (et ce sur l'insistance

[1] Cahier n° 59, HP de Rodez (février 1946), *Œuvres complètes*, t. XX, *op. cit.*, p. 151.
[2] Jacques PREVEL, *op. cit.*, note[153] p. 272.

de son entourage car le docteur Ferdière n'y était pas favorable). À sa mort au mois d'octobre 1947, le docteur Delmas sera remplacé par le docteur **Georges Rallu** (état civil non trouvé) qui sera inflexible sur le fait de délivrer des ordonnances de complaisance. Cependant, sur la recommandation écrite du professeur **Henri Mondor** (1885-1962) qui avait diagnostiqué un cancer du rectum incurable début février 1948, il lui délivra jusqu'à sa mort, le mois suivant, des prescriptions de laudanum (et d'hydrate de chloral ?).

Dans les textes d'Antonin Artaud entre son retour à Paris et son décès, on peut voir que les médecins de l'époque de l'internement continuèrent d'être cités : le poète avait des comptes à régler et ne se priva pas de le faire, à juste titre.

Ainsi, dans une très longue lettre à André Breton du 2 juin 1946, il asséna : « Il paraît que, comme me l'a dit le médecin-chef de l'asile de Rodez, ces idées de vies antérieures sont des délires justiciables de l'insulinothérapie ou d'électrochoc. » ; « Quoi qu'il en soit, je n'ai jamais été fou ni malade de la tête, et puis-je dire que je suis un de ces individualistes que la société n'a jamais supportés[1]. » Cette citation aurait pu servir d'épigraphe à cet ouvrage, tant elle épouse l'hypothèse d'une folie travestie.

Dans ce cahier de début juin 1946, il écrivait : « Le médecin m'appelait cher ami, je l'appelais aussi cher ami, il m'a plusieurs fois invité à déjeuner chez lui, j'y suis allé, je dois dire qu'il n'y avait pas de poisons et qu'il n'a jamais admis l'idée de m'empoisonner comme d'autres médecins ou gens du civil, s'il a admis l'idée de m'endormir scientifiquement[2]. » ; « Je ne pardonne pas à Madame Régis de s'être fait baiser quand je souffrais alors qu'elle savait [...][3]. » ; « Et j'ai vu que les délires des fous contiennent plus de vérité que le vit de pine érotique du médecin qui prétend à les en guérir. Pas de psychiatre qui n'ait, lui surtout, eu une tare grave, et qu'il aurait fallu, celle-là, soigner car en face de moi, interné arbitraire, c'est le psychiatre qui est anti-social[4]. »

Dans le dernier « poème » (dixit l'auteur) du recueil *Artaud le Mômo*, composé entre juillet et septembre 1946, « Aliénation et magie noire », Antonin Artaud livra sa vision de la psychiatrie et des médecins (l'extrait proposé débute le texte) :

> Les asiles d'aliénés sont les réceptacles de magie noire conscients et prémédités,
> et ce n'est pas seulement que les médecins favorisent la magie par leurs thérapeutiques intempestives et hybrides,
> c'est qu'ils en font.
> S'il n'y avait pas eu de médecins
> il n'y aurait jamais eu de malades,
> pas de squelettes de morts
> malades à charcuter et dépiauter,

[1] « Lettre à André Breton, Paris (2 juin 1946) », *Œuvres*, *op. cit.*, p. 1317.
[2] Cahier n° 111, Paris (dates des 8, 12, 13 juin 1946), *Œuvres complètes*, t. XXII, *op. cit.*, p. 83.
[3] Cahier n° 116, Paris (dates des 26 et 27 juin 1946), *ib.*, p. 176.
[4] Cahier n° 122, Paris (juillet 1946), *ib.*, p. 305.

> car c'est par les médecins et non par les malades que la société a commencé.
> Ceux qui vivent, vivent des morts.
> Et il faut aussi que la mort vive ;
> et il n'y a rien comme un asile d'aliénés pour couver doucement la mort, et tenir en couveuse des morts[1].

On trouve dans plusieurs cahiers ce que Paule Thévenin a nommé les « textes préparatoires à la séance du Vieux-Colombier », qu'Antonin Artaud rédigea pour préparer la « conférence » du 13 janvier 1947. Ils reprennent les arguments que, interné, le poète avait déjà fait valoir à ses médecins, et surtout à Gaston Ferdière, dont celui-ci :

> Pendant les 3 ans que je passai à Rodez le docteur Ferdière, médecin-directeur de l'asile, ne laissa pas passer une semaine sans me reprocher au moins une fois dans la semaine ce qu'il appelait mes chantonnements, mes reniflements, mes exorcismes, mes tournoiements. Or il y a dans le Théâtre et son double un texte intitulé l'athlétisme affectif qui concerne les diverses manières d'appliquer le souffle humain, d'utiliser la respiration : inspiration et expiration, comme un creuset, à quoi se trouve attaché tout un système d'attitudes et de gestes, de placements et d'émissions de voix, de multiples façons de scander un texte non seulement phrase par phrase ou mot par mot, mais syllabe par syllabe et lettre par lettre ; ceci dans le but non de former un acteur mais de former un personnage d'homme, de recomposer mon organisme d'homme sur un plan au-dessus non du théâtre, mais de la vie jusqu'ici et depuis toujours engoncée dans une fausse conscience, dans cette sordide parodie de conscience qui forme le monde où nous vivons. L'entreprise est à longue échéance et il y faut une patience sans nom. Quoi qu'il en soit, arrivé à Rodez, je crus l'atmosphère favorable à ces travaux.
> En quoi je me trompais[2].

À propos de cet « athlétisme affectif » si fréquemment revendiqué par le poète, il semble assez crédible qu'Antonin Artaud s'y livrât avec sincérité (il devait beaucoup s'ennuyer et c'était pour lui une manière de passer le temps en travaillant sur l'application de théories qu'il avait élaborées). Cela ne l'empêchait pas d'être parfaitement conscient que cette pratique insupportait au plus haut point Ferdière et, avec sa théâtralité si particulière du temps qu'il était comédien, il ne devait pas manquer d'en rajouter.

L'autre ressentiment d'Antonin Artaud, et pas des moindres, concernait d'une part la pratique des électrochocs sur sa personne et que, d'autre part, la privation d'analgésiques (pour lui, le laudanum) ; le troisième électrochoc évoqué fut celui qui causa une fêlure d'une vertèbre cervicale (ce qu'Antonin Artaud attribuait à « sa mort ») :

---

[1] « Aliénation et magie noire », *Artaud le Mômo*, *Œuvres*, *op. cit.*, p. 1138.

[2] Cahier n° 208, Paris (fin décembre 1946), textes préparatoires à la séance du Vieux-Colombier, *Œuvres complètes*, t. XXVI, *op. cit.*, p. 103.

Un jour de février 1943, peu de jours après mon entrée à l'asile de Rodez, tourmenté par de pressantes coliques, j'allai trouver le Dr Gaston Ferdière, médecin directeur de cet asile, et lui demandait de me faire l'aumône de 25 gouttes de laudanum de Sydenham. Je vis son visage se fermer, devenir raide.
Ah non, me dit-il d'un ton pesant, ça non, par exemple. Car voilà votre vieille toxicomanie qui vous revient et pour vous l'enlever je vais vous faire de l'électro-choc.
Et il m'en fit pendant 2 ans.
L'électro-choc dont je mourus fut le troisième […][1].

Antonin Artaud ne laissa rien passer de ses ressentiments, comme le montre le texte suivant : « Et je me souviens d'un autre médecin, le Dr Jacques Latrémolière, qu'on avait fait appeler d'urgence, me menacer si je ne me calmais pas de m'envoyer au 4me quartier qui était à l'asile de Rodez le quartier des internés indisciplinés[2]. »

Dans le cahier suivant, il décrit un épisode qui se déroula dans le cabinet du docteur Ferdière à propos de sa hantise des électrochocs et qui traduit l'extrême anxiété dans laquelle le plongeait la perspective de cette thérapie (une nouvelle série de chocs allait être pratiquée en janvier 1945) :

[…] Il y eut un certain jour de décembre 1944 où je menaçai le Dr Ferdière de lui sauter dessus et de l'étrangler s'il ne renonçait pas immédiatement à l'idée d'une nouvelle série d'électro-chocs qu'il voulait entreprendre sur moi,
mais ce jour-là et dans le cabinet de ce médecin je me sentis la langue plombée, matériellement physiquement *congelée*, et il me fut dans l'impossibilité absolue d'articuler une seule parole […][3].

Par ce raccourci lumineux, Antonin Artaud résuma ce qu'il représentait aux yeux des psychiatres : « Je suis pour le psychiatre de la société actuelle le type parfait de ce persécuté mythomane qui continue à raisonner sur son cas avec la plus désarmante lucidité […][4]. »

Les deux extraits suivants sont tirés du même cahier. Il y martelait deux reproches récurrents qu'il adressait à Ferdière, à savoir que, d'une part, il avait acquis la certitude que le psychiatre voulait « redresser » sa poésie et que, d'autre part, il le « punissait » parce qu'il craignait les effets de ses pratiques « cabalistiques » :

L'argument de la magie est celui dont n'a cessé de se servir contre moi à Rodez le Dr Ferdière qui me faisait passer à l'électro-choc
parce qu'un de ses infirmiers lui cafardait m'avoir vu me livrer sous les galeries de l'asile à certains tournoiements et certains reniflements cabalistiques

---

[1] Cahier n° 216, Paris (janvier 1947), textes préparatoires à la séance du Vieux-Colombier, *ib.*, pp. 168-169.
[2] *Ib.*, p. 235.
[3] Cahier n° 217, Paris (janvier 1947), textes préparatoires à la séance du Vieux-Colombier, *ib.*, p. 174.
[4] Cahier n° 218, Paris (janvier 1947), textes préparatoires à la séance du Vieux-Colombier, *ib.*, p. 186.

dont il reconnaissait d'ailleurs toute l'importance sur le plan occulte puisque c'était de leur efficacité même que (dans son esprit) il me *punissait.*
Je comprends fort bien, me disait-il, votre point de vue,
mais ça ne se fait pas, la société ne peut pas supporter cela,
je suis ici pour redresser votre poésie […][1].
Je ne sais pas en quoi ce problème pouvait gêner le Dr Ferdière
ou plutôt je ne le sais que trop,
il le gêne dans son érotisme qui ne peut pas cadrer avec l'efficacité de la douleur,
et c'est cela qu'il voulait faire cesser,
l'efficacité, que mes opérations de reniflement et d'inspiration pulmonaire ont toujours eue [*sic*] dans la réalité,
et c'est cela que la société me commandait de faire cesser.
Voilà ce que je voulais dire le lundi 13 au Théâtre du Vieux-Colombier
et qu'on n'a pas voulu entendre, qu'on m'a empêché d'achever[2].

Antonin Artaud était resté en contact épistolaire avec le docteur Jean Dequeker. On peut voir ici dans quel climat de confiance il se trouvait avec lui quand il lui adressa ce courrier à l'« asile de Rodez », le 31 janvier 1947, courrier dans lequel, outre le fait de donner des nouvelles de sa santé, il revint sur ses rapports avec le docteur Ferdière :

> Je n'ai pas répondu plus tôt à votre si amicale lettre parce que je fais maladie sur maladie : entéro-colite, grippe, eczéma, abcès, gingivite. Pas un mois où je n'ai passé de 5 à 8 jours au lit.
> J'ai donné ici une séance pour raconter mes avatars d'interné arbitraire et qu'on a gardé 9 ans bien qu'on ait su pertinemment partout que je n'étais pas fou, ni même comme on dit un « petit mental ».
> […]
> Oui, le Dr Ferdière est venu ici à Paris mais je ne lui ai pas serré la main qu'il me tendait. Je ne lui pardonnerai jamais 2 ans d'électo-chocs [*sic*] et 50 séances avec 50 comas soit 5 séries. Je ne lui pardonnerai pas non plus mon retour d'Espalion dans la voiture cellulaire de l'asile, entre deux infirmiers qui me racontèrent que le Dr Ferdière m'invitait à dîner et qui m'annoncèrent dégoûtamment en arrivant que le Dr Ferdière leur avait donné *l'ordre de me mener à L'INFIRMERIE.*
> Ce qui m'a donné à ce moment-là un choc *noir* au cœur. Si vous n'étiez pas arrivé à pic je ne sais pas ce qui se serait passé. Ce fut *l'impression la plus sinistre* de ma vie. On n'impose pas de pareils traumatismes d'angoisse à un honnête homme propre, qui n'a pas une tache dans sa vie, ni sur le plan sexuel, ni sur le plan moral, surtout quand on est soi-même un érotomane convaincu.
> […]
> Merci de m'avoir rassuré ce soir-là, vous et votre femme car je me suis senti tout d'un coup entre le crime, le suicide et la folie[3].

---

[1] Cahier n° 220, Paris (vers le 15 janvier 1947), *Œuvres complètes*, t. XXV, *op. cit.*, p. 187.
[2] *Ib.*, p. 189.
[3] « Lettre au docteur Jean Dequeker, Paris (31/01/1947) », *Œuvres*, *op. cit.*, pp. 1023-1024.

Au lecteur qui trouverait peut-être quelque peu excessifs les propos d'Antonin Artaud à propos de cet incident, il faut les replacer dans le contexte de la libération prochaine que lui faisait alors miroiter Ferdière et que le séjour à Espalion était censé préparer. Aussi, Antonin Artaud, certes égotique (« individualiste » écrivit-il à son propos), exubérant, exalté, a toujours été un hypersensible et il n'a pas supporté le prétexte d'une fausse invitation à dîner pour être ramené encellulé à l'HP de Rodez. Il a dû imaginer avec ce scénario honteux qu'il ne serait jamais libéré et l'on peut comprendre que cette énorme désillusion ait laissé de telles traces en lui. Le docteur Latrémolière n'avait-il pas évoqué à son propos l'existence d'un « éréthisme affectif » (ce qui paraît plutôt bien vu) ? Et peut-on croire qu'il existe des psychiatres dépourvus de psychologie élémentaire ? Mais à ce stade, ne devrait-on pas convoquer une machiavélique perversité : Ferdière se vengeait de la victoire de son célèbre patient qui lui échappait, malgré lui, car il demeurait fondamentalement opposé à sa libération.

Dans ce cahier de février 1947, on voit qu'Antonin Artaud était parfaitement conscient que son comportement pouvait jouer contre lui et qu'il savait l'adapter, selon son bon vouloir, à une situation donnée :

> J'en étais en 1939 à ma deuxième année d'internement, bien que parfaitement sain d'esprit je me voyais maintenu à vie dans les asiles d'aliénés français. Et je savais qu'aucun médecin ne pouvait honnêtement et raisonnablement penser que j'étais fou [...]. Et les figure [*sic*] donc que je faisais étaient des sorts – que je brûlais avec une allumette après les avoir aussi méticuleusement dessinés. Depuis j'ai changé ma manière [il est exact qu'il avait cessé sa pratique des « sorts »]. Et je l'ai changée en comprenant que c'était comme magicien que j'étais interné, emprisonné et envoûté[1].

La lettre qu'il envoya vers mai 1947 au docteur Achille Delmas (un « cher docteur et ami » qui lui procura opium et cocaïne...), et presque exclusivement consacrée à l'opium, a largement été reproduite dans le chapitre précédent. Il est intéressant de voir avec cet autre extrait comment il commença sa lettre puis en vint à aborder l'un de ses thèmes de prédilection (tout le style de l'auteur est là : mélange improbable des thèmes, provocation, collision des mots, etc.) et de constater, une fois de plus, la grande liberté de ton dont il usait avec ses médecins avec qui il se situait d'égal à égal :

> C'est à toute votre science de vieux médecin que je m'adresse.
> [...]
> Vous connaissant donc, c'est au médecin qui a vu des milliers de malades et a su faire entrer en jeu cet élément inconnu des médecins et de la médecine :
> quel élément ?
> quelque chose en moi allait dire la pitié, mais ce n'est pas cela, il y a dans ce mot une absence de commisération qui n'est pas votre fait, la pitié semble venir du

[1] Cahier n° 237, Paris (février 1947), *Cahiers d'Ivry*, t. 1, *op. cit.*, p. 79.

riche, du pourvu qui ne souffre pas et qui donne par hasard, parfois, comme le Bouddha muni de toutes les magnificences spirituelles, ou comme le christ non couronné d'épines et qui en réalité ne la porta pas, cette couronne de barbelés, mais *s'enfuit avant* qu'elle ne lui fût imposée,
qui donne donc, ce pourvu, au pauvre, un tremblement, une commotion fuyante, alors que celui qui souffrit comme le pauvre quelque chose d'unique et s'en souvient lui donne une commisération, un quelque chose de pris sur sa propre misère et qui jamais ne pensa qu'elle fut au-dessus de lui ;
je crois qu'il y a, dans l'occulte de vous-même, comme le ressouvenir d'une morsure forte, d'une de ces atteintes d'avant être que l'opium a cautérisée, que l'opium seul peut cautériser[1].

Il va maintenant s'agir là d'un des textes sans doute les plus connus d'Antonin Artaud, *Van Gogh le suicidé de la société*, composé entre fin janvier et début mars 1947, et dans lequel, en son début, il fustigea les psychiatres et plus particulièrement un certain « docteur L. » en lequel Jacques Latrémolière crut se reconnaître, ce qui fut contesté, notamment par Paule Thévenin. Bien que l'auteur soit, sur le plan littéraire, supérieur quand il évoque la peinture de Vincent Van Gogh que quand il insulte la soi-disant érotomanie du psychiatre avec des arguments quelque peu puérils, le long extrait ci-dessous s'impose pour tenter d'expliciter l'identité du mystérieux « docteur L. » :

En face de la lucidité de Van Goh qui travaille, la psychiatrie n'est plus qu'un réduit de gorilles eux-mêmes obsédés et persécutés et qui n'ont, pour pallier les plus épouvantables états de l'angoisse et de la suffocation humaines, qu'une ridicule terminologie,
digne produit de leurs cerveaux tarés
Pas un psychiatre [...] qui ne soit un érotomane notoire.
Et je ne crois pas que la règle de l'érotomanie invétéré des psychiatres puisse souffrir aucune exception.
J'en connais un qui se rebelle, il y a quelques années, à l'idée de me voir ainsi accuser en bloc tout le groupe des hautes crapules et de faiseurs patentés auquel il appartenait.
Moi, monsieur Artaud, me dit-il, je ne suis pas un érotomane, et je vous défie bien de me montrer un seul des éléments sur lesquels vous vous basez pour porter votre accusation.
Je n'ai qu'à vous montrer vous-même, docteur L., comme élément,
vous en portez sur votre gueule le stigmate,
bougre d'ignoble saligaud
C'est la binette de qui introduit sa proie sexuelle sous la langue et la retourne ensuite en amande, pour faire figue d'une certaine façon.
Cela s'appelle faire son beurre et trier son propre persil.

[1] « Lettre au docteur Delmas, Paris (vers mai 1947) », *Œuvres*, *op. cit.*, p. 1619.

Si dans le coït vous n'avez pas obtenu de glousser de la glotte d'une certaine façon que vous connaissez, et de gargouiller en même temps du pharynx, de l'œsophage, de l'urètre et de l'anus,
vous ne pouvez pas vous déclarer satisfait.
Et il y a dans votre tressautement organique interne un certain pli que vous avez pris, lequel est le témoin incarné d'un stupre immonde,
et que vous cultivez d'année en année, de plus en plus, parce que socialement parlant, il ne tombe pas sous le coup de la loi,
mais il tombe sous celui d'une autre loi où c'est toute la conscience lésée qui souffre, parce qu'en vous comportant de la sorte, vous l'empêchez de respirer.
Vous décrétez de délire la conscience qui travaille, tandis que, d'autre part, vous l'étranglez avec votre ignoble sexualité.
Et voilà justement le plan où le pauvre Van Gogh était chaste,
chaste comme un séraphin ou une vierge ne peut pas l'être, parce que c'est eux justement
qui ont fomenté et alimenté à l'origine la grande machine du péché.
Peut-être, d'ailleurs, Docteur L..., êtes-vous de la race des séraphins iniques mais, par grâce, laissez les hommes tranquilles,
le corps de Van Gogh sauf de tout péché fut sauf aussi de la folie que, d'ailleurs, le seul péché apporte.
Et je ne crois pas au péché catholique, mais je crois au crime érotique dont justement tous les génies de la terre, les aliénés authentiques des asiles se sont gardés, ou alors, c'est qu'ils ne furent pas (authentiquement) des aliénés[1].

Dans l'article « J'ai parlé de Dieu avec Antonin Artaud » qu'il écrivit pour *La Tour de Feu* d'avril 1961, Jacques Latrémolière affirmait : « Je suis le Docteur L..., et cette apostrophe constitue le dernier message personnel que j'ai reçu d'Antonin Artaud vivant [...][2]. » Paule Thévenin répondit en ces termes :

> [...] Ce n'est pas lui qu'Antonin Artaud a voulu désigner par le *docteur L.* Nous lui avions demandé à qui il pensait lorsqu'il nous dicta ce passage et nous avait nommé le médecin qu'il avait pris ici comme modèle : ce n'était pas le docteur Latrémolière. D'ailleurs, si Antonin Artaud avait songé à ce dernier, d'une part, il l'aurait certainement nommé puisqu'il a bien nommé dans ce texte le docteur Ferdière, d'autre part, comme il a toujours écrit par erreur La Trémolière en deux mots, il aurait plutôt employé ou l'initiale T. ou les deux initiales L. T[3].

Pourquoi Paule Thévenin n'explicita-t-elle pas dans sa note le nom du « docteur L » ? D'autant qu'elle ne manquera pas de le faire auprès de plusieurs interlocuteurs (par exemple, Sylvère Lotringer : « Paule Thévenin me l'a assuré catégoriquement lorsque je l'ai revue à Paris. Artaud lui avait confié que c'était le

---

[1] *Van Gogh le suicidé de la société*, *op. cit.*, pp. 28-30.
[2] Jacques LATRÉMOLIÈRE, « J'ai parlé de Dieu avec Antonin Artaud », *La Tour de Feu*, n°69, *op. cit.*, p. 10.
[3] *Œuvres complètes*, t. XIII, Paris : Gallimard, 1974, rééd. 1988 (402 p.), note[3] pp. 307-308.

docteur Jacques Lacan[1]. »), tant et si bien que tous les ouvrages sur le poète donnent le nom de Jacques Lacan comme étant le « docteur L… ». Ainsi, cette vérité littéraire repose *sur un seul témoignage*. Mais est-ce bien *la* vérité ? Quand bien même Antonin Artaud lui aurait dit cela, n'était-il pas assez facétieux pour la lancer sur une fausse piste ?

Plusieurs points plaident en faveur de Latrémolière plutôt qu'en celle de Lacan. D'abord, si l'on reprend les arguments habiles de Paule Thévenin, on peut répondre que le poète n'aurait pas voulu froisser directement Latrémolière car il eut pour ce jeune homme de véritables sentiments d'amitié (d'amour ?), ce qui ne fut pas le cas pour Ferdière (que, sans vergogne, il insulte). Cependant, convaincu d'avoir raison sur tout et sur tous, il aurait pu vouloir, mais sans le citer explicitement, régler le problème de la sexualité qui fut toujours un point de désaccord avec Latrémolière (comme en témoignent les lettres qu'il lui adressa) : non seulement il avait une femme à qui, crime supplémentaire, il faisait des enfants (elle fut enceinte lors de son séjour ruthénois et Antonin Artaud en montra un vif mécontentement : il crachait par terre quand il la croisait). Quant à l'argument de la graphie du patronyme, il est à nos yeux spécieux : en effet, il appert incontestablement qu'Antonin Artaud a toujours écrit le patronyme du médecin en deux mots (les deux copies de lettres en notre possession l'attestent) mais rien ne l'empêchait de le réduire à l'initiale « L ». (mais aussi « T » ou « L T » comme le disait justement Paule Thévenin). D'autres exemples existent de ces graphies tordues (et récurrentes) de l'auteur.

Ensuite, curieusement, Antonin Artaud tint moins rigueur à Latrémolière d'avoir lui-même pratiqué les cinquante-huit électrochocs qu'il reçut à Rodez, qu'à Ferdière qui focalisa tout son ressentiment (c'était lui qui ordonnait de choquer le patient mais outre cela, Antonin Artaud ne lui pardonnait pas ce qu'il considérait comme des trahisons). Pourtant, n'existe pas trace d'une intervention compatissante de Latrémolière en faveur du poète et tout laisse à croire qu'il fut un exécuteur implacable, presque mécanique des ordres de son patron. La littérature livre en Jacques Latrémolière un personnage assez austère, distant, plutôt froid. En effet, on le devine peu porté sur l'empathie, trait de caractère qu'il devait déjà avoir étant jeune.

Le texte sur Van Gogh aurait été aussi une manière de régler ses comptes. Même quand il offrit à Latrémolière le dessin intitulé *L'homme et sa douleur* et le commentaire qui allait avec, en avril 1946, il n'adressa pas de reproches à son médecin. Ce ne fut que par la suite qu'il ajouta à la main en vue de l'édition de *Suppôts et Suppliciations* (rappel : le recueil qui ne paraîtra qu'en 1978) : « Commentaire d'un grand dessin fait à Rodez et donné au docteur Jacques Latrémolière pour le remercier de ses électrochocs[2]. » Florence de Mèredieu éclaire le lecteur

[1] Sylvère LOTRINGER, *op. cit.*, p. 81.

[2] Voir le blog de Florence de MÈREDIEU, *Journal ethnographique*, « Artaud, L'homme et sa douleur, commentaire d'un dessin » ; l'auteure y détaille de manière convaincante l'histoire de cet ajout

sur ce texte dont la genèse n'est pas donnée par Paule Thévenin. Cet ajout étant plus ou moins contemporain de l'écriture de *Van Gogh le suicidé de la société*, il aurait pu donner l'idée du « docteur L. » au poète. Enfin, si l'on se reporte au large extrait ci-dessus, Antonin Artaud, par prosopopée, fait parler ledit docteur. Or, s'il eut de nombreuses conversations avec Latrémolière, rien n'atteste que, à Sainte-Anne, il en ait eu avec Lacan (à une époque où, de surcroît, on disait Antonin Artaud plutôt mutique et refusant les visites). Outre les reproches adressés à Latrémolière sur la sexualité, déjà évoqués, il est établi qu'aux yeux du poète, Latrémolière était un ange (voir la lettre en amont où il le lui dit explicitement) et que leurs points de discussion portaient souvent sur l'interprétation des textes sacrés fondant la religion catholique. Que viendraient-faire les séraphins et la religion catholique à propos de Lacan ?

En revanche, ce qui plaiderait en faveur de Jacques Lacan serait, par exemple, le fait qu'Antonin Artaud aurait appris par Roger Blin, ce que celui qui était alors interne à Sainte-Anne, aurait dit sur lui (là encore, il ne s'agit que d'*un* témoignage qui ne fait pas force de vérité), ou encore que le poète en voulût beaucoup à celui qui avait signé son certificat de transfert pour l'enfer de Ville-Évrard (mais a-t-il jamais su que c'était Lacan ?). On peut aussi supposer la détestation d'Antonin Artaud pour la psychanalyse, pour tout ce qui était du domaine de la psychiatrie, pour le personnage de Lacan, ce mondain, homme à femmes…

Pour en terminer sur cette histoire de « docteur L… », il faut se garder d'écrire affirmativement, comme on le lit partout, qu'il s'agit de Jacques Lacan, mais laisser ouverte la porte du doute et admettre qu'Antonin Artaud aura emporté son secret avec lui (un secret de plus).

Restons encore quelques lignes avec Jacques Latrémolière, si malmené par Sylvère Lotringer dans son livre *Fous d'Artaud*, *op. cit.*[1], mais aussi par son ancien patron, Gaston Ferdière. Alors que Lotringer l'informait avoir rencontré son ancien interne, Ferdière osa, en toute délicatesse, hautain et dédaigneux, lui demander : « Ah ! Et il n'est pas trop gâteux ? […] Parce qu'il est très ralenti. Il y a des moments… C'est un cyclothymique. Vous êtes tombé dans une période où il devait pouvoir répondre. À d'autres moments il aurait été inerte devant vous[2]. » Ferdière fut-il jaloux de la petite renommée acquise par son subalterne (ce provincial catholique sans ambition qui devint radiologue à l'hôpital de Figeac, du menu fretin pour le grand Ferdière), comme il aurait été jaloux de celle (nettement plus grande) de son auguste patient (jalousie évoquée par Antonin Artaud) ? Cela

– il y a plusieurs rubriques et il faut descendre dans la page pour trouver l'article : (page consultée le 01/06/2014)

<http://florencedemeredieu.blogspot.fr/2011_06_01_archive.html>.

[1] Lotringer expose dans son livre qu'Antonin Artaud aurait rendu « fou » ceux qui se sont approchés de lui, notamment Ferdière et Latrémolière (nous espérons échapper à la contagion…).

[2] Sylvère LOTRINGER, *Fous d'Artaud*, *op. cit.*, p. 202. Sans date. Soit durant l'été 1983, soit durant l'été 1986 (dates auxquelles l'auteur mentionne avoir interviewé Jacques Latrémolière et sans doute d'autres protagonistes de son livre).

n'excuse en rien l'indignité de ces propos livrés à quelqu'un qui allait les reproduire sans aucune délicatesse.

Dans son tapuscrit inédit, *Antonin Artaud, l'abandonné de Dieu ?*, plus précisément dans le dernier chapitre, « Chapitre VI – Le « SECRET vraisemblable (1985) » (pp. 111-120), Latrémolière, qui n'était pas gâteux, n'en déplaise à Ferdière, développa une conviction étonnante (au regard de l'exégèse doxique), à savoir que le poète aurait été un simulateur qui avait fait « ce qu'il faut pour devenir fou : insultes, grandiloquences, "humour noir" dira sa sœur[1]. » : « Je pense qu'Artaud n'a jamais eu d'hallucinations ni d'idées proprement délirantes [...][2]. » Cette position ne laisse de surprendre mais Latrémolière avançait entre autres deux arguments : le fait qu'Antonin Artaud le clamait lui-même (par exemple, voir l'extrait du cahier n° 237 reproduit ci-dessus) et le deuxième, que la plupart des courriers aux siens sont exempts de délire. « Avant sa pseudo-aliénation, personne ne l'avait entendu (ou si peu de gens !)[3]. » Il se serait donc mis à vociférer pour être entendu. Cette thèse, à tout le moins provocatrice de la part d'un ancien psychiatre (il avait en effet renoncé à la psychiatrie dès 1948 et avait donc eu le temps de prendre du recul), aurait eu le mérite d'être explorée par les chercheurs. Cette position de Latrémolière peut aussi s'expliquer du fait qu'il fut un psychiatre « de circonstance » et que la durée de son expérience dans cette spécialité est fort courte (internat de 43 à 44, le doctorat, le renoncement à la psychiatrie en 48).

Au fil de notre ouvrage, en commentant les extraits proposés, quelque crédit a été donné à cette hypothèse d'une folie simulée. Effectivement, Antonin Artaud, acculé, a fait le choix de la folie (en cela Latrémolière a vu juste) : il en prévient à plusieurs reprises comme on a pu le constater. Avec le temps, notamment celui de l'HP de Rodez, il n'a cessé ensuite de jouer (jouir ?) de cette folie, notamment avec ses médecins aux yeux desquels il était un délirant attaché à son délire, lequel était à ses yeux sa propre création, une œuvre ; cependant, fou ou pas, ses facultés intellectuelles, dont les fonctions mnésiques, n'étaient pas entamées non plus que son talent d'écriture, laquelle était pratiquée d'un trait, pratiquement sans rature ; quant à sa capacité à la socialisation (obsession de Ferdière), elle n'aurait pu être entamée car elle n'avait jamais existé, comme il s'en targuait lui-même (il se définissait comme asocial). S'il était pour les psychiatres un malade mental tout à fait déconcertant, c'est parce qu'*il n'était pas un malade mental.*

Pour clore cette section consacrée aux médecins, la liste récapitulative des douze principaux médecins d'Antonin Artaud (passés en caractères gras en amont au fil du texte) est, par ordre chronologique, la suivante : Joseph Grasset, Alfred Dardel, Édouard Toulouse, Roger Dupouy, René Allendy, Léon Fouks, Gaston Ferdière, Jacques Latrémolière, Jean Dequeker, Achille Delmas, Georges Rallu et Henri Mondor.

---

[1] Jacques LATRÉMOLIÈRE, *Antonin Artaud, l'abandonné de Dieu ?* (1986), inédit, *op. cit.*, p. 115.
[2] *Ib.*, p. 116.
[3] *Ib.*, p. 118.

Des textes proposés émerge la stratégie du patient, qui consistait à se placer sur un plan d'égalité avec ses médecins en jouant la carte de l'amitié. Finalement, cela ne se révéla pas payant car il n'obtint rien à l'HP de Rodez de ce qu'il voulait : de l'opium, l'arrêt des électrochocs, être libéré rapidement. Il resta sous l'entière dépendance de ses médecins et, sans toutefois minimiser le rôle qu'a pu jouer sa revendication récurrente à retrouver la liberté (faute d'être entendu, se rendre si insupportable pour que l'autre, épuisé, finisse par céder), il dut sa libération à l'intervention de ses amis, notamment Arthur Adamov, Jean Paulhan, Marthe Robert et Henri Thomas.

Enfin, est-ce bien le docteur Ferdière qui déclarait à Mathieu Bénézet en 1977 : « On peut très bien délirer et ne pas être un danger public[1] » ? Disert dès qu'il s'agissait de soigner son autoportrait, il racontait à Sylvère Lotringer que, lorsqu'il était à Paris, à l'époque où les assistantes sociales n'existaient pas, Ferdière avait « été choisi parmi les internes et les assistants des cliniques pour aller au domicile des gens. [Il] disait à la police : "Oh non, celui-ci, c'est un grand délirant, mais il n'est pas dangereux pour les autres ni pour la sécurité des personnes, ni pour l'ordre public. Laissez-le tranquille." J'ai fait ainsi laisser en liberté dans Paris des centaines de malades…[2] » Plus loin dans l'interview, il précisait qu'Antonin Artaud était un paraphrénique[3], catégorie de malades atteints d'un délire ainsi décrit (comme si Antonin Artaud avait servi de modèle ou, dans un raisonnement l'inverse, comme si Antonin Artaud s'était calqué sur ce tableau pour incarner son personnage du « fou ») :

> Le délire paraphrénique survient en général après quarante ans et se développe le plus souvent insidieusement. Il est caractérisé par son aspect fantastique et la richesse de ses productions imaginatives. Les thèmes en sont très variables : influence, transformation, filiation, grandeur, persécution. Ils ont volontiers une certaine dimension cosmique, mais il n'y a pas de systématisation. Le mélange confus des dates, des lieux, des personnes, donne au délire l'allure d'un récit extravagant et chaotique, voire surréaliste.
>
> La fabulation reste prépondérante, même si elle s'accompagne parfois d'hallucinations visuelles et auditives ou d'un syndrome d'automatisme mental. Pendant longtemps rien ne vient traduire extérieurement l'importance de ce délire ; les capacités intellectuelles ne sont pas diminuées, le comportement social n'est pas perturbé, l'adaptation au réel est tout à fait satisfaisante. Avec les années, les thèmes délirants ont tendance à se fixer. La vie sociale finit par s'altérer. Une hospitalisation peut être nécessaire, à l'occasion d'une poussée délirante plus aiguë accompagnée d'exaltation. Dans certains cas, le délire évolue vers une incohérence schizophrénique […][4].

---

[1] « Entretiens de Mathieu Bénézet avec Gaston Ferdière », *op. cit.*

[2] Sylvère LOTRINGER, *op. cit.*, p. 186.

[3] *Ib.*, p. 214.

[4] Antoine POROT, *Manuel alphabétique de psychiatrie*, PUF, 7e éd (758 p.), p. 514.

La lecture de ces informations entraîne à poser la question : pourquoi le docteur Ferdière, lui qui était contre l'internement, n'a-t-il pas enclenché le processus de libération d'Antonin Artaud (un « malade » ni plus ni moins différent que ces centaines de « grands délirants » à qui il avait soi-disant épargné l'internement), ce dont il avait le pouvoir puisque son patient n'était pas dangereux pour lui-même ni pour les autres ? Pourquoi cet acharnement thérapeutique révoltant avec cinquante-huit électrochocs ? La seule réponse, peut-être satisfaisante, serait qu'en le gardant à Rodez, Gaston Ferdière lui aurait épargné une vie incertaine, voire dangereuse pour un délirant, en pleine période d'Occupation allemande. Pourtant, cet argument, à notre connaissance, n'a même pas été avancé, sauf par Antonin Artaud lui-même (rappel : « [...] Ma gesticulation risquerait de me faire arrêter de nouveau si on me remettait en liberté [...][1]. »). Si l'on peut donc comprendre qu'il aurait été gardé à Rodez, à l'abri de la guerre, on peut moins comprendre l'acharnement thérapeutique qui s'est déployé à son encontre : espoir sincère de le sortir de la soi-disant paraphrénie diagnostiquée par Ferdière ? ; orgueilleuse ténacité de médecins en quête de succès thérapeutiques avec la sismothérapie par électrochocs ? ; intérêt intellectuel (voire matériel) pour la production littéraire et picturale d'un artiste connu ?

Il semble nécessaire d'en savoir plus sur ce docteur Ferdière, « psychiatre chez les poètes, poète chez les psychiatres [2]», qui doit sa renommée relative à Antonin Artaud, qu'il a donc, en tant que médecin-directeur, accueilli à l'hôpital psychiatrique de Rodez en 1943 sur l'intervention principale du poète Robert Desnos avec qui il avait entretenu des relations amicales pendant plusieurs années à Paris. Gaston Ferdière sera détesté et vilipendé par une grande partie de l'intelligentsia aux yeux de laquelle il aura été le bourreau d'Artaud, le responsable des électrochocs que le poète subira en nombre à Rodez. Ses dénégations et justifications ultérieures n'y changeront rien : il restera pour la postérité le tortionnaire du poète. Lorsqu'il était parisien, Ferdière, qui, outre ses écrits médicaux, entre autres sur l'art psychopathologique, avait des velléités littéraires ; il publia notamment six recueils de poésie, un texte sur Jehan Rictus (1867-1933)[3], et une série d'articles sur les mots-valises dont il revendique, à juste titre semble-t-il, la forge de l'expression[4]. De surcroît, il fréquentait assidûment les milieux artistiques, notamment le groupe surréaliste, et il avait croisé Artaud de loin lors de soirées ou dans

---

[1] « Lettre au docteur Toulouse, HP de Ville-Évrard (13/12/1940), *Lettres 1937-1943*, *op. cit.*, p. 416.

[2] Emmanuel VENET, *Ferdière, psychiatre d'Antonin Artaud*, Lagrasse : Verdier, 2006 (48 p.), p. 18.

[3] Gaston FERDIÈRE, *L'Herbier* (1926), *La Chanson triste* (1927), *Ma Sébile* (1931, *Paix sur la Terre* (1936), *Ma mère Jézabel* (1938), *Le Grand Matin* (1945) ; *Jehan Rictus, son œuvre. Portrait et autographe. Document pour servir à l'histoire de la littérature française*, Paris : Éditions de la Nouvelle Revue critique, 1935, 76 p. D'après Hans BELLMER, Unica ZÜRN, *Lettres au docteur Ferdière*, *op. cit.*, note[2] p. 17.

[4] Gaston FERDIÈRE, « Les mots-valises. "*Portmanteau words*" de Lewis Carroll », *Cahiers du Sud*, n° 287, 1948 [a]. .../...

les rues de Paris (il changeait de trottoir quand il l'apercevait). Il était également engagé dans le militantisme anarcho-syndicaliste et soutint le Front populaire et les Républicains espagnols. Il avait déjà été sollicité pour s'occuper d'Antonin Artaud mais avait toujours décliné l'offre pour des raisons personnelles, ce qui, après tout, était bien son droit. Pour l'anecdote, il fit sa thèse de psychiatrie sur l'érotomanie, laquelle fut une des obsessions de fustigation d'Antonin Artaud qui voyait des érotomanes partout.

Par ailleurs, alors qu'il était interne à l'hôpital Sainte-Anne, Ferdière avait reçu René Crevel une partie de la nuit, dans les quelques jours précédant son suicide : il relate dans son livre de souvenirs cette rencontre bouleversante qui consista surtout à écouter cet artiste en plein désarroi[1]. D'autres sources sur cette triste nuit, autres que l'autobiographie de Ferdière, *Les Mauvaises Fréquentations*, n'ont pas été trouvées. L'interne qu'il était alors en parla-t-il avec Antonin Artaud, qui connaissait René Crevel (dont il cite le nom plusieurs fois dans ses écrits) ?

Alain Chevrier a écrit à propos de cet ouvrage autobiographique de Ferdière qu'il « se présente [...] comme un catalogue des personnalités du monde de l'art et de la littérature qu'il a rencontrées, et n'évite pas la complaisance et la superficialité du genre[2] ». On peut ajouter, pour s'accorder à la tonalité de cette rigoureuse critique, l'affabulation. En effet, en 1942, de retour de Marseille avec son épouse Simone (également psychiatre), où ils avaient entre autres rendu visite aux surréalistes réfugiés dans la cité phocéenne et pour certains dans l'attente d'un embarquement pour l'exil (parmi lesquels André Breton), ils passèrent par Carcassonne et visitèrent Joë Bousquet, « le romancier-poète que j'avais lu attentivement, dont je connaissais la légende et que je savais aveugle. Il nous accueillit, Simone et moi, avec une chaleur qui nous émut et la conversation sur nos amis communs devint si absorbante qu'on en oubliait sa cécité. À bien dire, on avait l'impression de regards échangés[3]. » : *et pour cause, Bousquet n'était pas aveugle !* Comment Gaston Ferdière, qui, bien que psychiatre, n'en était pas moins médecin et donc, en principe, attentif aux signes cliniques, a-t-il pu écrire une chose pareille ? Bousquet était facétieux et il se peut qu'il se jouât de lui (pourtant, Gaston Ferdière écrit qu'*il le savait* aveugle : un ragot pris pour argent comptant !). Les cahiers que le Carcassonnais écrivit après cette date attestent de son acuité visuelle. N'était-il pas écrit dans notre introduction qu'il fallait se méfier des témoins ?

---

[a] Alain CHEVRIER (Hans BELLMER, Unica ZÜRN, *Lettres au docteur Ferdière*, *op. cit.*, note[5] pp. 18-19) précise que cet article « fut le premier d'une série [que Ferdière] essaimera dans les revues spécialisées ou culturelles ».

[1] Gaston FERDIÈRE, *Les Mauvaises Fréquentations – Mémoires d'un psychiatre* avec la collaboration de Jean Queval, Paris : Éditions Jean-Claude Simoën, 1978, (300 p.), pp. 97-98.

[2] Alain CHEVRIER *in* Hans BELLMER, Unica ZÜRN, *Lettres au docteur Ferdière*, *op. cit.*, note[3], p. 22.

[3] Gaston FERDIÈRE, *Les Mauvaises Fréquentations – Mémoires d'un psychiatre* avec la collaboration de Jean Queval, *op. cit.*, p. 170.

Voilà à grands traits tracés le portrait de Gaston Ferdière, un psychiatre atypique, intelligent et cultivé, touche-à-tout débonnaire, doté de belles qualités humaines (hélas ! dès lors qu'il en tirait un bénéfice narcissique substantiel), capable du meilleur comme du pire. Et le pire, à notre connaissance, fut l'acharnement injustifiable, sadique et stupide dont il fit montre à l'encontre d'Antonin Artaud, épaulé par son interne Latrémolière.

Enfin, on peut aussi, non sans quelque provocation, se montrer surpris que les médecins n'aient pas investigué d'autres pathologies mentales qui n'attendaient que leur choix dans la nosographie boursouflée, par exemple une particularité pourtant flagrante de leur patient, à savoir l'hypermnésie autobiographique à propos de laquelle Francis Eustache écrit :

> Dans l'hypermnésie autobiographique, le patient est capable de relater plusieurs événements survenus un jour précis plusieurs années auparavant. Ces capacités de mémoire inhabituelles traduisent une pathologie de l'abstraction et de la généralisation : le vrai travail de la mémoire est constitué de tri, de synthèse et d'oubli. Par contrecoup, le patient victime de cette affection conserve quelques souvenirs qu'il juge représentatifs pour tenter de construire un monde et un itinéraire de vie cohérent[1].

La thèse de la paranoïa, plus intéressante que celle de la schizophrénie, omniprésente dans les ouvrages critiques, semblerait plus convenir à Antonin Artaud, et trouverait ici un éclairage pour l'abonder, avec la « contribution à l'étiologie de la paranoïa » (qui peut être discutée sur certains points), du psychiatre allemand Robert Gaupp (1870-1953), lequel eut en charge le meurtrier paranoïaque Ernst Wagner (1874-1938) dont il est question[2] :

> Avec une grande précision, Wagner, à partir des expériences douloureuses de sa propre vie, met l'accent sur le fait que le trouble primaire dans la paranoïa est du ressort du domaine affectif[3].

---

[1] Francis EUSTACHE, « Amnésies », DVD *Encyclopædia Universalis*, 2017.

[2] On peut établir un parallèle avec Freud et le président Schreber ; en effet, les deux médecins échafaudèrent leurs théories sur la paranoïa (Freud fin 1910, Graupp en mai 1921) à partir de deux cas paradigmatiques, mais avec une différence dont on ne saurait dire si elle donne plus de poids à la crédibilité de l'une des deux thèses : Freud s'est basé sur un écrit publié de Schreber en 1903, sans l'avoir jamais rencontré, tandis que Graupp fut le psychiatre très impliqué de Wagner. En 1913, Ernst Wagner, alors instituteur à Mühlausen an der Enz, un village dans le Wurtengerg, en Allemagne, tua à coups de poignard sa femme et ses quatre enfants, puis incendia une partie du village, tua quatre autres personnes au pistolet, en blessa une vingtaine. Graupp, fasciné par son cas, entretint des relations privilégiées avec cet homme singulier qui, emprisonné à l'hôpital, se mit à écrire des pièces de théâtre qu'il voulait faire jouer (voir l'ouvrage de Anne-Marie Vindras, référencé ci-dessous).

[3] Robert GRAUPP, « Die dramatische Dichtung eines Paranoikers über den Wahn », *Zt schr. f. d. ges. Neurol. u. Psychiat.*, 69, 1921 ; « L'œuvre d'un paranoïaque sur le "délire". Contribution supplémentaire à la théorie de la paranoïa », trad. de Anne-Marie VINDRAS ; rééd. *in* Anne-Marie VINDRAS, *Louis II de Bavière selon Ernst Wagner, paranoïaque dramaturge*, trad. Claude BÉAL et Anne-Marie VINDRAS, Paris : E.P.E.L., 1993 (184 p.), p. 105. Si l'on peut trouver une certaine

[…]
Wagner possédait dès son enfance un très fort sentiment de lui-même. La veille encore de ses crimes, il écrit à un professeur : « J'ai toujours voulu être spécial et faire quelque chose d'inhabituel. » Antérieurement il avait dit à son sujet « qu'[il] avait toujours manqué d'humilité ». Il avait une grande ambition, une imagination très vive, s'exprimait de façon plus distinguée que ses collègues souabes, il se croyait très doué sur le plan littéraire et appelé à de grandes productions artistiques. Les données préalables de son caractère furent telles que ses déviations sexuelles (onanisme, puis sodomie[1]) le touchèrent profondément dans son estime de soi. De l'incompatibilité de ce sentiment de lui-même très prononcé et élevé avec ses fautes morales honteuses est créée la fracture interne qui a ouvert la voie au délire de persécution. Les traits essentiels de son caractère sont l'héritage de ses ancêtres. Il le savait lui-même et l'a exposé avec une franchise brutale[2].

La section suivante porte sur les traitements subis par Antonin Artaud ; elle va permettre d'éclairer ce qui a participé à son déséquilibre physique et psychique, et à cet état de souffrance qu'il a décrit inlassablement, pathétiquement.

II. Les traitements

Antonin Artaud commença très tôt à subir divers traitements, en majorité médicamenteux à partir du diagnostic syphilitique ; il en fait largement état dans ses écrits de douleur. Cette section se limitera aux traitements antisyphilitiques et à la sismothérapie par électrochocs afin de tenter de voir quelles conséquences ils ont pu avoir sur les plans physique et psychique de celui que l'on peut considérer comme une victime. Nous avons donné en amont (notamment au chapitre III) différents médicaments ingurgités par le poète, et ne les reprenons pas ici.

1. Les traitements antisyphilitiques et autres

Ils ont démarré dès le diagnostic d'hérédosyphilis posé par le professeur Grasset en 1917 et se sont poursuivis jusqu'au début des années trente.

Dans une lettre au docteur Latrémolière de février 1943 (dont un autre extrait a été donné en amont), Antonin Artaud, qui arrivait tout juste à l'HP de Rodez et démontrait indirectement que ses facultés mnésiques étaient intactes, revenait sur

pertinence aux propos scientifiques de Graupp dans les années vingt, il faut réprouver sans hésitation et sans circonstances atténuantes, l'ordure qu'il est devenu par la suite, non seulement en approuvant les lois nazies dès 1933, mais en devenant un des précurseurs de l'extermination des malades mentaux.

[1] « Sodomie » est ici à prendre dans l'acception que lui donnait alors la psychiatrie allemande, à savoir des rapports sexuels avec des animaux, ce que la psychiatrie française de la même époque nommait « bestialité », la « sodomie » ayant en France le sens qu'elle a toujours aujourd'hui, à savoir la pénétration anale.

[2] *Ib.*, pp. 109-107.

les traitements qui lui furent administrés à partir de 1917 pour soigner sa « soi-disant syphilis héréditaire » :

> [...] Le Professeur Grasset de Montpellier [...] me fit faire une longue série de piqûres de bi-iodure de mercure. Depuis donc 1917, je dis mille neuf cent dix-sept, des dizaines de médecins, dont le Dr Toulouse en 1920, m'ont fait faire des centaines de piqûres d'hectine, de Galyl, de cyanure de mercure, de novarsénobenzol et de quinby dont je porte les cicatrices dans tout le corps et les séquelles dans le système nerveux sans que mon état général en ait été changé sauf en pire parce que cette soi-disant syphilis héréditaire est fausse et que ces piqûres m'ont lésé gravement les moelles et le cerveau et que *m'en faire une de plus est commettre un assassinat*[1].

Dans une lettre au docteur Allendy de 1929, il se plaignait des souffrances occasionnées par son traitement en évoquant des piqûres d'huile grise : « Je vais être obligé cette fois-ci de prendre des décisions graves. Après six huiles gr. [huiles grises] je souffre monstrueusement. Mes angoisses sont sans nom. Mais surtout une pression du crâne, un resserrement de tous les nerfs si terrible que j'en ai perdu toute sensibilité. Je passe mes jours à haleter de suffocation, d'angoisse et de faiblesse[2]. »

Le *Larousse Universel en deux volumes* de 1923 présentait ainsi le traitement antisyphilitique pratiqué dans ces années-là :

> Le *traitement* reposait presque exclusivement sur l'emploi de deux substances, le mercure et l' iodure de potassium. Le mercure est administré par ingestion par la peau ou par piqûres hypodermiques (protoiodure de mercure, liqueur de Van Swieten [soluté de bichlorure de mercure], onctions mercurielles, onguent napolitain [pommade mercurielle, formée de poids égaux de mercure et d'axonge benzoïnée], et injections intramusculaires d'huile grise, de sels mercuriques, auxquels plus tard on associe l'iodure de potassium et les eaux sulfureuses). Aujourd'hui, on combat ordinairement la syphilis par l'injection de produits arsenicaux organiques (606 ou 904), les arsénobenzols qui se sont montrés beaucoup plus actifs que le mercure. Ils permettent de rechercher surtout au début, non seulement la disparition des accidents visibles, mais la stérilisation de l'organisme, c'est-à-dire la guérison définitive. Celle-ci est atteinte dans un certain nombre de cas. Le traitement mixte par l'arsénobenzol et le mercure est actuellement très usité[3].

---

[1] « Lettre à Jacques Latrémolière, Rodez (15/02/1943) », *Œuvres*, *op. cit.*, p. 880.
[2] « Lettre au docteur Allendy, s. l. (fin août 1929 ?) », *ib.*, p. 318. La note[1] au bas de cette page indique fautivement, à propos de l'huile grise, qu'il s'agit d'« huile de cannabis » : sans aucun rapport avec le cannabis (hélas ! pour le patient), il s'agissait en fait d'une huile mercurielle employée en injections intramusculaires dans les traitements antisyphilitiques.
[3] Claude AUGÉ (dir.), *Larousse universel en 2 volumes*, vol. 2, *op. cit.*, p. 1035.

Pour compléter cette définition, le traitement couramment appliqué à l'époque, préconisé par le professeur Henri Gougerot (1881-1955) était le suivant : « Le traitement d'attaque (arsenic, mercure, bismuth, en alternance) durait un an ; le traitement de consolidation (bismuth, huile grise) prenait quatre autres années ; et le traitement de sûreté (bismuth, mercure) se poursuivait quinze années supplémentaires[1]. »

Antonin Artaud a bien subi ces traitements, auxquels d'autres se sont additionnés. Aussi n'est-il pas incongru de s'interroger sur les conséquences sur sa santé physique et psychique. Dans son article édifiant et très complet sur ce sujet, Thierry Lefebvre cite Joseph Grasset qui, dans son ouvrage *Thérapeutique des maladies du système nerveux* (Paris : O. Doin, coll. « Encyclopédie scientifique. Bibliothèque de neurologie et de psychiatrie » 1907, 584 p.), page 25, expliquait :

> [...] Le traitement spécifique [antisyphilitique] peut être utile dans les maladies des centres nerveux, alors même qu'il n'y a aucune syphilis antérieure démontrée, aucune preuve de probabilité de syphilis, alors même qu'il semble cliniquement démontré qu'il n'y a jamais eu de syphilis. […] Un traitement spécifique ordonné, conduit et surveillé par un médecin, ne peut jamais nuire à une maladie organique des centres nerveux[2].

Le professeur Grasset avait diagnostiqué chez son jeune patient une neurasthénie aiguë. Même si le test de Bordet-Wassermann avait été négatif, est-ce à dire qu'il lui aurait malgré tout prescrit le lourd traitement antisyphilitique ? Par malchance pour le jeune homme, le test fut positif : neurasthénique et syphilitique, la question de la prescription ne se posait pas, elle s'imposait, séance tenante.

Il s'agit maintenant d'examiner les produits listés par Antonin Artaud dans les extraits présentés en amont. Mais d'abord, que sont l'acide prussique et le cyanure de potassium évoqués à plusieurs reprises comme source d'empoisonnement à son encontre lors de son internement aux HP de Quatre-Mares et de Sainte-Anne ? Il s'agit en fait de la même substance mais sous des conditionnements différents. **Le cyanure de potassium**, sel cristallin incolore très toxique, était employé comme sédatif du système nerveux, de la douleur et de la toux ; quant à **l'acide prussique (ou acide cyanhydrique)**, liquide également très toxique, il était employé pour les mêmes maux en solutions très diluées[3]. Il est possible qu'Antonin Artaud ait été traité avec ces deux produits.

Quant aux différents traitements cités dans la lettre à Latrémolière, ils sont les suivants : le bi-iodure de mercure, les piqûres d'hectine, de Galyl, de cyanure de

---

[1] Cité par Thierry LEFEBVRE, *op. cit.*, p. 274. Grasset ajoute, avec un cynisme surprenant et déplacé : « Au bout d'un quart de siècle, le patient pouvait donc espérer être débarrassé d'une syphilis, aurait-elle été imaginaire ! »

[2] *Ib.*, p. 275.

[3] *Larousse médical*, *op. cit.*, p. 281.

mercure, de novarsénobenzol et de quinby, auxquels il faut ajouter les piqûres d'huile grise incriminées dans la lettre à Allendy.

Le bi-iodure de mercure (noté comme *poison* par le *Larousse médical*, 1969), était administré sous la forme d'injections intramusculaires très douloureuses. **L'hectine** (« benso-sufoneparaaminophénylarsinate de soude[1] »), préparation arsenicale, « ne s'accumulant dans aucun organe, est éliminée rapidement par les urines [...], il est rare, qu'au bout de vingt-cinq jours, on retrouve encore de l'arsenic dans les urines[2] » ; son efficacité est donnée comme trop faible comparée aux traitements mercuriels[3]. **Le Galyl** (« tétraoxydiphosphotétraaminodiarsénobenzène[4] ») appartient également à la classe des arsenicaux : « Dès qu'on veut élever les doses de Galyl, les injections provoquent chez les malades une réaction et une fatigue très marquées qui obligent en général à se limiter aux doses maxima de 0 gr. 50 ou de 0 gr. 40[5]. » **Le cyanure de mercure** (donné par le *Larousse médical* de 1969 comme un « poison très violent »), est un sel mercuriel soluble pratiqué en injections intraveineuses qui se révélaient très douloureuses. Avec **le Novarsénobenzol**, nous revenons aux arsenicaux : « C'est un [...] composé chimique dérivé de l'Arsénobenzol [qui] contient 21 pour 100 d'Arsenic[6]. » :

> Les accidents d'intolérance se produisant immédiatement après l'injection, *nausées, vomissements, troubles gastriques* ne sont pas plus fréquents qu'avec l'Arsénobenzol. Les *éruptions cutanées* s'observent également de temps à autre, mais rarement. À côté de ces avantages, qui sont considérables, le Novarsénobenzol a un grand inconvénient, c'est de provoquer assez souvent des *ictères tardifs* plus ou moins sérieux. Un mois, deux mois après la série d'injections, on peut voir survenir un ictère apyrétique [coloration de la peau sans manifestation de fièvre], qui déprime beaucoup le malade [...][7].

Le Quinby (suspension huileuse d'iodo-quinate de bismuth) est donc un médicament de la famille des bismuths. *Les Annales de l'Institut Pasteur* (36e année, décembre 1922, n°12) signalent des cas de stomatites, d'asthénies et d'amaigrissements.

Enfin, **l'huile grise**, déjà évoquée, est une médication mercurielle (dosée à 40% de mercure purifié) qui était injectée en intramusculaire (la solution devait être chauffée et agitée avant l'emploi, et il était recommandé d'utiliser des seringues spécifiques à cause des difficultés de dosage) ; la cure se composait de

---

[1] Dr Paul-L. TISSIER et Dr P. BLONDIN, *Traitement de la syphilis* – Mercurieux, iode et iodures. Arsenicaux, hectine, énésol, Salvasran (606), Paris : A. Maloine éditeur, 1912 (408 p.), p. 153.
[2] *Ib.*, p. 155.
[3] Dr Georges LACAPÈRE, *Le traitement de la syphilis par les composés arsenicaux*, Paris : Masson et Cie éditeurs, 1918 (224 p.), p. 5.
[4] *Ib.*, p. 6.
[5] *Ib.*, p. 42.
[6] *Ib.*, p. 26.
[7] *Ib.*, p. 34.

six injections (comme l'écrit Antonin Artaud à Allendy) à huit jours de distance ; cette cure pouvait entraîner des accidents très graves (et le docteur « Gaucher, qui condamne absolument cette préparation, la regarde comme très redoutable[1] »). Comme toute injection intramusculaire d'un corps gras, la piqûre, même injectée lentement, engendre une douleur profonde, sourde, constante, pouvant mettre plusieurs jours à s'estomper.

Dans ces deux lettres de fin 1922 adressées à madame Toulouse, on peut voir l'effet produit par une série de piqûres dans la première lettre et son arrêt momentané (sans doute entre deux séries à moins d'un nouveau traitement) dans la seconde :

> 1) J'ai vu apparaître sur la face externe de ma jambe droite un peu au-dessus de la cheville une plaque rouge, enflammée, avec au milieu un point noir qui dégage du sang, ressemblant assez à un abcès, mais je n'ai pas eu à cet endroit de piqûres, et qui extrêmement douloureuse et me rend la marche très difficile. La dernière piqûre m'a laissé aussi une douleur très violente ; depuis trois jours, je le sens. J'ai donc les deux jambes prises. Je marche comme un véritable vieillard[2].
> 2) Je vais beaucoup mieux, mon esprit ENFIN se dégage, depuis quatre mois d'engourdissement, je peux à nouveau penser, parler, écrire, c'est énorme. J'ai appris bien des choses durant ce long temps de silence intérieur. Les autres maux ont également disparu[3].

Cet extrait d'une autre lettre destinée à madame Toulouse (qui aurait pu être adressée au docteur car c'était à lui que son auteur s'adressait), datée de novembre 1923 (et qui faisait suite à une autre lettre du même mois, dans laquelle il écrivait : « [...] Je suis sans aucun logement. Je couche presque au hasard des rencontres[4]. »), outre de faire un point clinique sur son état, mettait en avant le fait qu'il réclamait des traitements efficaces :

> Les engourdissements ont en partie disparu mais pour faire place à des céphalées encore plus violentes qui m'enlèvent plus que jamais la possession de ma pensée. Je ne pense pas me contenter de remèdes banaux. J'ai pensé à une multitude de choses qui seraient capables de lutter contre la dépression de mon cerveau : injections de toutes sortes de sucs et de toutes sortes de sérums qui seraient à tenter. Il faut essayer quelque chose et quelque chose d'énergique. Voilà presque quatre ans que je suis entre vos mains et j'en suis toujours au même point. Rien ne m'enlèvera de l'esprit qu'il y a tout de même quelque chose à faire. Je veux TOUT tenter ou en finir, une bonne fois. Voulez-vous me dire si vous seriez absolument opposé à me faire des injections d'un sérum physiologique : suc testiculaire ou phosphate de soude mélangé de sel[5].

---

[1] Dr Paul-L. TISSIER et Dr P. BLONDIN, *op. cit.*, pp. 97-99.
[2] « Lettre à madame Toulouse (novembre 1922) », *Œuvres complètes*, t. I**, *op. cit.*, p. 94.
[3] « Lettre à madame Toulouse (vers la fin décembre 1922) », *ib.*, p. 95.
[4] « Lettre à madame Toulouse (vers le 12 novembre 1923) », *ib.*, p. 105.
[5] « Lettre à madame Toulouse (novembre 1923) », *ib.*, pp. 105-106.

D'autres lettres à madame Toulouse (1924, 1925) témoignent des souffrances que lui occasionnaient les piqûres et montrent qu'il recherchait de nouveaux traitements. On peut dire qu'Antonin Artaud a donc été traité avec toute la gamme de la pharmacopée antisyphilitique de l'époque, traitements pour la plupart douloureux avec des effets secondaires, à court, moyen et long terme ; certains ont été signalés, mais sans que soient rappelés la perte de ses dents, ses migraines, ses problèmes hépatiques, ses troubles nerveux et autres états de confusion mentale, ses engourdissements, son asthénie, sa paralysie faciale, ses abcès, etc. Les données sont bien sûr incomplètes et il semble évident qu'Antonin Artaud a subi d'autres traitements que ceux mentionnés. Par exemple, il reçut des injections de sulfarsénol (encore un composé arsenical de la classe des arsénobenzols) en 1923 (il avait consulté le docteur Dupouy à ce sujet, se plaignant d'engourdissement des jambes et de confusion mentale à l'arrêt des piqûres, voir citation *supra*). Si l'on ajoute à cela les traitements non liés à la syphilis qu'il reçut par ailleurs (entre autres lors des cures de désintoxication), on se rend compte qu'au fil des ans, Antonin Artaud était devenu ce qu'il convient d'appeler un pharmacodépendant.

Il en résulte que ces traitements, pour la plupart inutiles, suivis pendant plus de dix ans (pour l'hérédosyphilis), ont provoqué de grandes souffrances chez Antonin Artaud, avec de graves conséquences sur sa santé. Les médecins de l'époque étaient conscients des dommages occasionnés à l'organisme de leurs patients – ils parlaient entre autres de « mercurialisme » comme on parlait alors de « saturnisme » – mais la priorité était pour eux de combattre la syphilis qui était dans ces années-là un fléau social à éradiquer coûte que coûte.

De surcroît, il faut prendre en compte les effets de son intoxication, notamment à l'opium. Avec les traitements antisyphilitiques et l'intoxication, surtout aux opiacés, on a donc la piste la plus sérieuse permettant d'expliquer l'état de délabrement physique et psychique dans lequel il se trouvait dans les années trente, époque à laquelle il a commencé sérieusement à « délirer » (même si l'on admet chez lui une part de théâtralisation de ses maux et de ses délires). Ils permettent de donner une lecture de l'autoclinique exacerbée à laquelle l'auteur nous a continûment convié (voir *supra*), avec une écoute cénesthésique aiguë, quasi maladive, pouvant faire penser à de l'hypocondrie ou à de la simulation. Il ne trichait pourtant pas, comme en témoigne la littérature médicale de l'époque qui est édifiante sur les effets secondaires liés aux traitements arsenicaux, mercuriels, cyanurés et bismuthiques (en association, concomitamment ou par phases) auxquels il fut soumis.

Comme nous l'avons vu au chapitre précédent, il eut à se plier à différents traitements médicamenteux lors de ses cures de désintoxication, notamment le traitement au Démorphène ®, si douloureux.

Antonin Artaud, en 1938, interné à l'HP de Quatre-Mares, alors qu'il évoquait les empoisonnements dont il était victime, expliqua qu'« ils ont fini par [lui] donner une accoutumance protectrice contre les poisons[1] ». S'il put y avoir des effets de mithridatisation, ils n'empêchèrent pas les conséquences dévastatrices sur son organisme.

Ce fut donc un homme en très mauvais état, après son séjour séquano-dionysien, qui arriva à l'HP de Rodez où, hélas ! , il n'en avait pas fini avec la thérapeutique : l'attendaient les électrochocs.

2) La sismothérapie par électrochocs

L'usage de l'électricité en médecine remonte au moins au XVIIIe siècle ; au siècle des Lumières, pour guérir la migraine, « on a recours, de plus en plus, à l'électricité, et au magnétisme animal : bain électrique, étincelles, commotions électriques par l'entremise de la bouteille de Leyde, aimant. On utilise massivement éther et opium[2] ». Il n'est pas l'objet de ce livre d'en faire ici l'histoire mais pour l'anecdote, Antonin Artaud qui incarna Marat dans le *Napoléon* d'Abel Gance, savait-il que Jean-Paul Marat, qui fut médecin, avait publié en 1784 un *Mémoire sur l'électricité médicale* ?

Le poète reçut des traitements électriques pendant son enfance (voir « Biographie ») mais sans commune mesure avec les électrochocs qui sont manifestement la forme la plus violente de l'usage médical de l'électricité (si l'on excepte la létale chaise électrique qui, elle, appartient à une forme radicale de thérapeutique sociale).

Qu'est-ce que l'électrochoc, dont le terme est aujourd'hui abandonné au profit de l'électro-convulsivothérapie (ECT) ? L'électrochoc appartient aux techniques de sismothérapie, lesquelles consistent, alors que le patient a perdu connaissance, à provoquer des convulsions (ce que les psychiatres appellent la crise comitiale généralisée) censées guérir ou en tout cas réduire les troubles de certains psychotiques et de grands dépressifs. On ne sait toujours pas expliquer pourquoi cette technologie, si décriée, permet d'obtenir de bons résultats auprès de certains patients, notamment chez les grands déprimés, les malades lors d'un accès maniaque, les psychotiques. Aujourd'hui, afin d'éviter des convulsions motrices excessives pouvant entraîner des accidents traumatiques comme celui qu'a subi Antonin Artaud (fêlure d'une vertèbre cervicale), les ECT sont pratiqués sous anesthésie générale.

Avant l'arrivée de l'électrochoc (début 1941 en France), les trois autres techniques de sismothérapie en psychiatrie reposaient sur l'impaludation, le choc insulinique et le choc métrazolique (cardiozol). L'impaludation ou malariathérapie,

---

[1] « Lettre à Mlle Morel, médecin-chef à l'HP de Sotteville-lès-Rouen (Rouen, 07/01/1938) », *Lettres 1937-1943*, *op. cit.*, p. 49.

[2] Esther LARDREAU-COTELLE (Introduction par) « La Migraine », Bibliothèque interuniversitaire Santé Paris (BiuSanté) (page consultée le 05/01/2024), <https://www.biusante.parisdescartes.fr/histoire/medica/presentations/migraine.php>.

mise au point en 1917 par Julius Wagner von Jauregg, 1857-1940, était notamment utilisée dans le traitement des syphilitiques au stade de la paralysie générale, traitement qui sera d'ailleurs réclamé au docteur Toulouse par Antonin Artaud, persuadé d'en être atteint (voir *supra*). Ce fut en 1933 que le psychiatre austro-hongrois Manfred Sakel (1900-1957) mit au point l'insulinothérapie (d'où la locution fréquemment rencontrée dans la littérature : « Cure de Sakel ») qui consistait à obtenir un coma à partir d'injection d'insuline : l'insuline humaine, hormone secrétée par le pancréas, est aujourd'hui produite en laboratoire à partir de micro-organismes tels que la bactérie ou la levure mais on utilisait à l'époque de l'insuline animale à partir des pancréas porcins. Un peu plus tard, en 1936, le docteur hongrois Ladislas Von Maduna (1896-1964) mit au point la cure au métrazol (un cardiotonique plus connu sous le nom de cardiozol) qui provoquait chez le patient des crises d'épilepsie. Mais ces deux techniques (par ailleurs citées par Antonin Artaud, d'où l'intérêt porté ici) posaient des problèmes (accidents divers, dus notamment à des problèmes de dosage) et elles furent de moins en moins utilisées au profit de l'électrochoc mis au point en 1938 par deux Italiens, le professeur Ugo Cerletti (1877-1963), et son assistant, le docteur Luino Bini (1908-1964).

L'électrochoc était une technologie « propre » qui ne nécessitait aucune inoculation de produit et qui fut l'objet d'un engouement international chez les psychiatres. Le docteur Jacques Rondepierre (état civil non trouvé) et l'électro-radiologue Marcel Lapipe (état civil non trouvé) mirent au point le premier appareil français qu'ils nommèrent le Sysmothère, en 1941[1]. Le principe était de faire « passer d'une tempe à l'autre un courant alternatif sinusoïdal de 110 volts sous moins de 250 milliampères et pendant quelques dixièmes de seconde ; on provoque, après la perte de conscience et le spasme qui correspondent au passage du courant, une crise de grand mal épileptique[2] complète[3] ». Mais ce fut avec un autre appareil, celui conçu par le docteur landais Paul Delmas-Marsalet (1898-1977), fabriqué par Artex, appelé tout simplement le Delmas-Marsalet, et qui fut livré à Rodez courant mai 1943, que les chocs furent administrés à Antonin Artaud.

Avant de le retrouver à l'HP de Rodez où il est indiscutablement établi qu'il a reçu cinquante-huit électrochocs, il faut revenir à l'HP de Ville-Évrard. En effet, depuis quelques années, des chercheurs affirment qu'il aurait également été choqué dans cet hôpital. C'est le cas de Florence de Mèredieu qui assure que le poète a reçu des électrochocs à Ville-Évrard. Sur son blog, *Journal ethnographique*, elle

---

[1] Voir M. LAPIDE et J. RONDEPIERRE, Contribution à l'étude physique, physiologique et clinique de l'électrochoc, Paris : Maloine, 1943.

[2] « Les crises tonico-cloniques (encore dites « grand mal ») comportent une phase convulsive tonique intense, suivie d'une série de convulsions cloniques particulièrement violentes, auxquelles succède un coma postcritique de plusieurs minutes ; c'est au cours de ces crises, particulièrement spectaculaires, que parfois le sujet pousse un cri initial, se mord la langue et perd ses urines, tandis qu'il se cyanose sous l'effet d'une apnée. » Henri GASTAUT, « Épilepsie », DVD *Encyclopædia Universalis*, 2019, *op. cit.*

[3] Georges TORRIS, « Électrochoc », *Encyclopædia Universalis*, 2015, *op. cit.*

expliquait en 2010 : « C'est dans la thèse d'un médecin, Le Docteur Le Gallais (thèse soutenue en 1953 sous la présidence de Jean Delay), que l'on trouve la réponse, avec d'importants extraits de ce dossier médical d'Artaud qui fut, au fil des ans, fortement "écrémé" : "Juillet 1942 (Dr Menuau à sa mère) pour lui annoncer une tentative de traitements par électrochocs. N'ont pas modifié l'état du malade[1]." ». Mais ces informations existaient déjà dans sa biographie (p. 735). Simone Malausséna reproduit un extrait de lettre à Euphrasie Artaud du même docteur Menuau qui écrit, en date du 30 juillet 1942 (texte également reproduit dans *C'était Antonin Artaud*, p. 746) : « Les examens nécessaires *vont être pratiqués* et *si les résultats sont favorables*, votre malade *sera soumis* [s. p. n.] au traitement par électrochoc dès que les séances seront reprises, c'est-à-dire dans un mois[2]. » Enfin, dans un autre ouvrage consacré au poète, en 2013, Florence de Mèredieu confirme : « Électrochocs dont on sait qu'il en eut, à Ville-Évrard [...][3]. » ; « Artaud. Été 1942. Premiers électrochocs à l'asile de Ville-Évrard, dans le service du Dr Rondepierre[4]. »

La thèse de Pierre Le Gallais (1926- ?) n'a pas été consultée par nous, mais il est surprenant qu'à partir d'une source aussi mince, puisse être donnée une information si définitive. Certes, le contexte médical de Ville-Évrard se prêtait au fait de pratiquer des électrochocs sur Antonin Artaud. Outre la présence dans cet hôpital du docteur Rondepierre, pionner français de cette nouvelle thérapie, le docteur Léon Fouks, qui fut si proche d'Antonin Artaud, soutint sa thèse en 1939 qui portait sur les traitements de choc[5]. Malgré ces conditions favorables à une sismothérapie par électrochocs tentée sur lui, d'autant qu'il faisait partie des malades indigents qui constituaient une réserve humaine disponible pour expérimenter cette nouvelle thérapie (mais le docteur Menuau évoquait bien dans sa lettre d'*examens à pratiquer pour savoir si le patient pouvait être choqué*), il serait très étonnant qu'Antonin Artaud, jugé d'ailleurs trop faible par les médecins (lettre d'Euphrasie Artaud au docteur Ferdière en date du 4 septembre 1943) ait subi ces traitements à Ville-Évrard pour la raison évidente qu'*il en aurait parlé*, lui qui n'avait rien oublié de son internement (ni les médecins, ni les traitements, ni les souffrances et humiliations endurées) comme il le prouva dans différents textes trempés dans l'encre tenace d'une furieuse et ô combien ! légitime rancune. Pourquoi aurait-il fait silence sur un épisode (et pas des moindres) de sa vie d'aliéné, ne serait-ce que dans son abondante correspondance avec Léon Fouks ? Cela ne semble pas crédible. D'ailleurs, l'éditrice des *Lettres 1937-1943* clôt le débat :

---

[1] Florence de MÈREDIEU, Blog *Journal ethnographique*, *op. cit.*, (page consultée le 16/08/2014) <http://florencedemeredieu.blogspot.fr/2010/02/antonin-artaud-les-electrochocs-de.html>.

[2] Dr MENUAU, « Lettre à Mme Artaud, HP de Ville-Évrard, 30 juillet 1942 », *Lettres 1937-1943*, *op. cit.*, p. 456.

[3] Florence de MÈREDIEU, *Antonin Artaud dans la guerre*, *op. cit*, p. 184.

[4] *Ib.*, p. 204.

[5] Léon FOUKS, *Contribution à l'étude des traitements psychiatriques modernes : insulinothérapie, cardiazolthérapie, cure mixte*, Paris : Amédée Legrand, 1939, 53 p.

« Antonin Artaud n'a subi aucun électrochoc à Ville-Évrard[1] » et jusqu'à preuve du contraire, on peut se ranger à son avis. Des documents feront sans doute surface dans les années à venir, et qui permettront peut-être d'établir une vérité qui, dans la positive, ne changerait pas fondamentalement le parcours de supplicié d'Antonin Artaud : il le rendrait encore plus cruel. Ce fait poserait une nouvelle énigme : pourquoi un tel silence sur une thérapie qu'Antonin Artaud honnissait et qu'il n'aura eu de cesse de dénoncer avec véhémence jusqu'à sa mort ? Qu'on en juge ci-dessous avec ce qu'il écrivait à leur propos. Mais avant de lire ces textes, il semble utile de récapituler les différentes séries d'électrochocs qu'il reçut à l'HP de Rodez :

– 1re série (20-23 juin 1943), *trois chocs* (fêlure vertébrale au troisième choc) ;
– 2e série (13 août-8 septembre 1943), *douze chocs* ;
– 3e série (25 octobre-22 novembre 1943), *treize chocs* ;
– 4e série (23 mai-16 juin 1944), *douze chocs* ;
– 5e série (25 août-15 septembre 1944), *dix chocs* ;
– 6e série (04-24 janvier 1945), *huit chocs*.

Comme nous l'avons déjà signalé, ce fut Jacques Latrémolière, le « monsieur électrochocs » de l'HP de Rodez, qui les administra *tous* à Antonin Artaud. En fait, il en administra 1200 en moins d'un an (l'appareil du docteur Delmas-Marselet fut livré en mai 1943 et Latrémolière soutint sa thèse en mai 1944), chiffre qui paraît démesuré et ne laisse d'interroger (cela fait une moyenne d'au moins trois électrochocs par jour en comptant les dimanches et jours fériés !). La réponse est dans une question, celle, pertinente, que pose Florence de Mèredieu :

> [...] L'enthousiasme vis-à-vis d'une technique nouvelle, moderne et d'application facile, la prise en compte de la bonification globale de l'atmosphère de l'asile, l'espoir de pouvoir enfin « traiter » des malades que l'on s'épuisait auparavant à « maintenir » à l'intérieur de l'asile, le souhait d'aboutir à d'amples statistiques, permettant une vision plus claire du traitement, tout cela a-t-il conduit les médecins (de Rodez, mais aussi des autres hôpitaux psychiatriques, et en particulier des grands hôpitaux parisiens) à une utilisation et extension massives et abusives de l'électrochoc[2] ?

Mais qu'en a dit Antonin Artaud ? Le surlendemain de son troisième électrochoc, il écrivait au docteur Ferdière (encore son « très cher ami ») :

> J'ai un grand service et une grande grâce à vous demander. Ce serait de couper court en ce qui me concerne aux applications d'électro-choc que mon organisme

[1] *Lettres 1937-1943*, *op. cit.*, note[1] p. 456.
[2] Florence de MÈREDIEU, *Sur l'électrochoc, le cas Antonin Artaud*, *op. cit.*, p. 100.

> manifestement ne supporte pas et qui sont certainement la cause révélatrice prédominante de ma déviation vertébrale actuelle. Comme je vous l'ai dit ce matin les adhérences démoniaques ont disparu, et je crois qu'elles ne reviendront plus mais il me reste cette insupportable sensation de cassure dans le dos dont je ne vois pas qu'elle puisse être attribuée à une autre cause qu'à ce traitement électrique violent qui a eu son effet indéniable mais qu'il serait bon sans doute de ne pas prolonger plus longtemps en ce qui me concerne pour ne pas risquer des accidents plus dangereux ! Notez que je cherche pas du tout à influer sur votre détermination mais je vous signale simplement que je me sens le dos et le foie brisés depuis avant-hier et que mon organisme sollicite un répit pour se refaire. Comme d'autre part il n'y a pas péril en la demeure et que les obsessions sont déjà coupées – il faut croire qu'elles ne devaient pas tenir à grand-chose – je pense que vous ne verrez pas grand inconvénient à m'accorder le congé de traitement que je sollicite de vous[1].

Il s'agit là d'une des lettres les plus hypocrites jamais écrites par le poète. Elle ne trompa d'ailleurs pas ses médecins. Il n'avait soi-disant plus de délires mais il continuait de signer Antonin Nalpas, ce qui, aux yeux de Ferdière et Latrémolière, était une marque de délire absolu (dédoublement de la personnalité). Pourquoi ne poussait-il pas l'hypocrisie jusqu'au bout en renonçant à Nalpas ? Cela tenait sans doute à sa nature de provocateur qu'il figurait parfois dans une manière crâne et condescendante, sa façon à lui de montrer sa supériorité. L'orgueil est le détestable point faible souvent rencontré chez des êtres supérieurement intelligents : conjugué à d'autres affects, il annihile les plus belles machines mentales.

Alors qu'il se remettait de la fêlure de sa vertèbre survenue au troisième choc, il écrivit une nouvelle lettre au docteur Ferdière, bien contre-productive car elle conforta le médecin sur sa détermination à continuer les chocs, tant cette longue lettre exprimait à ses yeux un « délire luxuriant » selon l'expression consacrée et privilégiée des psychiatres :

> Il n'aurait pas fallu me faire de l'électro-choc, parce que mon cher ami je suis en vérité un homme rassis et sans délire et que je ne sais trop quel mauvais vent vous a pris de me considérer tout à coup comme persécuté alors que je vous exposais techniquement dans une lettre les modalités occultes selon lesquelles le Mal impose sa biologie particulière à l'organisme humain, mais surtout parce que ce faisant vous m'avez démagnétisé donc mis en état de moindre résistance devant les assauts des forces pernicieuses qui nous guettent tous et qui sont cause de toutes nos maladies tant mentales que physiques en attaquant d'abord notre cerveau et notre système sympathique et nerveux[2].

Après avoir reçu deux jours avant le premier électrochoc d'une nouvelle série (qui allait être la dernière), Antonin Artaud envoya une longue lettre au docteur Latrémolière dont voici l'extrait concernant les électrochocs :

---

[1] « Lettre au docteur Ferdière, HP de Rodez (25/06/1943), signée Antonin Nalpas », *Nouveaux écrits de Rodez*, *op. cit.*, pp. 40-41.
[2] « Lettre au docteur Ferdière, HP de Rodez (12/07/1943), signée Antonin Nalpas », *ib.*, p. 42.

> C'est vous-même qui avez fait cesser au mois d'août les applications pour moi épouvantables de l'électro-choc parce que vous avez compris que ce n'était pas un traitement à me faire subir, et qu'un homme comme moi n'avait pas à être traité mais au contraire aidé dans son travail. L'électro-choc, Dr Latrémolière, me désespère, il m'enlève la mémoire, il engourdit ma pensée et mon cœur, il fait de moi un absent qui se connaît absent et se voit pendant des semaines à la poursuite de son être, comme un mort à côté d'un vivant qui n'est plus lui, qui exige sa venue et chez qui il ne peut plus entrer. À la dernière série je suis resté pendant tout le mois d'août et de septembre dans l'impossibilité absolue de travailler, de penser et *de me sentir être.* Cela me rend chaque fois ces abominables dédoublements de personnalité sur lesquels j'ai écrit la correspondance avec Rivière, mais qui à l'époque étaient une connaissance perceptive et non des affres comme sous l'électro-choc[1].

Une partie des troubles décrits par Antonin Artaud sont attestés par la littérature médicale (notamment troubles mnésiques et confusion mentale). Selon lui, qui parlait ici à la troisième personne, « [...] l'électro-choc va chercher dans l'inconscient du dormeur un moi qui n'existe pas parce que tous les moi de l'inconscient sont tarés et ne sont qu'un refoulement de résidus qui doivent tous disparaître et non revenir / et il tue Artaud et fait revenir dieu : un corps simple réprouvé, enté sur l'électro-choc pour remplacer Artaud dans l'être[2] ».

Il existe bien entendu d'autres passages dans son œuvre, ses lettres et ses cahiers où il parle des électrochocs. Pour ses médecins, les électrochocs furent bénéfiques car ils remirent le poète sur le chemin de l'écriture littéraire. Or le but de cette barbare thérapie était bien de sortir le malade de son délire et de le resocialiser. En cela, ils furent un échec absolu. Sans doute bien gêné par cette réalité, le docteur Ferdière affirma en 1977, avec un incroyable toupet, dans le décompte des électrochocs subis : « Je crois bien qu'il en a eu en tout une huitaine [...], dix[3]. » Dans la même interview, il affirmait aussi : « Il n'a jamais couché dans un dortoir. » Encore une torsion de la réalité ! Antonin Artaud lui-même demandait à dormir dans un dortoir, nous l'avons vu. Le seul bilan que Ferdière porta à son orgueilleux crédit fut d'avoir remis son patient sur la voie de l'écriture : nous avons vu qu'il n'en est rien. Il est plus juste de dire qu'il lui a donné les moyens matériels de pouvoir se livrer à ses travaux littéraires, ce qui fut impossible dans ses précédents lieux d'internement.

Dans l'article-bilan qu'il écrivit pour *La Tour de Feu*, et notamment à propos des électrochocs, Jacques Latrémolière écrit que l'équipe soignante de l'HP de Rodez a « eu la joie de délivrer Antonin Artaud d'une partie de son drame, *qui était de ne plus savoir regarder qu'en lui-même en se subissant atrocement*[4] » (souligné par lui).

---

[1] « Lettre au docteur Latrémolière, HP de Rodez (06/01/1945) », *Œuvres*, *op. cit.*, p. 962.

[2] Cahier n° 55, HP de Rodez (début février 1946), *Œuvres complètes*, t. XX, *op. cit.*, p. 53.

[3] « Entretiens de Mathieu Bénézet avec Gaston Ferdière », *op. cit.*

[4] Jacques LATRÉMOLIÈRE, « J'ai parlé de Dieu avec Antonin Artaud », *La Tour de Feu*, *op. cit.*, p. 11.

Si le propos de Latrémolière est plus intéressant que les dénégations de Ferdière, il ne convainc toutefois pas que cette thérapie aurait de quelque manière changé Antonin Artaud : avec ses cahiers, lettres et productions littéraires de l'après-Rodez, il montra qu'il continua à ne « regarder qu'en lui-même en se subissant atrocement ».

Nous n'avons ni les compétences ni l'envie d'ouvrir un débat ici sur le bien-fondé des électrochocs, qui font toujours l'objet de controverses parmi les hommes de l'art. Il faut sans doute admettre que les psychiatres de l'époque étaient dans une impasse thérapeutique et qu'ils fondèrent des espoirs de guérison dans cette nouvelle thérapie ; ils la pratiquèrent avec excès dans les premières années, forcément expérimentales. Pour mémoire, les psychotropes, plus précisément les neuroleptiques (mot forgé par Jean Delay), ne firent leur apparition qu'en 1952, date à laquelle le docteur Jean Delay (1907-1987) « a l'idée, avec son collaborateur Pierre Deniker, d'appliquer la chlorpromazine (employée par Henri Laborit [1914-1995] au Val-de-Grâce pour produire l'hibernation artificielle) au traitement de certaines maladies mentales, avec un plein succès[1] ». Cette pharmacothérapie allait entraîner un bouleversement du traitement de la maladie mentale et diminuer le recours à la sismographie par électrochocs, une technologie lourde, nécessitant du personnel et non sans risque pour le patient. Mais comme pour les électrochocs, on verra avec le recul des années, que les neuroleptiques seront également critiqués pour les effets secondaires dévastateurs chez la plupart des malades.

Par ailleurs, les électrochocs, spectaculaires, ont toujours eu mauvaise presse notamment chez les intellectuels. Ainsi, lors d'un voyage à Florence au cours de l'été 2014, nous avons trouvé, placardée sur un mur du centre-ville, une affiche à l'enseigne de *Il collettivo antipsichiatrico Antonin Artaud* (Collettivo Antipsichiatrico Antonin Artaud, via San Lorenzo 38, 56100 Pise) qui présentait une soirée autour de l' « *Electtroshock*[2] ». Pourtant, les électrochocs resteraient aujourd'hui une thérapeutique pertinente pour certaines pathologies.

Ce qui provoqua de violentes réactions dans le cas d'Antonin Artaud, ce fut la quantité d'électrochocs qu'il a reçue. Même en se replaçant dans le contexte de l'époque, il ne semble pas abusif de parler à son endroit d'acharnement (comme ce fut le cas chez bon nombre de malades anonymes). De plus, c'était un artiste avec une certaine renommée ; il était vulnérable, sans défense, impécunieux... Il ne fut pas compris pourquoi l'on s'est tant acharné sur un poète.

---

[1] Jean MÉTELLUS, « J. Delay », DVD, *Encyclopædia Universalis*, 2015.

[2] Affiche visible sur le blog suivant : <~~www.artaudpisa.noblogs.org~~> (page consultée le 22/08/2014). L'affichage de cette page pose problème avec certains navigateurs ; cela peut marcher en tapant <http://artaudpisa.noblogs.ord> mais en ne cliquant pas sur le même lien que ci-dessus proposé (page consultée le 05.01.2024). Sinon, l'affiche est visible sur notre site personnel : <http://ppognant.online.fr/artaud_02.html>.

Pour conclure sur ce sujet, il faudrait, comme pour les traitements antisyphilitiques, que soit conduite une étude scientifique sur les séquelles (notamment biochimiques) qu'ont pu laisser chez le poète les cinquante-huit électrochocs reçus à l'hôpital de Rodez entre le 20 juin 1943 et le 24 janvier 1945.

Toujours est-il que l'homme de quarante-neuf ans qui rentra à Paris était un homme malade, dolent et brisé, singulièrement vieilli, égrotant et cacochyme aux dires de ses connaissances. Foin des médecins ! (auquel il continua de recourir mais dans le but principal de se fournir en analgésiques, et, en second lieu, de soigner ses eczémas et autres problèmes), il eut recours à des thérapies personnelles, objet de la section suivante.

III. L'autothérapie

Antonin Artaud, confronté jeune à la douleur, commença à mettre en place des moyens personnels de la soulager, notamment par la prise d'opium. En 1926, il expliqua par quel (improbable ?) subterfuge il parvenait à surmonter sa douleur :

> Cette douleur plantée en moi comme un coin, au centre de ma réalité la plus pure, à cet emplacement de la sensibilité où les deux mondes du corps et de l'esprit se rejoignent, je me suis appris à m'en distraire par l'effet d'une fausse suggestion. L'espace de cette minute que dure l'illumination d'un mensonge, je me fabrique une pensée d'évasion, je me jette sur une fausse piste indiquée par mon sang. Je ferme les yeux de mon intelligence, et laisse parler en moi l'informulé, je me donne l'illusion d'un système dont les termes m'échapperaient[1].

Par ailleurs, ne peut-on pas considérer, comme il le faisait, son « athlétisme affectif » comme un procédé thérapeutique, basé sur le souffle ? Ce n'est que tardivement qu'apparurent dans les Cahiers des listes et des listes d'aliments et de médicaments (avec des horaires très précis d'ingestion, tout au long de la journée) censés améliorer l'état de leur prescripteur-consommateur.

Bien que cet exemple illustrât plutôt la prophylaxie, voici ce qu'il écrivait au docteur Ferdière, en février 1944 :

> [...] Quand j'ai voulu communiquer mes idées religieuses elles ont pris une allure de thaumaturgie hybride qui a désorienté et désaxé les gens, et les malintentionnés en ont profité pour lâcher la bride à leurs démons à eux et à m'accuser de délire et de magie. Si j'avais été pur cela ne se serait pas produit. C'est pourquoi j'ai coupé avec tout cela et que je me suis converti parce que j'ai senti que je me perdais. Ma vie est chaste depuis des années et je travaille à expulser le Mal de moi, jusqu'au tréfonds de ma conscience. Laissez-moi finir d'achever ce travail *moral* QUI

---

[1] *Fragments d'un Journal d'Enfer*, 1926, dans *L'Ombilic des Limbes* suivi du *Pèse-Nerfs et autres textes*, *op. cit.*, p. 120.

D'AILLEURS TOUCHE À SA FIN maintenant. Quand il sera fini plus rien dans mon attitude et ma vie ne pourra vous scandaliser ou vous troubler[1].

Il vivait donc avec sa conviction ancienne et obsessionnelle que, pour se protéger des assauts démoniaques, il devait observer une stricte chasteté, laquelle entra chez lui dans le processus thérapeutique et prophylactique (au même titre que la masturbation à d'autres moments).

Dans cette lettre à Jean Paulhan d'octobre 1945, il précisa de quoi retournait cette thérapie personnelle basée sur son « athlétisme affectif » (voir *supra*) ; on remarquera par ailleurs qu'il évoquait à nouveau, comme il le fera dans plusieurs textes, sa puberté intervenue d'après lui à l'âge de dix-neuf ans :

> [...] Je ne pouvais pas arriver à être poète à cause d'une épouvantable maladie occulte qui n'est pas une maladie du cerveau ou de l'esprit mais un interne écartèlement de l'être que je suis et qui depuis 1915, époque de ma puberté, n'a jamais pu en moi arriver à se faire [;] depuis 1937, époque de mon internement, je travaille aussi à constituer par des moyens, moi aussi, occultes du souffle (voir athlétisme affectif), lesquels moyens toute la monstrueuse vilenie des médecins-chefs d'asiles et quelquefois internes [...] a voulu m'empêcher d'employer, en les exécutant suivant mon sens secret, qu'ils n'ont jamais voulu supporter en m'accusant de faire de la magie et d'être malade quand ils me voyaient rechercher sur mon corps avec ma bouche, ma pensée et ma main des actions internes du souffle semblables à celles que j'ai essayé de décrire ou d'exprimer dans l'athlétisme affectif [...][2].

Dans ce cahier de janvier 1946, on aurait presque l'impression de lire un extrait du *Grand* ou du *Petit Albert*, ces grimoires de magie noire où sont livrées moult recettes de potions à base d'excrétions séchées et autres poudres de perlimpinpin :

> C'est ce qu'il faut faire : souffrir assez pour dominer le mal par la douleur,
> ravaler sperme caca et me l'incorporer,
> retenir la jouissance quand elle est prête jusqu'à la colique et faire remonter le sperme dans tout le corps,
> remonter les fèces tant que l'inconscient les mène afin de les expulser par la conscience totale
> et de dominer aussi bien le relâchement que l'expulsion
> et de dominer aussi la jouissance sans être entraîné par elle comme une autre bête que la bête qu'elle est,
> le sperme et le caca sortis, ne jamais les perdre mais les mettre à dessécher pour en faire de l'héroïne et de l'opium[3].

---

[1] « Lettre au docteur Ferdière, HP de Rodez (11/02/1944) », *Nouveau écrits de Rodez*, *op. cit.*, pp. 84-85.

[2] « Lettre à Jean Paulhan, HP de Rodez (01/10/1945) », *Œuvres*, *op. cit.*, p. 990.

[3] Cahier n° 47, HP de Rodez (janv. 1946), *Œuvres complètes*, t. XIX, *op. cit.*, p. 171.

Si Ferdière était tombé sur ce cahier, notre poète était bon pour une nouvelle séance d'électrochocs...

Dans ce cahier de début février 1946, il continuait son travail personnel de maîtrise de la douleur en évoquant de mystérieuses réserves : « Toujours prendre sur sa douleur pour être, oui, mais dans les temps de douleur j'ai constitué des réserves qui doivent à certains moments me revenir[1]. » Il livra dans cet autre cahier une piste éclairante : « Moi, Artaud, je crève de rage et de haine devant le mal qui m'est fait mais je n'en étouffe pas et si je n'éclate pas c'est que je suis *tenu* pour dominer le mal par le *détachement* et non par la force d'éclatement[2]. » En tout état de cause, la démarche du poète se jouait contre les médecins, à qui il attribuait (à juste titre, il faudra toujours le redire) l'origine de sa souffrance : « Je connais toute la médecine par mes immenses douleurs conscientes de poisons, de maladies et d'envoûtement, et ma volonté d'y résister que vous, médecins, n'avez pas eue[3]. »

Il résumait autrement sa manière : « Pas *pénétrer* sa douleur, la réaliser[4]. » Et de réaffirmer, alors qu'il était encore pour quelques jours interné, ce sur quoi il n'avait jamais cédé à Ferdière : « Je me maintiens par les signes que je fais. Les signes que je fais avec mon souffle ne sont pas du souffle mais une exigence volontaire de mon corps[5]. »

On dirait dans cet extrait d'un cahier écrit peu après son retour à Paris, qu'Antonin Artaud se lâchait : « [...] Ne pas résoudre de problème, se reposer, gicler [...][6]. »

Dans ce cahier de fin août 1946, il fixait les grandes lignes de sa vie d'homme libre (il faut bien sûr entendre par « l'être » le « démon ») : « Que faut-il faire pour se mettre hors des atteintes de l'être ? Se nourrir en quantité de *choses de choix*, se reposer, prendre de l'opium, de la cocaïne, de la mariguana [*sic*], du peyotl, de l'agar-agar, et en prendre son tout, et prendre le tout de la douleur qui rassemble tout cela[7]. »

Voici le premier programme de désintoxication « douce » consigné dans un cahier (pour une meilleure lisibilité, une parenthèse, absente du texte original, est ajoutée après les deux adverbes ordinaux du début et, dans la suite numérale de l'énumération, après chaque item) :

---

[1] Cahier n° 55, HP de Rodez (février 1946), *Œuvres complètes*, t. XX, *op. cit.*, p. 81.
[2] Cahier n° 57, HP de Rodez (février 1946), *ib.*, p. 111.
[3] Cahier n° 80, HP de Rodez (fin mars-début avril 1946), *Œuvres complètes*, t. XXI, *op. cit.*, p. 18.
[4] Cahier n° 96, HP de Rodez (dates des 3 et 4 mai 1946), *ib.*, p. 246.
[5] Cahier n° 97, Rodez (dates des 4, 5 et 6 mai 1946), *ib.*, p. 257.
[6] Cahier n°108, Paris (dates des 30 mai, 2, 5 et 6 juin 1946), *Œuvres complètes*, t. XXII, *op. cit.*, p. 32.
[7] Cahier n° 147, Paris (fin août 1946), *Œuvres complètes*, t. XXIII, *op. cit.*, p. 196.

1°) Gros opium *pour souffrir*,
2°) désintoxication douce pour écrire Lautréamont[1] ou invectives libres, 1 forte dose à onze heures, 20 gouttes 1 heure,
2 1 suffisante midi,
3) 20 gouttes midi,
30 gouttes minuit,
4) 25 gouttes 8 heures,
20 gouttes 2 heures,
20 gouttes minuit,
ici je me suis énervé,
5) 20 gouttes 8 heures,
20 gouttes 2 heures, 100 gouttes minuit,
6) cocaïne[2].

L'explicitation de sa méthode de guérison, confiée à ce cahier 1946, ne vaut peut-être pas pour tous :

> J'ai guéri ma santé moi-même, tout seul, en pensant 1° que je n'étais pas malade, 2° que je pouvais me refaire instantanément, étant donné que mon corps foncier était revêtu par un malade, et indûment intoxiqué et empoisonné[3].
> Que faut-il pour éviter la douleur ? Un corps. La dépression ? Un corps. Les variations d'état, de disposition ? Du corps, du corps partout, le corps est trop vide[4].

Ainsi, l'astuce est de « ne pas se désintoxiquer mais s'intoxiquer au contraire de telle manière qu'aucun être ne puisse plus vivre dans mon corps trop *entassé* pour lui, / trop surbondé [*sic*] de surchauffe pour lui, et que les êtres soient forcés de crever et de me rendre la santé volée […][5] ».

Antonin Artaud confia à ce cahier de novembre 1946 que ce travail sur le corps avait commencé lors de son internement, sa manière à lui, intérieure, de se protéger du milieu hostile de l'hôpital et de ne pas sombrer dans une folie irréversible à l'instar des grands déments qu'il a forcément côtoyés : « Voilà 9 ans que je travaille mon corps / dans une volonté bien supérieure à toutes les machines électriques de la terre et qui les encule toutes et qui supère [*sic*] tous les esprits magnétiques […][6]. »

---

[1] Il avait écrit la « Lettre sur Lautréamont », évoquée au chapitre I : voulait-il retravailler son texte (qui avait déjà été publié) ou en écrire un nouveau ?
[2] Cahier n° 149, Paris (date du 4 septembre 1946), *Œuvres complètes*, t. XXIII, *op. cit.*, pp. 207-208.
[3] Cahier n° 172, Paris (date du 11/10/1946), *Œuvres complètes*, t. XXIV, *op. cit.*, p. 83.
[4] Cahier n° 178, Paris (octobre 1946), *ib.*, p. 199.
[5] *Ib.*
[6] Cahier n° 182, Paris (novembre 1946), *ib.*, p. 265.

Il est fortement recommandé au lecteur de ne pas suivre cette prescription : « Dépasser la dose toxique et forcer dix fois la dose mortelle, alors on est complètement mithridatisé et on *survit*[1]. » Mit-il, avec l'hydrate de chloral, ce programme à exécution la nuit de sa mort ?

Tous les remèdes que l'on peut lire dans les cahiers suivants reposent sur un invariant : la prise de narcoleptiques doit s'accompagner d'une nourriture riche. En voici quelques exemples : « Pour dépasser tout être, manger sans arrêt, prendre de l'héroïne et de la cocaïne sans arrêt[2]. » ; « Dimanche 1er décembre 1946, dorénavant soigner tous mes repas et aller manger les choses choisies exprès : oursins, moules, etc., riz, semoule, safran[3]. » ; « Se forcer à manger, noisettes, marrons, *sardines* à l'huile[4]. » ; « Mon devoir est de prendre 50 grammes de laudanum 3 fois par jour, 50 centgrs d'héroïne 4 fois par jour, 3 douzaines d'oursins par jour, 3 cakes par jour, ½ kilog de calissons, ½ kilog de pâtes d'amandes, 5 poires à 100 frs la livre, 6 pommes à 100 frs la livre pour commencer[5]. »

Voici deux autres plans de désintoxication comme on en trouve de nombreux dans les Cahiers jusqu'à la fin de 1947 :

> *Plan 1*
> Rien pris comme corydrane[6] / depuis 3 heures / comme héroïne /
> depuis 4 heures, 1 gr
> et 10 heures, 1 gr
> reste 1 gr
> 2 gr ½
> Retarder demain vendredi / le plus possible / afin d'en arriver / à la dose de / une fois par / vingt-quatre heures
> donc demain vendredi / 4 heures
> samedi 2 heures
> dimanche 1 hre ½[7].
> *Plan 2*
> Cette crise surmontée ne pas oublier que le but est la suppression de l'héroïne parce que mon corps doit se suffire seul.
> Ne se suffit-il pas seul en prenant des alcools ou des plantes sortis de lui et qui constituent une auto hémo [*sic*][8] aussi
> – mais on ne fait pas des auto-hémo [*sic*] tous les jours [cocaïne écrit dans la marge].

---

[1] Cahier n° 185, Paris (novembre 1946), *ib.*, p. 322.
[2] Cahier n° 192, Paris (dates des 27 et 28 novembre 1946), *ib.*, p. 377.
[3] Cahier n° 195, Paris (début déc.1946), *Œuvres complètes*, t. XXV, *op. cit.*, p. 11.
[4] Suite du Cahier n° 194, Paris (dates des 30 nov. et 1er déc. 1946), *ib.*, p. 24.
[5] Suite du Cahier n° 196, Paris (date du 5 décembre 1946), *ib.*, p. 47.
[6] La Corydane® était un psychostimulant à base d'aspirine et d'amphétamine très en vogue dans les milieux artistiques et qui fut interdite en 1971.
[7] Cahier n° 253, Paris (mars 1947), *Cahiers d'Ivry*, t. 1, pp. 270-271.
[8] « L'auto-hémo » est l'abréviation de l'autohémothérapie qui consiste à injecter à un patient son propre sang, avec pour effet une stimulation de l'organisme (pratique bien connue dans le milieu sportif).

Seulement j'ai tellement perdu qu'il me faut une forte dose d'héroïne et d'opium
avant de revenir à mon taux personnel de corps
et il me faut aussi de la cocaïne qui est la propension à dépasser le taux[1].

Dans cet autre plan de désintoxication du même mois, apparurent de nouvelles substances : « Lobeline [*sic*][2], novocaïne[3] / camphre caféiné[4], novocaïne / huile de camphre caféinée / caféine ampoules / solution cocaïne / solution cocaïne éphédrine[5] / caféine ampoules / frictions / éther / corydrane[6] » ; « [...] Prendre héroïne si caféine novocaïne agit – alors au lever aller coiffeur / barbe / et / infirmière / huile camphrée éthérée[7]. » Cet extrait montre, ce qui est corroboré par plusieurs témoignages, qu'Antonin Artaud se trouvait parfois dans l'impossibilité de se déplacer, fût-ce pour aller chez le coiffeur d'Ivry (à proximité de la maison de santé), lequel venait alors le raser dans sa chambre.

L'auteur faisait dans ce nouveau cahier une place importante aux boissons alcoolisées, mais aussi au sexe, aux bains et aux douches dont il est bien connu qu'il n'était pourtant pas un adepte (souvenirs des séances d'hydrothérapie de son adolescence dans les maisons de santé ?) :

1° ce qui pourrait me rendre mes forces serait de décider *à troncher*
2° l'alimentation
noix figues noisettes pistaches dattes
[...]
ceci à longue échéance
mais soigner l'alimentation
3° *la cocaïne*
le camphre
le soufre
la caféine
l'arsenic
4°*le sang*, le sperme, l'orchitine[8]

---

[1] *Ib.*, pp. 273-274.
[2] La lobéline est un « alcaloïde proche de la nicotine, extrait des feuilles et des fleurs de la lobélie enflée (appelée aussi *tabac des Indes*), autrefois remède d'urgence des paralysies respiratoires, actuellement employé parfois dans les cures de désintoxication tabagique » (*Le Grand Robert*, 2014).
[3] La Novocaïne® est le nom commercial du chlorhydrate de procaïne, synthétisée en 1904 par Alfred Einhorn (1856-1917) et longtemps utilisée comme anesthésiant, notamment par les dentistes.
[4] Le camphre est un composé acétonique tiré notamment du camphrier. Nous n'avons pas trouvé à proprement parler l'« huile de camphre caféinée » évoquée par Antonin Artaud mais dans la littérature médicale de la première moitié du XXe siècle, on rencontre fréquemment l'association du camphre et de la caféine prescrite sous forme d'injections dans certains traitements de stimulation.
[5] L'éphédrine, alcaloïde extrait des rameaux d'arbustes comme l'*Ephedra*, est un stimulant utilisé aujourd'hui « dans la prise en charge d'hypotension au cours d'anesthésies » (*Le Vidal*, 2013).
[6] Cahier n° 254, Paris (mars 1947), *Cahiers d'Ivry*, t. 1, p. 285.
[7] *Ib.*, p. 288.
[8] L'orchitine est un stimulant à base d'extraits d'orchitinum (*i. e.* testicule) utilisé en homéopathie.

5° L'alcool
pernod, anis
chartreuse,
bénédictine
–
6 l'alcool camphré
les bains
les douches[1].

Dans les deux extraits suivants de cahiers de mars 1947, on voit à quel point Antonin Artaud était contraint de se doper pour pouvoir se lever, sortir, tenir : « Donc continuer à foncer – par l'a-morphine[2] / prendre doucement caféine dans café au lait – faire faire la piqûre caféine / ne pas faire la piqûre avant que ce soit intenable dans la journée – après la caféine bue et en piqûre / prendre cocaïne – se lever doucement – tout vaut mieux que les angoisses de ce soir[3]. » ; « Se lever à tout prix avec 2 piqûres / 2 ampoules / caféiné plus d'héroïne / plus d'opium – de la cocaïne parfaite ou rien / parvenir à tout prix à se lever et à sortir avec *caféine* / solution cocaïne / *alunozal*[4], / faire venir surveillante / 2 ampoules solucamphre[5] caféiné[6]. »

Les effets de sa thérapie personnelle lui firent écrire ces fières lignes :

> J'étais revêtu d'un corps qui ne souffrait plus mais ne se souvenait plus.
> Or je me rappelai ensuite m'être guéri moi-même
> dans un état de force épouvantable qui succédait tout d'un coup à ma faiblesse précédente et une voix disait : Je suis encore aller dîner
> or ce n'était pas la mienne
> mais simplement parvenu au bout de tout
> j'éclatais et d'un point de vue terrible
> celui de mon affre [*sic*] dénudée
> je reprenais la direction de tout et la maîtrise
> et me guérissais comme le maître[7].

Dans le même cahier, il semblait vouloir renoncer à l'héroïne au prétexte qu'elle servait « aux êtres » à se maintenir en lui ; par ailleurs, comme nous en avons émis l'hypothèse, le docteur Thévenin devait lui délivrer des ordonnances :

---

[1] Cahier n° 257, Paris (mars 1947), *ib.*, pp. 318-319.
[2] Peut-être Antonin Artaud a-t-il voulu signifier les ampoules de *Morphine (Chlorydre) Aguettant*, solution de chlorhydrate de morphine fabriquée par les laboratoires Aguettant, le « a » de « a-morphine » étant mis pour Aguettant.
[3] Cahier n° 258, Paris (mars 1947), *ib.*, pp. 350-351.
[4] L'Aluzonal est du salicylate basique d'aluminium qui est connu pour ses propriétés anti-diarrhéiques ; il est distribué aujourd'hui comme produit vétérinaire préconisé dans des cas de diarrhée des bovins.
[5] Le solucamphre est un dérivé du camphre soluble utilisé comme un tonicardiaque.
[6] Cahier n° 263, Paris (mars 1947), *ib.*, pp. 421-422.
[7] Cahier n° 264, Paris (mars 1947), *ib.*, p. 433.

« Héroïne finie / absolument finie / la dose suffisante qui me remonte 2 heures sert aux êtres ensuite (peut-être par son déchet) à pousser en moi une plus grande usure afin de prolonger leur vie précaire […]. » ; « Finis héroïna / plus d'héroïne / me lever à tout prix demain dimanche / sortir sans rien prendre / prendre cocaïne / caféine / corydrane / Dr Thévenin / novocaïne / lobeline [*sic*] / essayer novo [novocaïne] désintoxiquer / puis élixir parégorique[1] [2]. »

Cette détermination d'arrêter l'héroïne sembla avoir été de courte durée, comme l'atteste ce cahier, toujours du mois de mars 1947 ; c'est que l'héroïne était pour lui un médicament : « Pas d'héroïne avant demain soir minuit et même jeudi au lever du soleil / novocaïne / élixir parégorique / emgé[3] / lobeline [*sic*] / solution cocaïne Thévenin / Achille Delmas. / Soigner le fait que je dois me tendre et me remplir à l'étendue de moi / occuper tout mon espace / pas de décomposition. »

Dans le cahier n° 273 de mars 1947 (note[2] p. 581), Antonin Artaud mentionnait deux médicaments jusqu'alors non cités, le Sympathyl[4] et le Gardénal[5]. Il était à lui seul une armoire à pharmacie pouvant rivaliser avec celle des meilleurs services hospitaliers !

Bien entendu, toutes ces potions et drogues ingurgitées et la mise en œuvre de son « athlétisme affectif » procédaient de savantes cogitations de sa part mais qui ne le mettaient pas à l'abri des souffrances. Ainsi, dans sa volonté (en dents de scie) de se débarrasser de l'héroïne, voici ce qu'il écrivait : « Cesser à tout prix avec l'héroïne et tout de suite / la novocaïne le solucamphre caféiné me donneront le *rehaut* nécessaire / d'autre part, l'huile camphrée éthérée me donnera la lénification nécessaire en même temps que la novocaïne me donnera la sédation de la douleur nécessaire / l'état par lequel je suis passé ce soir à 9 hres moins le quart je ne veux plus le revoir de ma vie […][6]. » ; « Et la syncope que j'ai eue à neuf heures moins le quart n'est pas venue du fait que j'ai trop tiré sur mon souffle mais de ce que le mal pour me forcer à le tenir quitte m'a fait une insigne saloperie[7]. »

---

[1] L'élixir parégorique est un « médicament à base d'opium (teinture anisée d'opium) utilisé comme analgésique contre les coliques » (*Le Grand Robert*, 2014).
[2] Cahier n° 264, Paris (mars 1947), *ib.*, p. 436-437.
[3] L'Emgé Lumière® est du magnésium thiosulfate prescrit dont la commercialisation a cessé depuis août 1997 et qui était prescrit pour le traitement des affections vésiculaires.
[4] Le Sympathyl® : « Ce médicament contient des extraits de plantes à visée sédative et du magnésium. Il est traditionnellement utilisé dans le traitement symptomatique de la nervosité, notamment en cas de troubles légers du sommeil, et dans le traitement des palpitations chez l'adulte. » (*Le Vidal*, 2014).
[5] Le Gardénal® est un « phénobarbital, barbiturique utilisé comme sédatif général et tranquillisant » (*Le Grand Robert*, 2014). Plus précisément, c'est un anticonvulsivant – notamment prescrit aux épileptiques – qui appartient à la classe des barbituriques (médicaments dérivés de l'acide barbiturique ou malonylurée — obtenue par combinaison d'acide malonique et d'urée –, prescrits comme somnifères, sédatifs…).
[6] Cahier n° 274, Paris (mars 1947), *Cahiers d'Ivry*, t. 1, p. 584.
[7] *Ib.*, p. 585.

L'extrait de ce cahier montre qu'Antonin Artaud pensait à se ravitailler. Outre quelques membres de son entourage qui lui procuraient les drogues illicites et les médicaments sur ordonnance (des noms de médecins apparaissent ci et là, dont plusieurs fois le docteur Thévenin, le médecin le plus accessible avec le docteur Delmas), il se pourvoyait dans les pharmacies en utilisant ses cahiers comme pense-bête : « Acheter demain après-midi solucamphre caféiné 6 boîtes / ampoules caféine 3 boîtes / huile camphrée éthérée 3 boîtes / alcool camphré 100 grammes / salicylate 100 grammes / élixir parégorique 300 grammes / novocaïne 30 ampoules […][1]. » ; « Acheter 3 huile éthérée / 5 solu / 5 caféine ampoules […][2]. » Dans ce même cahier, il mentionna pour la première fois dans les cahiers écrits à Paris le chloral, cet hypnotique qu'il prenait alors avec de la cocaïne. Il le mentionne à nouveau dans le cahier n° 280 d'avril 1947 (p. 674) et continuera de le mentionner dans les cahiers suivants.

Dans ce cahier d'avril 1947, Antonin Artaud interprète à sa manière l'adage « tuer le mal par le mal » :

> […] J'en ai de plus en plus assez de souffrir et je sais que je peux
> 1° me désintoxiquer sans souffrance
> 2° en ayant le courage / et "l'audace" (oh !) de m'*intoxiquer* plus profondément.
> Car, disent-ils
> ils disent les êtres
> qu'ils m'ont mis à souffrir
> pour ça et pour ça
> par là et par là
> comme ça et comme ça
> et que pour ne plus souffrir du tout, moi,
> je n'ai qu'à martyriser tout le monde
> à mettre tout le monde à souffrir afin de reprendre ce qu'on m'a pris[3].

Antonin Artaud a toujours été convaincu des vertus de l'opium, comme il le redisait dans ce cahier : « Mais bien me mettre dans la tête que l'héroïne d'aujourd'hui et la poudre d'opium ne sont que pour me désintoxiquer *complètement*. Je ne dois pas *tabler* sur une intoxication pour vivre / je dois <u>*tabler*</u> sur ma reprise de l'opium total pour me reconquérir entièrement[4]. »

Dans ce cahier de juillet-août 1947, il renouait sur un improbable régime alimentaire : « […] Moi j'ai / besoin de manger / d'éprouver des goûts / forts et rassurants / dans ma bouche : / fromages, etc. […]12 œufs par jour / café au lait 4

[1] Cahier n° 278, Paris (avril 1947), *ib.*, p. 632.
[2] *Ib.*, p. 648.
[3] Cahier n° 283, Paris (date du 18 avril 1947), *ib.*, p. 715.
[4] *Ib.*, p. 733.

œufs 8 heures / *8 hre* jambon / fruit / midi 1 hre ½ / repas copieux / viande saignante / pommes frites / salade / entremets / fruit / 4 heures : – œufs / – jambon / 8 hres ½ potage / petits pois frais / fromages / entremets / desserts[1]. »

On retrouve dans cet extrait un Antonin Artaud crâne qui affirmait : « J'ai en moi le pouvoir de me guérir la vie[2]. » et dans cet autre un homme avisé sur les produits qu'il consommait : « Le chloral est un poison dangereux / je dois en avoir peur[3]. »

Apparemment, toute cette thérapie personnelle, qui lui prit une grande partie de son temps, ne donnait pas de résultat. Il écrivait, quelques semaines avant sa mort : « Mes forces sont faibles / je sors d'une attaque de paralysie / d'un ictus foudroyant. Je me réparerai *en mangeant 12 œufs crus* tous les jours [...][4]. »

N'a pas été évoqué un geste auto-thérapeutique qu'Antonin Artaud faisait régulièrement depuis son retour à Paris et dont il ne parle pas dans ces textes : il se piquait avec la pointe d'un couteau, qui le crâne, qui d'autres parties du corps (le dos, surtout). De nombreux témoignages en attestent et l'on peut voir une photo, dans le volume *Œuvres*[5], où, vêtu de son éternel pardessus et coiffé d'un béret enfoncé jusqu'aux oreilles (c'était sa manière), assis sur un banc en compagnie de Madeleine (dite « Minouche ») Pastier (état civil non trouvé), la sœur cadette de Paule Thévenin, il se piquait le dos avec un couteau tenu dans sa main gauche.

Enfin, il faut revenir sur l'hydrate de chloral qu'Antonin Artaud utilisait en automédication (comme tout un chacun prendrait de l'aspirine) et dont la surdose a été la cause de sa mort. Il a donc vraisemblablement commencé à en consommer en avril 1947. L'hydrate de chloral, découvert en 1903 est de l'« acétaldéhyde trichloré (CCl_3-CHO), liquide, incolore, huileux, d'odeur pénétrante, soluble dans l'eau avec laquelle il se combine pour donner de l'hydrate de chloral (ou *chloral hydraté*), solide cristallin[6] » utilisé comme sédatif ou hypnotique. Dans le corps, « le chloral se transforme lentement dans le sang, en formiate alcalin et en chloroforme qui agit sur les centres nerveux, puis s'élimine par le poumon. Pur, il est irritant et doit être absorbé avec une notable quantité d'eau[7] ».

Par ailleurs :

> L'administration orale de fortes doses d'hydrate de chloral cause de l'irritation gastrique accompagnée le plus souvent de nausées, de vomissements et de diarrhée. La leucopénie [diminution du nombre de leucocytes dans le sang], l'éosinophilie

[1] Cahier n° 334, Paris (juillet-août 1947), *Cahiers d'Ivry*, t. 2, p. 1536.
[2] Cahier n° 350, Paris (août 1947), *ib.*, p. 1734.
[3] Cahier n°364, Paris (octobre 1947), *ib.*, p. 1895.
[4] Cahier n° 392, Paris (janvier 1948), *ib.*, p. 2189.
[5] *Œuvres*, *op. cit.*, p. 1767.
[6] *Trésor de la langue française*, 2014.
[7] *Larousse Médical*, *op. cit.*, p. 196.

[excès de cellules éosinophiles, *i.e.* acides, dans le sang] et, plus rarement, la cétonurie [présence de corps cétoniques, notamment l'acétone, dans les urines] sont au nombre des autres effets nocifs possibles (McEvoy, 1999). [...][1]

Bien qu'on ait estimé à 10 g la dose létale chez l'adulte, un cas d'ingestion mortelle de 4 g a été signalé, alors que certains patients ont survécu à l'ingestion de fortes doses allant jusqu'à 30 g (McEvoy, 1999). Dans un cas, l'ingestion de 20 g a entraîné chez un patient, tombé ultérieurement dans le coma, une perforation de l'estomac diagnostiquée 4 jours après l'ingestion. Dans un autre cas, une dose de 18 g a provoqué une hémorragie gastro-intestinale, puis une sténose [rétrécissement] de l'œsophage. Le foie (ictère, hypertransaminasémie) et les reins (albuminurie) peuvent être atteints plusieurs jours après l'ingestion, mais rarement de façon grave ou prolongée (Abbas et coll., 1996)[2].

Enfin, l'Agence française de sécurité sanitaire des produits de santé (Afssaps) a décidé de retirer toutes les spécialités pharmaceutiques contenant de l'hydrate de chloral depuis septembre 2001. L'hydrate de chloral était donc une substance dangereuse, ce dont Antonin Artaud avait pleine conscience, et l'on peut comprendre avec cet éclairage et l'usage excessif qu'il en faisait, qu'il ait pu médicalement causer sa mort.

Pour conclure cette section, les extraits présentés traduisent une sorte d'affolement d'Antonin Artaud face à ses problèmes de santé et d'assuétude aux stupéfiants, en ce sens qu'il prenait en automédication des substances essentiellement stimulantes mais aussi, pour certaines d'entre elles, fortement toxiques avec des effets secondaires qu'il mesurait mal ou qu'il méconnaissait. La lecture de ces textes donne à penser qu'il essayait tout et n'importe quoi. L'élément positif qui s'en détache se trouve sur le plan de l'alimentation que, d'après ses écrits, il s'efforçait de soigner. Mais le bilan de ces deux années d'autothérapie se révéla catastrophique et le conduisit à en finir radicalement.

*

*   *

[1] Site *Santé Canada* (« Santé Canada est le ministère fédéral responsable d'aider les Canadiennes et les Canadiens à maintenir et à améliorer leur santé, tout en respectant les choix individuels et les circonstances »), (page consultée le 02/07/2023)
<https://www.canada.ca/fr/sante-canada/services/publications/vie-saine/document-conseils-hydrate-chloral-eau-potable/page-4-document-conseils-hydrate-chloral-eau-potable.html>.

[2] *Ib.*

Ce chapitre a montré qu'Antonin Artaud entretenait des rapports étonnants avec ses médecins. Il y avait indéniablement chez lui un sens de la provocation qui se retournait contre lui. En exposant et en maintenant ses délires, il savait qu'il n'arrangeait pas son cas. Mais pour lui, ils étaient sa création, au même titre qu'une création littéraire. Son délire (ses délires) était son œuvre et il ne fut jamais question pour lui d'en concéder la moindre bribe.

La section consacrée aux traitements a exposé que, pour éradiquer un tréponème qu'il n'avait pas, les traitements dévastateurs, souvent douloureux, aux effets secondaires invalidants, auxquels il a été soumis, ont eu pour conséquence d'affaiblir son organisme et son psychisme. Ils ont, au sens propre, empoisonné son corps, sa vie.

Tout ce qu'il tentera à sa libération pour sa santé, cette autothérapie forcenée, aura peut-être adouci, d'une certaine manière, ses derniers mois de vie (il faudrait écrire de survie). Dans le même temps qu'elle le consumait, elle lui donnait paradoxalement la force d'être, c'est-à-dire d'écrire, de vendre ses productions aux éditeurs : d'exister, fût-ce dans les souffrances, toujours recommencées.

Conclusion

Les nombreux extraits d'écrits d'Antonin Artaud présentés en amont ne reflètent cependant pas toute son œuvre. En effet, l'ouvrage proposé s'est cantonné aux seuls écrits de douleur et de délire et n'a pas pris en compte, ou si peu et trop peu, la production littéraire, théâtrale et poétique de son auteur vers laquelle le lecteur est invité à se tourner pour parachever la découverte de l'œuvre inclassable du poète, dramaturge, essayiste, dessinateur…

Le fatum

De ce voyage au pays du malheur, ressort le destin tragique d'un homme qui, né dans une famille bourgeoise devant le conduire vers un avenir serein, a vécu, même s'il bénéficia d'une certaine reconnaissance par ses pairs, une existence faite de ratages successifs sur les plans personnels et artistiques, malgré sa ténacité à vouloir s'inscrire dans la réalité artistique de son temps, mais aussi dans la postérité, et toucher le plus grand nombre.

Le milieu fort protégé et pieux dans lequel il a grandi a vraisemblablement participé à ses malheurs. Malgré quelques alertes de santé pendant l'enfance, tout commença vraiment par ce diagnostic de neurasthénie aiguë (qui, à l'époque, ne s'établissait principalement que chez les bourgeois) établi en juin 1915 chez ce grand jeune homme de 19 ans venant de rater la deuxième partie de son baccalauréat et craignant – mais peut-être plus encore sa famille que lui – d'aller faire le soldat. Il mit alors les pieds dans un processus dont il ne sortirait jamais : la médecine et sa famille le considéraient comme un malade, c'est donc qu'il l'était, et il se vivrait dorénavant comme tel, jusqu'au bout. Tout le monde sait que le statut de malade, pourtant peu enviable, n'est pas sans apporter quelques avantages. Antonin Artaud les exploita en menant alors une vie marquée par le désœuvrement, tout à l'écoute exacerbée de ses moindres manifestations cénesthésiques et psychiques. Cette vie d'oisif renforça ses difficultés d'accommodation aux autres qui font penser à celles de certains autistes légers ou atteints du syndrome d'Asperger. Mais le coup de grâce lui fut donné lorsque tomba le diagnostic de l'hérédosyphilis en janvier 1917, lequel traumatisa ce garçon fragile, introverti, déjà mal dans son sexe, mal dans le monde, alors âgé de vingt et un ans. À partir de là, il entra dans le cycle violent, contraignant, perturbant, des traitements antisyphilitiques, qu'il agrémentait de prises de narcoleptiques pour calmer les douleurs occasionnées par les piqûres et les effets secondaires afférents. Cela allait durer jusqu'à sa mort.

En effet, les traitements antisyphilitiques cessèrent en 1930-1931 (cependant, ne furent-ils pas repris, en tout ou en partie, lors de son internement ?) mais les effets secondaires perdurèrent (indirectement) et, quoi qu'il en soit, il était devenu un toxicomane, source d'autres souffrances. Son corps dévasté était devenu douleur : il en fit un art d'écrire, un art de vivre, l'un se confondant dans l'autre. Déprimé, épuisé, sans argent, sans perspectives, il lança ses dernières forces en un voyage dans un Mexique mythique qui ne correspondit évidemment pas à ses attentes et d'où il rentra encore plus détruit qu'avant son départ. Il tenta un improbable mariage qui l'aurait mis à l'abri des contingences matérielles avant d'enfourcher – comme le cheval de l'ultime chance – la soi-disant canne de saint Patrick qu'il s'enticha de vouloir rapporter aux Irlandais qui n'en avaient cure. « Ainsi donc la douleur est mon caprice[1] » écrivait-il, non sans morgue, mais aussi, d'une certaine manière, cette douleur fut son délire, sa matrice. D'ailleurs, il écrivait à la même époque « Mon délire c'est moi[2]. » En abolissant rêve et réalité, il incarna son délire, sa vision du monde, à travers une Irlande hostile, en une marche funeste, appuyé sur une canne qui ne faisait plus d'étincelles, comme naguère, sur les pavés de la rue Daguerre. Dans une démarche qu'il savait forcément vouée à l'échec, il franchit là une étape dans son plus grand rôle d'un théâtre de la cruauté pour lui tout seul, au cours duquel il n'accomplissait pas la prophétie de saint Patrick (a-t-elle seulement existé ?), malgré le prétendu trophée sacré qu'il rapportait au peuple : en fait, il accomplissait là sa propre prophétie, sa légende, et ce faisant, continuait de forger sa postérité, en sacrifiant son corps perclus de douleurs et qui pouvait en supporter d'autres.

Il s'est alors laissé aller : à défaut d'une Cécile Schramme, il épouserait cette folie où il trouvera le refuge qu'il quêtait. Mais le jeu fut plus dangereux qu'il ne l'avait peut-être imaginé : en devenant l'incarnation de ses délires, il devint un aliéné aux yeux des psychiatres et l'hôpital fut un asile moins accueillant que les riches maisons de santé qu'il avait connues jeune homme.

Une littérature de la folie et de la douleur

Les exégètes n'ont eu de cesse de le diagnostiquer (la schizophrénie arrive en tête des diagnostics) mais cette lecture pathologiste de l'œuvre n'a-t-elle pas nui à sa portée ? Antonin Artaud a poussé à son paroxysme la littérature de la douleur et de la folie en s'inspirant sans doute de Gérard de Nerval (qui n'avait pas été aussi loin que lui dans l'écriture de sa démence), en tête d'un cortège d'auteurs qui a été détaillé au chapitre II (« L'écriture »). Cette écriture de la douleur et de la folie, il en a fait son domaine, son « fonds de commerce », encouragé en cela par Jacques Rivière qui, disons-le, fut sa dupe. Mais avec la publication de *Correspondance* où il révélait sa « maladie de l'esprit » (sans jamais la nommer, en évitant ainsi la nosographie, trop risquée, et en restant dans un vague subtilement intrigant), il se piégea dans cette marge convoitée de la normalité. Après de tels aveux publics, sauf à se dédire, Antonin Artaud ne pouvait plus produire qu'une œuvre hors la norme : en ce sens, *Correspondance* fut le panneau indicateur sé-

---

[1] Cahier n° 112, Paris (14 juin 1946), *Œuvres complètes*, t. XXII, p. 89.
[2] Cahier n° 116, Paris (14 juin 1946), *ib.*, p. 141.

minal d'une œuvre à venir à la marge. Il serait l'écrivain de la souffrance psychique et de *la difficulté de l'œuvre* : il n'en est certes pas l'inventeur (pour rester dans l'époque, Roger Gilbert-Lecomte l'avait devancé de quelques années, et pire que son aîné, il était, lui, dans *l'impossibilité de l'œuvre*) mais il a profondément changé les écritures de soi, particulièrement en poussant l'impudicité aussi loin que possible, en hurlant comme peu d'écrivains l'avaient fait avant lui. Il a filigrané ses testicules en in-quarto, mélangé son sperme à l'encre d'imprimerie et offert son sexe comme marque-page. Il a déballé l'intime *ad nauseam*. Avec lui, la typographie est en relief, les mots griffus sortent de la page et ils écorchent l'esprit de qui les lit.

Le monde entier connaît aujourd'hui Antonin Artaud, le supplicié d'une société impitoyable qui a osé le torturer et faire s'abattre la malédiction sur l'un de ses artistes, trop agité, trop révolté, trop défoncé pour être intégré à la République des lettres de l'époque malgré les efforts et l'amitié indéfectible de Jean Paulhan (connaîtrions-nous aujourd'hui Antonin Artaud sans cet homme alors à la tête de *La NRF* ?) : cette République fut malmenée par les jeunes artistes qui, avant la guerre de 14, avaient déjà inventé Dada, et se piquèrent, au sortir du conflit, de tuer la littérature bourgeoise, cette vieille haridelle, propriété des Anatole France et autres Paul Claudel, détestés par cette jeune génération révoltée. André Breton parlait de fureur en évoquant Antonin Artaud ; il ajoutait : « N'empêche que cette fureur, par l'étonnante puissance de contagion dont elle disposait, a profondément influencé la démarche surréaliste. Elle nous a enjoints, autant que nous étions, de prendre véritablement tous nos risques, d'attaquer nous-mêmes *sans retenue* ce que nous ne pouvions souffrir[1]. » C'est dans ce contexte agonistique, gorgé de violence, d'hybris, de croyance en une révolution des esprits mais aussi sociétale qu'il partageait avec quelques autres, qu'Antonin Artaud a bâti cette œuvre puissante et unique.

De son activité délirante (inspirée), qui contrôlée, qui compulsive, il a tiré matière poétique tant et si bien que se pose la question de ce qui différencie l'inspiration du délire, *lato sensu*, mais aussi dans l'acception psychiatrique. Antonin Artaud se plaignait d'un défaut d'imagination (d'inspiration ?) quand il devait produire des œuvres mais, paradoxalement, ses « délires » n'en manquaient pas, même si l'on peut trouver une partie des sources qui les ont nourris. D'ailleurs, en ce qui le concerne, il ne s'agirait pas d'une transcription d'un état délirant (comme se vantait de le faire le Président Schreber dans ses *Mémoires*) mais de la représentation de ce que peut être un état délirant. La démarche avait été théorisée par André Breton dans *L'immaculée conception*, une œuvre dans laquelle, avec la complicité de Paul Éluard, les deux amis couchèrent sur le papier les états mentaux de cinq pathologies psychiatriques dans la peau mentale desquelles ils se glissèrent (ce livre, paru en 1930 était quasiment une feuille de route pour Antonin Artaud) :

[1] André BRETON, *Entretiens*, *op. cit.*, p. 108.

> Loin de sacrifier par goût au pittoresque en adoptant tour à tour, de confiance, les divers langages tenus, à tort ou à raison, pour les plus inadéquats à leur objet, non contents d'en attendre même un réel effet de curiosité, [les auteurs] espèrent, d'une part, prouver que l'esprit, dressé *poétiquement* chez l'homme normal, est capable de reproduire dans ses grands traits les manifestations verbales les plus paradoxales, les plus excentriques, qu'il est au pouvoir de cet esprit de se soumettre à volonté les principales idées délirantes sans qu'il y aille pour lui d'un trouble durable, sans que cela soit susceptible de compromettre en rien sa *faculté* d'équilibre. Il ne s'agit du reste, aucunement de préjuger de la vraisemblance parfaite de ces faux états mentaux, l'essentiel étant de faire penser qu'avec quelque entraînement ils pourraient être rendus parfaitement vraisemblables[1].
> Le concept de simulation en médecine mentale n'ayant à peu près cours qu'en temps de guerre et cédant la place, autrement, à celui de « sursimulation », nous attendons impatiemment de savoir sur quel fond morbide les juges compétents en la matière s'accorderont à dire que nous opérons[2].

Ces fameux écrits de délire, et les écrits de douleur (mais ils se confondaient, comme vu en amont), formèrent l'essentiel de son œuvre. Sa « folie » (sa création d'un monde anamorphosé, halluciné, dégingandé, distordu, strident ; son choix de positiver la douleur et d'en faire un creuset ardent pour y transmuter son destin ; sa volonté obstinée de se fabriquer un corps sur mesure, « sans organe »), sa « folie » donc, ce fut *sa* création, la plus importante à ses yeux parce qu'elle lui était vitale : elle constituait le matériau rassurant (une rampe où s'appuyer pour avancer) dont il avait besoin pour mettre à profit une grande intelligence, une vaste culture et un goût prononcé pour l'écriture (qu'il sut manier avec talent), afin de constituer ce qui s'appelle une œuvre et se projeter dans la postérité, en alignant son nom à côté de tous ces grands artistes emportés par la folie. C'est de sa douloureuse difficulté à concevoir une œuvre et de ses tentatives d'en pourfendre les blocages qu'a jailli l'œuvre : relire à ce sujet la lettre du 30 novembre 1927 à René Allendy (*supra*).

Les écrits de douleur d'Antonin Artaud, le rebelle, toujours en colère, sont un témoignage salvateur des dérives et des pratiques médicales dans la première moitié du XXe siècle, tant dans le traitement de la syphilis que dans celui de la maladie mentale : neuf années d'internement, cinquante-huit électrochocs au motif qu'il délirait alors qu'il clamait que délirer était son métier de poète… Il réclamait le droit de délirer tout le temps, sans la frontière du vrai et du faux, du réel et de l'imaginaire, sans les frontières du temps ni celles de l'espace. Il n'a jamais voulu concéder qu'on le privât de ce droit. À travers la voix d'Antonin Artaud, c'est aussi la voix de milliers de victimes anonymes qui crient, et dont la plupart n'ont pas eu la chance, comme lui, d'en revenir, fût-ce pour vivre deux misérables années de liberté, même conditionnées. Il a payé de sa personne pour démontrer

---

[1] André BRETON, Paul ÉLUARD, *L'Immaculée conception*, 1re éd. Paris : José Corti, « Les éditions surréalistes » ; rééd., Paris : Seghers, coll. « Poésie d'abord », 1961, 2011 (110 p.), p. 31.
[2] *Ib.*, p. 32.

l'inanité de cette psychiatrie autoritaire, péremptoire et stupide qui fut capable de traiter un poète aux électrochocs parce qu'il refusait de se conformer à une attitude dite « normale » : il a joué au fou jusqu'à son dernier souffle ; il s'est battu pour le droit à chacun de délirer en rond, de ne pas être « normal », d'être extravagant ; il s'est battu pour nous mettre en garde contre des psychiatres tels que Gaston Ferdière (hélas ! ce prototype de psychiatre sévit toujours dans les institutions psychiatriques aujourd'hui). Il a réussi avec force à mettre en échec la médecine et la psychiatrie.

Le combat d'Antonin Artaud est toujours d'actualité car la psychiatrie pernicieuse continue d'emmailloter les citoyens dans une nosographie de plus en plus hypertrophiée et constrictive, ne laissant d'autre choix à la population démunie que de gober les molécules mitonnées par les laboratoires pharmaceutiques qui engrangent les bénéfices (exemple avec la Ritaline® qu'ingèrent des millions d'enfants dans le monde à la suite de diagnostics contestables). Mais nous sommes tous fous !, enfin presque : « Un Français sur cinq peut être atteint par une maladie mentale, qui recouvre des pathologies très diverses : dépression, schizophrénie, troubles obsessionnels compulsifs, autisme[1]... », explique la psychiatre Marion Leboyer dans *Soir 3* du lundi 17 septembre 2018[2]. Quelques mois plus tôt, un communiqué de presse de l'Organisation Mondiale de la Santé (OMS) assénait :

> Avec le vieillissement de la population mondiale, le nombre de personnes atteintes de démence devrait tripler et passer ainsi de 50 millions actuellement à 152 millions d'ici à 2050. « On compte près de 10 millions de nouveaux cas de démence par an, dont 6 millions dans les pays à revenu faible ou intermédiaire. Les souffrances que cette maladie entraîne sont énormes. Nous devons réagir : il faut prêter davantage d'attention à ce problème croissant et veiller à ce que toutes les personnes atteintes de démence, où qu'elles vivent, bénéficient des soins dont elles ont besoin », déclare le Dr Tedros Adhanom Ghebreyesus, Directeur général de l'Organisation mondiale de la Santé (OMS). [...] Le mot « démence » est un terme générique recouvrant plusieurs maladies, le plus souvent évolutives, qui affectent la mémoire, les capacités cognitives et le comportement et qui altèrent fortement l'aptitude à réaliser les activités quotidiennes. Les femmes sont plus souvent touchées que les hommes. Le type de démence le plus fréquent est la maladie d'Alzheimer est (60% à 70% des cas). Les autres types courants de démence sont les démences vasculaires et les démences mixtes[3].

[1] Les psychiatres ne cessent jamais de capturer dans leurs rets le moindre comportement sortant à leurs yeux de la normalité (qui n'existe pas !) ; alors que l'autisme, non sans combat de part des familles et de valeureux médecins, n'est plus considéré comme une maladie mentale depuis 1996, cette psychiatre n'hésite pas à l'amalgamer à sa liste pathologique !

[2] *Soir 3*, lundi 17 septembre 2018 (page consultée le 09/05/2019), <https://www.francetvinfo.fr/sante/hopital/un-francais-sur-cinq-peut-etre-atteint-par-une-maladie-mentale_2945657.html>.

[3] OMS, « Communiqué de presse : le nombre de personnes atteintes de démence devrait tripler au cours des trente prochaines années », Genève, 7 décembre 2017 (page consultée le 09/05/2019),

Sexe, délire et psychiatrie

Antonin Artaud était un croyant et il avait une grande connaissance des textes sacrés, ce qui ne fit cependant pas de lui un mystique. La croyance lui fut toujours nécessaire (il crut en beaucoup de choses dans sa vie : par exemple Dieu, bien sûr, mais aussi Diable, les arts divinatoires, l'importance sociétale du théâtre, etc., mais surtout, il crut en lui). Après avoir été élevé dans la croyance en Dieu, puis L'avoir, au fil des ans, laissé un peu de côté, en tout cas dans ce qu'il donne à lire, il se rapprocha de Lui à nouveau, spectaculairement, lors de l'épisode irlandais puis à Rodez (où il recevait l'eucharistie dès qu'il en avait l'opportunité, tous les jours à un moment) avant d'abjurer totalement et véhémentement cette religion de son enfance. Néanmoins, il avait une connaissance pointue de l'hagiographie et, telles des enluminures, il en ornait sa *Légende dorée*.

Pourtant, il continua de croire, en lui d'abord, mais aussi et surtout en ses délires au centre desquels, telle une fleur vénéneuse, le « péché » de chair – qu'il n'eut de cesse de fustiger pour mieux masquer sa propre sexualité, honteuse s'il en fût (à ses yeux) – finissait toujours par prendre le dessus pour éclore : élevé dans la religion catholique puis mis sous la coupe de médecins hygiénistes, il tenta de sublimer ses vraisemblables désirs homosexuels en s'entourant de belles femmes que, bibliquement, il ne put jamais satisfaire (ou si peu), tant et si bien qu'il finît par prôner la chasteté des premiers chrétiens. Il fit comprendre qu'il n'aimait pas sexuellement les femmes, mais il était sans cesse entouré de jeunes et jolies filles. Ce qu'il recherchait chez elles, c'était l'espoir de pouvoir trouver une femme-mère-domestique-infirmière qui lui assurerait son ordinaire et serait un remède à sa solitude, surtout le soir comme il l'a écrit. Les femmes étaient pour lui un paravent à cette asexualité de façade qui lui permettait de vivre en catimini sa sexualité de masturbateur invétéré et peut-être d'homosexuel refoulé. Mais quelle ironie du destin pour cet être soi-disant si timoré à propos du sexe et qui n'a eu de cesse de le placer au centre de son œuvre (ah ! son « cu » et ses « couilles » – surtout la gauche – offerts en pâture aux démons – et au lecteur – à longueur de pages) : les testicules agressés par un eczéma purulent, ce fut toutefois par ce « cu » si blâmé qu'il allait mourir, un « cu » non pas bouffé par les démons mais par un méchant cancer, à propos duquel il aurait pu écrire ces lignes qu'il avait lues : « L'anus a été intercepté par un crabe ; encouragé par mon inertie, il garde l'entrée avec ses pinces, et me fait beaucoup de mal[1] ! »

On a vu que la posture d'Antonin Artaud par rapport à la sexualité est fluctuante. Il a dit sur le sujet le tout (la posture fanfaronne du rejet) et son contraire (une nécessité biologique) mais il ne fut pas moins un masturbateur honteux dans

---

<https://www.who.int/fr/news-room/detail/07-12-2017-dementia-number-of-people-affected-to-triple-in-next-30-years>.

[1] Le comte de LAUTRÉAMONT, *Les Chants de Maldoror*, « Chant Quatrième », Bruxelles : Lacroix, Berboeckhoven et Cie, 1869 ; rééd. in *Œuvres complètes*, texte établi par Maurice SAILLET, Paris : Librairie Générale, coll. « Le livre de poche », 1963 (468 p.), p. 235.

ce qu'il donne à lire. Il finit par écrire : « [...] Je n'ai jamais eu de sexualité qui me fut propre choisie et voulue et représentative de moi [...][1]. »

Pour un délirant, ainsi que le corps médical le regardait, le contrôle qu'il avait par instants de lui-même a fait accroire à certains – dont le docteur Latrémolière mais qui, de son propre aveu, écrivait qu'il n'avait été psychiatre que pendant quatre ans et, visiblement, ne connaissait pas bien ce qui était pourtant attesté par la littérature médicale contemporaine – qu'il simulait la folie car, tant dans ses lettres que dans son comportement, il était capable d'être « normal ». L'explication que donna Latrémolière pour justifier son intuition d'une folie simulée (une des rares voix discordantes, peut-être la seule, dans cette vision unanime d'Artaud le schizo !) est à nos yeux erronée (il disait qu'il savait avoir un comportement « normal », écrire des lettres « normales »). En effet, c'était là bien mal connaître le délire paranoïaque qui, d'après la littérature médicale et nos propres constatations, n'atteint pas tout l'intellect : c'est seulement sur une partie de la réalité que le paranoïaque élabore sa propre vérité et ce fragment délirant (mis entre parenthèses sur le spectre de la normalité tout à fait partagée avec les autres par le délirant), il fait tout pour le garder secret et le protéger. Ce n'est que dans un stade ultérieur de la maladie qu'il tente avec stratégie de l'exporter chez les autres, par exemple, ce qu'aurait fait Antonin Artaud en essayant de convertir ses connaissances, notamment à l'impérieuse nécessité d'une chasteté totale : relire les lettres à Colette Thomas (dont celle du 8 juin 1946 : « Croyez-moi. Écoutez-moi[2]. »), ou à Anie Besnard (dont celle du 6 février 1947 : « Annie, il aurait fallu me suivre assidûment. » ; « [...] Vous avez au monde un ami sûr, un seul, moi ; et que hors de moi je vous engage à considérer comme ennemi qui que ce soit de ceux qui vous entourent : votre mère, votre sœur, votre frère, etc., etc. [...][3]. »). Peu à peu, la psychose risque de se propager chez l'autre s'il ne se tient pas sur ses gardes car le paranoïaque tente de l'éloigner du monde pour en faire sa proie et l'emmener avec lui dans son délire. Alors oui, un psychotique paranoïaque peut avoir un comportement « normal », écrire des lettres « normales » alors qu'il peut dans le même temps être en plein délire en sachant pertinemment qu'il délire (il faudrait parler de la jouissance cérébrale) : tout son problème est la gestion de ce délire que le malade finit par ne plus contrôler quand son esprit se met à fulminer (avec pour conséquence le passage à l'acte). Bien qu'il n'y eût pas de passage à l'acte chez lui, on voit en cela que l'hypothèse d'une réelle maladie mentale d'Antonin Artaud est crédible. Mais l'hypothèse d'une mystification mérite aussi d'être affinée. À la thèse d'un Antonin Artaud atteint d'un « délire luxuriant », on peut tenter d'étayer à grands traits l'hypothèse d'une folie stratégique.

---

[1] Cahier n° 267 (mars 1947), *Cahiers d'Ivry*, t. 1, *op. cit.*, p. 491 [23 v°].

[2] « Lettre à Colette Thomas (08/06/1946) », *Œuvres complètes*, t. XIV*, Paris : Gallimard, 1978 (328 p.), p. 143.

[3] « Lettre à Annie Besnard (06/02/1947) », *ib.*, pp. 160, 162.

La folie simulée

L'hypothèse est donc la suivante : Antonin Artaud, dans une impasse existentielle et artistique, aurait travaillé à sa postérité en simulant la folie afin de se forger un destin digne de celui des grands artistes fous. C'est qu'il n'a eu de cesse de peaufiner ce personnage de « fou » dans ses écrits, certes, ce qui est presque à la portée de tous, mais surtout dans sa chair, dans son quotidien, dans ses rapports avec les autres, ce qui n'est réservé qu'à une certaine trempe d'hommes. Ce jeune homme mince, à la beauté triste malgré l'azur répandu généreusement dans ses yeux et que réhaussait une épaisse chevelure noire, Antonin Artaud, d'une constitution psychique fragile, mal dans son être, finit par découvrir la maladie nerveuse, les cliniques psychiatriques, la syphilis et l'opium vers l'âge de vingt ans. Riche de sa velléité de faire l'artiste, mais lesté des lourds diagnostics avec lesquels il débarqua à Paris dans la peau d'un malade[1], conforté en cela par sa famille et les médecins qui l'entouraient et par le docteur Toulouse chez qui il prit pension, convenons que pour ce jeune homme fragile, il ne s'agissait pas là d'un contexte favorable à l'amour, à la poésie, à l'exaltation que peut espérer un jeune provincial de vingt ans monté à Paris. Son état se prêtait mal à l'insouciance ambiante et tapageuse des Années folles (à notre connaissance, il ne participa jamais aux soirées déguisées du comte de Beaumont ou aux fêtes avec serviteurs en livrée des de Noailles). Aussi prit-il le parti d'assumer sa singularité et d'en faire un atout pour embrasser son destin d'artiste, à la fois de plume mais aussi de planches, de pellicule et, dans une moindre mesure et plus tardivement, de cimaises. Dans une lettre à Anne Manson, juste avant son départ pour l'Irlande, il disait : « [...] Je n'ai aucune folie d'orgueil mais *une folie de nécessité*[2] [s. p. n.]. »

Concernant la préméditation et l'acte volontaire du passage en folie, les références sont nombreuses car Antonin Artaud était souvent allusif (par exemple le début de la lettre à Anne Manson en date du 8 août 1937[3]). Aussi, seules quelques citations montrant un acte prémédité sont proposées ou rappelées ici.

Dès 1924, dans une lettre à Génica, il évoquait son internement psychiatrique possible (citation déjà donnée au chapitre III) : « Je sens que mon esprit s'en va, le délire me gagne, on va venir m'enfermer dans une maison de fous[4]. » L'année suivante, dans *L'Ombilic des limbes*, il formulait un désir d'asile (citation déjà donnée au chapitre III) : « Je ne demande qu'une chose, c'est qu'*on* m'enferme *définitivement* dans ma pensée[5]. » À la même époque, plutôt en 1926 d'après

[1] C'est un lieu commun de réaffirmer qu'il suffit qu'un médecin vous affuble d'une pathologie pour que vous épousiez cette pathologie et finissiez par en ressentir les symptômes, même si maladie il n'y a pas. On le remarque surtout dans les troubles psychologiques et pathologies mentales.

[2] « Lettre à Anne Manson (10/08/1937) », *Œuvres*, *op. cit.*, p. 818.

[3] « Lettre à Anne Manson (08/08/1937) », *ib.*, p. 815.

[4] « Lettre de Marseille (01/02/1924), *Lettres à Génica Athanasiou*, *op. cit.*, p. 137.

[5] « Textes de la période surréaliste » : « Le mauvais rêveur », 1925, dans *L'Ombilic des Limbes* suivi du *Pèse-Nerfs* et autres textes, *op. cit.*, p. 183.

Paule Thévenin, il écrivit le scénario *Les dix-huit secondes*[1], lequel raconte l'histoire d'un acteur qui « sur le point d'atteindre la gloire, tout au moins une grande renommée [...] a été frappé d'une maladie bizarre » dans le même temps qu'il conquiert « le cœur d'une femme qu'il aime depuis longtemps ». Cet homme « est devenu incapable d'atteindre ses pensées ; il a conservé sa lucidité entière, mais quelque pensée qui se présente à lui, il ne peut plus lui donner une forme extérieure, c'est-à-dire traduire en gestes et en paroles appropriées ». Qu'advint-il donc de cet acteur ? Eh bien ! il devint fou et, camisolé, il fut transporté à l'asile. Puis, à la faveur d'une révolution, il fut libéré. Mais « il contemple une dernière fois sa destinée misérable, puis, sans hésitation ni émotion aucune, il sort un revolver de sa poche et s'en tire une balle dans la tempe ». Des commentaires sur ce scénario évoquent la prémonition quand il aurait été plus exact d'évoquer une prédétermination.

Quelque trois ans plus tard, en 1929, il confiait aux Allendy (extrait déjà cité en amont) : « Ça va de mal en pis, et de jour en jour plus mal à tel point que j'en suis à chaque instant à me demander si je ne serai pas bientôt obligé de tout lâcher pour aller me faire enfermer quelque part[2]. »

Mais c'est à partir de 1937, au moment de l'épouvantable virée irlandaise, qu'il se fit explicite. Dans un quasi état de clochard, il écrivait à Jean Paulhan : « Mon destin est cruel pour un but encore plus cruel auquel *je sais* qu'il me prépare. Et je serai BIENTÔT [souligné sept fois] préparé[3]. » On peut voir avec la citation suivante (déjà donnée en amont) qu'il avait la science de son destin : « Dans peu de temps je serai mort ou alors dans une situation telle que de toute façon je n'aurai pas besoin de nom[4]. » Arrivé en Irlande, il lançait cet appel désespéré à celui qu'il avait tant de fois secouru, dans une courte lettre, exempte de toute divagation, mais révélatrice du sentiment d'échec qu'il ressentait et de son état de vagabond qui n'avait plus rien à perdre, lui qui avait déjà tout perdu : « Vous qui m'avez porté secours avec un cœur d'ami vous comprendrez mon épouvantable exaspération devant le sort qui a été fait depuis trop d'années à tout ce que j'ai tenté[5]. » Il avertit ses amis : « Bientôt je ne m'appellerai plus Antonin Artaud, je serai devenu un autre[6]. » On sait que cela advint exactement comme il l'avait écrit, comme il l'avait *prévu*.

Dans les écrits de l'internement, il revint à plusieurs reprises sur son emprisonnement volontaire. Ainsi, par exemple (extrait d'une citation déjà donnée en amont) : « Je n'ai fait que réaliser la prophétie *en me laissant interner* [s. p. n.] [...][7]. » Dans la même lettre (avant-dernier paragraphe, citation déjà donnée en

[1] *Dix-huit secondes*, scénario, *circa* 1926, *Œuvres*, *op. cit.*, pp. 101-103.
[2] « Lettre au docteur et à madame Allendy, s. l. (22/03/1929) », *Œuvres*, *op. cit.*, pp. 316-317.
[3] « Lettre à Jean Paulhan, Paris (27 ou 28 mai 1937) », *ib.*, p. 804.
[4] « Lettre à Jean Paulhan, Paris (début juin 1937) », *ib.*, p. 805.
[5] « Lettre à Jean Paulhan, Irlande : Galway (début juin 1937) », *ib.*, p. 824.
[6] « Lettre à Anie Besnard et René Thomas, Irlande (02 ou 03/09/1937) », *ib.*, p. 834.
[7] « Lettre au Dr Chapoulaud, HP de Sainte-Anne (20/10/1938), signée Antoneo Arland », *Lettres 1937-1943*, *op. cit.*, p. 75.

amont) : « Sachez pour finir que *c'est volontairement que je me suis livré et laissé prendre et enfermer au Havre* [s. p. n.]. J'ai eu entre le Hâvre [*sic*] et Rouen plusieurs occasions de fuir : je n'en ai pas profité. *J'ai accepté de souffrir* [s. p. n.] jusqu'au bout les Épreuves de la prophétie[1]. » Dans une lettre à Yves Tanguy déjà citée, il réitérait ses dires à propos de la prophétie de saint Patrick « […] pour la réalisation intégrale de laquelle *j'ai accepté pendant tant d'années de me laisser martyriser* [s. p. n.][2] ». À Jacqueline Breton : « *Je me suis laissé librement arrêter* [s. p. n.] dans un esprit que vous ne pouvez plus comprendre et pour accomplir en toute sincérité et conscience les impossibles épreuves de la "Prophétie de Saint Patrick" ; j'ai été empoisonné au Havre d'ordre de la police qui poursuivait en moi un Rebelle, et *ce Rebelle ne baissera jamais pavillon* [s. p. n.][3]. » Dans une lettre au docteur Fouks, il précisait : « D'ailleurs si cet internement a été voulu par les Initiés, *il a été voulu aussi et prévu d'avance par moi* [s. p. n.] […][4]. » De nouveau à Jacqueline Breton, il avança la justification du martyre qu'il avait décidé d'endurer, tel un parcours initiatique : « *Je me suis soumis moi-même à la torture* [s. p. n.], et j'ai bien voulu me prêter provisoirement et passagèrement aux tortures que je savais que tout le monde VOUDRAIT m'imposer parce que je n'ai pas vu d'autre moyen de me décanter et de me sublimer moi-même et par moi-même, et de devenir celui que je voulais devenir, parce que tout était très mauvais[5]. » Pour clore la période asilaire, voici un dernier exemple pris pendant son séjour à l'HP de Rodez ; parlant d'un certain Antonin Artaud, Antonin Nalpas écrivait : « Mais pour prix de sa faute et de ses péchés *il a accepté* [s. p. n.] d'être enfermé vivant dans un Asile d'Aliénés et *à y mourir*[6]. » En mars 1947, dans une lettre à André Breton, il racontait : « […] Si j'ai été interné c'est qu'*emprisonné*, j'ai *simulé* la folie pendant une heure devant un agent de la Sûreté[7] […]. » Enfin, il écrivit : « Et qu'est-ce qu'un aliéné authentique ? C'est un homme qui a préféré devenir fou, dans le sens où socialement on l'entend, que de forfaire à une certaine idée supérieure de l'honneur humain[8]. » Tout était dit. Le rideau pouvait tomber.

Il faut aussi ajouter qu'il ne cessera de clamer, comme tous les fous diront certains, qu'il n'avait jamais été fou et avait toujours gardé sa conscience, par exemple : « Je suis un fanatique, je ne suis pas un fou[9]. » ; « Je n'ai jamais perdu un atome de ma lucidité et il ne m'a jamais échappé un geste *inconscient* pendant mes 9 ans d'internement […] Les seules pertes de conscience que j'ai subies et

---

[1] *Ib.*, p. 80.

[2] « Lettre à Yves Tanguy, HP de Sainte-Anne (23/12/1938), signée Antonin Arland », *ib.*, p. 107.

[3] « Lettre à Jacqueline Breton, HP de Sainte-Anne (23/12/1938), signée Antonin Arland », *ib.*, p. 143.

[4] « Lettre au docteur Fouks, HP de Ville-Évrard (12/05/1939) », *ib.*, p. 179.

[5] « Lettre à Jacqueline Breton, HP de Ville-Évrard (18/05/1939) », *ib.*, p. 190.

[6] « Lettre à Jacques Latrémolière signée Antonin Nalpas, HP de Rodez (05/04/1943) », *Œuvres*, *op. cit.*, p. 888.

[7] « Lettre à André BRETON, Paris (vers le 1er mars 1947) », *ib.*, p. 1215.

[8] *Van Gogh le suicidé de la société*, *op. cit.*, pp. 30-31.

[9] « Lettre à Jacqueline Breton, HP de Sainte-Anne (23/12/1938), signée Antonin Arland », *Lettres 1937*-1943, *op. cit.*, p. 143.

où pendant 2 mois chaque fois je ne savais plus ce que je faisais me sont venues des comas de l'électro-choc [...][1]. » Il faut relire cet extrait écrit juste après sa libération dans une lettre à André Breton dans lequel tout était à nouveau dit : « Je n'ai jamais été fou ni malade de la tête, et je puis dire que je suis un de ces individualistes que la société n'a jamais supportés[2]. »

Enfin, comme il avait revendiqué son *droit* à parler (à écrire), même qualifié de médiocre poète, il n'a jamais rien concédé de son *droit* au délire, fût-ce dans le cadre de l'hôpital et notamment à Rodez, où mettre en veilleuse ce délire lui aurait sans doute évité l'acharnement thérapeutique qu'il dut subir. Il ne voulait pas (ne pouvait pas ?) tout concéder (c'était bien assez de se plier aux civilités et aux exigences de la vie hospitalière). Son délire était *sa* création, *son* œuvre (à ses yeux, sans doute beaucoup plus importante que ses œuvres de papier car ce « délire » était devenu son art de vivre), un délire qu'il avait conquis de haute lutte et qui l'avait déjà conduit aux pires souffrances. Il pouvait en supporter d'autres. Même si cela lui a coûté cher, il a fini par triompher de l'arrogant Ferdière qui prétendait lui avoir permis de redevenir l'écrivain qu'il était, ce dont Antonin Artaud se fichait complètement et ce qui est par ailleurs très contestable, voir *supra*. Satisfait d'avoir mis en échec la thérapie de Ferdière, il a quitté l'hôpital de Rodez avec, tel un bras d'honneur des plus obscènes, un délire aussi « luxuriant » que celui avec lequel il était entré, trois ans plus tôt, rayant d'un trait magistral l'absurdité de l'application de la sismothérapie par électrochocs dans des cas comme le sien, un cas qui n'en était pas un et ne cadrait pas à la nosographie.

Il apparaît clairement qu'Antonin Artaud s'est donc fait interner *volontairement*. Cependant, il n'avait vraisemblablement pas imaginé que son internement durerait neuf années. Le piège s'était refermé sur lui car, placé d'office, il ne pouvait pas en sortir, sauf avec l'assentiment des psychiatres et un accord préfectoral. D'où ces véhémentes, épuisantes et récurrentes protestations pour être libéré. Sa stratégie de la folie a fonctionné mais le prix à payer fut très lourd. Il l'a assumée et, en la légitimant, cela a crédibilisé sa dénonciation de la psychiatrie et, plus globalement, d'une société qui enferme ses artistes.

Une postérité organisée

De manière récurrente, on trouve dans ses textes des références aux artistes dans la lignée desquels il se plaçait. On remarquera que c'est surtout à partir de son internement qu'il commença à référer à ces auteurs, autrement dit, quand Antonin Artaud considérait sa vie comme un échec : on peut voir là, la mise en place d'une stratégie mûrie depuis des années. En voici quelques exemples cueillis dans sa pléthore.

Ainsi, il a créé et crié sa légende en se situant lui-même, rebelle et hautain, dans la filiation de Gérard de Nerval, Charles Baudelaire, Arthur Rimbaud, Hölderlin, Friedrich Nietzsche (1844-1900), Edgar Poe, Vincent Van Gogh, tous des

[1] « Lettre au docteur Ferdière, HP de Rodez (vers fin février 1946) », *Œuvres*, *op. cit.*, p. 1076. Extrait d'une citation donnée plus complètement en amont.

[2] *Suppôts et Suppliciations*, « Lettre à André Breton, Paris (01/06/1946) », *op. cit.*, p. 145.

grands (tant qu'à faire), fous, syphilitiques, ou maudits. Et ce fut là son éclatante réussite, *post-mortem*.

La première citation proposée, alors enchâssée dans un extrait plus long, a déjà été donnée au chapitre IV : « [...] À part certaines histoires plus ou moins féériques que je raconte et qui sont de l'ordre de celles que l'on trouve dans les livres de Jean Paul, de Novalis, de Swedenborg, d'Hoffmann, de Gérard de Nerval etc., nul ne peut prétendre que mon état mental soit celui d'un déséquilibré[1]. » ; « J'aime les poèmes des affamés, des malades, des parias, des empoisonnés : François Villon, Charles Baudelaire, Edgar Poe, Gérard de Nerval, et les poèmes des suppliciés du langage qui sont en perte dans leurs écrits [...][2]. » ;

> [...] De quoi est mort au juste le pauvre Isidore Ducasse, génie sans doute irréductible au monde, et dont il faut bien croire que le monde n'a pas voulu, pas plus que d'Edgar Poe, de Baudelaire, de Gérard de Nerval ou d'Arthur Rimbaud. [...] Mais, par quelle crasseuse pute d'imbécillité enracinée, me suis-je, un jour, entendu dire, que si le comte de Lautréamont n'était mort à vingt-quatre ans, au début de son existence, il aurait été lui aussi interné comme Nietzsche, Van Gogh ou le pauvre Gérard de Nerval.
>
> Et c'est ainsi qu'Isidore Ducasse est mort de rage, pour avoir voulu, comme Edgar Poe, Nietzsche, Baudelaire et Gérard de Nerval, conserver son individualité intrinsèque, au lieu de devenir comme Victor Hugo, Lamartine, Musset, Blaise Pascal, ou Chateaubriand, l'entonnoir de la pensée de tous[3].

Enfin, tel un dernier feu d'artifice pour enluminer la nuit qui commençait à monter en lui, il écrivit *Van Gogh le suicidé de la société*. Dès la deuxième page, il affirmait que « Gérard de Nerval n'était pas fou[4] », puis, deux paragraphes plus loin que « Van Gogh n'était pas fou ». Plus loin : « [...] Il y a eu des envoûtements unanimes à propos de Baudelaire, d'Edgar Poe, de Gérard de Nerval, de Nietzsche, de Kierkegaard, de Hölderlin, de Coleridge [...] Van Gogh[5]. »

Deux mois après sa mort, le fidèle Jean Paulhan fit paraître un court article de huit lignes dans la revue *84*, « numéro spécial consacré aux derniers textes d'Antonin Artaud suivis de témoignages de ses amis », et qu'il intitula « Artaud le Vaillant (*incipit* : « Le moins qu'il faille dire d'Artaud, c'est qu'il ne s'est jamais avoué vaincu[6]. »). Au même moment, dans une « Note au PEN-club sur la

---

[1] « Lettre au Dr Chapoulaud, HP de Sainte-Anne (22/08/1938), signée A. Arland », *Lettres 1937-1943*, *op. cit.*, pp. 70-71.

[2] « Lettres à Henri Parisot, HP de Rodez (22/09/1945) », *Œuvres complètes*, t. IX, Paris : Gallimard, 1971 et 1979 ; rééd. 2006 (298 p.), p. 170.

[3] « Lettre sur Lautréamont (composée en février 1946) », *Suppôts et supplications*, *Œuvres*, *op. cit.*, pp. 1251, 1253.

[4] *Van Gogh le suicidé de la société*, *op. cit.*, p. 26.

[5] *Ib.*, p. 32.

[6] Jean PAULHAN, « Artaud le Vaillant », *84*, n° 5-6 [mai-juin 1948], p. 150 ; rééd. *in* Jean PAULHAN, *Œuvres complètes IV – Critique littéraire I*, *op.cit.*, p. 68.

prose », Paulhan accédait aux vœux de son protégé et le plaçait dans la constellation des poètes maudits. Il tentait de définir celui qui fut son ami comme « un homme qui souffre. C'est homme qui a été frappé : dans son esprit parfois, dans son corps toujours. La folie de Hölderlin ou d'Antonin Artaud, le désespoir de Novalis et de Rimbaud, la maladie, la misère, les drogues de Verlaine ou de Villiers de L'Isle-Adam, autant de signes de malédiction[1] ».

*

* *

Que sa folie ait été réelle ou simulée, cela ne change rien à la vie dolente endurée par Antonin Artaud. Tel ce Christ qui le fascinait, tant par la cruauté de son destin que par son ascendant magique sur les autres, il a accompli, altier, un chemin de croix des plus douloureux ; comme « Vallès, Vaché, Rimbaud[2] », rebelle, digne, envers et contre tous, depuis son âme trouée, mal lotie dans un corps haillonneux, il n'a eu de cesse de fustiger les psychiatres, certes, mais plus globalement la société et son affligeant cortège de faiseurs ambitieux, de lâches hypocrites et menteurs, de pornographes compulsifs, de corrompus et de corrupteurs. Il a également contribué à l'histoire de la médecine en livrant des informations précises sur les thérapies médicales et psychiatriques de l'époque.

Le 7 février 1948 (il est mort le 4 mars), il racontait à Jean Paulhan son projet d'aller s'installer à Antibes à compter du 15 mars, puis :

> J'ai vu hier à la Salpêtrière le Docteur Professeur Mondor. Il m'a trouvé dans un état épouvantable et m'a interdit tout travail. Il m'a dit que je devais vivre *allongé* et que j'avais tout juste le droit de dicter des textes étant donné mon épouvantable fatigue.
> Mais la chose remarquable est qu'il a consenti à écrire des lettres aux médecins pour leur dire qu'étant donné mon état il ne fallait plus songer à la désintoxication et que l'opium était devenu pour moi une chose indispensable et nécessaire. Et qu'il m'en fallait prendre *tous les jours*.
> Vous vous rappelez que c'est ce que nous cherchions tous : avoir un certificat venant d'une sommité médicale officielle. Eh bien ce résultat est maintenant obtenu. Et je pense que je pourrai enfin aller à Antibes me reposer en paix[3].

---

[1] Jean PAULHAN, « Note sur la prose », *presented for consideration and discussion at the XX International Congress of the PEN Club*, Copenhague, 31st May-5th June, 1948, *in* Jean PAULHAN, *Œuvres complètes V – Critique littéraire II*, Paris : Gallimard, 2018 (784 p.), p. 457.

[2] « Lettre au docteur Ferdière, HP de Rodez (18/05/1943) », *Nouveaux écrits de Rodez, op. cit.*, pp. 36-37.

[3] « Lettre à Jean Paulhan, Ivry-sur-Seine (07/02/1948) », *Le Magazine littéraire*, n° 434, septembre 2004, p. 40.

Quelle manière élégante dire à un ami que l'on va mourir. Certes, il l'avait, son opium, il avait gagné, comme il avait gagné sur Ferdière, mais à quel prix ? C'est au fond d'un flacon d'hydrate de chloral qu'il a trouvé Antibes pour « reposer en paix ». Il est mort seul, au pied de son lit, un flacon vide à ses côtés et une chaussure à la main, celle qu'il voulait mettre pour mourir debout ou celle que, possiblement, il tentait de mettre au pied de la jambe fantôme d'Arthur Rimbaud pour aller cavaler avec lui dans certaines terres de la poésie inaccessibles au commun des mortels, ce que toute sa vie durant, il s'efforça de n'être point, jusqu'à cette folie, réelle ou feinte, qui lui faisait écrire sa propre légende et dire qu'il était immortel. D'une certaine manière, il l'est demeuré à travers l'offrande de quelques textes admirables que nous espérons avoir donné au lecteur l'envie de lire, plus encore que les extraits rassemblés dans ce livre.

Bibliographie

De nombreuses références bibliographiques ont été fournies dans l'appareil de notes et nous ne reprenons que celles dont les ouvrages ont fait l'objet de citations ou d'une analyse. Cela explique pourquoi nous ne fournissons pas une bibliographie intégrale des Œuvres complètes d'Antonin Artaud chez Gallimard, car nous avons privilégié Œuvres et les éditions de poche.

1) Ouvrages papier et/ ou numériques

ANTONIN ARTAUD

Livres brochés

ŒUVRES TEXTUELLES

. *Cahiers d'Ivry*, éd. Évelyne GROSSMAN, deux tomes, Paris : Gallimard, 2011, 2334 p.
. *L'arve et l'aume suivi de 24 lettres à Marc Barbezat*, Décines : L'Arbalète, 1989, 112 p.
. *Lettres 1937-1943*, éd. Simone MALAUSSÉNA, Paris : Gallimard, 2015, 494 p. (voir nos remarques sur cet ouvrage en fin de bibliographie)
. *Lettres à Génica Athanasiou*, présentation Génica ATHANASIOU, appareil de notes non signé mais de Paule THÉVENIN, Paris : Gallimard, coll. « Le Point du jour », 1969, 380 p.
. *Nouveaux écrits de Rodez*, préface Gaston FERDIÈRE, présentation et notes Pierre CHALEIX, Paris : Gallimard, coll. « L'imaginaire », 1977, 196 p.
. *Œuvres*, éd. Évelyne GROSSMAN, Paris : Gallimard, coll. « Quarto », 2004, 1792 p.
. *Œuvres complètes*[1], t. I*, Paris : Gallimard, 1956, 1970, 1976 et 1984 pour la présente édition revue et augmentée ; rééd. 2005, 336 p.
— t. I**, Paris : Gallimard, 1976, 312 p.
— t. IX, —, 1971 et 1979 ; rééd. 2006, 298 p.
— t. XI, —, 1974 ; rééd. 2017, 370 p.
— t. XIV*, —, 1978, 328 p.
— t. XV, —, 1981, 416 p.
— t. XVI, —, 1981, 408 p.
— t. XVII, —, 1982, 328 p.
— t. XVIII, —, 1983, 376 p.
— t. XIX, —, 1984, 384 p.
— t. XX, —, 1984, 576 p.

[1] Rappel : Paule THÉVENIN fut l'éditrice anonyme des 26 tomes des *Œuvres complètes*.

— t. XXI, —, 1985, 592 p.
— t. XXII, —, 1986, 568 p.
— t. XXIII, —, 1987, 608 p.
— t. XXIV, —, 1988, 504 p.
— t. XXV, —, 1990, 408 p.
— t. XXVI, —, 1994 ; rééd. 2003, 256 p.

ŒUVRES GRAPHIQUES

. *50 dessins pour assassiner la magie*, éd. établie et préfacée par Évelyne GROSSMAN, Paris : Gallimard, 2004, 96 p., 67 ill.
. *Zeichnungen und Portraits*, Paule THÉVENIN, Jacques DERRIDA, Munich : Schirmer/Mosel Gmbh, 1986, 274 p.
. *Dessins et portraits*, Paule THÉVENIN, Jacques DERRIDA, Paris : Gallimard, 1986, 274 p.
. *Portraits et gris-gris*, Florence de MÈREDIEU, Paris : Blusson, 1984, 71 p. ; rééd. augmentée 2008, 120 p.
. *Van Gogh-Artaud. Le suicidé de la société*, catalogue édité à l'occasion de l'exposition éponyme, Paris, musée d'Orsay, 11 mars-6 juillet 2014, commissaire Isabelle CAHN, Paris : Skira, Musée d'Orsay, 2014, 208 p.

Livres de poche

. *Héliogabale ou l'Anarchiste couronné*, Paris : Denoël et Steele, 1934 ; rééd. Paris : Gallimard, coll. « L'imaginaire », 1979 ; rééd. 2005, 156 p.
. *L'Ombilic des Limbes,* suivi du *Pèse-nerfs* et autres textes, préface Alain JOUFFROY, Paris : NRF, coll. « *Poésie* / Gallimard », 1927, renouvelé en 1954 pour la correspondance avec Jacques Rivière, 1956 pour tous les autres textes d'Antonin Artaud, 1968 pour la préface ; rééd. 2010, 258 p.
. *Le théâtre et son double*, Paris : Gallimard, 1938, coll. « Métamorphoses » ; rééd. Paris : Gallimard, 1964, éd. Paule THÉVENIN, rééd. coll. « Folio essais », 1985, 258 p.
. *Les Tarahumaras*, éd. Paule THÉVENIN, Paris : Gallimard, 1971 ; rééd. coll. « Folio essais », 1987, 2007, 192 p.
. *Messages révolutionnaires*, éd. anonyme de Paule THÉVENIN, Paris : Gallimard, 1971 ; rééd. coll. « Folio essais », 1998, 208 p.
. *Suppôts et Suppliciations*, 1re éd. *Œuvres Complètes*, t. XIV* et XIV**, éd. anonyme Paule THÉVENIN, Paris : Gallimard, 1978, 2003 ; rééd. établie par Évelyne GROSSMAN, Paris : Gallimard, coll. « *Poésie* / Gallimard », 2006, 2009, 358 p.

. *Van Gogh le suicidé de la société*, Paris : Éditions K, 1947 ; rééd. anonyme Paule THÉVENIN, *Œuvres Complètes*, t. XIII, 1974, pp. 9-74 ; rééd. 2001, 2011 pour l'Avant-propos d'Évelyne GROSSMAN et la présente édition, coll. « L'imaginaire », 96 p.

MÉDECINE / PSYCHIATRIE

. ARMAND-LAROCHE J.-L. (Dr), *Antonin Artaud et son double*, Périgueux : Pierre Fanlac, 1964, 162 p.
. ARTIÈRES Philippe, « Présentation / Le criminel et ses écritures », *in* Joseph VACHER, *Écrits d'un tueur de bergers*, Lyon : Éditions à Rebours, 2006 (160 p.)
. CARREL Alexis, *L'Homme cet inconnu*, Paris : Librairie Plon, 1935, 400 p.
. COCTEAU Jean, *Opium, journal d'une désintoxication*, dessins de l'auteur, Paris : Librairie Stock, 1930, 1983, 1987, 1993, 1999 ; rééd. 2016, 272 p.
. DANCHIN Laurent, Artaud *et l'asile – Le cabinet du docteur Ferdière*, t. 2, Paris : Séguier, 1996, 352 p. (voir ci-dessous ROUMIEUX)
. FREUD Sigmund, « Psychoanalystische remerkungen über einen autobiographisch beschrienbenen fall von paranoia (*dementia paranoides*) », *Jahrbuch für psychoalytische und psychopathologische*. Forschaungen, 1911, pp. 9-68 ; trad. française Marie BONAPARTE, *op. cit.* ; nouv. trad. Pierre COTET & René LAINÉ, *Œuvres Complètes*, vol. X, Paris : PUF, 1993 ; rééd. Sigmund FREUD, *Le Président Schreber*, Paris : PUF, coll. « Quadrige », 1995, 2011, 86 p.
. GRAUPP Robert, « Die dramatische Dichtung eines Paranoikers über den Wahn », *Zt schr. f. d. ges. Neurol. u. Psychiat.*, 69, 1921 ; « L'œuvre d'un paranoïaque sur le “délire”. Contribution supplémentaire à la théorie de la paranoïa », trad. de Anne-Marie VINDRAS ; rééd. *in* Anne-Marie VINDRAS, *Louis II de Bavière selon Ernst Wagner, paranoïaque dramaturge*, trad. Claude BÉAL et Anne-Marie VINDRAS, Paris : E.P.E.L., 1993, 184 p.
. KEMPFER Jimmy « Santé, réduction des risques, usages de drogues », Revue *Swaps*, n°50 (2009), <https://www.psychoactif.org/forum/t1691-p1-Petite-histoire-des-sevrages-opiaces.html> (page consultée le 25.12.2023).
. LACAPÈRE Georges, Dr, *Le traitement de la syphilis par les composés arsenicaux*, Paris : Masson et Cie éditeurs, 1918, 224 p.
. LACASSAGNE, Alexandre, *Vacher l'éventreur et les crimes sadiques*, Lyon : A. Storck, 1899, 314 p.
. LATRÉMOLIÈRE Jacques, *Accidents et incidents observés au cours de 1200 électrochocs*, Rodez : Imprimerie Georges Subervie, 1944, 80 p. ; cette thèse est consultable sur le site de la BIU Santé avec ce lien direct :
<http://www.biusante.parisdescartes.fr/histmed/medica/cote?TTlse1944x012>.
— *Antonin Artaud, l'Abandonné de Dieu ?* Tapuscrit inédit, 1986, 122 p.

. MÈREDIEU (de) Florence, *Sur l'électrochoc, le cas Antonin Artaud*, Paris : Blusson éditeur, 1996, 256 p.
. POGNANT Patrick Albert, *Joë Bousquet. Histoire d'un calvaire médical (1897-1950)*, Paris : L'Harmattan, coll. « Médecine à travers les siècles », 2024, 305 p.
. POROT Antoine, *Manuel alphabétique de psychiatrie*, Paris : PUF, 7e éd, 1996, 758 p.
. ROUMIEUX André, *Artaud et l'asile – Au-delà des murs, la mémoire*, t. 1, Paris : Séguier, 1996, 186 p. L'ouvrage d'André Roumieux (t.1) et celui de Laurent Danchin, *Artaud et l'asile* (t.2) ont été réunis en un seul volume : DANCHIN Laurent, ROUMIEUX André, *Artaud et l'asile*, Paris : Séguier, 2015, 872 p.
. SCHREBER Daniel Paul, *Denkwürdigkeiten eines Nervenkranken*, Leipzig : Oswald Mutze, 1903 ; *Mémoires d'un névropathe*, trad. Paul DUQUESNE & Nicole SELS, Paris : Éditions du Seuil, coll. « Le champ freudien », 1975 ; rééd. coll. « Points Essais », 1985, 544 p.
. TISSIER Paul-L., Dr, et BLONDIN P., Dr, *Traitement de la syphilis – Mercurieux, iode et iodures. Arsenicaux, hectine, énésol, Salvasran (606)*, Paris : A. Maloine éditeur, 1912, 408 p.
. VENET Emmanuel, *Ferdière, psychiatre d'Antonin Artaud*, Lagrasse : Verdier, 2006, 48 p.

Biographies / souvenirs / exégèse

. CHARBONNIER Georges, *Antonin Artaud*, Paris : Seghers, coll. « Poètes d'aujourd'hui », 1959-1970, 6e éd. ; rééd. 1980, 220 p.
. BRAU Jean-Louis, *Antonin Artaud*, Paris : La Table ronde, coll. « Les vies particulières », 1971, 261 p.
. GROSSMAN Évelyne, *Artaud « l'aliéné authentique »*, Tours : Éditions Farrago, Paris : Éditions Léo Scheer, 2003, 176 p.
— *Antonin Artaud, un insurgé du corps*, Paris : Gallimard, coll. « Découvertes Gallimard », 2006, 128 p.
. HORT Jean , *Antonin Artaud – Le suicidé de la société*, Genève : Éditions Connaître, 1960, 152 p.
. MAEDER Thomas, *Antonin Artaud*, traduction Janine DELPECH, Paris : Plon, 1978 (fini de composer en 1975), 320 p.
. MÈREDIEU (de), Florence, *C'était Antonin Artaud*, Paris : Fayard, 2006, 1089 p.
— *Portraits et gris-gris*, Paris : Blusson, format 22,5x28,5, 1984 ; rééd. 2008, 120 p.
— *Voyages*, Paris : Blusson éditeur, 1992, 192 p.
. PENOT-LACASSAGNE Olivier, *Vies et morts d'Antonin Artaud*, Saint-Cyr-sur-Loire : Christian Pirot éditeur, coll. « Maison d'écrivain », 2007, 240 p.

. PREVEL Jacques, *En compagnie d'Antonin Artaud*, Paris : Flammarion, 1974 ; nouvelle éd. 1994, 492 p. ; rééd. 2015.
. THÉVENIN Paule, *Antonin Artaud, fin de l'ère chrétienne*, Paris : Lignes-Léo Scheer, 2006, 300 p.
. VIRMAUX Alain, *Antonin Artaud et le théâtre*, 1re éd., Paris : Éditions Seghers ; rééd. Paris : Union Générale d'Éditeurs, coll. « 10-18 », 1977, 448 p.
— et Odette, *Antonin Artaud*, Lyon : Éditions la Manufacture, 1991, 252 p.

LITTÉRATURE GÉNÉRALE

. ADAMOV Arthur, *L'homme et l'enfant*, Paris : Gallimard, 1968 ; rééd. coll. « Folio », 1981, 256 p.
. BAILLAUD Bernard, « Notice », *in* Jean PAULHAN, *Œuvres complètes IV – Critique littéraire I*, Paris : Gallimard, 2018, 784 p.
. BALZAC (de) Honoré, *Louis Lambert*, Genève : Éditions Rencontre, Édito-Service SA, 1965, préface et notes de Roland CHOLLET, hors commerce, éd. complète de *La Comédie humaine*, 24 t., t. 9.
— *La Muse du département*, *ib.*, t. 19.
. BRETON André, *Entretiens*, Paris : Gallimard, coll. « Le point du jour », 1952 ; rééd. 1996, 324 p.
— *Manifeste du surréalisme*, Paris : Kra, 1924 ; rééd. Paris : Jean-Jacques Pauvert éd., 1962 ; rééd. Paris : Société Nouvelle des Éditions Pauvert ; rééd. *Manifestes du surréalisme*, Paris : Gallimard, coll. « folio essais », 1985, 2007, 176 p.
— *Nadja*, Paris : Gallimard, 1re éd. 1928 ; rééd. « entièrement revue par l'auteur », Gallimard, 1963 ; rééd. Gallimard, coll. « Folio », 1972, 192 p.
— & ÉLUARD Paul, *L'Immaculée conception*, 1re éd. Paris : José Corti, « Les éditions surréalistes » ; rééd., Paris : Seghers, coll. « Poésie d'abord », 1961, 2011, 110 p.
. FARGUE Léon-Paul, *Méandres*, Paris : Éditions du Milieu du Monde, 1946 ; rééd. Paris : Gallimard, coll. « L'imaginaire », 1999, 224 p.
. GIDE André, *Paludes*, in *Romans, Récits et Soties ; Œuvres lyriques*, Paris : Gallimard, coll. « Bibliothèque de la Pléiade », 1959, 1664 p.
— *Voyage au Congo*, Paris : Gallimard, 1927 ; rééd., coll. « Folio », 1995, 2006, 564 p.
. GILBERT-LECOMTE Roger, *La Vie l'Amour la Mort le Vide et le Vent*, *Œuvres complètes*, t. 1, Paris : éditions Gallimard, 1974, t. 2, *ib.*, 1977 ; rééd. 2019, 272 p. ; rééd. coll. « *Poésie* / Gallimard », 2015, 208 p.
— « Monsieur Morphée empoisonneur public », 1re éd. *Bifur*, n°4, Paris : Éditions du Carrefour, déc. 1929 ; rééd. *Œuvres complètes*, t. 1, Paris : éditions Gallimard, 1974 ; rééd. 1997, 374 p. ; rééd. Paris : Éditions Alia, suivi de « Les derniers jours de Roger Gilbert-Lecomte par Madame Firmat », 2012, 64 p.

. HUGO Victor, *Notre-Dame de Paris*, présentation d'Henri GUILLEMIN, Paris : Éditions du Seuil, coll. « L'Intégrale », tome premier, 1963, 434 p.
. JEAN PAUL, *Titan*, t. 1, traduit de l'allemand sous la direction de Geneviève ESPAGNE, Lausanne (Suisse) : Bibliothèque de l'Âge d'Homme, 1990, 472 p.
. LAUTRÉAMONT (le comte de), *Les Chants de Maldoror*, « Chant Quatrième », Bruxelles : Lacroix, Berboeckhoven et Cie, 1869 ; rééd. in *Œuvres complètes*, texte établi par Maurice SAILLET, Paris : Librairie Générale, coll. « Le livre de poche », 1963, 468 p.
. NIN Anaïs, *Journal*, tome 1 (1931-1934), *The Diary of Anaïs Nin*, Anaïs Nin (& Gunther Stuhlmann pour l'introduction), 1966 ; trad. Marie-Claire VAN DER ELST revue et corrigée par l'auteure, Paris : Stock, 1969 ; rééd. Le Livre de poche, 1981, 512 p.
— *Journal de l'amour, 1932-1939*, Paris : La Pochothèque, coll. « Classiques modernes », 2003, 1402 p.
. NERVAL (de) Gérard, *Les Illuminés, récits et portraits*, Paris : Victor Le Cou, Libraire-éditeur, 1852, 354 p.
. PAULHAN Jean, *Les Hain-teny merinas*, Paris : Geuthner, 1913 (461 p.) ; diverses rééditions dont *Œuvres complètes II – L'art de la contradiction*, éd. établie, préfacée et annotée par Bernard BAILLAUD, Paris : Gallimard, 2009, 782 p.
— *Œuvres complètes IV – Critiques littéraires, I*, éd. établie, préfacée et annotée par Bernard BAILLAUD, Paris : Gallimard, 2018, 784 p.
— *Œuvres complètes V – Critiques littéraires, II*, éd. établie, préfacée et annotée par Bernard BAILLAUD, Paris : Gallimard, 2018, 784 p.
. ZOLA Émile, *L'Argent*, Paris : Bibliothèque Charpentier, 1891, 446 p. ; rééd. Paris : Fasquelle Éditeurs, préface de Henri Guillemin, illustrations de Tim, distrib. Cercle du Bibliophile, s.d. (*c.* 1970), 472 p.

OUVRAGES DIVERS

. AJZENBERG Armand, *L'abandon à la mort… de 76 000 fous par le régime de Vichy*, Paris : L'Harmattan, coll. « Historiques », 2012, 264 p.
. ALLENDY René, *Journal d'un médecin malade ou six mois de lutte contre la mort*, Paris : Éditions Denoël, 1944, 188 p.
. BEEVOR Anthony, *La Seconde Guerre mondiale*, trad. de l'anglais par Raymond CLARINARD, Paris : Calmann-Lévy, 2012, 1008 p.
. BELLMER Hans, ZÜRN Unica, *Lettres au docteur Ferdière*, réunies, annotées et présentées par Alain CHEVRIER, Paris : Séguier, 1994, 148 p.
. BUOT François, *Gay Paris, une histoire du Paris interlope entre 1900 et 1940*, Paris : Fayard, 2013, 294 p.
. ECO Umberto, *Histoire des lieux de légendes,* Paris : Flammarion, 2013, 480 p.

. FAU Guillaume (dir.), *Antonin Artaud*, à l'occasion de l'exposition « Antonin Artaud » par la Bibliothèque nationale de France, du 7 nov. 2006 au 4 février 2007, Paris : Bibliothèque nationale de France/Gallimard, 2006, 224 p.
. FERDIÈRE Gaston, *Les Mauvaises Fréquentations – Mémoires d'un psychiatre* avec la collaboration de Jean Queval, Paris : Éditions Jean-Claude Simoën, 1978, 300 p.
. GRENARD Fabrice, *La France du marché noir (1940-1949)*, Paris : Éditions Payot & Rivages, 2008 ; rééd. coll. « Petite Bibliothèque Payot », 2012, 432 p.
. LOTRINGER Sylvère, *Fous d'Artaud*, Paris : Sens & Tonka éditeurs, coll. « Témoignage 10/vingt », 2003, 288 p.
. MÈREDIEU (de) Florence, *Antonin Artaud dans la guerre*, Paris : Blusson, 2013, 360 p.
. PÉTIN (M. l'abbé), *Dictionnaire hagiographique*, tomes premier et second, Paris : Aux Ateliers catholiques du Petit-Montrouge, 1850, 1440 p. et 1720 p.
. PIA Pascal, *Les Livres de l'enfer, bibliographie critique des ouvrages érotiques dans leurs différentes éditions du XVIe siècle à nos jours*, 1re éd. en 2 vol., Paris : Coulet & Faure, 1978 ; rééd. Paris : Fayard, 1998, 892 p.
. VASSILIKA Eleni, *La tombe de Kha*, trad. Anne BRUANT, Florence : Scala Group, 2010, 112 p.
. VORAGINE (de) Jacques, *La légende dorée*, trad. du latin par Teodor de WYZEWA, Paris : Éditions du Seuil, coll. « Points/Sagesse », 1998, 858 p.
. WIEVORKA Olivier, *Histoire de la Résistance*, Paris : Perrin, 2013, 576 p.

Articles / revues

. ARAGON Louis, BRETON André, « Le surréalisme en 1929 », *Variétés*, numéro hors-série, juin 1929.
. BIREMBAUT Arthur. « À propos des notices biographiques sur Sadi Carnot : quelques documents inédits », *Revue d'histoire des sciences*. 1974, tome 27 n°4., pp. 355-370 (depuis le site web *Persée*).
. CHAMBELLAND Guy , « Je refuse Artaud », *La Tour de Feu*, n°s 63-64.
. CLAUDE Henri et LÉVY-VALENSI Joseph, « Un schizophrène dans *La Comédie humaine* », *Le Progrès médical*, n° 14, 7 avril 1934.
. DUFOUR Dany-Robert, « En attendant Artot », *Europe*, janv.-fév. 2002 ; nouv. éd. augmentée, n° 873-874, 2008, 352 p.
. EUSTACHE Francis, « Amnésies », DVD *Encylopædia Universalis*, 2017.
. GARDAIR Jean-Michel, « Tasse (le) 1544-1596 », DVD *Encyclopædia Universalis*, 2014.
. GROSSMAN Évelyne, « Biographie », *Le Magazine littéraire*, n° 434, septembre 2004.
. JUILLIARD Olivier, « Peyotl », DVD *Encyclopædia Universalis*, 2014.

. *La Tour de Feu*, « Antonin Artaud ou la santé des poètes », n°63-64, décembre 1959, 230 p.
— « De la contradiction au sommet ou Pour en finir avec Artaud », n°61, avril 1961, 160 p.
. LATRÉMOLIÈRE Jacques, « J'ai parlé de Dieu avec Antonin Artaud », *La Tour de Feu*, n° 69, avril 1961.
. LEFEBVRE Thierry, « Genèse pharmacologique d'une œuvre : Antonin Artaud », *Revue d'Histoire de la pharmacie*, 2002, volume 90, n°334, pp. 271-284 (depuis le site web *Persée*).
. MARX Roland, « Tara », DVD *Encylopædia Universalis*, 2017.
. PAUL André, « MICHEL, saint, archange », DVD *Encyclopædia Universalis*, 2014.
. RAGACHE Gilles, « Un illustré sous l'Occupation : *Le Téméraire* », *Revue d'histoire moderne et contemporaine*, Paris : Belin, 2000/4 n° 47-4, pp. 747-767.
. TOULOUSE Édouard, « Étude psycho-physiologique du crâne de Vacher », *Revue de psychiatrie*, 1899 ; repris dans les *Archives d'anthropologie criminelle*, 1899, p. 658.
. *Van Gogh, le soleil noir de la mélancolie*, *Le Figaro*, Hors-série, février 2014, 114 p.

2) AUDIOVISUEL

. « Entretiens de Mathieu BÉNÉZET avec Gaston FERDIÈRE », diffusion en mai et juin 1977 sur France-Culture, INA Archives / France-Culture, 1977, 1er dépôt légal 1994 ; rééd. 2007, CD encarté dans *Nouveaux écrits de Rodez*, *op. cit.*
. HAWLEY Noah, *Legion*, saison 1, ép. 6, trad. Rhys GUILLARD, USA : Fx Productions, Marvel, 20th Century Fox, 2017.

3) SITES ET PAGES WEB

. *Académie de Médecine*, *Dictionnaire médical* : « Ténesme » (page consultée le 25/08/2017), <http://dictionnaire.academie-medecine.fr>.
. Bibliothèque Interuniversitaire Santé, biographie de Jacques LATRÉMOLIÈRE :
BIU Santé (page consultée le 12/03/2013), <~~http://www2.biusante.parisdescartes.fr/~~>, réorientée (depuis le 10 août 2019) sur
<http://ppognant.online.fr/latremoliere.html>.
. BRUNO Pierre, « Grama tica », *Essaim* 1/ 2006 (n° 16), p. 55-63, (page consultée le 31/06/2014), <www.cairn.info/>.

. GROSSMAN Évelyne, *Entre corps et langue : l'espace du texte (Antonin Artaud, James Joyce)*, thèse pour le Doctorat d'État ès Lettres et Sciences humaines soutenue à l'Université Paris 7, le 20 décembre 1994 (page consultée le 28/12/2022) < https://www.theses.fr/1994PA070106>.
. *INRIA*, Gérard HUET, « Portal to Sanskrit Resources » (page consultée le 1/6/2017), <http://sanskrit.inria.fr/>.
. MÉNDEZ-LIMBRICK J., blog personnel (page consultée le 07/08/2014), <http://ellaberintodelverdugo.blogspot.fr/>.
. MÈREDIEU (de) Florence, *Journal ethnographique*, à propos de Nalpas-Salpan (page consultée le 15/02/2013), <http://florencedemeredieu.blogspot.fr/>.
— *Journal ethnographique*, « Artaud, L'homme et sa douleur, commentaire d'un dessin » (page consultée le 01/06/2014), *ib.*
. *Santé Canada*, « Hydrate de chloral », s. n. a. (page consultée le 02/07/2014), <http://hc-sc.gc.ca/>.
. Sedol : *Pill in trip* (page consultée le 06/01/2024), <https://pillintrip.com/fr/medicine/sedol>.
. THYSSENS Henri, « Irène Champigny » (page consultée le 09/02/2013), <http://www.thyssens.com/>.
. VIRMAUX Alain, recension de l'ouvrage sur A. Artaud, *Œuvres* : *Mélusine* (page consultée le 15/02/2011), <https://melusine-surrealisme.fr/site/artaud.htm >.

Remarques concernant l'ouvrage *Lettres 1937-1943*

À propos de cette édition, on peut se montrer surpris de cette faute de goût, à tout le moins, d'avoir fait écrire l'Introduction, fût-elle consacrée aux lettres d'internement du poète, par un psychiatre, alors qu'Antonin Artaud haïssait les psychiatres ! Laissons la littérature et la poésie à l'écart de ces gens-là et protestons, comme l'auteur l'aurait fait lui-même, qu'une édition de ses lettres soit publiée avec une introduction écrite par un psychiatre qui ose donner « quatre clés pour comprendre Antonin Artaud » (p. 20). Rappelons que le monde merveilleux appelé par le poète était un monde sans porte où *les clés* n'existaient pas. Par ailleurs, on peut être surpris par les propos de ce médecin qui, concernant la pensée du poète, écrit qu'elle « met à mal toute tentative d'enfermement dans une critériologie diagnostique » alors que son texte n'est qu'une tentative de faire entrer les maux d'Antonin Artaud dans des catégories nosographiques. Il épuise le lecteur à force de trouver une explication à tout, y compris aux glossolalies.

Concernant la correspondance du poète avec Rivière, ce préfacier va même jusqu'à écrire qu'Antonin Artaud « énonce dès cette époque les signes qu'Eugen Bleuler identifiera *plus tard* [s. p. n.] comme les symptômes primaires de la schizophrénie ». Or, Bleuler (1857-1939) théorise les symptômes primaires et secondaires (d'un point de vue psychopathologique mais aussi physiopathologique) dans une contribution fleuve de 1911 : *Dementia praecox oder Gruppe der Schizophrenien* (*La démence précoce ou le groupe des schizophrénies*), un texte qui n'a sans doute pas été lu par Antonin Artaud (ni par le signataire de cette inutile Introduction !) malgré sa très bonne culture de la littérature psychiatrique, déjà signalée ; en effet, la première traduction de ce texte magistral, assez confidentielle, réalisée par Henri Ey (1900-1977), date de 1925. Cependant, Eugen Bleuler avait révélé sa découverte, dès 1908, lors du Congrès annuel des aliénistes allemands de Berlin, et cela fit beaucoup parler les milieux psychiatriques européens ; Antonin Artaud en a peut-être eu vent par le docteur Toulouse lorsqu'il habitait chez lui.

Quitte à recourir à un psychiatre, il eut été intéressant et éclairant pour le public d'étudier dans un avant-propos l'inverse de ce qu'écrit ce psychiatre, à savoir découvrir comment Antonin Artaud s'était accaparé avec talent différents troubles psychiatriques pour les faire siens, une hypothèse jamais envisagée à notre connaissance.

Enfin, s'il fallait citer au moins un précédent littéraire à la description clinique de la schizophrénie avant Bleuler, il eut été pertinent de se tourner vers l'ouvrage d'Honoré de BALZAC, *Louis Lambert*, écrit en 1832, ouvrage à propos duquel les psychiatres Henri CLAUDE (1869-1945) et Joseph LÉVY-VALENSI (1879-1943) ont cosigné un article dont le titre est si explicite qu'il ne nécessite pas de plus amples développements :

« Un schizophrène dans *La Comédie humaine* », *Le Progrès médical* (1873-1943), n° 14, 7 avril 1934, pp. 584-590 : *BIU Santé* (page consultée le 07.09.2023), <http://www.biusante.parisdescartes.fr/histmed/medica/cote?90170x1934x01>.

Ces deux psychiatres ignoraient alors qu'ils auraient dans leur service un patient dénommé Antonin Artaud qu'ils diagnostiqueraient... schizophrène...

Table des matières

Remerciements

Nous remercions la famille Latrémolière (notamment Olivier, le fils de Jacques, et surtout Tristan, son petit-fils) pour son dévouement qui a permis, d'une part, l'édition numérique de la thèse de son parent Jacques Latrémolière sur le site de la bibliothèque BIU SANTÉ Paris (*Accidents et incidents observés au cours de 1200* électrochocs) et, d'autre part, a autorisé à consulter et à utiliser le tapuscrit (inédit) de Jacques Latrémolière, *Antonin Artaud, l'abandonné de Dieu ?* (1986).

Merci également à l'équipe de la Bibliothèque interuniversitaire de Santé d'avoir accueilli la thèse ainsi que pour son efficace assistance technique. Il faut cependant signaler que, sans explication et sans avertissement, la BIU a retiré de son site la biographie et la photo de Jacques Latrémolière qui accompagnaient la thèse (elles sont consultables sur <http://ppognant.online.fr/latremoliere.html>).

Un grand merci à André Roumieux qui a offert aux Latrémolière l'édition princeps (Rodez : Subervie, 1944) de la thèse de leur parent, qu'il avait en sa possession.

Nous tenons aussi à rendre hommage à la petite équipe de chercheur(se)s, réunie dans le séminaire Arts littéraires Arts cliniques (2002-2010) à l'Université de Cergy-Pontoise (Bernard Mouralis, Brigitte Galtier, Romuald Fonkua, Carole Jacot Grappa, Gérard Danou, Geneviève Koubi, Adeline Renoux…, pardon de ne pas les citer tous) : ce séminaire nous a personnellement offert de nourrir deux passions, la littérature et la médecine, à travers une recherche épanouissante, toujours en cours, sur les riches liens entre ces deux disciplines. Merci à vous toutes et tous.

Nous remercions chaleureusement le docteur Xavier Riaud qui a toujours soutenu notre démarche en accueillant nos ouvrages dans la collection « Médecine à travers les siècles » qu'il dirige chez L'Harmattan. Merci aussi à Perrine Fourgeaud, du service fabrication de l'éditeur, pour la sagacité de son regard et ses heureuses suggestions.

Enfin, le travail présenté s'étant étalé sur plusieurs années que nous préférons ne pas décompter, merci à notre entourage de nous avoir si longtemps supporté en l'exigeante compagnie d'Antonin Artaud.

Structures éditoriales du groupe L'Harmattan

L'Harmattan Italie
Via degli Artisti, 15
10124 Torino
harmattan.italia@gmail.com

L'Harmattan Hongrie
Kossuth l. u. 14-16.
1053 Budapest
harmattan@harmattan.hu

L'Harmattan Sénégal
10 VDN en face Mermoz
BP 45034 Dakar-Fann
senharmattan@gmail.com

L'Harmattan Cameroun
TSINGA/FECAFOOT
BP 11486 Yaoundé
inkoukam@gmail.com

L'Harmattan Burkina Faso
Achille Somé – tengnule@hotmail.fr

L'Harmattan Guinée
Almamya, rue KA 028 OKB Agency
BP 3470 Conakry
harmattanguinee@yahoo.fr

L'Harmattan RDC
185, avenue Nyangwe
Commune de Lingwala – Kinshasa
matangilamusadila@yahoo.fr

L'Harmattan Congo
219, avenue Nelson Mandela
BP 2874 Brazzaville
harmattan.congo@yahoo.fr

L'Harmattan Mali
ACI 2000 - Immeuble Mgr Jean Marie Cisse
Bureau 10
BP 145 Bamako-Mali
mali@harmattan.fr

L'Harmattan Togo
Djidjole – Lomé
Maison Amela
face EPP BATOME
ddamela@aol.com

L'Harmattan Côte d'Ivoire
Résidence Karl – Cité des Arts
Abidjan-Cocody
03 BP 1588 Abidjan
espace_harmattan.ci@hotmail.fr

Nos librairies en France

Librairie internationale
16, rue des Écoles
75005 Paris
librairie.internationale@harmattan.fr
01 40 46 79 11
www.librairieharmattan.com

Librairie des savoirs
21, rue des Écoles
75005 Paris
librairie.sh@harmattan.fr
01 46 34 13 71
www.librairieharmattansh.com

Librairie Le Lucernaire
53, rue Notre-Dame-des-Champs
75006 Paris
librairie@lucernaire.fr
01 42 22 67 13

www.ingramcontent.com/pod-product-compliance
Lightning Source LLC
LaVergne TN
LVHW011138061026
849535LV00003B/523